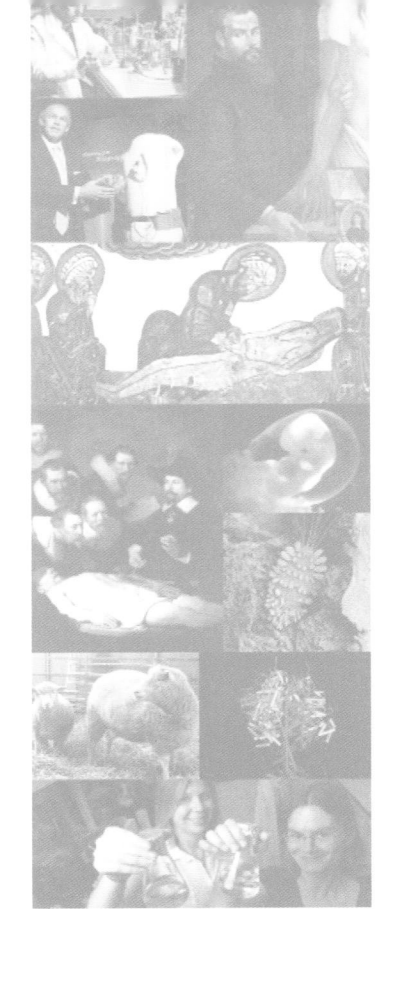

# 역사가
# 기억하는
# 세계 100대
# 의학

왕문샤 편저　김정자 옮김

꾸벅

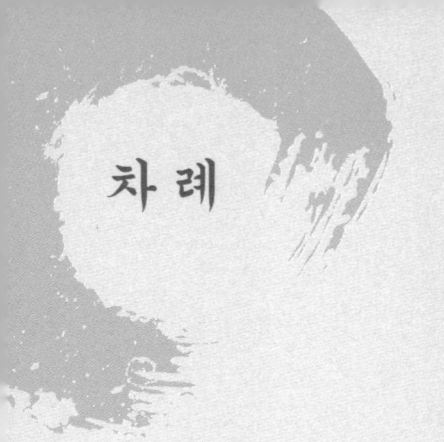

# 차 례

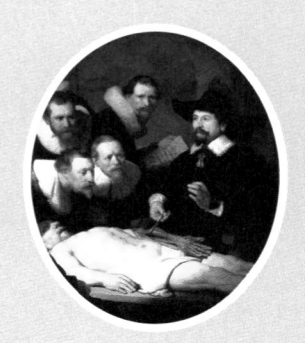

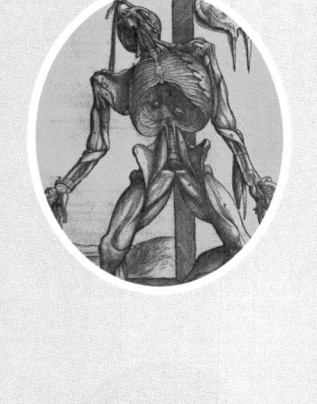

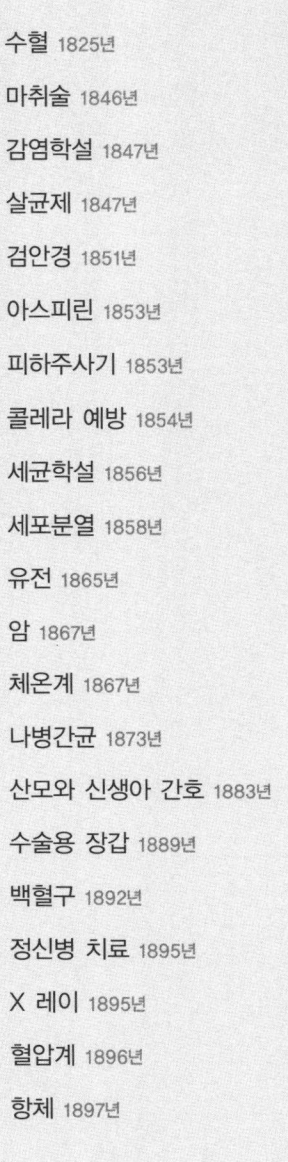

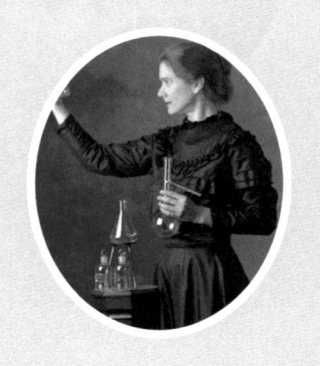

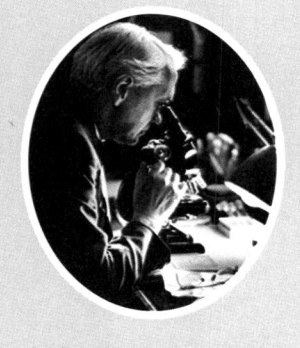

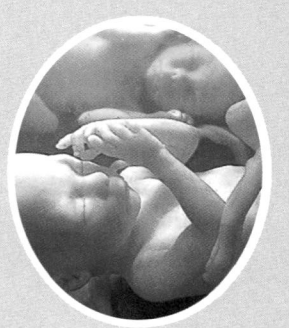

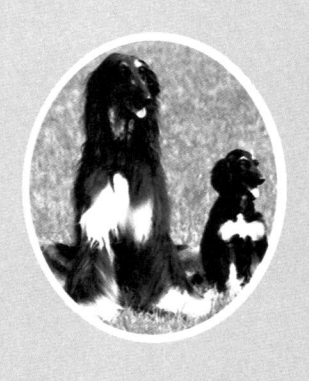

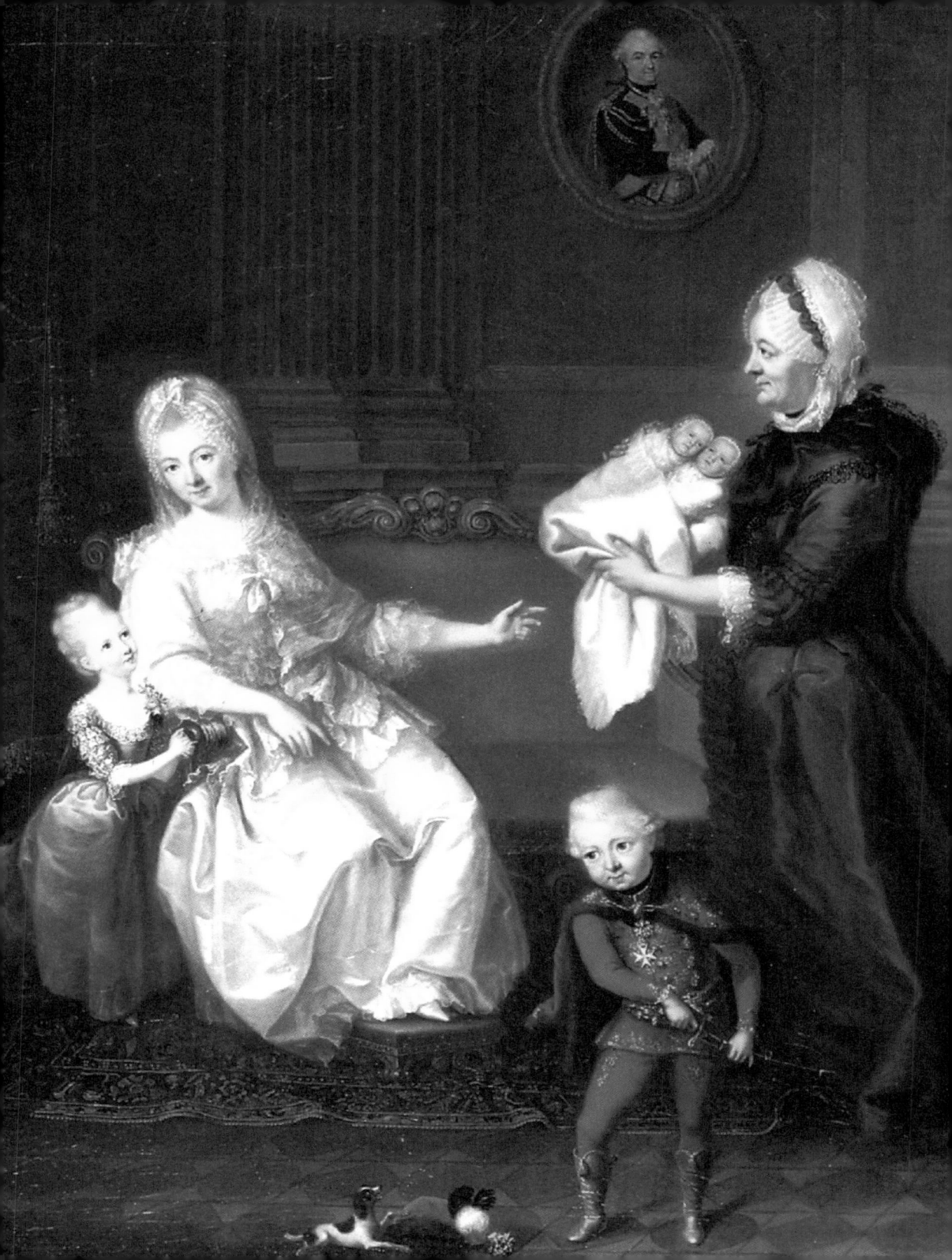

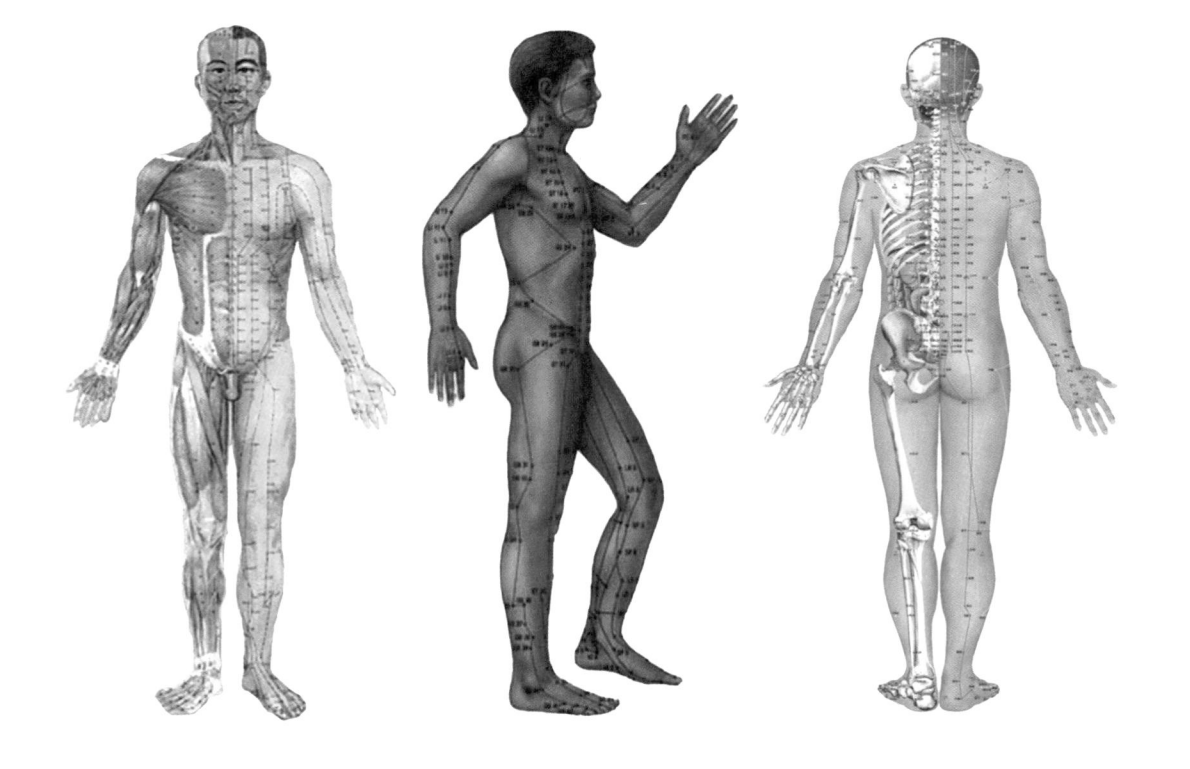

# 침구

고고학 자료에서 알 수 있듯이 중국은 인류문명의 발상지이다. 지금으로부터 약 170만 년 전 우리 선조는 중국의 광활한 대지에서 노동하고 번식하면서 생활을 영위했다. 하지만 원시생활 환경은 매우 열악했으며 언제 습격해올지 모르는 맹수들에 둘러싸여 한시도 경계를 늦출 수 없는 상황이었다. 원시의 노동도구 역시 매우 조악하여 종종 돌발적인 상해를 입었다. 씨족 부락 사이에는 언제나 전투가 벌어졌고, 질병으로 인한 피해도 적지 않았다.

인류는 자연과 투쟁하면서 다양한 생존 경험을 축적했다. 최초의 침구는 우연한 사건을 계기로 발견되었다. 원시인들은 우연히 뾰족한 물건이 신체 일부분을 찔렀을 때 피가 나면서 통증이 줄어든다는 사실을 발견했다. 그리고 우연한 현상이 반복되는 과정에서 어느 부위를 자극해야 통증이 사라지는지를 알게 되었다. 신석기 시대에 이

발명시기
신석기 시대

발명가
고대 중국인

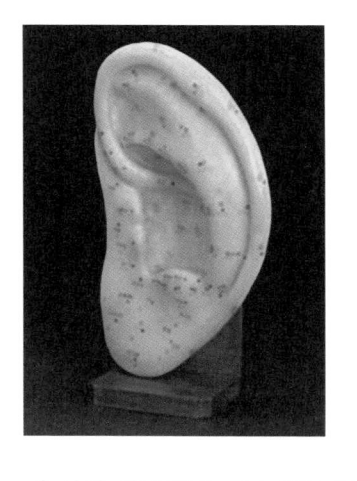

르러 숫돌로 재료의 일부 또는 전체를 갈아서 만드는 마제기술이 발전하면서 원시적인 침술도구인 '폄석砭石'이 등장했다.

오늘날 사람들이 사용하는 스테인리스 은침은 석기시대의 폄석, 석침石鍼, 골침骨鍼, 죽침竹鍼 등의 원시 침구 단계와 동침銅鍼, 금침金鍼 단계를 거쳐 발전한 것이다. 사람들은 질병을 치료하고 통증을 줄이기 위해 각종 재질의 침으로 인체의 혈을 자극했는데 이런 치료법을 침술치료라고 불렀다.

불을 사용하면서부터 원시인은 보온을 하고 음식을 익혀먹었으며 횃불을 만들어 맹수를 물리쳤다. 그러다가 종종 불똥이 피부에 튀어 상처를 입곤 했는데 그 과정에서 부분 화상이 일부 질병의 증상을 경감시킨다는 사실을 발견했다. 그리고 여러 차례의 경험을 통해 마른 식물 줄기와 잎을 이용하여 피부가 뜨겁지 않게 자극하는 방법을 찾아냈다. 이렇게 해서 뜸 치료가 시작되었고, 침과 뜸 치료를 아울러 침구라고 부른다.

침구는 중의학의 주요 치료법이다. 예부터 지금까지 침구술은 다양한 발전 과정을 거치며 수많은 질병을 치료했으며 명의와 관련된 수많은 고사를 남겼다. 춘추전국 시대 괵국虢國의 태자가 '시궐(정신이 아찔하여 갑자기 쓰러져 인사불성이 되는 위급한 병-옮긴이)'에 걸려 생명이 위태로워졌다. 소식을 듣고 궁으로 간 명의 편작扁鵲이 경락과 혈 자리에 뜸과 침술로 치료하자 죽은 줄 알았던 태자가 벌떡 일어났다. 편작이 뛰어난 의술로 다 죽어가던 태자를 살려낸 이야기는 후세에 길이 전해졌다.

삼국 시대 신의 화타는 조조의 명을 받고 허창으로 징집되어 조정 관료들의 병을 치료했다. 당시 조조는 오랫동안 '두풍(머리가 아프면서 어지럼증을 동반하는 병-옮긴이)'으로 괴로워했는데 화타가 침을 놓자 단번에 완쾌되었다.

청나라 순치 황제는 명치에 통증을 느끼고 명의 부청주傅靑主를 불러 치료하게 했다. 부청주는 안색을 살피고 진맥을 한 결과 심장과

폐에 울기鬱氣가 쌓여 침구치료가 필요하다고 판단했다. 침구치료를 하기 전 부청주는 황제에게 정중히 말했다.

"제가 황후마마와 하룻밤만 보낼 수 있도록 허락하신다면 황제에게 침구 치료를 해 드리겠습니다."

이 말을 들은 황제는 불같이 화를 내며 부청주에게 욕을 쏟아내고는 당장 그를 끌어내라고 소리쳤다. 그때까지 묘한 미소를 짓고 있던 부청주가 손을 빠르게 움직이더니 황제의 명치에 침을 찔러 넣었다. 황제의 통증이 순식간에 사라졌다. 잠시 후 부청주가 황제에게 말했다.

"저의 무례한 말이 황제의 노기를 자극해 심장과 폐에 쌓여 있던 울기가 폭발했고, 그때에 맞춰 침을 사용하니, 최상의 효과를 낳은 것입니다!"

지금까지도 침구는 중의학의 주요 치료 수단으로, 다양한 질병을 치료해오고 있다.

과거 서양에서는 중의학 치료법을 요상한 수작으로 여기고 무시했던 적도 있다. 하지만 최근에는 점차 중의학을 인정하는 분위기가 형성되고 있다. 독일은 서양국가 중 처음으로 중의학을 받아들여 유럽과 세계 각국으로 전파했으며, 세계보건기구(WHO)는 침구의 효과를 입증한 43종의 질병을 발표했다.

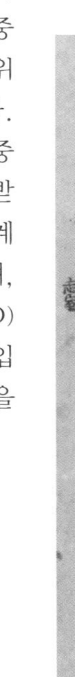

◀ 족태양방광경의 인체 혈 자리

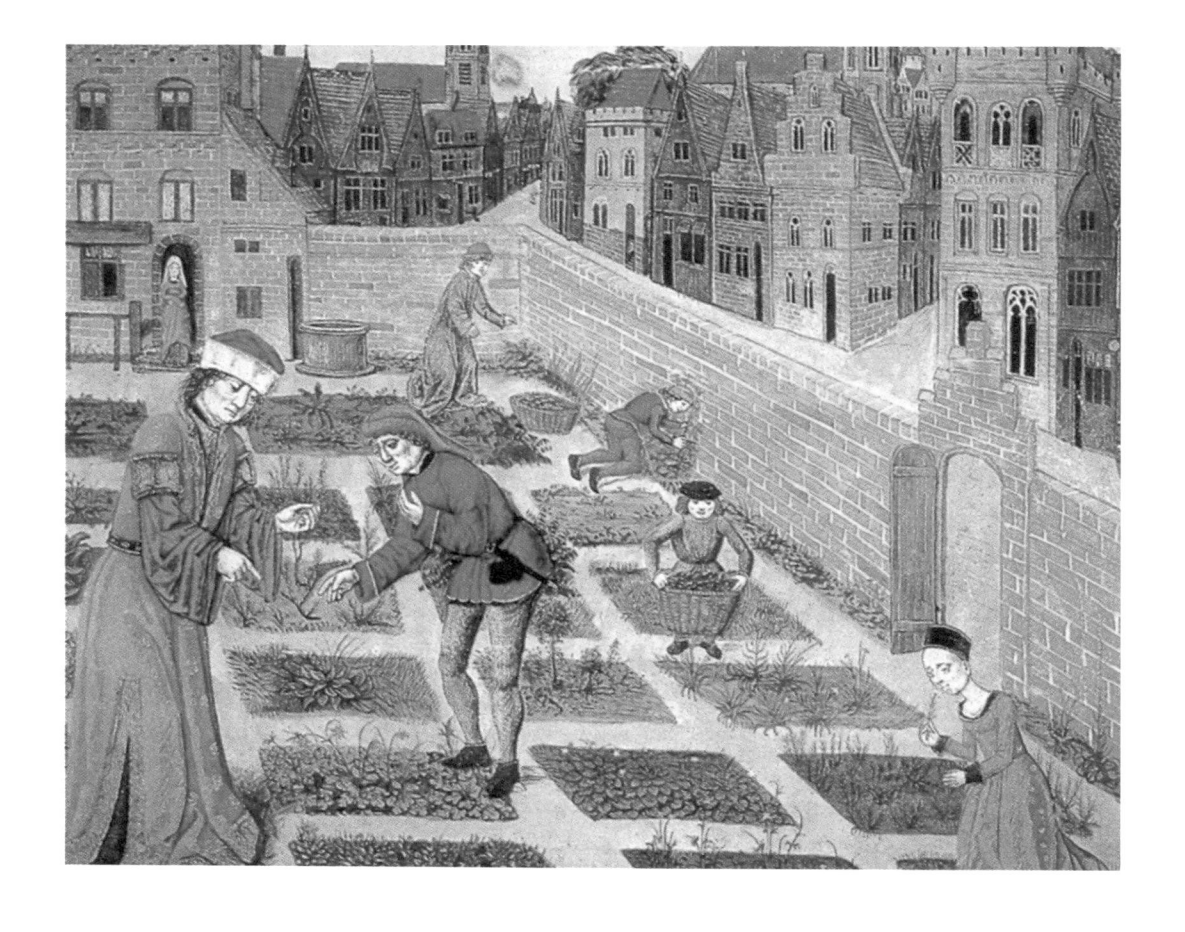

## 약초

발견시기
신석기 시대

발견자
고대 중국인, 고대 그리스인, 고대 로
마인

초기 원시사회가 형성되고부터 인류는 질병을 이해하고 치료하기 시작했다. 원시인들은 경험으로 일부 식물이 질병의 통증을 경감시켜 준다는 사실을 발견했다. 최초의 약초가 발견된 것이다.

중국에는 신농씨神農氏가 백 가지 풀을 맛보고 최초로 약초를 발견했다는 이야기가 있다. 그래서 신농씨를 약초의 신으로 추앙한다.

당나라 정부는 세계 최초로 약초에 관한 서적인 《당본초唐本草》를 발행하여 후세의 약물학 발전을 이끌었다. 송나라 때는 생약 감별법이 발달하고 약물생장환경과 생태환경이 크게 개선되었다. 의학자들은 약물제조 규범을 제정하고 약물 배합법과 금지해야 할 약물 목

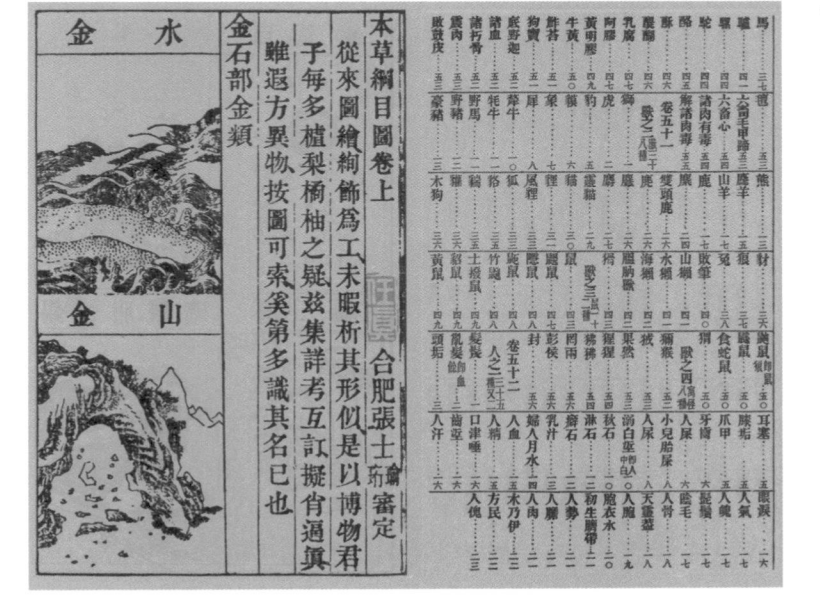

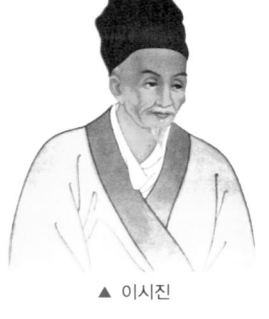

록을 작성했다.

　명나라 때는 이시진李時珍이 《본초강목本草綱目》을 편찬하여 16세기 이전의 동물학과 식물학, 광물학, 야금학 등 다양한 지식을 국외에 널리 알렸다. 청나라 때는 의학자 조학민趙學敏이 중의학에 관한 내용을 풍부하게 담아낸 《본초강목습유本草綱目拾遺》를 편찬했다.

　약초는 사기오미四氣五味로 나뉜다. 사기는 사성四性이라고도 하며 약의 한寒, 열熱, 온溫, 량凉을 가리킨다. 그리고 오미는 매운맛, 신맛, 쓴맛, 단맛, 신맛을 가리킨다. 약초의 기氣와 맛은 서로 다르며 그 효과도 다양하다.

　중국으로 양약이 건너오기 전 약초로 병을 치료하던 시기에 명나라 이시진은 약초치료법 발전에 큰 공헌을 했다. 명정덕明正德 13년 (1518년) 호북 지역의 의학자 집안에서 태어난 이시진은 어릴 적부터 아버지와 형과 함께 약초를 채집하고 약방문을 필사하며 자연스레 약물학 지식을 익혔다. 과거시험을 중시하던 당시 그는 14세에 수재시험에 합격하지만, 정작 팔고문(八股文, 중국 명ㆍ청대의 과거에 관한 특별한 형식의 문장─옮긴이)에는 큰 관심이 없었다. 결국 과거에 세 차례 낙방한 그는 과거에 급제해 입신양명하는 길을 포기하고 의

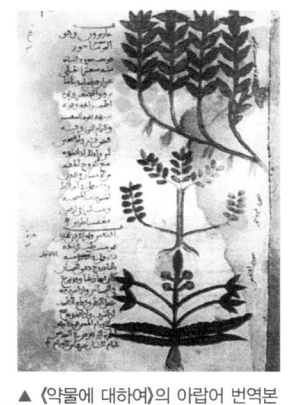

▲《약물에 대하여》의 아랍어 번역본

사의 길을 걷기 시작했다.

《본초강목》은 세상에 나오기가 무섭게 중국 전역으로 빠르게 퍼져 나갔고 후세에도 엄청난 영향을 미쳤다. 그리고 영어, 일본어, 독일어, 프랑스어, 라틴어, 러시아어로 번역되어 세계각지에 전해졌으며 지금까지도 학술적 가치가 높은 고대 과학 문헌으로 평가되고 있다.

고대 중국 이외에도 고대 그리스와 고대 로마에서도 약초치료 방법을 사용했다. 페다니우스 디오스코리데스(Pedanius Dioscorides)는 고대 그리스의 의사이자 박물학자이다. 그는 당시 약용으로 쓰이는 모든 식물과 치료법을 정리하여《약물에 대하여(De materia medica)》(총 5권)를 편찬했다. 저서에는 600여 종의 약초가 기록되어 있는데 오늘날 그중 5분의 1에 해당하는 약초의 치료 효과가 입증되었다. 디오스코리데스는 1,500년 동안 약초연구 영역에서 독보적인 자리를 차지해 왔다. 그의 저서《약물에 대하여》는 1665년 영어를 비롯하여 다양한 언어로 번역되어 오늘날까지도 출판되고 있다.

약초는 이처럼 많은 나라에서 효과를 인정받고 있으며, 독성이 적은 것으로 확인된 이후로 만성병을 치료하는 데 널리 사용되고 있다.

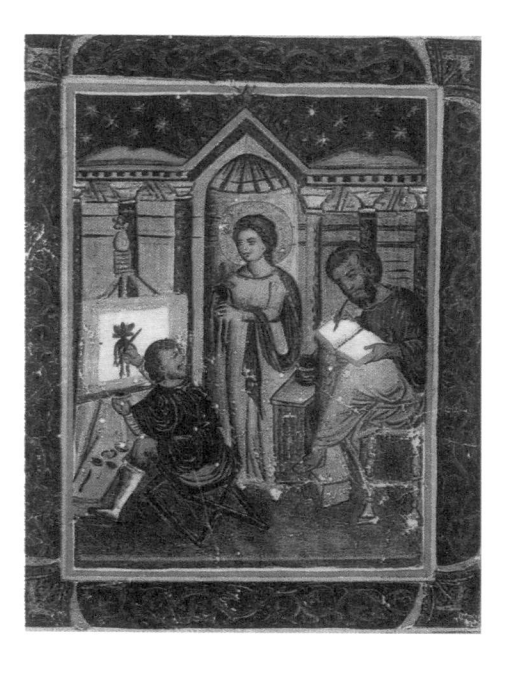

▶ 고대 그리스 의사가 약용식물의 표본을 그리고 있다

16

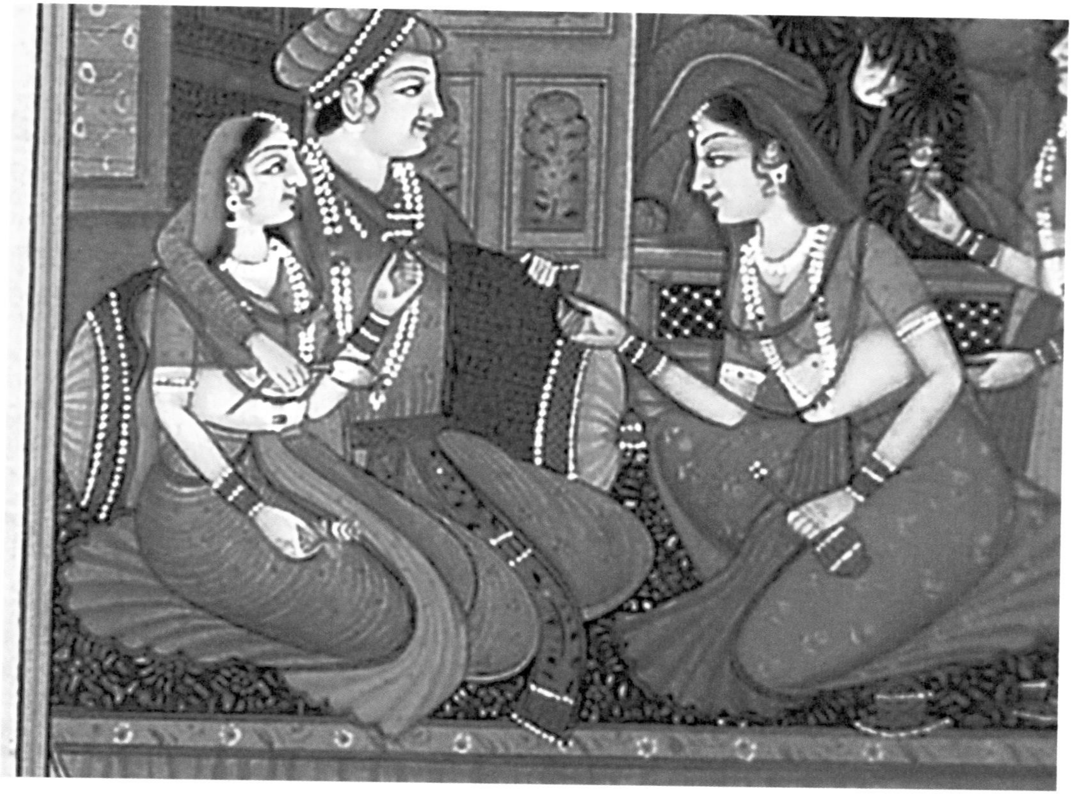

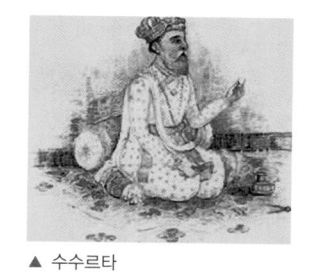

# 고대 백내장 치료술

브라만(Brahman) 시대(BC. 800~AD. 1,000년경) 인도 사람들은 인체에 대한 연구를 시작했고 외과수술 영역에서 높은 성과를 거두었다. 그들은 100종류 이상의 외과수술 기구로 골절, 탈골, 뱀에 물린 증상 등을 치료했다. 그리고 절제, 견인, 흡입, 봉합, 적출 등의 외과 수술법으로 절제술, 방광결석 적출 수술, 해부, 역아 외회전술(ECV: External Cephalic Version), 안과 수술을 했다. 여기서 고대 인도의 외과 치료술이 얼마나 수준이 높았는지를 알 수 있다.

고대 인도에서 시술한 안과 수술은 대부분 백내장 치료였다. 백내장은 눈의 수정체가 혼탁해지다가 결국엔 눈으로 들어오는 빛이 완전히 차단되는 증상으로, 주로 노인에게 나타났다.

발명시기
기원전 750년

발명가
수수르타(Susruta 고대 인도)

▲ 수수르타

17

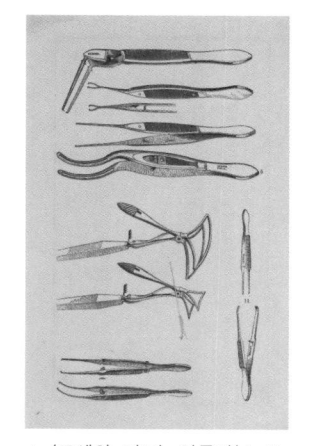

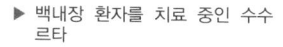

▲ 〈모세의 기도〉 하틀리(J. H. Hartley)의 1922년 작품

오늘날 백내장에 걸린 환자는 수정체를 잘라 내기만 하면 다시 빛을 볼 수 있다. 물론 더욱 선명하게 사물을 보기 위해서는 안경의 도움을 받아야 한다. 간단하지만 정밀함이 필요한 백내장 수술은 의학이 발달한 오늘날에도 결코 쉽지 않다. 그렇다면 3,000년 전 인도의 수수르타가 최초로 백내장 수술을 감행했을 때를 상상해 보자. 엄청난 센세이션을 일으키고도 남았으리라!

수수르타는 백내장을 어떻게 치료했을까? 그는 백내장 환자를 똑바로 앉힌 뒤 수술을 시작하기 전 눈에 입김을 불어 따뜻하게 만들고 엄지손가락으로 문질러 동공의 백내장을 드러나게 했다. 이어서 조수에게 환자의 머리를 잡아 고정하게 하고 자신의 코끝을 보도록 했다. 그리고 각막 바깥쪽에서 동공 안쪽의 내장을 바늘로 찔러 물과 점액이 흘러나오게 한 뒤 내장을 눈 아래로 밀어 넣었다. 마지막으로 일주일간 기름 솜을 상처 부위에 덧대게 했다.

일주일 뒤 기름 솜을 제거한 환자는 마침내 광명을 되찾았다. 물론 예전처럼 선명하게(오늘날에도 깨끗하게 보기 위해서는 안경의 도움을 받아야 한다) 보이지는 않았지만, 대단한 성과임은 틀림없다. 이 밖에도 수수르타는 여러 가지 수술을 시행했으며, 기원전 750년 전 유일한 외과 전문서적인 《수수르타 상히타(Susruta Samhita)》를 남겼다.

고대 인도의 외과 의사들은 같은 시대 어떤 지역에서보다 많은 수

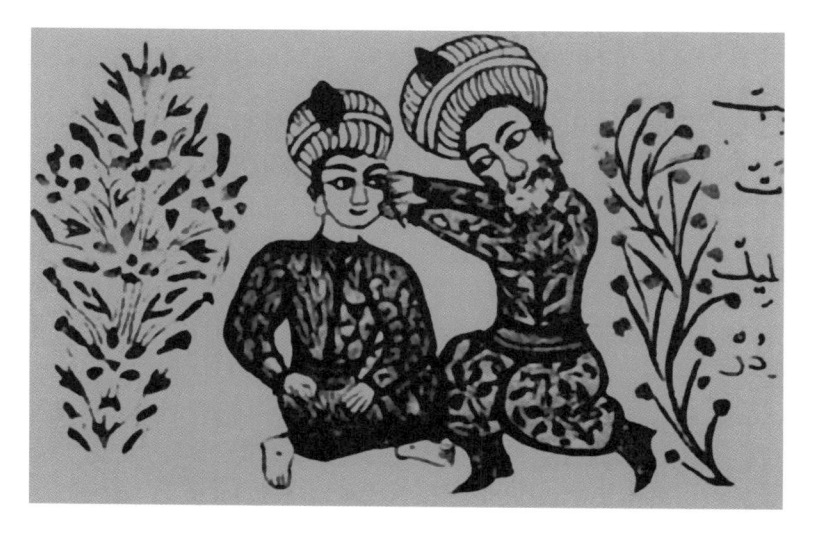

▶ 백내장 환자를 치료 중인 수수르타

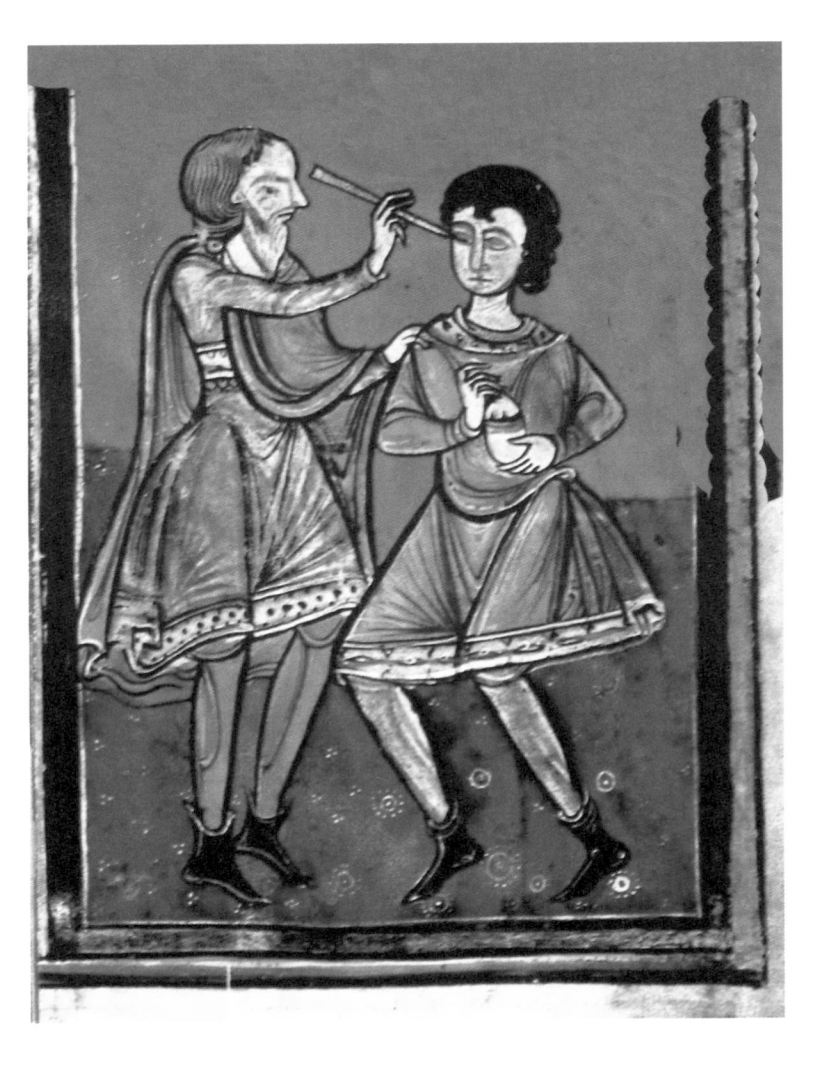

술을 했다. 인도 의사들은 《수수르타 상히타》를 교재로 삼아 소금에
절인 음식물과 진흙을 가득 넣은 가죽 가방, 잘 익힌 고깃덩어리로
수술 연습을 했다. 또한 그들은 절개부위를 바늘로 봉합하지 않고
독특한 방식으로 상처를 봉합했다. 개미가 절개된 근육을 물면 개미
의 몸통을 잘라 상처가 아물 때까지 기다렸다. 이처럼 그들의 기예
에 가까운 수술법은 오늘날 외과수술 발전에 중요한 초석이 되었다.

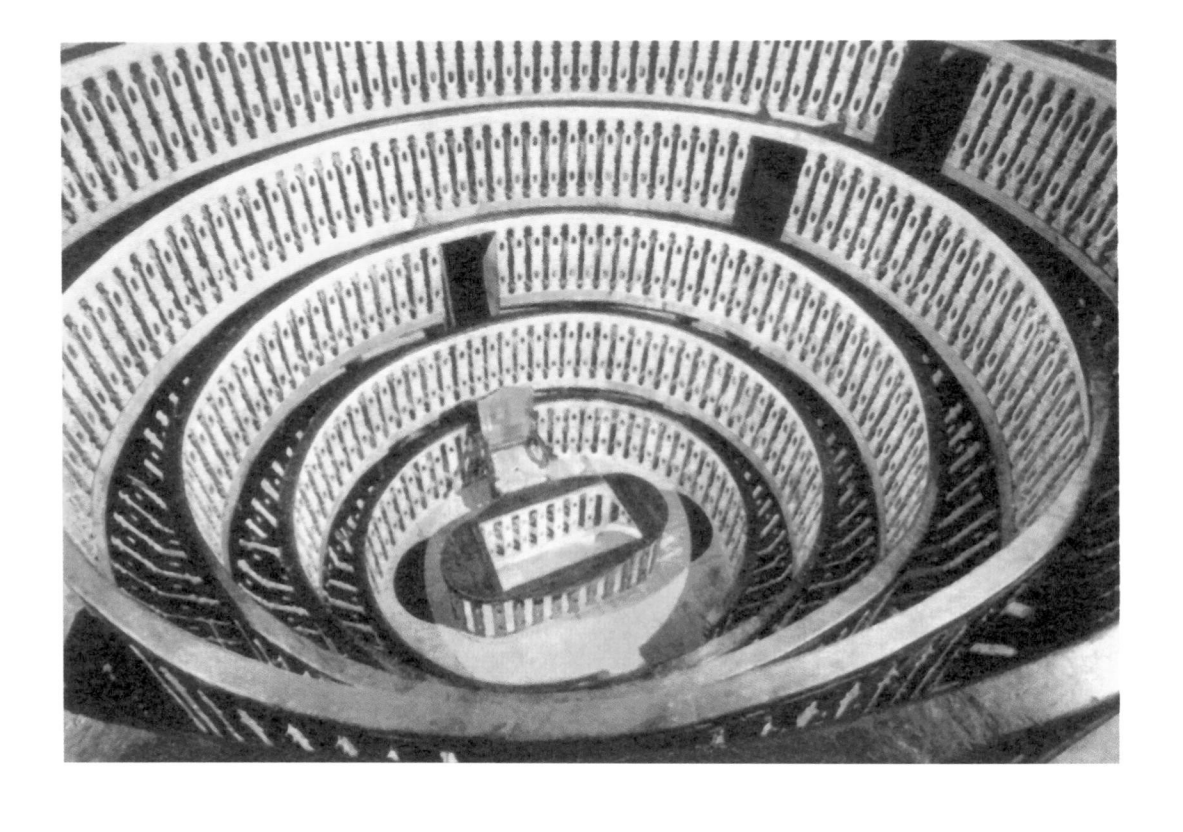

# 인체 해부학

발견시기
1543년

발견자
안드레아스 베살리우스
(Andreas Vesalius 벨기에)

16세기 전까지 의사들은 동물해부를 통해 인체해부 자료를 얻었다. 신뢰가 떨어지고 오류가 많이 발견되는 것은 당연한 결과였다. 인류는 질병의 정확한 발병원인과 제대로 된 치료법을 찾지 못했고, 치료시기를 놓친 환자가 사망하는 일도 다반사였다.

1,500년 동안 사람들은 그리스 초기 갈레노스(Claudius)의 저서를 경전으로 받들었고, 인체해부를 통해 내부 구조를 이해하고자 한 사람은 아무도 없었다. 그러던 중 16세기 벨기에 의사 안드레아스 베살리우스(Andreas Vesalius)가 인체해부라는 어려운 첫걸음을 내디뎠다.

벨기에 브뤼셀(Brussels)에서 태어난 베살리우스는 궁정의사 출신인 조부와 아버지 덕분에 집에서 항상 의학서적에 둘러싸여 자랐다.

자연스럽게 의학서적을 읽으며 자란 그가 커서 의사가 되겠다는 꿈을 가진 것은 너무나 당연한 일이었다. 청년이 된 베살리우스는 프랑스의 파리 대학(The University of Paris)에서 의학공부를 시작했다. 당시는 유럽의 르네상스 운동이 한창 고조되었던 시기로 파리 대학의 의학교육은 크게 낙후되어 있었다. 갈레노스의 저서의 권위는 압도적이었으며, 의학계 저변에 짙은 종교사상이 깔려 있었다. 혈기왕성한 베살리우스는 그런 현실에 큰 불만을 품고 있었다.

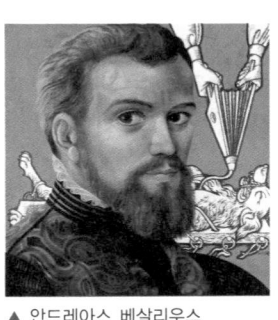

▲ 안드레아스 베살리우스

열심히 공부에 매진하고 의학 분야에서도 어느 정도 경험을 쌓은 그는 갈레노스 해부학의 오류와 교학 과정의 폐단을 목격하고 바로 잡아야겠다고 다짐했다. 그는 위험을 무릅쓰고 직접 해부학 실험을 감행했다. 동료들은 그의 용감한 행동에 열렬한 지지와 응원을 보내주었다.

베살리우스의 이런 유물주의 치료법과 해부학 성과는 오랜 전통사상에 위배되었으며 학교의 관습과 계율에도 어긋나 수구파의 맹렬한 공격을 받았다. 학교는 그가 취득한 학위를 인정해주지 않았고 오히려 그를 학교에서 내쫓았다. 그렇게 베살리우스는 파리를 떠났다.

훗날 그는 베네치아공화국(Venetian Republic) 파도바(Padova) 대학에 교수로 재직하면서 1537년에 박사학위를 취득했다. 대학에서 강의하던 시절 베살리우스의 시체해부와 동물생체해부 수업은 학생들에게 폭발적인 인기를 얻었다. 그는 당시 학교의 유리한 조건을 충분히 활용해 심층적인 해부학 연구를 진행했다.

베살리우스는 5년 동안 혼신의 노력을 쏟아 부어 28세라는 젊은 나이에 골격, 힘줄, 신경 계통 등에 관한 내용을 담은 《인체의 구조에 관하여(On the

▼ 베살리우스가 사람들에게 인체 해부술을 보여주고 있다

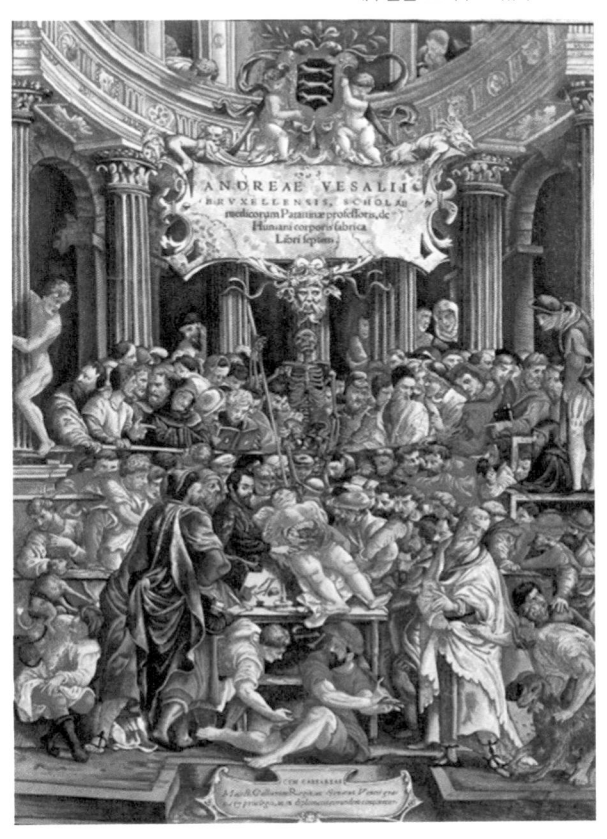

Structure of the Human Body)》(1543년)를 출판했다. 저서에는 갈레노스를 대표로 하는 수구세력의 해부학이론의 오류를 날카롭게 꼬집으며 실험을 통해 얻은 풍부한 해부학 자료를 제시하고 인체구조를 정확하게 묘사했다. 그는 책에서 다음과 같이 밝혔다.

"해부학은 죽은 학문이 아니라 살아있는 학문이어야 한다. 인체의 모든 기관과 골격, 근육, 혈관, 신경은 서로 밀접하게 연관되어 있으며 하나하나가 중요한 구성단위이다."

그는 갈레노스 학파가 주관적으로 추측해서 생겨난 오류를 바로잡았고, 해부학이 나아가야 할 올바른 길을 제시했다. 《인체의 구조에 관하여》는 과학적 해부학의 중요한 표지이자, 300년 동안 해부학계의 상징이 되었다.

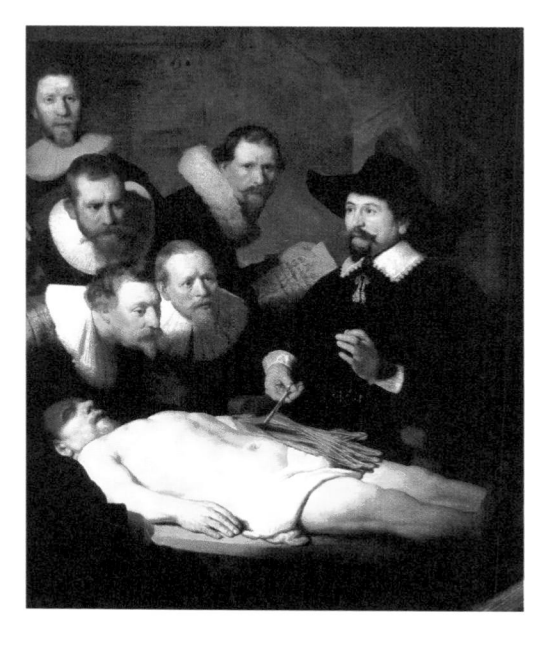

▶ 네덜란드 화가 렘브란트
(Rembrandt, 1606~1669)의
작품. 의대 교수가 학생들에게
해부학을 가르치는 모습을 그렸
다. 교수는 손목과 손가락을 어
떻게 사용해야 하는지를 가르치
고 있다.

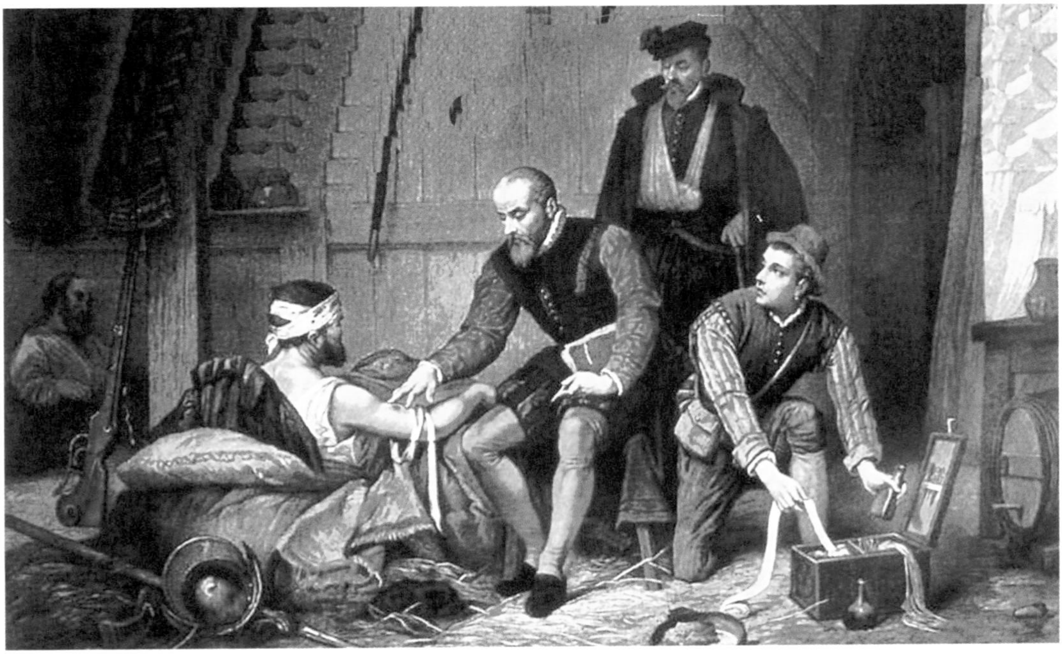

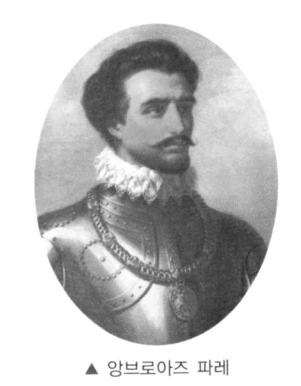

# 초기 지혈법

　중세기 이전 인류의 유구한 역사에서 외과수술은 치료의 수단이라기보다는 살인의 수단으로 여겨졌다고 해도 과장이 아니다. 마취도 하지 않은 환자를 억지로 침대에 눕히면 거구의 사내가 들어와 주먹을 천으로 둘둘 감아 환자를 때려 기절시킬 준비를 했다.(수술 전 환자에게 독한 술을 먹여 만취시키거나 피를 뽑아 정신을 혼미하게 했다.) 그리고 성가대를 불러 환자가 죽지 않기를 기도할 뿐이었다. 당시 수술을 집도했던 대다수 의사는 인체 해부학 지식이 아주 없거나 잘못된 지식으로 똘똘 뭉쳐 있었다. 게다가 절제수술 말고는 큰 수술을 집도한 경험도 없었다.

　과거 의사들은 전쟁에서 총상을 입은 환자가 오면 불에 달군 인두로 상처부위를 지지고 나서 꿀을 넣어 끓인 연고를 발라주는 게 전부였다. 설사 환자가 생사의 고비를 넘겼다 해도 수술 후 감염될 가능성이 컸기 때문에 이 장애물을 넘어야 비로소 목숨을 부지할 수

발명시기
1545년

발명가
앙브로아즈 파레
(Ambroise Pare 프랑스)

▲ 앙브로아즈 파레

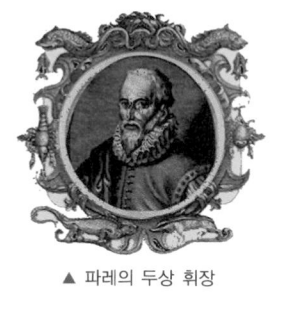

▲ 파레의 두상 휘장

있었다. 하지만 당시 사람들은 수술 후 상처에 발생하는 화농성 감염을 "상처가 아물면서 나는 악취!"라며 상태가 호전되는 신호로 여겼기 때문에 환자가 수술 후 감염으로 사망하는 일은 비일비재했다.

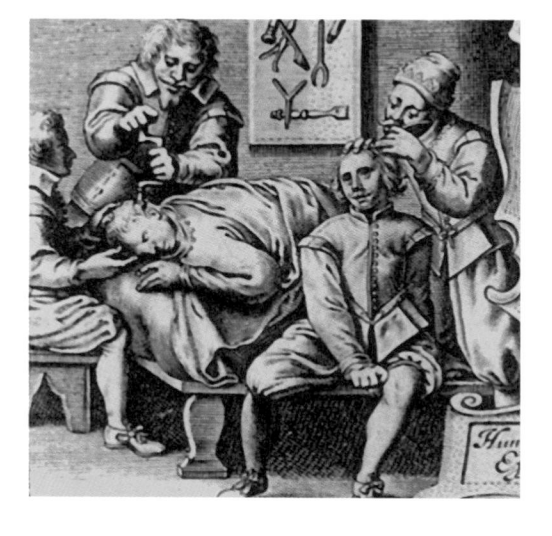

인류의 야만적인 외과수술 방식을 바꿔놓은 인물은 이발사 출신 프랑스 군의관 앙브로아즈 파레이다. 파리의 한 이발소 수습생이었던 파레는 외과의(당시에는 전문 외과의가 없어서 이발사가 겸직했다)일을 함께 담당하던 중 군대에 입대하고서부터 외과 의사 일만 전임하게 되었다. 이발사 출신 파레는 사회적 지위가 낮고 사람들에게 경시 받던 외과 의사라는 직업을 지금의 위치로 끌어올린 장본인이다.

당시 군대에서 행해진 수술은 매우 야만적이었다. 전쟁에서 부상당한 병사에게 불에 달군 인두와 끓인 연고로만 치료해야지, 그 외의 방법을 쓴다는 것은 의사 자리를 걸고 모험하는 것이나 다름없었다. 그런데 어느 날 가지고 있던 연고가 전부 동 나버렸다. 어쩔 수 없는 상황에 처한 파레는 급한 대로 계란과 장미유, 테레빈유를 혼합해 환자의 상처 부위에 발랐다. 그날 밤 파레는 일이 잘못되면 실직할 수도 있다는 걱정과 기존의 치료법에 따르지 않아 환자가 죽을 수도 있다는 두려움 때문에 잠을 이루지 못했다.

다음날 동이 트자마자 전전긍긍하며 환자를 보러 간 파레는 뜻밖의 결과에 깜짝 놀랐다. 자신의 치료법이 기존의 것보다 훨씬 좋은 결과를 가져왔기 때문이다. 파레의 방법은 야만적인 외과수술법에 변혁을 불러왔고 그때까지 사용되었던 열유소작법(상처 부위를 불로 지져 치료하는 방법-옮긴이)을 밀어냈다. 파레가 계란과 장미유, 테레빈유로 만든 혼합물로 상처 부위를 바른 것을 드레싱(Dressing, 의학

용어, 상처나 외상부위를 소독하는 행위—옮긴이)이라 한다.

훗날 파레는 열유소작법이 아닌 견사로 봉합하는 결찰법(잡아매기)으로 지혈에 성공하여 환자의 고통을 크게 줄여주었다. 파레는 새로운 방법을 계속 연구해 병사들이 전쟁터에서 과다출혈로 사망하는 것을 막았으며 최초로 의수와 의족, 의치를 발명했다. 1545년 파레가 쓴 《보편외과학》은 다양한 언어로 번역되어 빠르게 유럽으로 퍼져 나갔고 각국 군대의 의료지침서로 선정되었다.

열유소작법은 오늘날에도 지혈법 중 하나로 사용되고 있지만, 파레의 지혈법 역시 효과적인 지혈법으로 주목받고 있다.

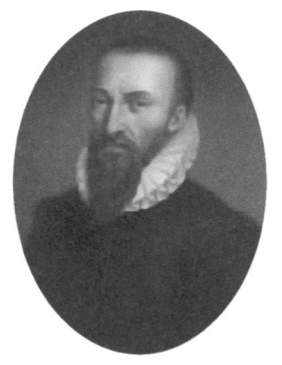

▲ 앙브로아즈 파레

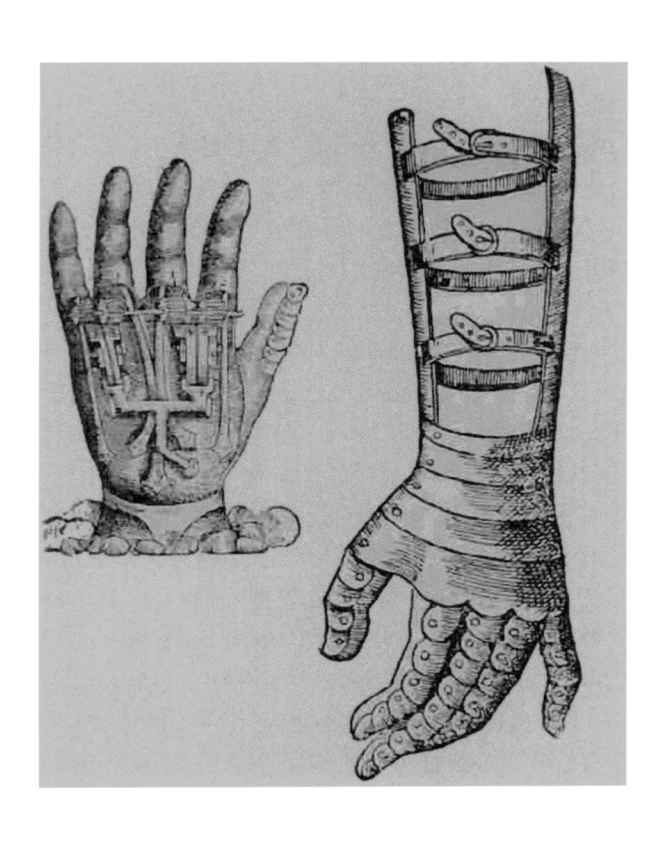

◀ 파레는 기존과 다른 방법으로 지혈했다. 그림은 파레가 견사로 수술 부위를 묶는 장면이다.

# 콘돔

발명시기
1550년

발명자
가브리엘 팔로피우스
(Gabriel Fallopius 프랑스)

1492년 크리스토퍼 콜럼버스(Christopher Columbus)는 아메리카 신대륙을 발견했다는 희소식과 함께 전염병 바이러스를 가지고 귀국했다. 초기에는 별다른 관심을 끌지 않던 이 바이러스는 1년 만에 프랑스, 독일, 스위스를 거쳐 유럽 전역으로 퍼져 나갔으며, 10년 뒤 세계적인 대유행을 일으켰다. 이것이 바로 매독이다.

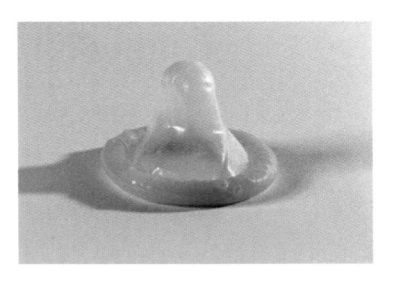

매독은 주로 남녀의 성교를 통해 전파되었기 때문에 성병이라고 불렸다. 안전하게 성교를 할 방법은 없을까? 사람들은 고민을 거듭하던 중 음경에 덮개를 씌우면 남녀의 체액이 섞이지 않아서 전염을 막을 수 있다는 생각에 이르렀다. 그렇다면 어떤 재질로 만든 덮개가 가장 안전할까?

이탈리아 파두아(Padua) 대학의 해부학 교수 가브리엘 팔로피우스는 1550년 리넨(linen)으로 덮개를 만들었다. 전염병을 예방할 목적으로 만들어졌다고 해서 '안전 덮개'라고 불렀다. 1551년부터 1562년까지 1,100명을 대상으로 각종 콘돔을 실험한 결과 대부분 사람이 콘돔 사용에 만족한다는 사실을 증명해냈다.

19세기에 들어서서 콘돔은 다양한 변화를 거쳤다. 1843년 찰스 굿이어(Charles Goodyear)와 토마스 핸콕(Thomas Hancock)은 혁명적인 가황법(생고무에 황을 넣어 가열하여 탄성도를 높이는 방법-옮긴이)을 발명하고, 생고무와 유황을 가열처리하여 단단한 고무를 견고하면서도 탄력 있는 재료로 변형시켰다. 당시 고무는 가격이 저렴하고 대량생산이 가능했기 때문에 고무 콘돔이 양 내장으로 만든 콘돔을 대체했다. 고무 콘돔은 기존의 콘돔보다 품질이 우수하고 견고해서 아무리 힘센 정자도 뚫지 못했다.

19세기 후반기 과학기술의 발전으로 콘돔의 생산기술이 크게 발전하여 라텍스(latex) 콘돔이 출시되었다. 최초의 라텍스 콘돔은 네덜란드 물리학자 아를레트 야콥(Arlette Jacob) 박사가 1883년 발명

한 것으로 얇고 부드러워 고무 느낌을 싫어하는 사람들에게 환영을
받으며 널리 사용되었다.

　1930년 초 콘돔 제작기술에 일대 혁명이 일어나면서 액상 라텍스
가 급부상하고 전통적인 고무재료가 빛을 잃었다. 액상 라텍스는 오
늘날까지도 콘돔의 기본원료로 쓰이고 있다.

　1990년대에 들어서면서 콘돔의 재료가 발전을 거듭했고 폴리우레
탄(polyurethane)으로 만든 콘돔이 출시되었다. 폴리우레탄은 라텍
스보다 탄력이 두 배나 뛰어나 콘돔의 재료로 널리 사용되고 있다.

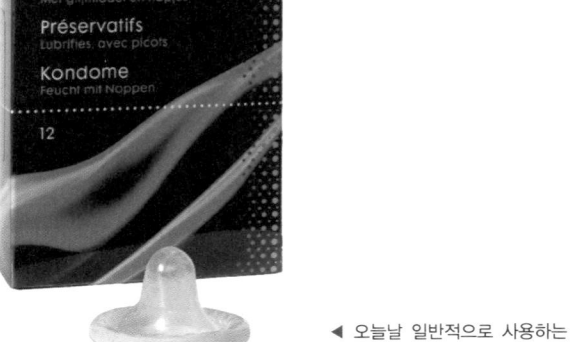

◀ 오늘날 일반적으로 사용하는 콘
돔

# 발생학

발견시기
1604년

발견자
제로니모 파브리키우스(Geronimo Fabricius 이탈리아), 폰 베어(Von Baer 러시아)

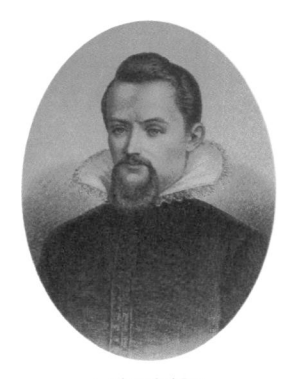

▲ 파브리키우스

17세기 이전 사람들은 어떻게 임신이 되는지는 알아도 임신에서 출산까지의 과정은 잘 알지 못했다. 당시는 해부학이 발전하지 않은 상황이라 오류가 많았던 갈레노스의 해부학 수준에서 벗어나지 못했다.

영아가 태어나기 전의 상태를 배아라고 하며, 동물의 개체발생과 수정란에서 배아가 발육되는 과정 및 동물발육의 특징과 규칙을 연구하는 생물학 분과를 발생학(Embryology)이라 한다.

16세기 말 이탈리아 과학자 파브리키우스는 당시 세계에서 가장 유명한 파두아 의과대학의 해부학 교수였다. 재직 시절 파브리키우스는 태아의 발육과정 변화에 흥미를 느끼고 다양한 동물의 배아가 어떻게 태아로 발육되는지 연구하기 시작했다. 1598년 그는 닭 배아와 인간 배아의 발육과정을 오랫동안 연구 끝에 글로 발표하여 큰 반향을 일으켰다. 그는 거기에 만족하지 않고 다른 동물에 대한 연구를 계속하다가 1604년에 《태아 형성에 관한 연구(De Formato Foetu)》를 출판했다. 책에서 그는 여러 동물의 발육 말기에 나타나는 변화를 서술했다.

사실 배아는 매우 작아서 육안으로 보는 것이 불가능하다. 따라서

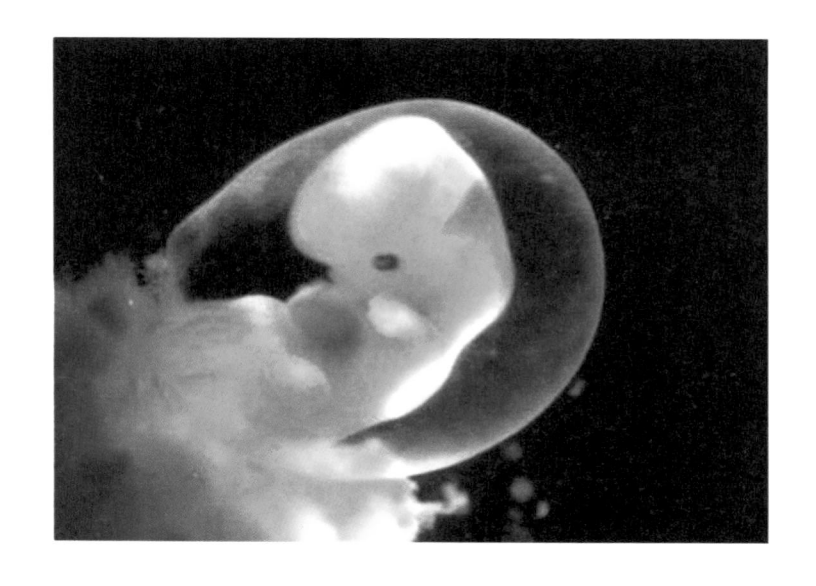

▶ 현대의학기로 관찰한 인간의 배아

현미경이 발명되기 전에 이 과정을 이해했다는 것은 기적에 가까운 일이었다. 파브리키우스 역시 자세한 과정을 일일이 묘사하진 못했지만, 그의 발견은 발생학 발전에 튼튼한 초석이 되었으며 후세의 과학자들에게 이론적 토대를 제공했다.

19세기 러시아의 발생학자 베어는 어류, 양서류, 포유류의 배아를 자세히 관찰하고 정확하게 개괄해냈다. 그는 각종 동물의 초기발육을 연구하고 배아단계의 영아가 이미 심장을 가지고 있다는 파브리키우스의 의견에 동의했다. 그리고 자신이 관찰한 사실을 근거로 베어의 법칙(Karl Ernst von Baer's Law)을 제시했다. 즉, 척추동물의 초기 배아는 모두 비슷하지만 발육하는 과정에서 점차 서로 다른 동물의 특징을 갖추게 된다는 것이다.

19세기 발생학이 비약적인 발달을 거듭할 수 있었던 내적인 요인은 많은 종류의 동물과 다양한 변화를 일으키는 배아 발육과정이 사람들의 흥미를 이끌어냈고 이것이 연구로 이어진 데 있다. 외적인 요인은 진화론이 발표된 후, 여러 동물의 배아 발육과정에서 진화학설의 근거를 찾으려는 움직임이 빨라진 데 있다.

19세기 말 과학계는 모든 동물의 배아 발육에 대한 연구결과를 발표했다. 이는 배아 발육 과정에 대한 종합적인 이해를 도왔고, 관련 연구 분야의 발전을 이끄는 견인차 역할을 해냈다.

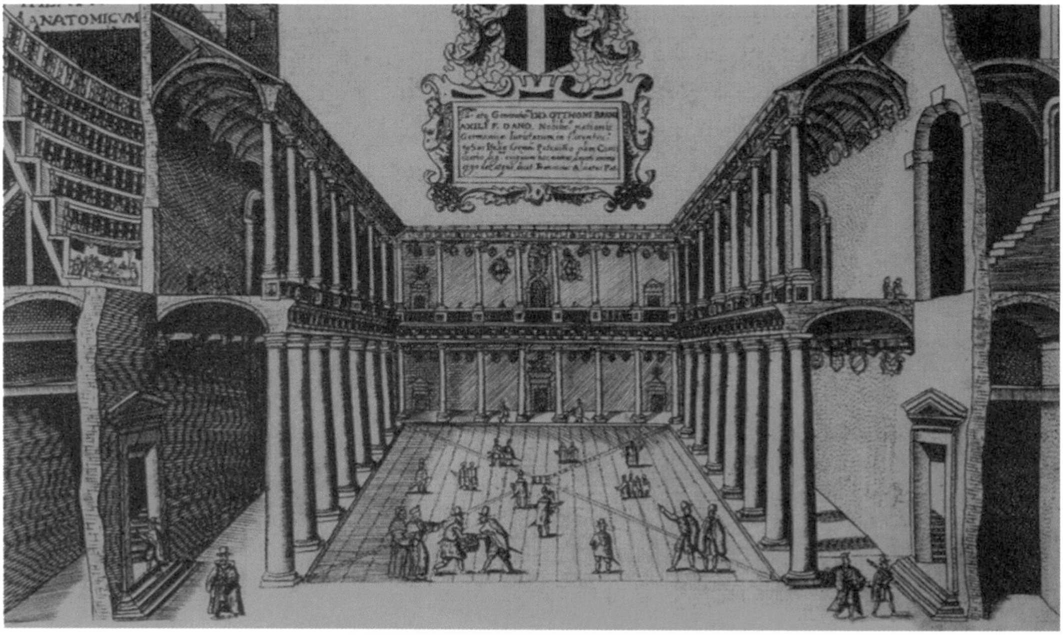

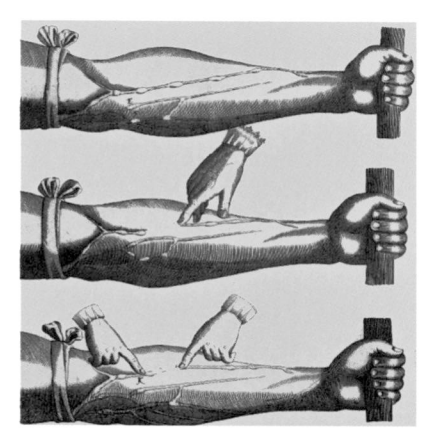

# 인체 혈액순환 시스템

발견시기
1628년

발견자
윌리엄 하비(William Harvey 영국)

고대 그리스의 생리학자 갈레노스는 음식물이 심장에서 혈액으로 바뀌고 나서 에너지로 소모된다고 생각했다. 그의 이론은 무려 1,500년 동안 절대적인 법칙으로 여겨졌고 대다수 의사가 그의 의견에 동조하여, 동맥과 정맥에 흐르는 혈액이 같다고 생각했다.

17세기 영국의 의학자 윌리엄 하비는 갈레노스의 이론에 반기를 들었다. 그는 우선 혈액의 양을 실험하기 위해 맥박이 뛸 때 심장에서 배출되는 혈액이 얼마나 되는지 계산해 보았다. 만약 맥박이 1분에 72회 뛴다고

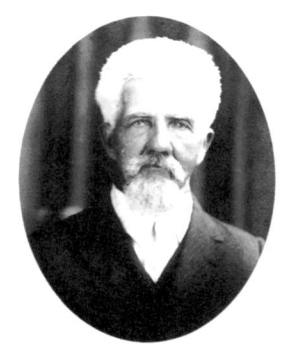

▲ 윌리엄 하비

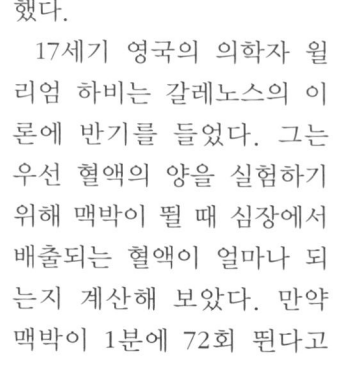

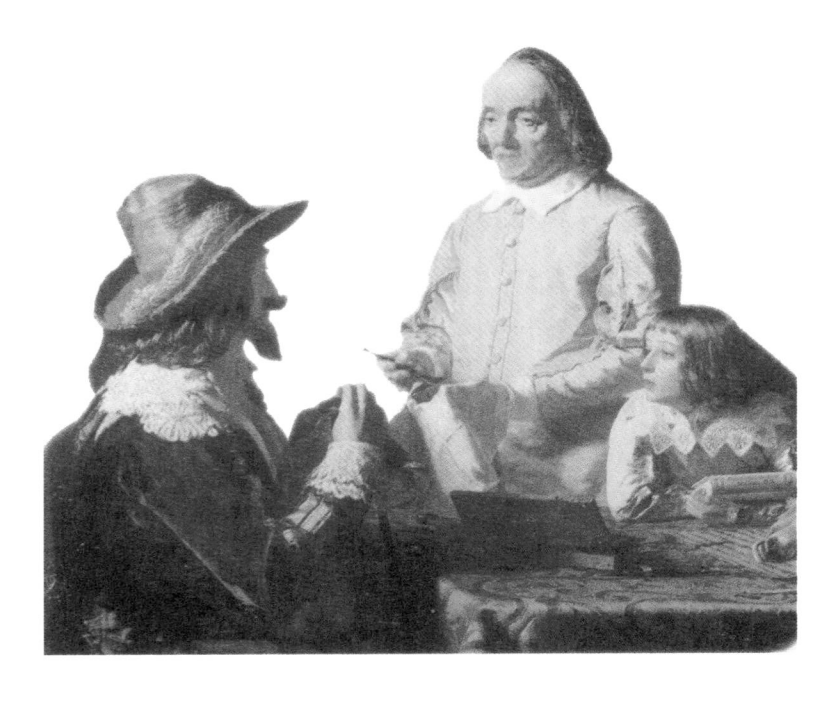

가정하면 심장에서 배출되는 혈액의 양은 2온스(1온스=28.35그램)가 되고, 1시간에 무려 8,640온스(약 245킬로그램)의 혈액을 배출하게 되는데 이는 사람의 체중을 훨씬 초과하는 수치였다. 이로써 혈액이 밀물과 썰물처럼 움직인다고 하는 갈레노스의 이론이 틀렸음을 증명한 하비는 혈액이 순환한다는 새로운 의견을 제시했다.

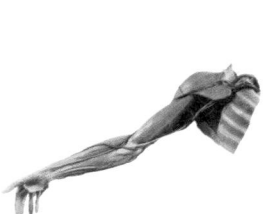
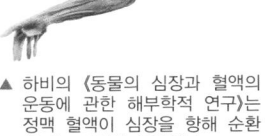

▲ 하비의 《동물의 심장과 혈액의 운동에 관한 해부학적 연구》는 정맥 혈액이 심장을 향해 순환한다는 사실을 주장했다.

　하비는 혈액순환의 루트를 구체적으로 밝히고자 심장의 구조에 대한 연구를 시작했다. 그는 인간의 심장은 4개의 강腔으로 이루어졌으며, 강과 강 사이에는 한 방향으로 흐르는 판막이 있다는 사실과 혈액이 한 방향으로만 순환한다는 사실을 밝혀냈다. 그리고 수많은 실험 끝에 드디어 혈액순환 학설을 발표했다. 그의 학설에 따르면 정맥혈은 우심방에서 우심실로 흐르며 다시 폐로 흘러간다. 폐에서 공기에 접촉한 암홍색 정맥혈은 선홍색 혈액으로 바뀌어 좌심방으로 흘러갔다가 다시 좌심방에서 동맥혈관으로 들어간 뒤 온몸으로 퍼진다. 혈액은 시간이 흐를수록 암홍색으로 변하고 정맥을 통해 우심방으로 흘러가면 순환이 끝난다. 즉, 심장 박동이 멈추지 않는 한 혈액도 끊임없이 순환한다는 것이었다.

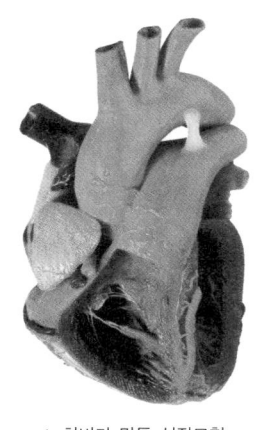

＊ 하비가 만든 심장모형

1628년 하비는 자신의 이론을 세상에 공개하면서《동물의 심장과 혈액의 운동에 관한 해부학적 연구(Exercitatio anatiomica de motu cordis et sanguinis in animalibus)》를 발표했다. 하비는 책에서 혈액이 동맥에서 정맥으로 흐른다고 주장했다. 구체적인 루트는 제시하지 못했지만 혈액을 배출하는 모세혈관의 존재를 유추해냈다. (당시에는 현미경이 없었기에 미세한 모세혈관을 관찰하는 것은 불가능했다. 1670년 하비가 세상을 떠난 지 3년째 되는 해에 이탈리아인 말피기(Malpighi)가 현미경으로 모세혈관을 발견함으로써 하비의 혈액순환 이론을 완성했다.)

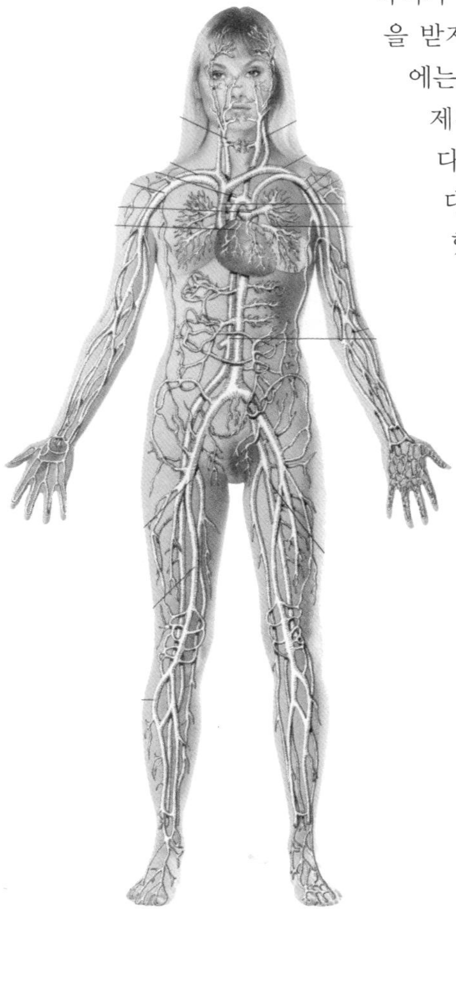

하비가 발표한 이론은 학계 인정을 받지 못한데다 책을 펴낸 뒤에는 환자들이 찾지 않아 경제적으로도 더욱 힘들어졌다. 또한 교회를 비롯한 반대파의 공격에 시달리기도 했는데, 다행히 교회세력이 크지 않아 그다지 큰 피해를 입지는 않았다. 하비의 순환이론은 1650년이 되어서야 인정을 받기 시작했다. 하비의 혈액순환 이론은 인체의 작동원리를 이해하는 데 중요한 단서를 제공했고, 이는 현대생리학의 출발점이 되었다.

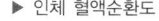

▶ 인체 혈액순환도

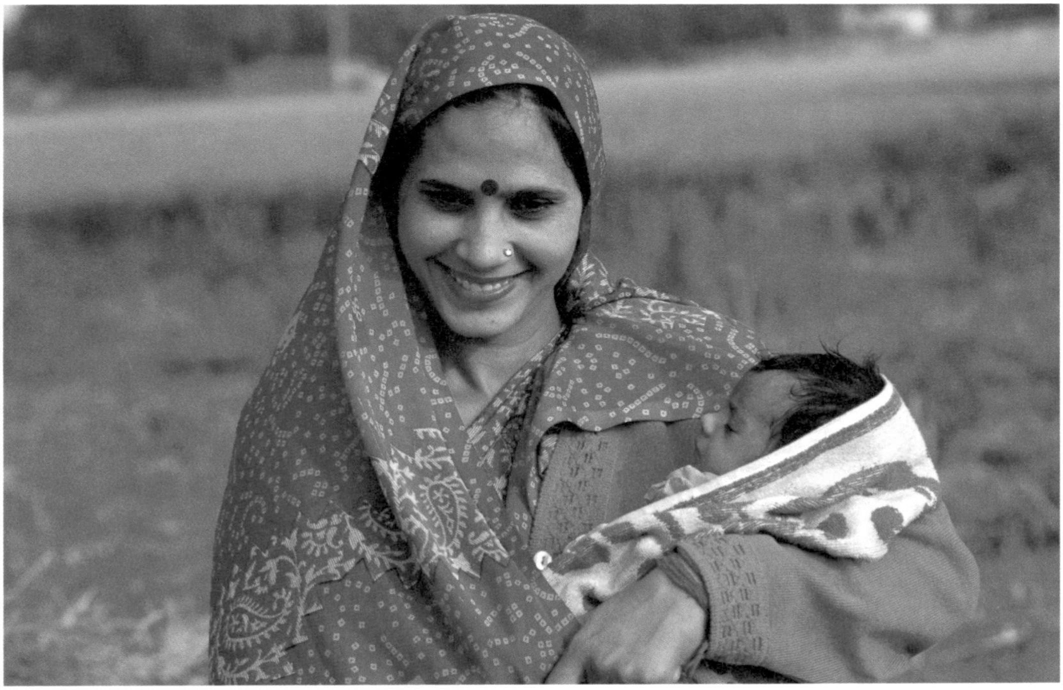

# 겸자

몇 세기 전만 해도 출산은 매우 위험한 일이었다. 많은 영아가 태어나기도 전에 뱃속에서 유산되었다. 조산술이 발달하지 않았던 시기인지라, 태아의 머리가 커서 출산하기 어려워지면 의사는 산모의 생명을 살리기 위해 태아의 머리를 쪼개고 뇌 일부를 끄집어내는 개두술(craniotomy)을 시행했다. 그러면 산모는 죽은 태아를 분만할 수밖에 없었다. 그렇게 당시 발명된 의료기기는 순산을 위해서가 아니라 뱃속에서 죽은 태아를 분만시키기 위한 것이었다.

산모에게 출산은 죽

발명시기
1630년

발명자
샹베를레느(Chamberlin) 가족(프랑스)

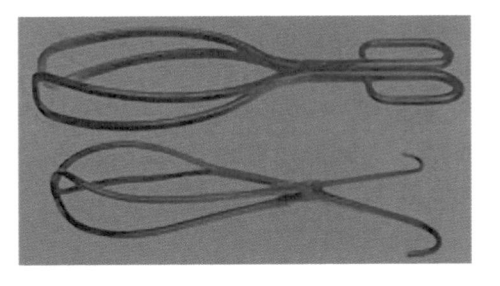

◀ 샹베를레느 가문이 사용한 겸자

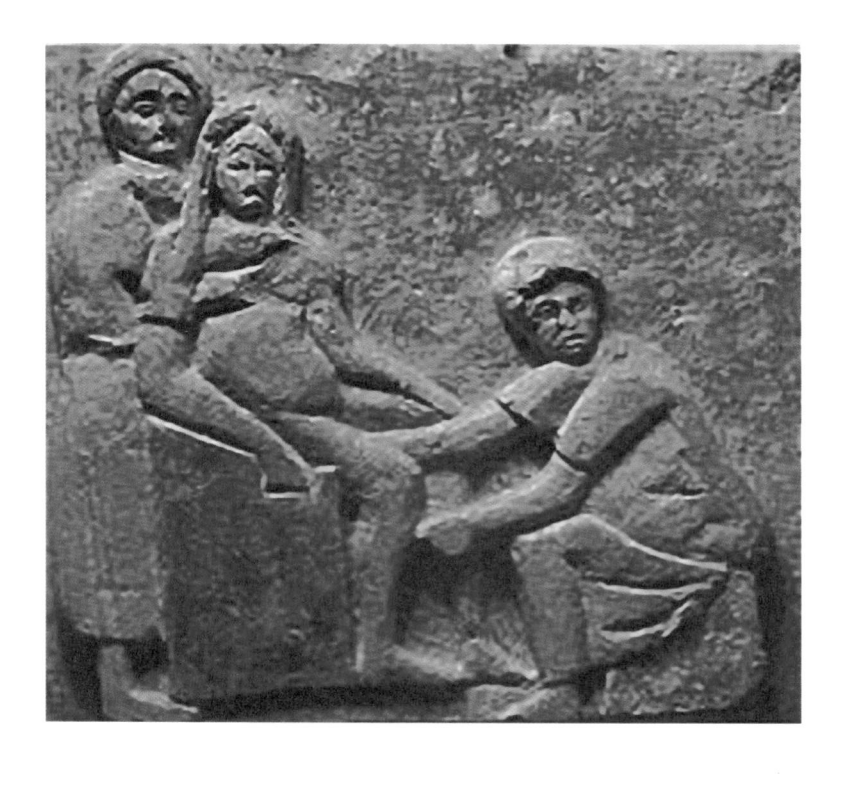

음의 문턱을 넘어야 하는 힘든 일이었다. 행운이 따르면 생명을 부지했고, 그렇지 않으면 목숨을 잃었다. 의사들은 산모와 아기를 모두 살릴 방법을 모색했다.

16세기 대대로 조산사를 해온 프랑스의 샹베를레느 가문은 1569년 종교적 박해를 피해 영국으로 망명했다. 그리고 1630년 오랜 조산사 경험을 토대로 임산부의 순산을 도와주는 기구인 겸자(forceps)를 발명했다. 겸자는 끝이 구부러진 가위모양의 도구로 태아의 머리에 잘 맞게 설계되었다. 분만 시 겸자는 태아의 머리를 잡아 밖으로 나올 수 있게 도왔는데, 태아의 머리만 밖으로 나오기 시작하면 몸통부분도 쉽게 빠져나왔다. 겸자의 발명으로 수많은 산모와 아기가 목숨을 구했다.

샹베를레느 가문은 그들의 발명품을 세상에 공개하지 않고 비밀리에 사용했다. 이들은 겸자를 항상 상자에 숨겨 휴대했다. 그리고 분만할 때는 산모의 눈을 가리고 방에는 아무도 들어오지 못하게 막았다. 뿐만 아니라 겸자가 부딪치는 금속성을 듣지 못하도록 나무

막대나 방울을 흔드는 등 비밀유지에 힘썼다.

상베를레느 가문은 겸자의 발명으로 엄청난 부를 축적했다. 그러던 1728년 100년이 넘게 지켜오던 비밀이 가문의 마지막 사람의 입을 통해 세상에 공개되었다.

1733년 에드먼드 채프먼(Edmund Chapman)이 겸자에 관한 자세한 글을 세간에 발표했다. 겸자가 보편적으로 사용되면서 영아의 생존율은 올라가기 시작했다. 훗날 윌리엄 스멜리(William Smellie)는 겸자를 개량해 산모와 영아의 생존율을 크게 높였다.

▼ 제왕절개 수술 전 심사숙고하는
　모습과 열띤 토론을 벌이는 모습

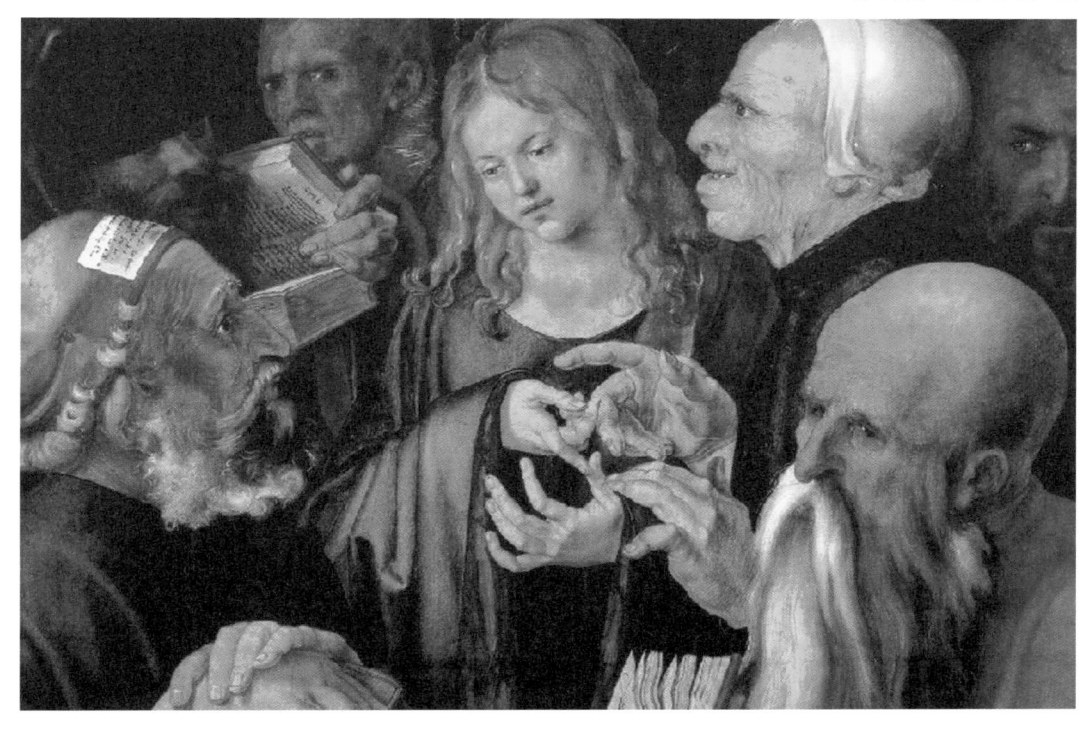

# 광학 현미경

발명시기
1652년

발명자
코날드 제스너(Konrad Gesner 스위스), 젠슨(Jensen) 부자(네덜란드), 안토니 레벤후크(Antony Leeuwenhoek 네덜란드)

17세기 이전의 과학계나 의학계는 육안으로 보이는 세계를 연구할 뿐이었다. 그러나 육안으로는 질병의 원인을 찾아낼 수도, 질병의 확산을 막을 수도 없었다. 인류 문명이 발전함에 따라 사람들은 눈에 보이지 않는 작은 세계를 확대해 볼 수 있는 방법을 찾기 시작했다.

나뭇잎에 맺힌 이슬을 통해 보면 나뭇잎이 커 보인다. 그렇다면 인위적인 방법을 사용해 사물을 크게 볼 수는 없을까? 13세기 이탈리아 베니스의 목수들은 투명한 유리렌즈를 만들었는데 이를 통해 사물을 보면 커 보인다는 사실을 발견했다. 훗날 사람들은 사물을 더욱 편리하게 관찰하기 위해 유리렌즈로 안경을 만들었지만, 이는 단지 사물을 아주 조금 크게 보여줄 뿐이었다.

1558년 스위스의 박물학자 코날드 제스너는 사물을 크게 확대해주는 투명렌즈를 만들어 달팽이 껍데기를 관찰하는 데 성공했다. 투명렌즈로 광학확대와 과학연구를 진행한 역사상 최초의 실험이었다.

1590년대 네덜란드 미델뷔르흐(Middelburg)의 안경 제조상 젠슨 부자는 양면 투명렌즈를 겹쳐서 사물을 보면 사물이 확대된다는 사실을 발견하고, 확대배수가 9~10배에 달하는 최초의 현미경을 만들었다. 하지만 사람들은 현미경의 용도를 잘 알지 못해, 그저 신기한 물건으로만 취급해 시장에 내다 팔았다.

17세기 네덜란드 델프트(Delft)의 평범한 목수 집에서 태어난 안토니 레벤후크는 투명렌즈를 만드는 작업에 모든 열정을 쏟아 부었다. 그는 육안으로 볼 수 없는 세계를 보여주는 특수한 렌즈를 만들고 싶었다. 그는 각고의 노력을 기울여 정교한 투명렌즈 두 개를 만들어냈는데, 겹쳐진 두 렌즈의 거리에 따라 사물의 크기가 달라

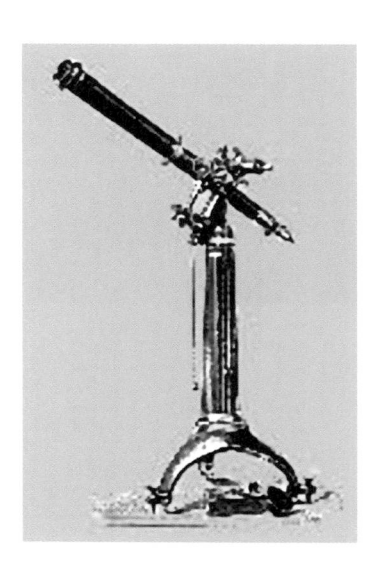

▶ 레벤후크의 현미경

보였다.

　두 개의 렌즈를 고정하고 상하 거리를 자유자재로 조절할 방법은 없을까? 그는 대장장이가 쇠를 두드리는 모습을 보던 중 불현듯 철로 만든 받침대와 통만 있으면 되겠다는 생각이 떠올랐다. 렌즈를 기다란 통 양끝에 고정하고, 통을 다시 받침대에 고정하면 사물을 편리하게 관찰할 수 있을 것 같았다. 1652년 레벤후크가 머릿속으로만 생각하던 현미경이 드디어 탄생했다. 몇 년 뒤 그는 더 정밀하고 완전한 현미경을 만들었고, 최초로 혈액 속 세포와 미생물을 관찰하는 데 성공했다.

　현미경은 인간의 생명과 생활에 중요한 역할을 하는 미생물학 연구를 촉진하고 비약적으로 발전하도록 이끌었다.

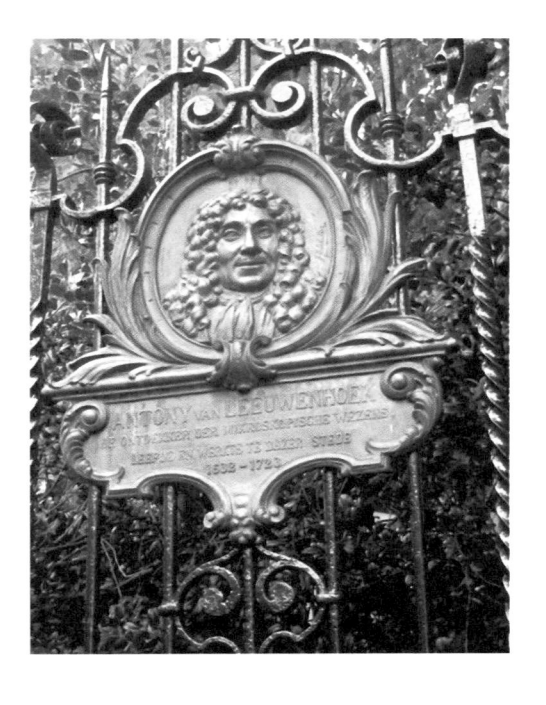

◀ 레벤후크 기념관

# 세포

발견시기
1664년

발견자
로버트 훅(Robert Hooke 영국), 마티
아스 슐라이덴(Matthias Schleiden
독일)

인류가 탄생한 이후 사람들은 만물의 근원과 생명체의 구성요소에 대해 큰 관심을 두기 시작했다.

예부터 생명체의 구성에 관한 다양한 말들이 전해지고 있다. 괴테(Goethe)는 나뭇잎이 모든 식물을 구성하는 기본단위라고 말했으며, 로렌츠 오켄(Lorenz Oken)은 척추 마디가 동물을 구성하는 기본단위라고 했다.

현미경이 발명됨에 따라 작은 세계를 관찰할 수 있게 되었지만, 렌즈의 배수가 낮은 탓에 사람들의 기대를 온전히 만족시켜주지는 못했다.

1660년 영국의 물리학자 로버트 훅은 황실학회(영국 초기의 과학조직)에서 일하면서 현미경에 관한 연구를 시작했다. 1662년 그는 배수가 300배에 달하는 현미경을 만들어 미세한 세계를 관찰했다. 1664년에는 현미경으로 마른 코르크 조각을 관찰하던 중 코르크가 무수히 많은 작은 방으로 이루어져 있다는 사실을 발견했다. 훅은 불규칙하게 나열된 이 작은 방을 세포라고 불렀다. 세포는 감옥에 나열된 작은 방을 의미하는 라틴어에서 기원했다.

당시 코르크는 바싹 말라 있었기 때문에 세포 안은 텅 비어 있었다. 훅은 만약 코르크가 말라 있지 않다면 세포 안은 액체로 가득 차 있을 거라 추측했다. 그는 뜻밖의 발견에 고무되어 세포의 구조와 역할에 관한 연구에 모든 열정을 쏟아 부었다.

19세기 사람들은 식물해부 연구에 주목했다. 독일의 식물학자 트레비라누스(Treviranus)와 폰 무어(Von Moore)는 세포가 식물의 기본 구성단위라고 생각했다. 1820년대 이탈리아의 아미치(Amici)가 애크로매틱 렌즈를 발명하여 세포의 상세한 모습까지 관찰할 수 있게 되었다. 1831년 런던의 의사 로버트 브라운(Robert Brown)은 식물 세포를 관찰하던 중 모든 식물 세포가 하나의 핵을 가지고 있다는 사실을 발견하지만, 크게 주목받지는 못했다. 1835년 체코슬로바키아인 푸르킨예(Purkyne)는 현미경으로 달걀의 배핵을 발견했다. 그리고 동물 조직은 세포질로 구성된 배아에 존재하며, 그 배아질은 식물 조직과 매우 유사하다는 사실을 밝혀냈다.

예나(Jena) 대학의 식물학 교수 마티아스 슐라이덴은 1838년 관찰

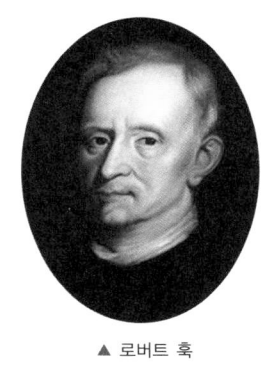

▲ 로버트 훅

결과를 공개하고 세포가 식물 구성의 기본단위이며 모든 식물의 근원이라는 학설을 발표했다. 1839년 루뱅(Louvain) 대학의 해부학 교수 테오도어 슈반이 세포학설을 동물계로까지 확대시키면서 모든 동식물은 세포로 구성되어 있다는 세포학설을 공식으로 발표했다.

세포학설은 동식물의 통일성을 확인하고 생물학 발전을 이끌었다는 점에서 중요한 의의를 지닌다. 세포학설은 진화론, 에너지 보존의 법칙과 함께 19세기 자연과학의 3대 발견으로 인정받고 있다.

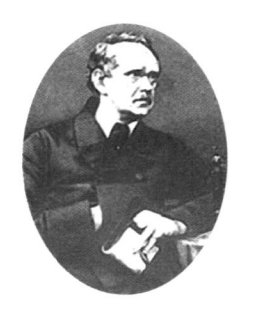

▲ 마티아스 슐라이덴

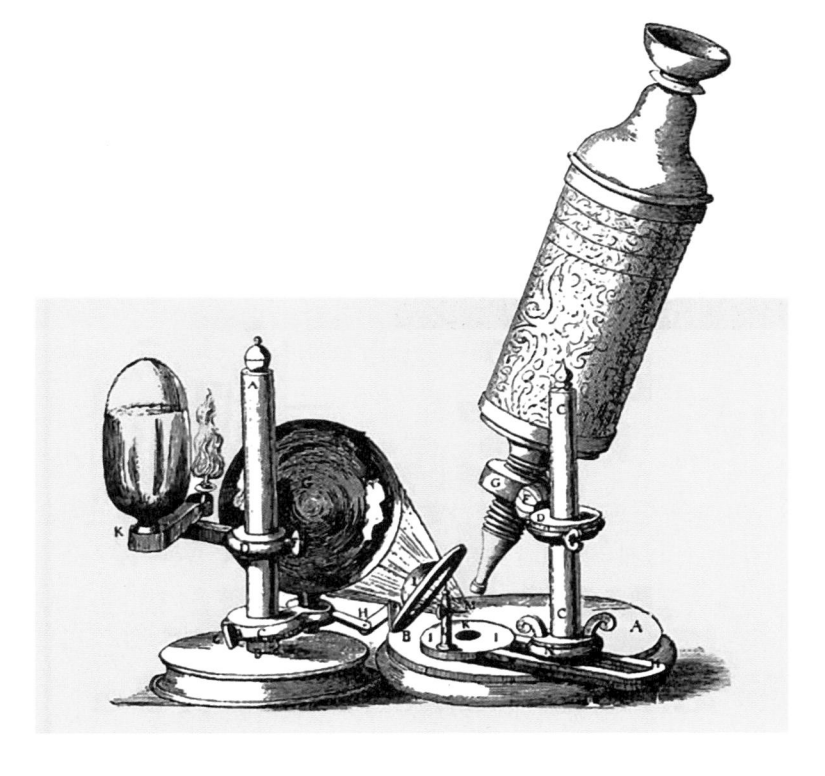

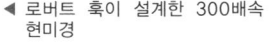

◀ 로버트 훅이 설계한 300배속 현미경

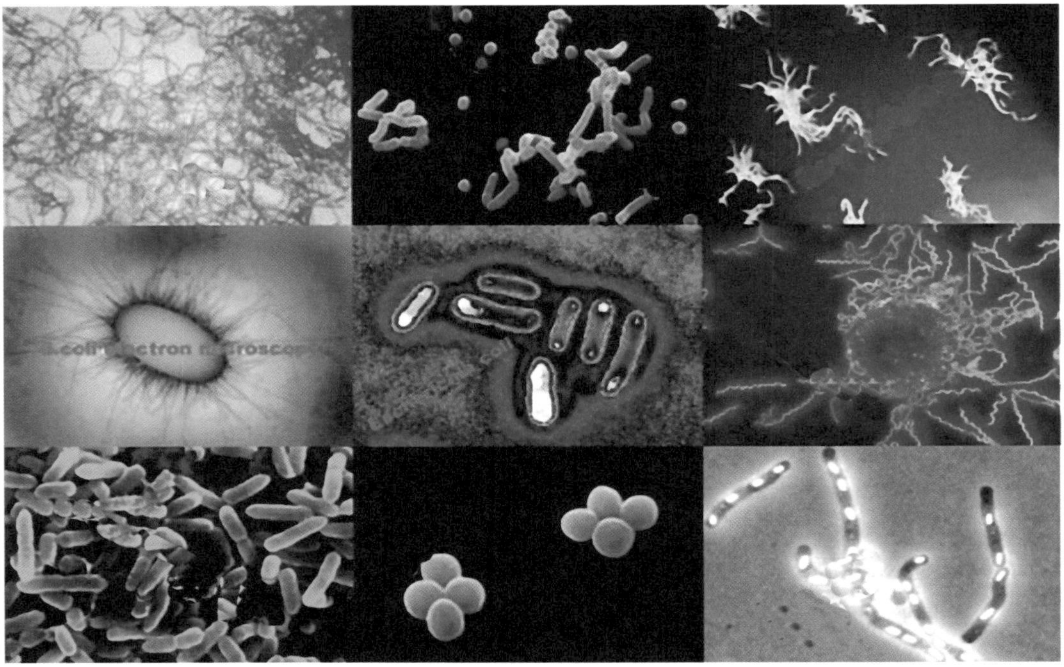

# 세균

발견시기
1675년

발견자
안토니 레벤후크
(Antonie Leeuwenhoek 네덜란드)

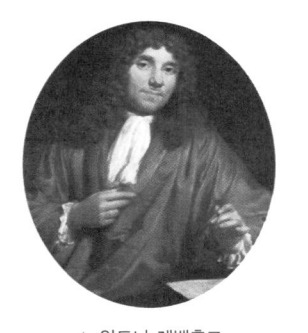

▲ 안토니 레벤후크

레벤후크가 현미경을 발명하면서 인류는 흥미로운 자연의 세계를 관찰할 수 있게 되었고, 여러 차례의 개량작업을 거쳐 배수가 높은 현미경을 만들어 냈다. 1673년 레벤후크는 270배수의 현미경을 만들었다. 이로써 100만분의 1미터의 물체를 볼 수 있게 되었고 미세한 세계로 한 걸음 더 나아갔다.

그는 시간이 날 때마다 실험실로 달려가 현미경 렌즈를 쳐다보았다. 그러던 1675년, 폭우가 내려 그의 실험실 지붕이 뚫리는 사태가 벌어졌다. 레벤후크는 뚫린 지붕 아래서 떨어지는 비를 맞으며 망연자실했다. 그렇게 속절없이 내리는 비를 바라보던 그는 빗물 속에도 뭔가 흥미로운 것이 있을까 싶어 연못에 고이는 빗물을 현미경으로 관찰했다.

레벤후크는 뜻밖에도 빗물 속에서 살아 꿈틀거리는 '작은 주민'을 발견하고 깜짝 놀랐다. 눈이 침침해서 잘못 본 게 아닌가하고 몇

번이나 다시 관찰해보아도 결과는 마찬가지였다. 정말 불가사의한 일이었다. 레벤후크는 깊은 생각에 빠졌다. '하늘에서 떨어진 걸까?'

각종 실험 끝에 그는 다음과 같은 결론을 내렸다. 빗물 속의 '작은 주민'은 하늘에서 떨어진 것이 아니었다. 그렇다면 '작은 주민'은 다른 곳에도 있을까? 그는 치아에서 빼낸 치석과 진흙을 각각 빗물과 섞어 현미경으로 관찰하고 살아 움직이는 '작은 주민'을 발견했다. 레벤후크는 실험 결과를 기록한 보고서를 영국 황실학회로 보냈다. 그의 실험 보고서를 받아 본 영국 황실학회는 큰 충격을 받았다.

"빗물 속에 생물이 산다니 말도 안 되는 헛소리야!"

"누군가 장난치는 게 틀림없어!"

"보고서의 형식이나 문법을 보아하니 글에 진실성이 없어!"

대부분의 과학자들이 레벤후크의 보고서에 의심의 시선을 보냈다. 다행히 당시 과학적 성과를 수집하고 있었던 영국 황실학회는 그의 보고서도 검토해 보기로 했다.

영국 황실학회는 12명으로 구성된 시찰단을 파견했다. 그들은 북해(North Sea)를 건너 레벤후크의 고향인 네덜란드 델프트로 갔다. 레벤후크의 실험실에서 물속의 '작은 주민'을 직접 본 시찰단은 크게 흥분했다.

"정말 기념비적인 사건이야!"

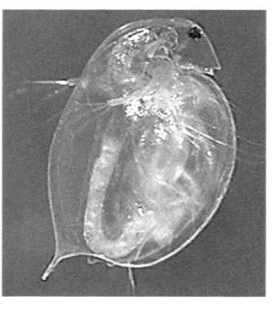

▲ 레벤후크가 현미경으로 관찰한 곤충의 유충

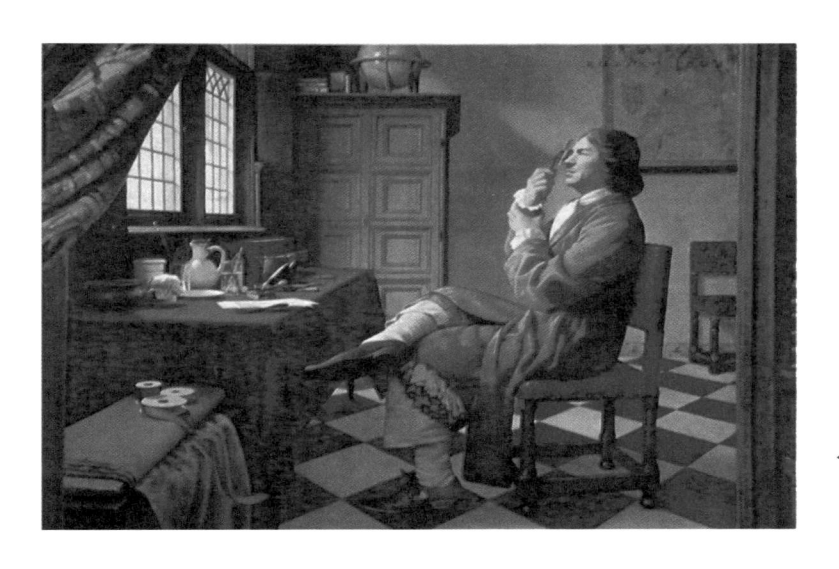

◀ 레벤후크가 실험실에서 세균을 발견했다는 보고서를 영국 황실학회에 제출할 것인지 고심하고 있다.

시찰을 마친 그들은 영국 황실학회로 서둘러 전보를 보냈다.

"레벤후크의 실험실에서 기적이 일어났습니다!"

레벤후크가 발견한 '작은 주민'이 바로 세균이다. 그의 발견은 미시 세계로 가는 문을 활짝 열어주는 계기가 되었고, 이후로 사람들은 신비한 미시 세계를 탐험할 수 있었다.

레벤후크는 세균이 질병을 퍼뜨린다고 주장했지만, 아무도 그의 말을 믿어주지 않았다. 1857년 파스퇴르(Pasteur)가 레벤후크의 주장이 옳다고 증명했다. 레벤후크는 식초가 세균을 죽이기 때문에 상처 소독에 효과가 있다는 의견도 내놓았지만, 이 역시 100여 년이 지난 후에야 의학계의 인정을 받았다.

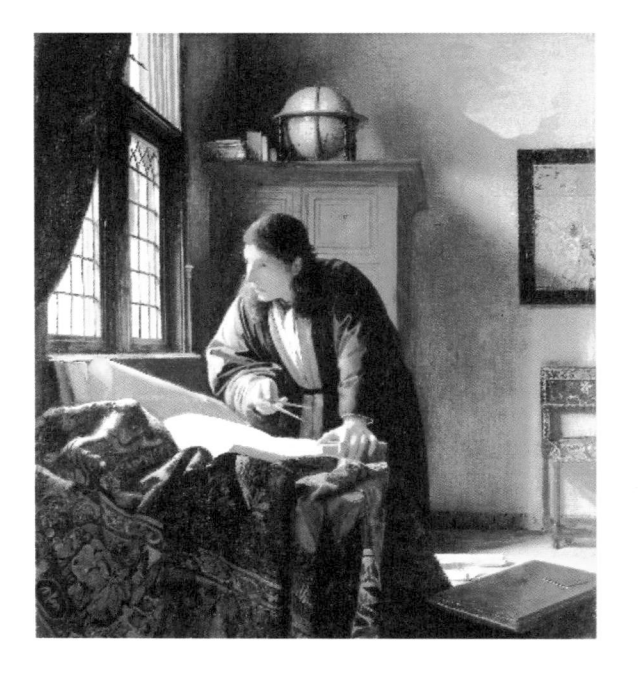

▶ 레벤후크는 최초로 세균을 발견
하고 깊은 생각에 빠졌다

# 제왕절개 수술

고대에 여성의 출산은 매우 위험한 일이었다. 특히 난산일 경우 산모와 아기의 목숨 둘 다 무사하지 못했다. 고대 로마제국의 줄리어스 시저(Julius Caesar)는 산모가 출산을 하지 못하고 죽는 바람에 목숨을 잃은 영아들의 생명도 존중해야 한다고 여겼다. 그는 죽은 산모의 뱃속에서 영아를 꺼내어 매장해주라는 법령을 내렸다. 따라서 죽은 산모의 복부를 절개하고 자궁을 열어 태아를 끄집어낸 뒤 다시 봉합했다. 이 수술이 바로 제왕절개이다. 카이사르 제왕이 법

발명시기
1689년

발명가
예레미아스 트로트만(Jeremias Trautmann 독일), 랑 루레오(프랑스)

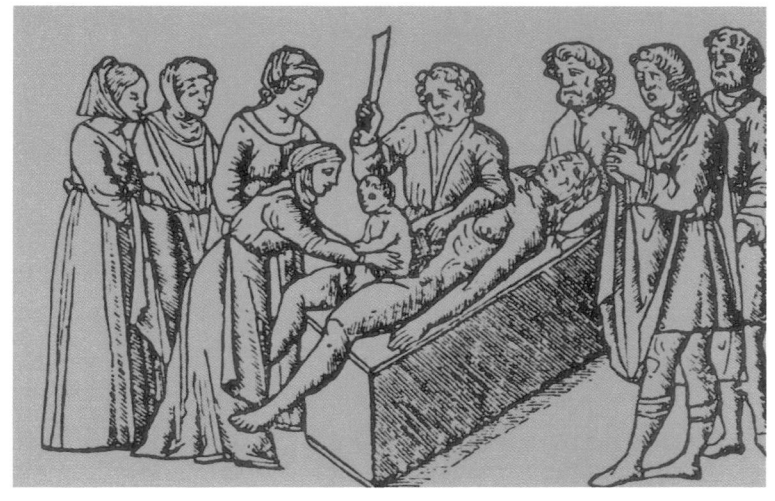

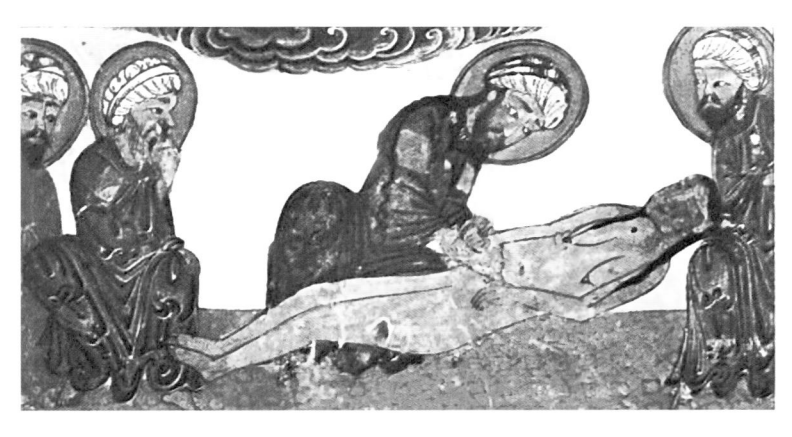

◀ 고대의 제왕절개는 죽은 태아를 산모의 뱃속에서 꺼내기 위해서 실시했다. 그림은 고대 제왕절개를 하는 모습

령을 발표했기 때문에 "카이사르 절개술"이라고도 불렀다.

제왕절개는 죽은 산모에게 행해지던 수술이었다. 당시 많은 산모가 태아의 위치가 비정상적이어서 자연분만을 하지 못하고 죽는 경우가 많았는데, 그런 상황에서도 제왕절개로 살아있는 태아를 꺼내려는 생각은 아무도 하지 못했다.

1610년 비텐버그(Wittenberg) 의과대학의 외과 의사였던 예레미아스 트로트만이 다른 외과 의사와 조수 둘과 함께 태아의 위치가 비정상적인 산모에게 제왕절개를 실시했다. 수술 후 산모는 4주밖에 살지 못했으나 아기는 9년이나 살았다. 제왕절개는 비정상적인 태아의 위치로 인해 자연분만을 할 수 없는 아기의 생명을 구할 수 있다는 사실을 증명했다. 제왕절개는 아기의 목숨은 구했지만, 마취제가 발명되기 이전이기 때문에 수술한 산모의 목숨은 살리지 못했다.

1689년 프랑스의 외과 의사 랑 루레오는 제왕절개를 시행하고 수술 후 산모와 영아를 모두 건강하게 살려냈다. 그는 산모와 영아의 건강은 수술 후 관리에 달렸다는 사실을 증명했다. 당시 제왕절개를 한 대부분의 산모가 수술 후 관리 부실로 상처 부위가 감염되어 사망했기 때문이다.

18세기 말 제왕절개를 한 산모 중에 4분의 1이 성공을 거두면서 보편적인 수술로 자리 잡아 갔다. 19세기 후기 마취술과 무균처리기술이 발달하고 수술절차가 개선되면서 제왕절개 성공률이 크게 올라갔다. 오늘날에는 출산 전 태아의 위치가 비정상적이라고 확인되면 대부분 제왕절개 수술을 받는다.

# 병리학

의학기술이 발달하지 않았던 14세기 이전 의사들은 치료하지 못하는 질병이 아주 많았다. 그래서 죽어가는 환자를 그냥 지켜볼 수밖에 없었다. 의사들은 너무나 고통스러웠지만 병의 원인조차 모른다는 사실에 더 기가 막혔다. 병의 원인을 알지 못해 환자를 치료할 수 없다는 것은 의사로서 용납할 수 없는 일이었다. 일부 의사들은 병으로 죽은 환자의 시체를 해부해서 질병의 원인을 파악하려고 했다. 하지만 16세기 전까지만 해도 인체 해부는 교회의 반대로 인해 금지되었다.

몇 년 뒤 유럽대륙 전역에 흑열병이 유행해 3분의 1에 달하는 사람이 목숨을 잃었다. 상황의 시급함을 느낀 의사들은 금지령을 어기면서까지 시체를 해부해 질병의 원인을 찾으려 했다. 하지만 부검에 대한 지식이 전혀 없으니 인체기관에 대해서도 아는 게 없었고, 흑열병 치료법도 찾지 못했다. 그렇지만 의사들은 부검을 계속하다 보면 질병의 원인을 찾을 수 있을 거라 확신했다.

당시 사람들은 고대 로마의 해부학자 갈레노스가 설립한 동물해부학에 기초를 두고 있었다. 16세기 초 벨기에의 해부학 교수 안드레아스 베살리우스는 인체 해부를 통해 중요한 발견을 했다. 1543년 베살리우스는 《인체 해부에 대하여(De humani corporis fabrica libri septem)》를 출판하고, 인체 해부 실험을 했다는 이유로 추방당해 여행하던 도중에 병사했다. 의학계는 시간이 흐른 뒤에야 그의 견해를 인정하기 시작했다.

18세기에 인체 해부에 대한 금기가 풀리자 의사들은 부검에 관한 논문을 잇달아 발표했다. 이탈리아의 해부학 교수 조반니 모르가니는 해부학 연구에 몰두했다. 그는 어릴 적부터 해부학에 흥미가 많았다. 그는 청소년기에 이미 볼로냐(Bologna) 대학의 장학생이 되었고, 20대에는 해부학 서적을 편찬하는 일을 도우며 건강한 신체기관보다 병에 걸린 신체기관을 해부하는 것이 더 큰 가치가 있다고 여기게 되었다. 30세가 되던 해 파두아(Padua) 대학의 해부학 교수가 된 베살리우스는 질병에 걸린 환자의 시체를 해부하면서 전면적인 연구를 시작했다. 1761년 모르가니는 600여 구의 시체를 부검하고 질병의 원인과 과정에 대해 서술한 《해부로 인하여 검색된 질병의

발견시기
1761년

발견자
안드레아스 베살리우스(Andreas Vesalius 벨기에), 조반니 모르가니
(Giovanni Morgagni 이탈리아)

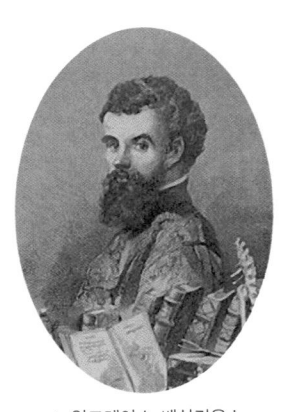

▲ 안드레아스 베살리우스

위치와 원인에 관하여〉를 발표했다. 그때부터 모르가니는 병리학의 아버지로 불리게 되었다.

인체 해부는 정상적인 인체기관과 질병에 걸린 인체기관의 다른 점을 비교하며 병리를 찾기 위한 용감한 도전이었다. 오늘날 현대의학은 인체 유전자에 대한 연구를 진행하고 있으며 지금도 불치병의 원인을 찾기 위해 노력을 기울이고 있다. 의학이 발달함에 따라 병리학도 비약적으로 발전할 것이다.

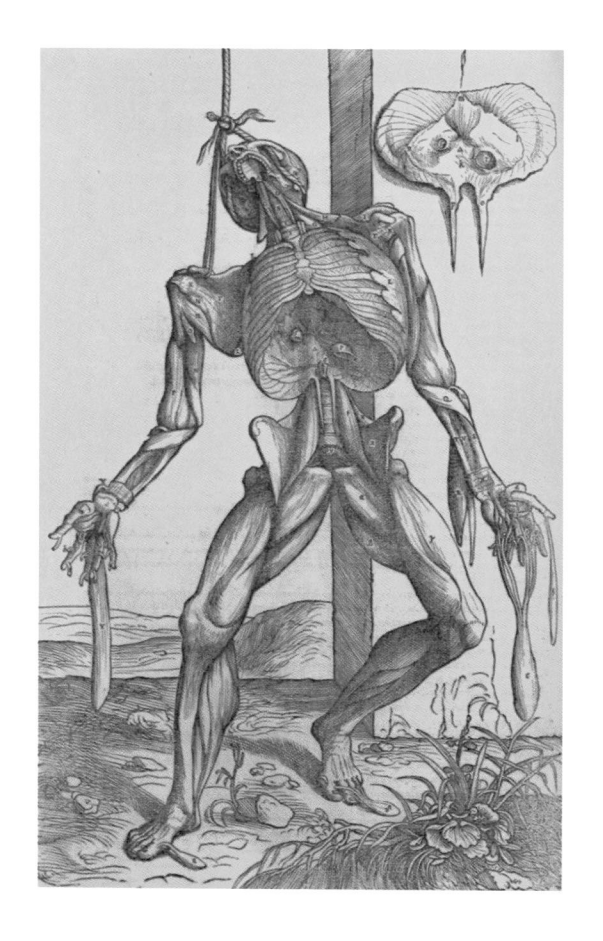

▶ 안드레아스 베살리우스의 인체 해부도

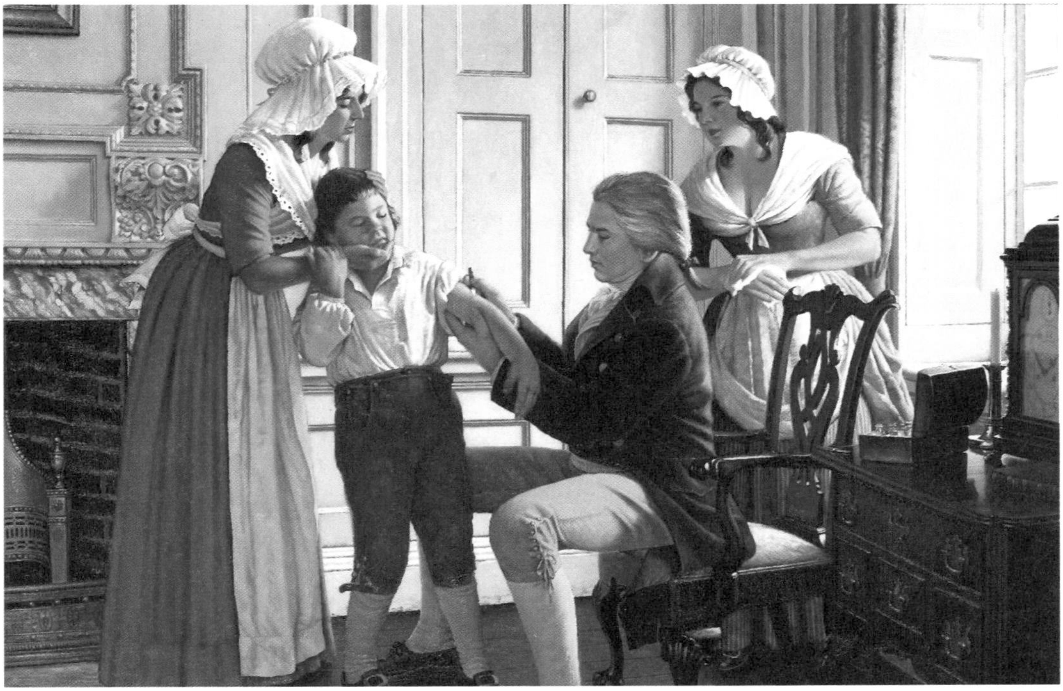

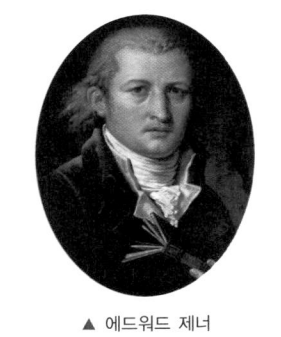

# 천연두 접종

　인류가 탄생한 이후로 전염병은 인류를 괴롭혀왔다. 몇 세기 전만 해도 괴질이라는 전염병으로 많은 사람들이 목숨을 잃었다. 괴질에 걸린 환자는 피부에 붉은 반점이 돋고 시간이 지나면 고름으로 악화되어 큰 고통에 시달렸으며, 체온이 39~40도까지 오른 뒤에 사망했다. 설사 운이 좋아 생명을 보전한다 해도 각막궤양으로 실명하거나 피부에 치유할 수 없는 흉터를 남겼다. 고대 그리스인은 울긋불긋한 곰보자국을 남기는 이 병을 '천연두'라고 불렀다.

　'천연두 앞에 모든 사람은 평등하다.' 천연두는 국적, 성별, 나이, 빈부차이를 막론하고 퍼져 나갔다. 16세기 영국 여왕 엘리자베스 (Elizabeth) 1세는 천연두로 머리가 빠지고 큰 흉터가 생겼다. 프랑스 국왕 루이(Louis) 14세는 천연두로 얼굴에 곰보자국이 생겼다. 1774년 루이 15세는 천연두로 고통 받다가 세상을 떠났다. 잉글랜드 메

발명시기
1796년

발명자
에드워드 제너(Edward Jenner 영국)

▲ 에드워드 제너

리(Mary) 2세는 천연두에 걸려 생명을 잃었다. 황실의사의 지극한 보살핌을 받는 황제도 천연두의 위험에서 벗어나지 못했으니, 일반 백성은 두말할 나위도 없었다.

천연두 바이러스는 강한 전염성을 가지고 있어서 환자가 죽어도 바이러스는 공기 중에서 몇 개월이나 살아남았다. 천연두는 인류에게 엄청난 피해를 가져왔다. 20세기에 천연두로 인한 사망자가 3억 이상이라고 추정하는 사람도 있을 정도이다. 이는 동시대에 전쟁으로 사망한 수의 3배에 달하는 수치이다.

천연두라는 치명적인 전염병은 인류를 위협하기도 했지만 동시에 고대 의학자들의 영감과 지혜를 자극하기도 했다. 중국인은 '독으로 독을 다스린다.'는 이치에 따라 인두접종술을 발명했다. 인두접종술로 어느 정도 천연두를 예방할 수 있었지만, 인두를 접종하다가 천연두에 걸려 사망하는 사람도 많았다.

중국의 인두접종술은 영국으로 건너와 40년 동안 널리 사용되었다. 영국의 작은 마을 의사였던 에드워드 제너는 인두를 접종하고도 늘어나는 사망자를 바라보며 천연두를 예방할 수 있는 안전한 더 방법을 모색했다. 그러던 어느 날 제너는 소젖을 짜는 여공이 가벼운 우두에 걸리고 난 뒤 천연두에 걸리지 않는 모습을 보고 우두가 천연두에 면역력이 있다는 사실을 발견했다.

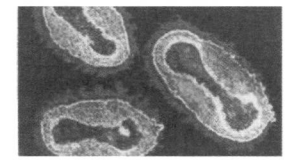

▲ 천연두 바이러스

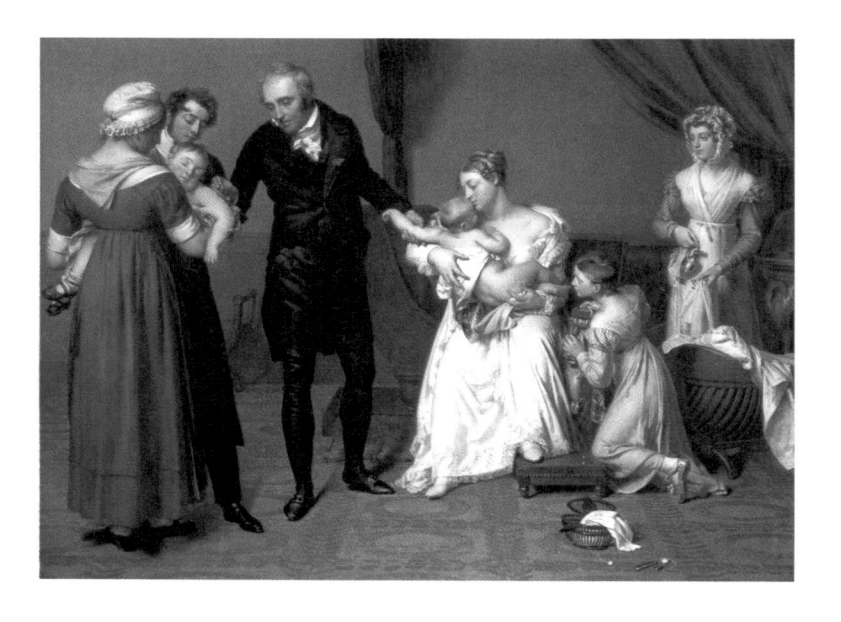

▶ 제너가 어린아이에게 천연두 백신을 접종하고 있다.

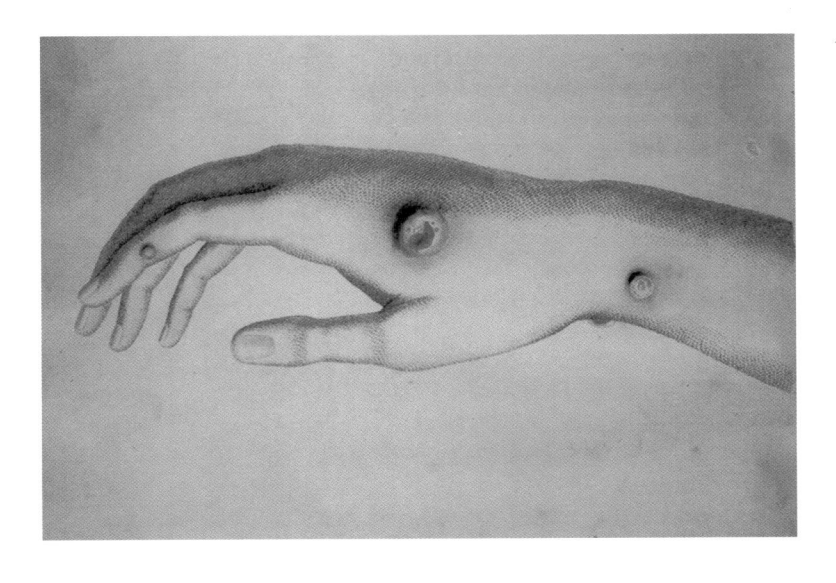

1796년 5월 14일 제나는 처음으로 우두에 걸린 여공의 손에서 액을 채취하여 천연두에 걸리지 않은 8세 남자아이의 팔에 접종했다. 접종 부위에는 전형적인 우두 상처가 남았다. 6주 뒤 제나는 다시 이 남자아이에게 천연두 액을 접종했다. 그런데 면역력이 생긴 아이는 천연두에 전염되지 않았다. 제나는 여러 번 실험을 반복한 끝에 우두접종으로 천연두를 예방할 수 있다는 사실을 입증했다.

천연두 백신은 안전했으며 접종 후에도 사람 사이에 전염되지 않았다. 그 사실이 세상에 알려지자 백신은 세계적으로 빠르게 확산되었다. 오늘날까지 우두 접종은 천연두를 예방하기 위한 최고의 방법이라고 알려졌다. 천연두 백신은 인류를 치명적인 재난으로부터 구해냈다. 1979년 세계보건기구(WHO)에서 천연두가 지구에서 사라졌다는 내용의 보고서를 발표했다. 현재 천연두 바이러스는 미국의 실험실에만 존재할 뿐이다. 천연두 백신은 인류가 성공적으로 전염병을 몰아냈음을 보여주는 상징이 되었다.

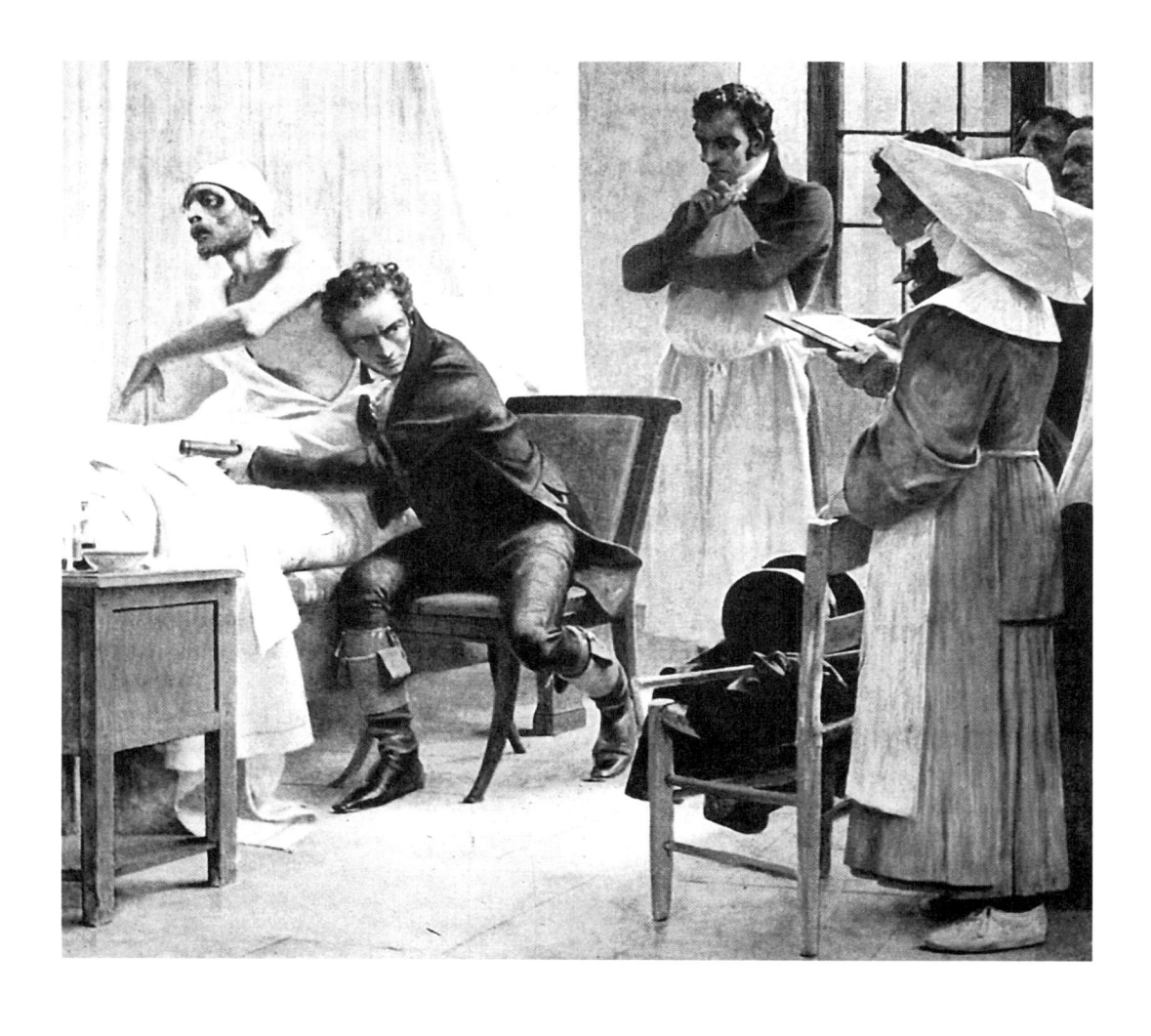

# 청진기

발명시기
1816년

발명자
르 네   라 에 네 크 (Ren Thophile
Hyacinthe Lannec 프랑스), 조지 카
니만(George Caniman 미국)

　고대 그리스 시기 의사들은 얇은 천을 환자의 가슴에 대고 심장
소리를 들은 후 진찰을 했고 이런 방법은 수천 년 동안이나 이어졌
다. 19세기까지 의사들은 이 방법으로 환자를 진찰했다.

　1816년 어느 날 빠르게 달리던 마차가 프랑스 파리의 화려한 저택
앞에 섰다. 이름난 의사인 르네 라에네크가 마차에서 내려 귀족 아
가씨를 진찰했다. 창백한 얼굴의 여인은 긴 의자에 누워 양 미간을

찡그리며 가슴을 움켜쥐고 있었다. 환자는 보기에도 병색이 역력했다. 여인의 고통스러운 모습을 지켜보던 라에네크는 심장병을 의심했다.

정확하게 진찰하려면 심장 소리를 들어봐야 했기 때문에, 라에네크는 평소처럼 얇은 천을 사이로 귀를 대고 여인을 진찰하기 시작했다. 하지만 여인의 심장 소리를 듣는 일은 생각만큼 쉽지 않았다. 라에네크는 뭔가 새로운 방법이 필요하다고 생각했다. 이리저리 생각하던 그는 며칠 전 보았던 한 광경을 떠올렸다. 파리의 한적한 거리에서 몇몇 아이들이 나무더미에 위에서 놀고 있었다. 한 아이가 대못으로 나무의 한쪽 끝을 때리면 다른 아이들이 다른 나무 끝에 귀를 대고 소리를 들었다. 라에네크는 아이들 곁으로 다가가 흥미롭게 바라보며 말했다.

"얘들아, 나도 한 번 들어봐도 될까?"

아이들은 흔쾌히 그러라고 했다. 그는 귀를 나무 끝에 대고 조용히 소리에 집중했다.

"아저씨, 잘 들리세요?"

"그래! 잘 들리는구나!"

그 생각이 난 라에네크는 바로 두꺼운 종이를 가져와 둘둘 말아서 원통으로 만들고는 여인의 심장부위에 대고 귀를 기울였다. 과연 잡음이 조금 섞이긴 했지만 여인의 심장박동 소리가 분명하게 들려왔다. 그는 속으로 쾌재를 부르며 진찰을 마치고 약을 처방했다.

라에네크는 집으로 돌아오자마자 둥근 나무관을 만들었다. 길이 30센티미터, 지름 0.5센티미터의 나무관을 둘로 나누어 휴대하기 편리하게 만들고는 청진기라고 불렀다. 그는 더욱 효과적인 청진기를

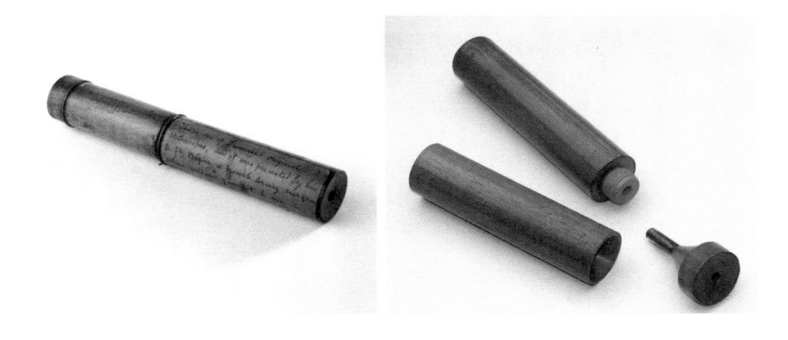

◀ 라에네크가 발명한 청진기

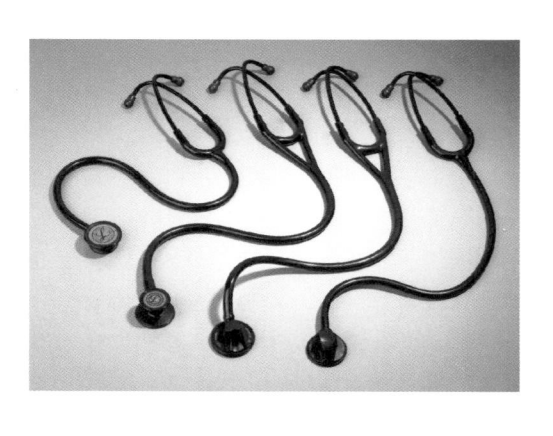

▶ 오늘날 보편적으로 사용되고 있는 카니만의 청진기

만들기 위해 여러 차례 실험을 거듭했다. 금속, 종이, 나무 등의 재료와 길이와 형태가 다른 청진기를 만들어 보았다. 그리고 마침내 길이 30센티미터의 양끝에 나팔모양의 나무가 달린 가운데가 텅 빈 청진기를 만들어 냈다. 청진기를 발명한 라에네크는 효과적으로 심장질환 환자를 진찰할 수 있었고, 그 분야의 일인자로 이름을 떨쳤다.

1840년 영국의 의사 조지 카니만은 라에네크가 설계한 편이용(片耳用, 한쪽 귀) 청진기를 개량해 양이용兩耳用 청진기를 만들었다. 그는 귀마개 두 개와 구부러진 고무관 두 줄을 연결하고 속이 빈 원추형 거울을 붙였다. 카니만의 청진기는 동맥, 정맥, 심장, 폐, 내장의 소리는 물론이고 심지어 산모 뱃속의 태아의 심장 소리까지도 들을 수 있었다.

1937년 카일(Kyle)은 카니만의 청진기를 개량해서 몸에 닿는 집음판을 두 개 달아 입체적인 소리를 들을 수 있는 복식 청진기를 만들었다. 그의 청진기는 병소를 찾는 데 훨씬 효과적이어서 광범위하게 사용되었다. 오늘날 사용하는 전자 청진기는 소리를 크게 확대할 수 있어 인체 내부의 미세한 소리를 들을 수 있으며, 심장 소리를 기록하고, 정상적인 소리와 비교할 수 있다. 그러나 최신식 청진기에도 불구하고 의사들이 가장 보편적으로 사용하는 것은 라에네크가 설계하고 카니만이 개량한 청진기이다.

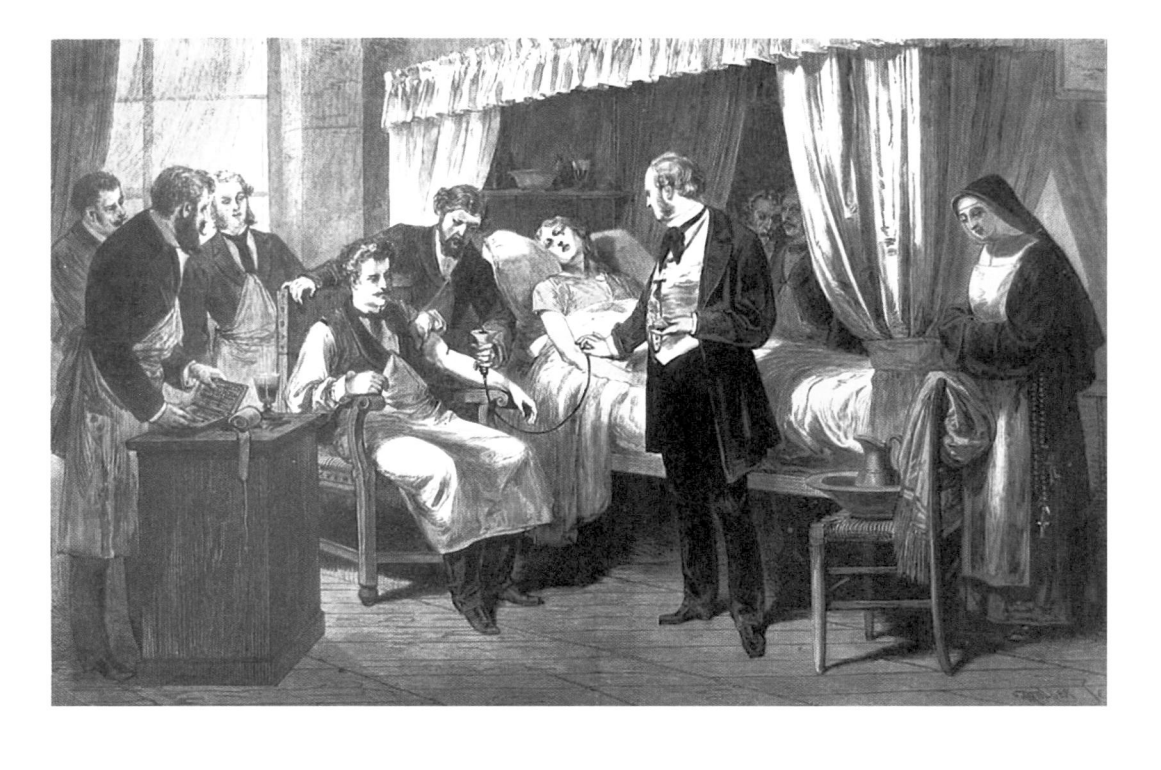

# 수혈

    고대 사람들은 여러 가지 이유로 피로를 느꼈지만 체력을 회복할 만한 효과적인 방법을 찾지 못했다. 시간이 흘러 사람들은 혈액이 인체에서 매우 중요한 역할을 한다는 사실을 알아냈다. 그렇다면 혈액을 보충해주면 체력도 회복되지 않을까? 혈액을 보충하려면 어떻게 해야 할까?

    고대 이집트인들은 신선한 혈액으로 목욕하면 혈액을 보충할 수 있다고 생각했다. 그래서 체력을 회복하기 위해 자주 피 목욕을 했다. 오늘날은 이것이 터무니없는 방법이라는 것을 안다.

    15세기 어느 유대인 의사는 최초로 의료목적으로 환자에게 피를 마시게 했다. 중풍에 걸려 생명이 위급한 환자에게 어린아이의 피를 마시게 한 것이다. 물론 환자의 생명을 살리지 못했다.

    17세기 영국의 의학자 윌리엄 하비가 혈액순환 시스템을 발견하고 나서야 사람들은 혈액을 보충하기 위해서는 혈관에 주입해야 한

발명시기
1825년

발명자
리처드 로워(Richard Lower 영국), 바티스트 데니(Baptiste Denys 프랑스), 제임스 브런델(James Blundell 프랑스), 카를 란트슈타이너(Karl Landsteiner 오스트리아)

다는 사실을 알았다. 이것이 바로 오늘날의 헌혈이다.

　1665년 영국인 리처드 로워는 과다출혈로 죽기 직전의 개를 살리기 위해 건강한 개의 정맥을 잘라 수혈했다. 출혈이 심했던 개는 기력을 회복했다. 로워가 최초로 동물 대 동물의 헌혈에 성공한 것이다. 그렇다면 같은 방법으로 과다출혈로 죽어가는 사람도 살릴 수 있을까?

　1667년 파리의 황실의사 바티스트 데니는 한 외과 의사와 함께 동물의 피를 인체에 수혈하는 실험을 했다. 400밀리리터의 양피를 과다출혈 한 청년에게 수혈하여 기적적으로 살아났다. 그 뒤로 여러 차례의 실험을 거친 그는 수혈의 안정성을 확인했다. 하지만 1668년 그의 실험은 실패로 돌아갔고 뜻밖의 상황에 맞닥뜨리게 되었다. 첫 번째로 동물의 피를 수혈한 환자는 살았지만, 두 번째 수혈이 끝난 환자는 고열과 복통, 비지땀, 혈뇨 증세 등의 거부반응을 보였고, 세 번째 수혈을 마친 환자는 사망했다. 죽은 환자의 아내는 데니를 살인죄로 고소했고, 이것을 계기로 프랑스 의회는 수혈을 금지하는 법안을 통과시켰다.

　이처럼 수혈은 사람의 목숨을 구하기도 했지만 사람을 죽일 수 있

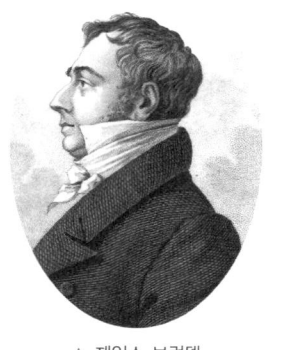

▲ 제임스 브런델

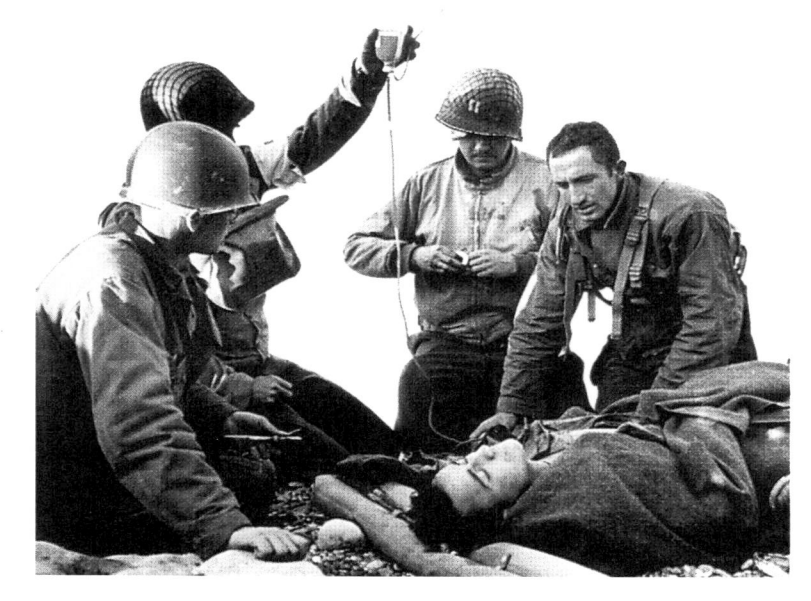

▶ 전쟁터에서 사용되는 간단한 수혈장비

는 위험성을 안고 있었다. 과연 안전하게 수혈하는 방법은 없는 걸까? 이체異體 간의 수혈이 위험하다면 동체同體 간의 수혈은 어떨까? 1825년 영국의 의사 브런델은 출혈이 심한 산모에게 신체가 건장한 청년의 피를 수혈하는 데 성공했다. 역사상 최초의 인간과 인간 사이의 수혈이었다. 하지만 실험을 계속하면서 수혈 받은 환자의 피가 응고되는 문제에 봉착했다. 동체 간의 수혈도 안전하지 않다는 사실이 증명된 셈이다. 그러나 20세기 초 빈(Vienna)의 혈청학자 카를 란트슈타이너가 인간의 혈액형이 서로 다르며 A, B, AB, O형으로 나뉜다는 사실을 발견하면서 혈액형이 다른 사람에게 수혈을 받으면 피가 응고되는 부작용이 생긴다는 사실을 밝혀냈다. 그렇게 수혈의 비밀은 베일을 벗었다. 그로부터 수혈은 치료의 주요수단으로 사용되고 있다.

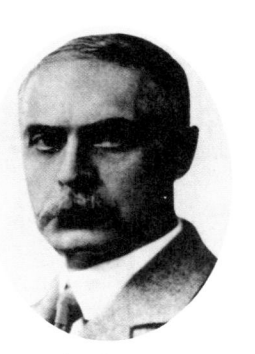

▲ 카를 란트슈타이너

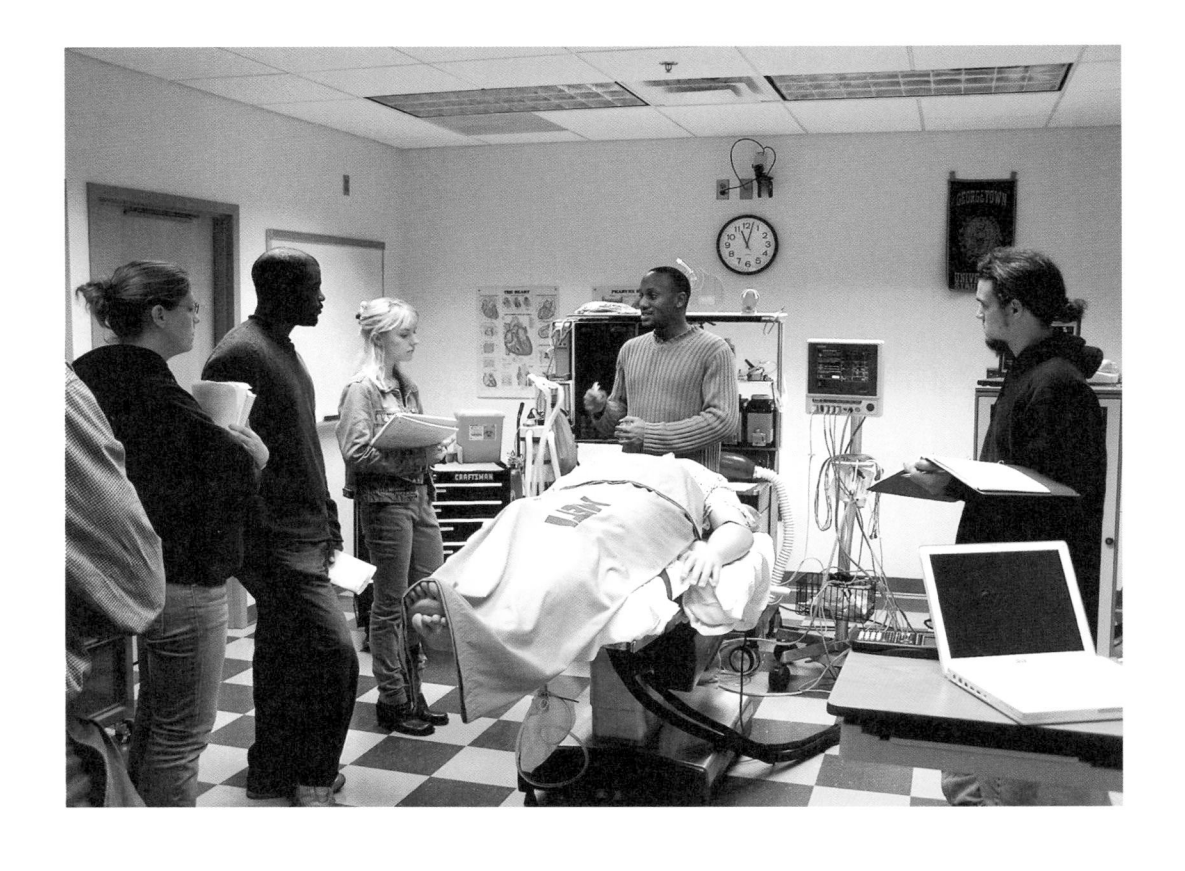

# 마취술

발명시기
1846년

발명자
화타(華陀 중국), 조지프 프리스틀리
(Joseph Priestley 영국), 험프리 데이
비드(Humphrey David 영국), 호레이
스 스웨일즈(Horace Swales 미국),
윌리엄 모턴(William Morton 미국),
찰스 잭슨(Charles Jackson 미국), 제
임스 심프슨(James Simpson 스코틀
랜드)

19세기 이전 수술을 마친 환자들은 엄청난 고통 속에 몸부림치다
가 사망하는 일이 비일비재했다. 수천 년간 외과수술은 크게 발전하
지 않았다. 중국 삼국시기 명의 화타가 마비산(麻沸散 세계 최초의 마취
제-옮긴이)을 발명했지만 널리 사용되지는 않았다.

세계 각국 의사들의 노력에도 불구하고 마취술은 18세기가 되어
서야 조금씩 진전을 보이기 시작했다. 1776년 영국의 화학자 조지프
프리스틀리는 이산화질소에 독이 있다는 사실을 밝혀냈지만, 마취
에 사용할 수 있다는 사실은 알지 못했다.

1799년 영국인 연구원 험프리 데이비드는 이산화질소가 인체에
미치는 영향에 대해서 연구하고, 들이마시면 기분이 좋고 웃음이 나

오는 기체라는 의미로 '소기笑氣'라고 불렸다. 그는 이산화질소를 수술에 사용하면 환자의 고통을 줄여줄 수 있다고 주장했지만 인정을 받지 못했으며 서커스 공연에 사용될 뿐이었다.

1844년 미국의 치과의사 호레이스 스웨일즈는 환자에게 턱뼈에 딱 맞는 신식 의치를 심어주고 싶었지만 엄청난 고통이 뒤따라 수술이 불가능하다는 사실에 고민에 빠졌다. 그러던 중 기분 전환을 위해 서커스의 '소기' 공연을 보러 간 그는 '소기'를 들이마신 사람들이 통증을 느끼지 않는다는 것에 흥미를 느끼고 직접 실험에 들어갔다. '소기'를 흡입하고 조수에게 건강한 어금니를 뽑으라고 시켰는데 이를 뽑는 동안 아무런 통증도 느껴지지 않았다. 마취로 통증을 억제하는 시대가 시작된 것이다. 하지만 '소기'가 언제나 효과를 발휘한 것은 아니었다. 스웨일즈는 공개적인 장소에서 '소기'의 효과를 증명하지 못했고 의학계의 인정을 받지 못했다.

그로부터 2년 뒤 동료 윌리엄 모턴이 스웨일즈의 연구를 이어받았다. 모턴은 어느 귀부인에게 고통 없이 의치를 심어달라는 부탁을 받았다. 그는 동료 의학자 찰스 잭슨을 찾아가 의견을 물었다. 마침 잭슨이 실험 중 에테르가 마취작용을 한다는 사실을 알아냈을 때였다. 그들은 개를 대상으로 한 실험이 성공하자 사람에게 직접 사용해 보기로 결심했다. 스웨일즈는 에테르로 귀부인을 마취하고 의치를 심는 수술을 성공적으로 마치고 에테르의 안정성을 입증했다. 그리고 에테르를 편리하게 사용할 수 있도록 유리 공과 원추형 개구부로 이루어진 마취기를 만들었다. 유리 공 안에는 에테르에 적신 스펀지가 들어 있고 원추형 개구부 두 개는 마취제를 주입하거나 호흡하는 용도로 쓰였다. 그렇게 그의 발명품은 유럽 전역으로 퍼져 나갔다.

훗날 스코틀랜드의 유명한 부인과 의사 심프슨은 마취기를 무통 분만에 사용하고 싶었으나 번번이 실패했다. 에테르가 폐에 너무 큰

▲ 화타

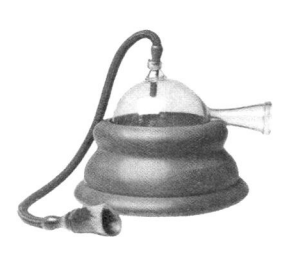

▲ 윌리엄 모턴이 발명한 마취기

자극을 주어 기침을 유발했기 때문이다. 하지만 심프슨은 쉽게 포기하지 않았다. 그는 몇 개월간의 실험 끝에 클로로포름을 발견했다. 분만과 기타 수술에 사용된 클로로포름은 큰 효과를 나타냈고 이 소식이 알려지자 세계적으로 사용되기 시작했다. 마취술은 외과수술 영역이 빠르게 발전하도록 일조했다.

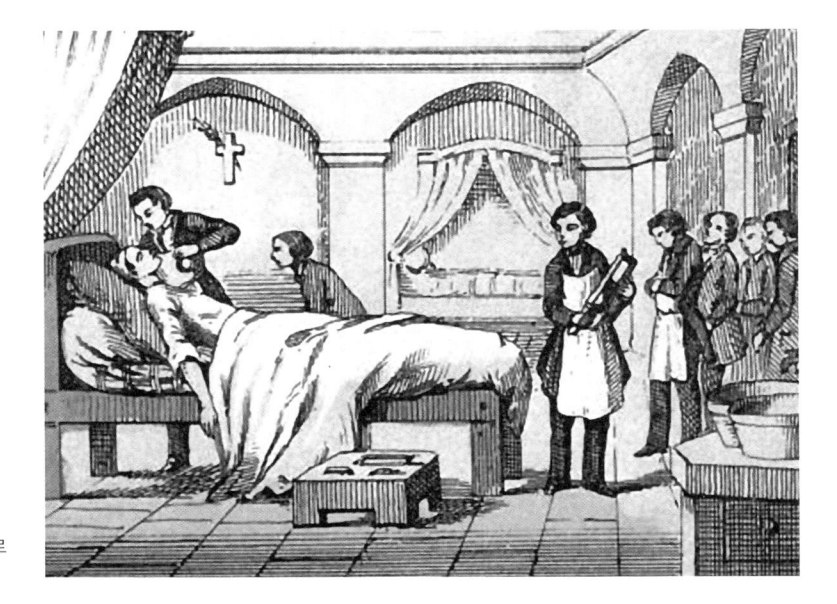

▶ 호레이스 스웨일즈가 '소기'로 환자를 마취시키고 있다.

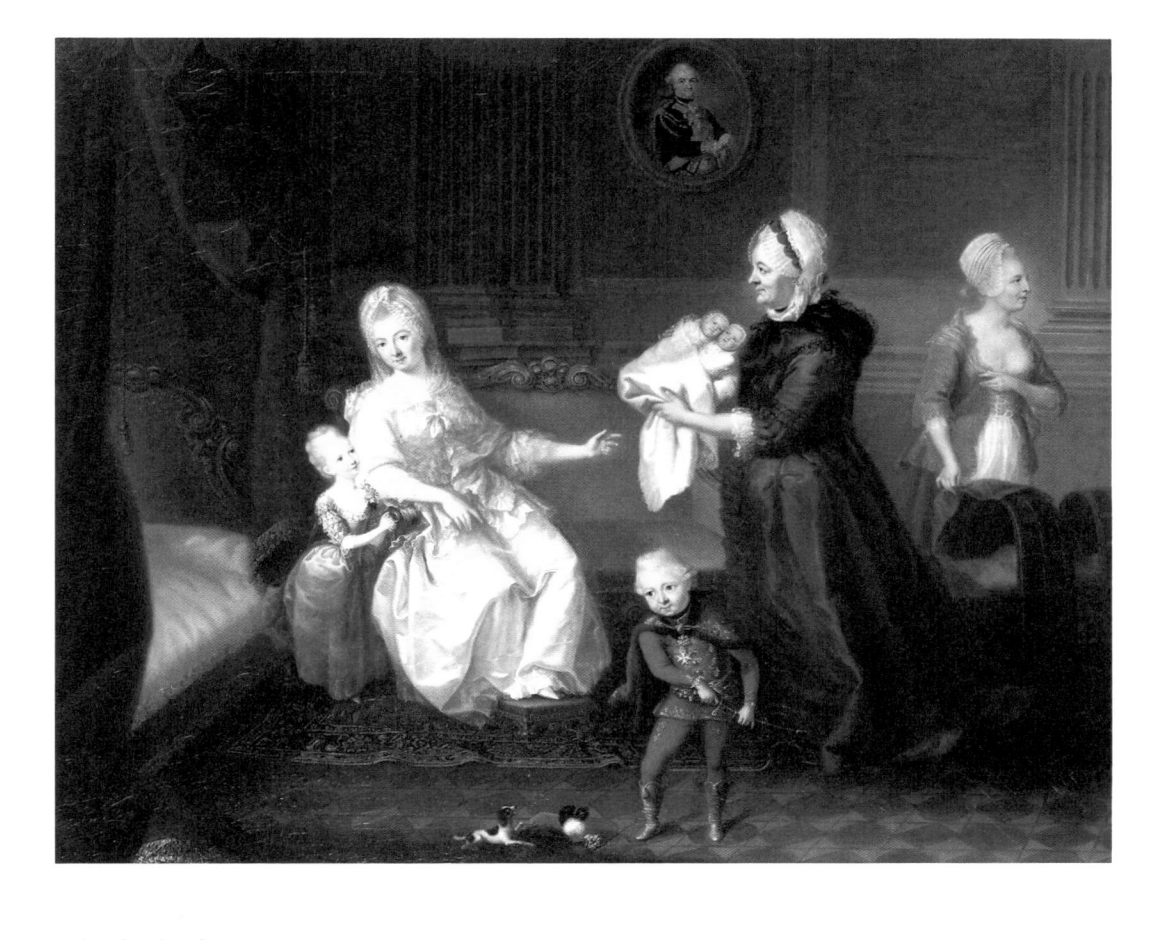

# 감염학설

오래전 의사는 마취하지 않고 환자를 수술을 해야 했고, 많은 환자가 고통을 이기지 못하고 사망했다. 그러나 마취제가 발명되고 나서부터 환자들은 더 이상 고통을 참지 않아도 되었다. 하지만 수술에 성공한 환자들이 시간이 지나도 건강이 회복되지 않거나 사망하는 일이 빈번했다. 그 이유는 무엇일까? 의사들은 이유를 알 수 없어 큰 고민에 빠졌다.

1847년 빈 종합병원 산부인과의 헝가리계 보조의사 이그나즈 제멜바이스는 출산 후 산모가 고통 속에서 죽어가는 모습을 지켜보며 힘들어했다. 고비를 넘긴 산모는 출산의 위험에서 벗어났지만 출산

발견시기
1847년

발견자
이그나즈 제멜바이스
(Ignaz Semmelweis 헝가리)

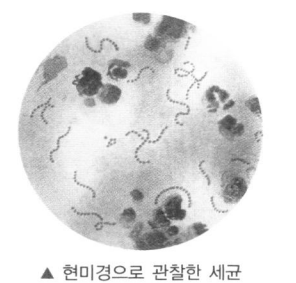

▲ 현미경으로 관찰한 세균

후 산욕열로 고통 받는 환자 수는 나날이 늘어나 치사율이 30%를 웃돌았다. 제멜바이스는 원인을 파헤치기 시작했다.

그러던 중 인턴 의사가 아이를 받은 산모의 사망률이 간호사가 아이를 받은 산모의 사망률보다 높다는 사실을 발견했다. 무엇이 잘못된 걸까? 제멜바이스는 인턴들이 종종 해부학 수업을 마치고 손을 씻지 않은 상태에서 아이를 받았다는 사실에 착안했다. 그는 예전에 친구 하나가 부검을 한 뒤 실수로 손에 상처를 입어 사망한 일을 기억해냈다. 그때 친구의 사망 징후와 산모의 사망 징후가 매우 비슷했다. 제멜바이스는 이를 근거로 인턴이 시체의 어떤 물질을 산모에게 옮겨 사망에 이르게 했다는 결론을 내렸다. 그리고 모든 인턴에게 아이를 받기 전 반드시 표백분으로 손을 깨끗이 씻고, 솔로 손톱을 닦으라고 시켰다. 그러자 놀랍게도 산모의 사망률이 급격히 줄어들기 시작했다. 그런데 다른 병동의 사망률에는 변화가 없었다.

모든 의사의 손에 세균이 있다는 말일까? 거기까지 생각한 그는 모든 의사에게 병동에 들어가기 전 손을 깨끗이 씻으라고 요구했다. 그렇게 1년이 지났을 때 총 3,557명의 산모 중 산욕열로 사망한 수

▼ 의사가 전염병 발생지역에서 병세를 묻고 있다

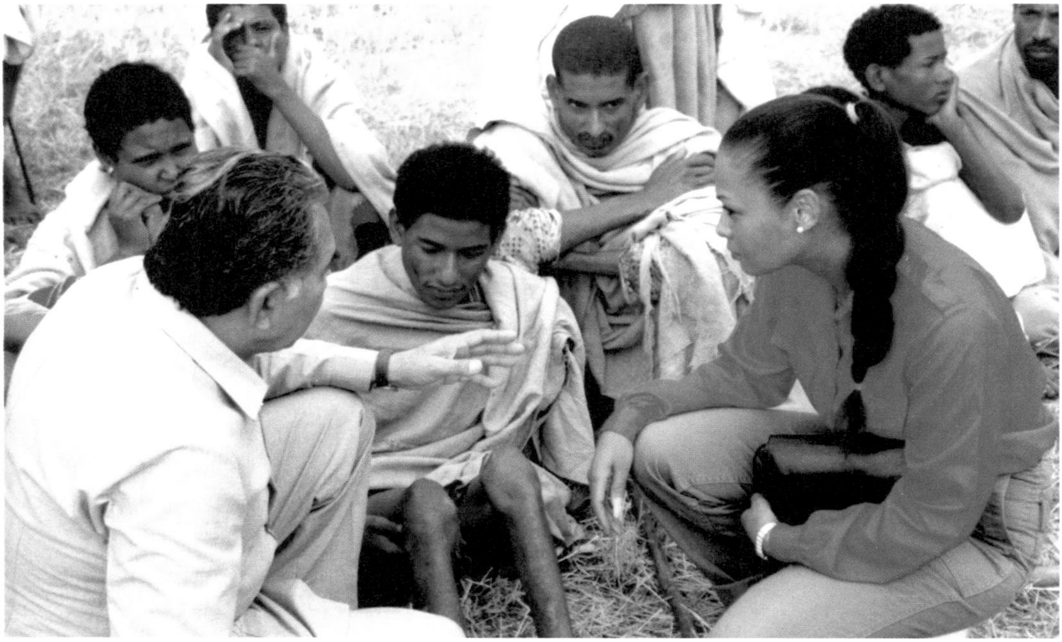

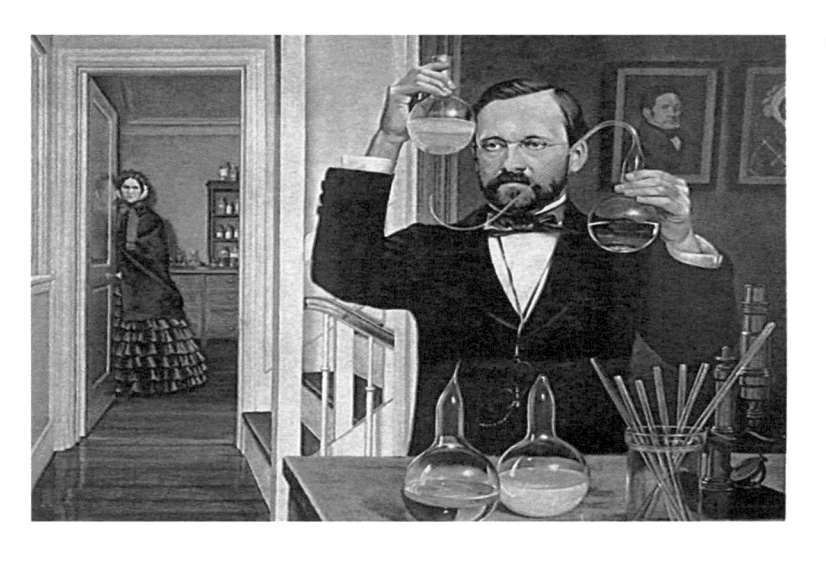

◀ 세균 실험을 하는 과학자

는 45명에 불과했고 사망률도 1.3%로 크게 떨어졌다. 그야말로 기적 같은 일이었다.

제멜바이스는 산욕열이 병균으로 인한 감염이라고 단정 짓고, 1861년 산욕열의 병인과 예방에 관한 서적을 발표했다. 하지만 그는 병균이 무엇인지 알지 못했고 따라서 확실한 증거를 내놓지 못해 세상의 인정을 받지 못했다. 그러나 오늘날에는 무균수술의 탄생을 촉진하고 감염학설의 기원을 만든 위대한 인물로 제멜바이스의 이름이 기억되고 있다.

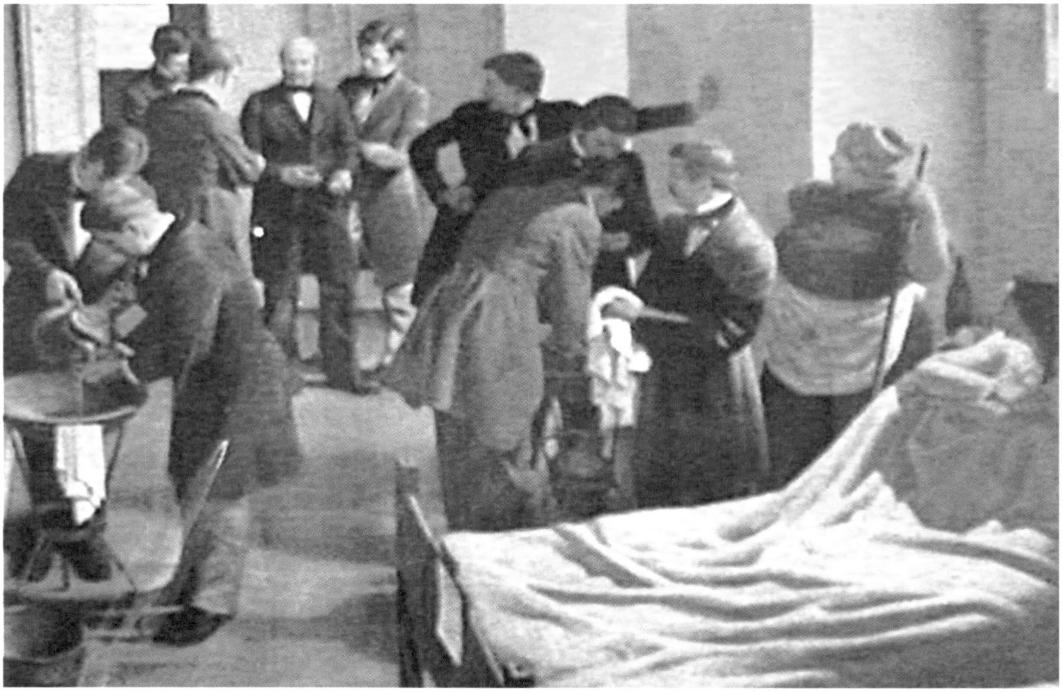

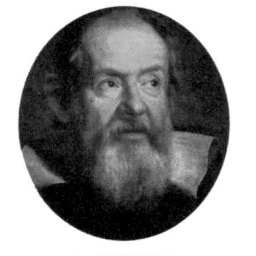

# 세균제

발명시기
1847년

발명자
이 그 나 즈 제 멜 바 이 스 (Ignas semmelweis 헝가리), 루이 파스퇴르 (Louis Pasteur 프랑스), 조지프 리스터(Joseph Lister 영국)

▲ 제멜바이스

인간이 마취술을 발명하고 감염이라는 개념을 인식하기는 했지만, 수술 후 사망은 여전히 의사와 환자가 풀어야 할 난제였다. 오래전부터 외과 의사들은 그 해답을 찾기 위해 부단한 노력을 기울였다.

1847년 헝가리 의사 제멜바이스는 자신의 경험을 근거로 세균감염 학설을 주장했다. 그러나 과학적 근거를 제시하지 못했다.

1854년 9월 프랑스 교육부는 파스퇴르를 리에(Lille) 공과대학원 학장 겸 화학과 주임으로 임명했다. 당시 프랑스 맥주는 유럽에서 큰 인기를 끌었지만 맥주가 빨리 상하는 바람에 많은 양을 폐기처분해야 하는 일이 반복되었다. 따라서 부득이하게 문을 닫아야 하는 맥주 공장이 속출했다. 1865년 리에의 한 양조장 주인이 파스퇴르에게 맥주를 구해달라고 애원했다. 그는 화학약품을 첨가해 맥주가 상하는 것을 막을 방법을 찾아달라고 부탁했다.

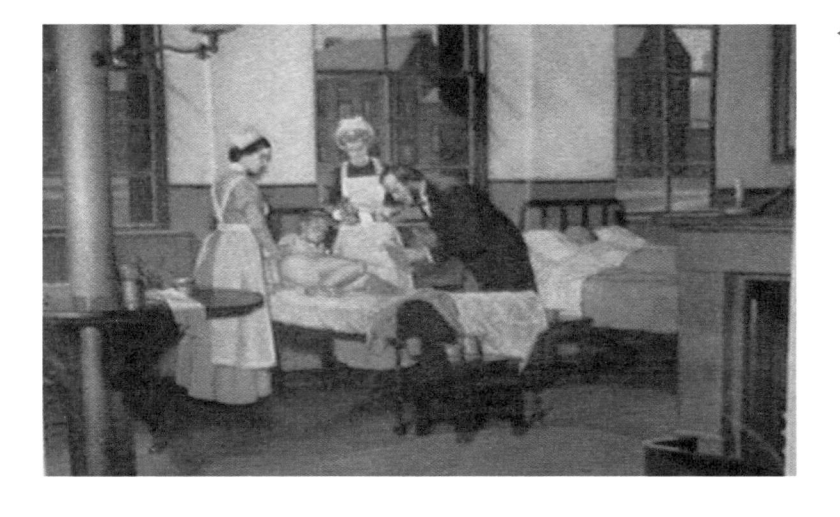

◀ 리스터가 병동에서 환자의 병세를 살피고 있다

파스퇴르는 즉시 연구에 착수했고 오래 숙성된 포도주와 맥주에서 원형의 효모세균을 발견했다. 포도주와 맥주가 발효되면 가는 막대 모양의 유산간균이 영양이 풍부한 맥주 안에서 번식해 술을 상하게 했다. 그는 봉인한 맥주병을 냄비에 담고 물을 넣은 뒤 서로 다른 온도로 가열했다. 유산간균을 죽이되 맥주 맛은 상하지 않는 온도를 찾기 위해 실험을 거듭한 파스퇴르는 드디어 효과적인 방법을 찾았다. 맥주를 섭씨 50~60도의 환경에서 30분간 노출해 맥주 안의 유산간균을 죽이는 '저온살균법'이 그것이다.

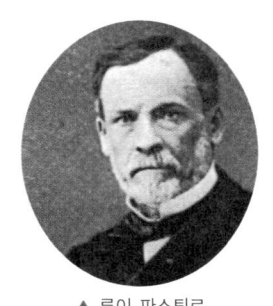

▲ 루이 파스퇴르

1858년 루이 파스퇴르는 부패 병원체 이론을 발표했다. 미생물이 수십억 배로 번식하여 생물의 부패를 가져온다는 그의 연구결과는 제멜바이스의 가설이 옳았음을 증명했다. 그러나 제멜바이스의 소독법과 파스퇴르의 이론적 기초가 마련되었음에도 외과수술 후 사망률은 여전히 떨어지지 않고 제자리를 맴돌았다.

19세기 중엽 영국의 외과 의사 조지프 리스터는 수술을 마치고 감염으로 죽어가는 환자들의 모습을 보고 이 문제를 반드시 해결해야겠다고 결심했다. 그는 파스퇴르가 주장했던 것처럼 세균이 부패의 원인이며, 세균은 공기 중에 존재한다는 점에 동의했다. 그렇다면 세균은 어떻게 상처 부위와 접촉하는 것이며, 어떻게 상처를 부패하게 만드는 걸까?

리스터는 햇빛이 아름다운 어느 날 오후 즐거운 마음으로 집으로

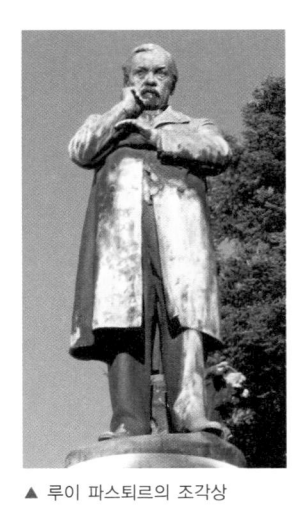

▲ 루이 파스퇴르의 조각상

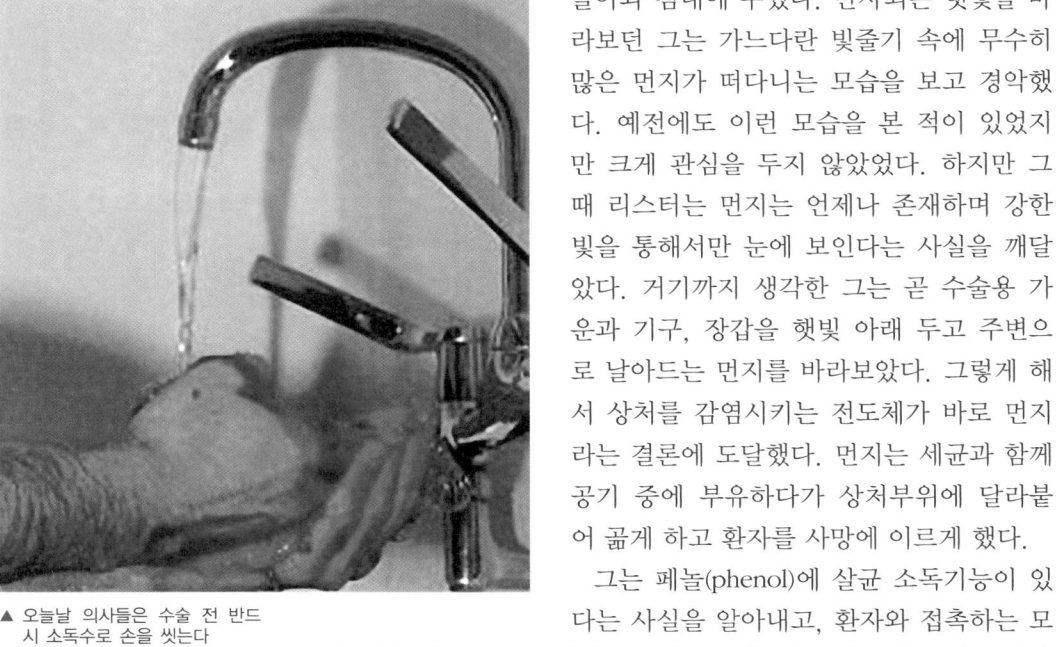

▲ 오늘날 의사들은 수술 전 반드시 소독수로 손을 씻는다

돌아와 침대에 누웠다. 반사되는 햇빛을 바라보던 그는 가느다란 빛줄기 속에 무수히 많은 먼지가 떠다니는 모습을 보고 경악했다. 예전에도 이런 모습을 본 적이 있었지만 크게 관심을 두지 않았었다. 하지만 그때 리스터는 먼지는 언제나 존재하며 강한 빛을 통해서만 눈에 보인다는 사실을 깨달았다. 거기까지 생각한 그는 곧 수술용 가운과 기구, 장갑을 햇빛 아래 두고 주변으로 날아드는 먼지를 바라보았다. 그렇게 해서 상처를 감염시키는 전도체가 바로 먼지라는 결론에 도달했다. 먼지는 세균과 함께 공기 중에 부유하다가 상처부위에 달라붙어 곪게 하고 환자를 사망에 이르게 했다.

그는 페놀(phenol)에 살균 소독기능이 있다는 사실을 알아내고, 환자와 접촉하는 모든 물품을 페놀로 소독했다. 그 결과 수술 후 사망률이 크게 떨어지는 쾌거를 거두었다. 그의 살균법은 전 세계로 빠르게 퍼져 나갔고 무수한 생명을 구했다. 리스터는 외과 수술의 아버지라는 명칭을 얻었다. 10여 년 후 유명한 세균학자 로버트 코흐(Robert Koch)가 증기멸균기를 발명하여 살균 효과를 더욱 높여 주었다. 그렇게 외과수술은 무균시대로 서서히 다가섰다.

# 검안경

의학의 발전은 의학자들이 더욱 심층적인 연구를 할 수 있게 도와주었다. 하지만 역사적으로 보았을 때 많은 발명품들이 우연한 사건으로 탄생했다.

1851년 독일의 물리학자이자 생리학자인 헤르만 헬름홀츠 교수는 학생들에게 눈의 발광현상에 대해 강의했다. 그는 강의에서 고양이와 부엉이 등 야행성 동물의 안저에는 광막이 있어서 약광弱光을 반사하기 때문에 겉으로 볼 때는 녹색이나 은색, 금색으로 보인다고 말했다. 사람들은 인간의 눈이 발광을 하지 않는 이유는 광막이 없기 때문이라고 여겼지만, 그것은 잘못된 생각이었다. 당시 빈의 생리학자 에른스트 브루크너(Ernst Bruckner)는 실험을 통해 이를 증명했다.

이 소식을 들은 학생들은 어떤 실험인지 너무나 궁금했다. 헬름홀츠는 학생들의 호기심을 충족시켜줄 목적으로 브루크너의 실험을 똑같이 재연했다. 그는 학생 둘을 실험실로 불러 한 학생에게는 활활 타는 등잔불을 들게 하고, 다른 학생에게는 3미터 이상 떨어진 곳에 앉히고 그의 눈과 등잔불의 높이를 같게 했다. 그리고 등잔불을 든 학생에게 덮개로 불꽃을 가리게 하고 정면에 앉은 학생의 눈

발명시기
1851년

발명가
헤르만 헬름홀츠
(Hermann Helmholtz 독일)

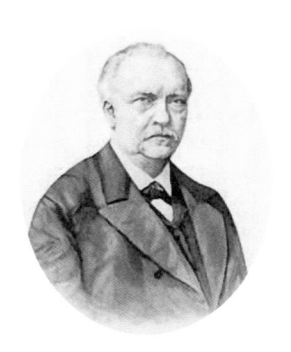

▲ 헤르만 헬름홀츠

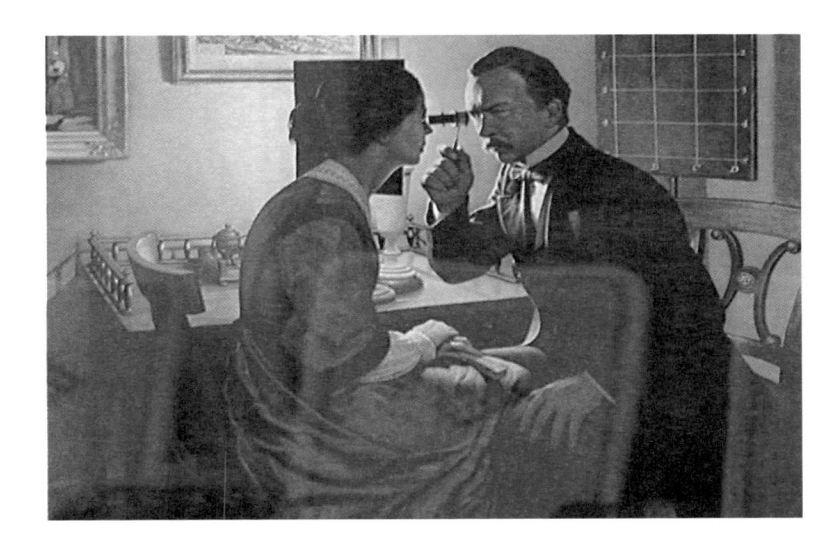

◀ 의사가 안저경으로 환자의 눈을 검사하고 있다

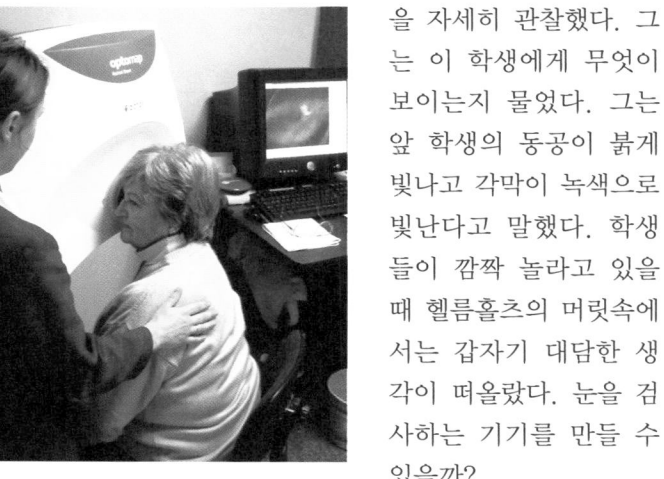

▶ 오늘날 검안경은 환자의 안과질
환을 빠르게 진단한다

을 자세히 관찰했다. 그는 이 학생에게 무엇이 보이는지 물었다. 그는 앞 학생의 동공이 붉게 빛나고 각막이 녹색으로 빛난다고 말했다. 학생들이 깜짝 놀라고 있을 때 헬름홀츠의 머릿속에서는 갑자기 대담한 생각이 떠올랐다. 눈을 검사하는 기기를 만들 수 있을까?

그는 흥분을 감추지 못하고 안경알과 현미경에 사용하는 커버 글라스로 머릿속으로만 생각하던 물건을 만들기 시작했다. 그리고 마침내 영상을 20배로 확대하여 망막과 시신경의 정맥과 동맥까지도 자세히 볼 수 있는 기기를 만드는 데 성공했다.

그의 발명품으로 안구 뒷부분의 망막과 혈관, 시신경을 자세히 관찰할 수 있었다. 이로써 눈은 인체에서 유일하게 칼을 대지 않고도 혈관과 신경을 볼 수 있는 기관이 되었다. 헬름홀츠는 자신의 발명품을 검안경이라 불렀다. 안저를 직접 관찰할 수 있다는 의미에서 안저경이라고도 불렀다. 안저경이 발명된 후 안과학은 독립적인 분야로 분리되었다.

안저경이 환자의 눈에 가느다란 빛을 쏘면 의사는 안저경에 달린 확대경을 통해 망막을 볼 수 있었다. 망막의 신경 말단이 빛의 색깔에 매우 민감하게 반응한다는 특징에 근거해 붉은색에 민감한 신경 말단이 부족한 사람들이 있다는 사실을 알게 되었다. 그리고 붉은색과 녹색을 구분하지 못하는 사람을 색맹이라 불렀다.

검안경은 다년간의 개량작업을 통해 더욱 완성도가 높아졌다. 오늘날 검안경은 고혈압과 당뇨병 등의 질병을 검사하는 데에도 널리 사용되고 있다.

# 아스피린

기원전 인류는 두통이나 치통 등 신체의 일부가 아플 수 있다는 것을 발견하고 통증을 없앨 방법을 모색했다. 그리고 여러 번의 실험을 통해 버드나무나 자작나무 껍질을 씹으면 통증이 완화된다는 것을 발견했다. 그래서 그 나뭇잎을 잘게 자르거나 가루로 만들어서 차처럼 마시면서 통증을 완화시키는 용도로 사용했다. 하지만 이 방법으로 큰 효과를 거두지는 못했다.

좀 더 빠르게 통증을 줄이는 방법은 없을까? 과학자들은 통증을 단시간 내에 줄이는 특효약을 만들기 위해 많은 노력을 기울였다.

1851년 프랑스의 화학자 칼 게르하르트는 모리스 디반((Morris Divan)을 제자로 받아들였다. 디반은 게르하르트를 도와 환자의 고통을 없애줄 특효약을 찾았다. 게르하르트는 살리실산(salicyl, 버드나무 껍질의 활성성분)을 이용해보기로 했다. 하지만 디반은 살리실산이 구강과 위에 너무 큰 자극을 주기 때문에 적합하지 않다며 만류했다. 그날 밤 그는 밤새도록 기발하지만 위험한 생각을 하느라 잠을 설쳤다. 그리고 다음날 살리실산을 가지고 본격적인 연구에 들어갔다.

진통작용을 하는 살리실산을 직접 사용하는 건 어떨까? 살리실산을 사용했을 때 부작용이 문제라면 부작용이 생기지 않게 하면 되지 않은가? 여기까지 생각한 그는 각종 의학서적과 기술논문을 뒤지기 시작했다. 하지만 그에게 돌아온 건 실망뿐이었다. 아무리 해도 살리실산의 부작용을 없애면서도 진통 효과를 유지하도록 해줄 만한 물질을 찾지 못했다.

1853년 영국의 한 젊은 연구원이 탄소체인을 기존의 화합물에 첨가하는 실험 중 아세틸화 작용을 발견했다. 게르하르트는 살리실산으로 같은 실험을 감행했다. 이는 매우 느리면서도 정밀함을 요구하는 과정이었다. 그는 몇 번이나 실패하면서도 포기하지 않고 마침내 실험을 성공시켰다. 그가 만든 탄소체인을 아세틸살리실산(아세틸화된 살리실산)이라고 불렀다. 새로운 화합물은 두통에 뛰어난 효과를 보였으며 임상시험에서도 아무런 부작용이 나타나지 않았다. 하지만 아세틸살리실산을 제조하는 일은 매우 힘든 과정이었고, 이 일을 견디지 못한 게르하르트는 1864년 돌연 연구를 포기했다.

발명시기
1853년

발명자
칼 게르하르트(Karl Gerhardt, 프랑스), 펠릭스 호프만(Felix Hoffman 독일)

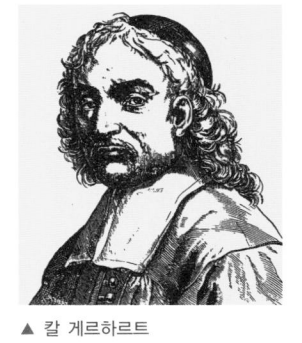

▲ 칼 게르하르트

1894년 독일의 화학자 펠릭스 호프만은 과학기술 발전에 힘입어 손쉽게 아세틸살리실산을 제조했고, 그 권리를 독일의 바이엘(Bayer)사에 팔았다. 1896년 독일 바이엘사는 아세틸살리실산의 이름을 아스피린으로 바꾸었다. 아스피린이 출시되고 지금까지 10억 개 이상이 판매되었다.

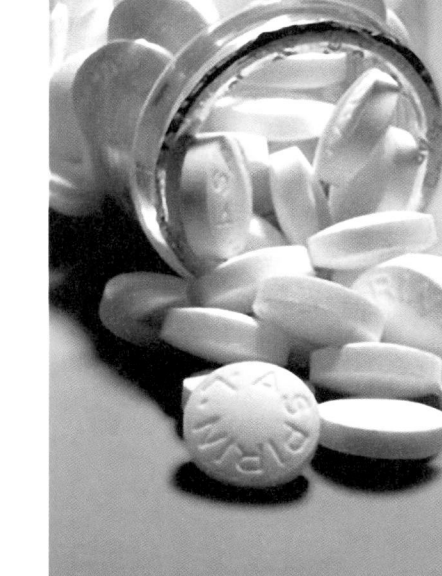

▶ 오늘날의 아스피린

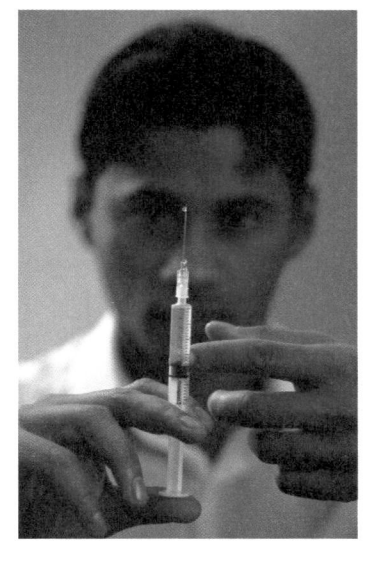
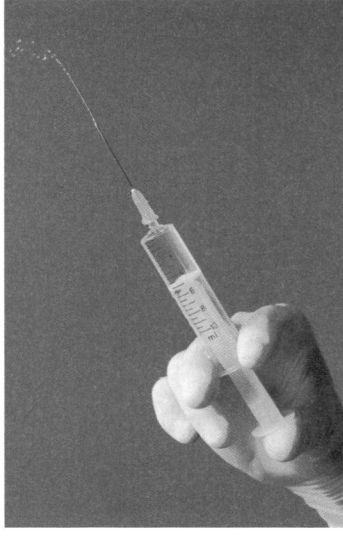
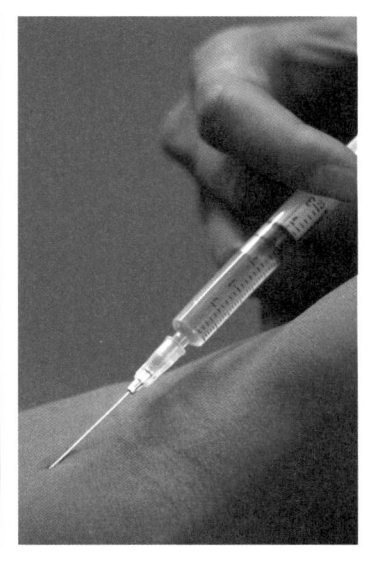

# 피하주사기

　몇 세기 전 인간은 약물을 복용하여 고통을 줄이는 방법을 터득했다. 약은 복용 후 소화 계통을 통해 흡수되어 작용하는 원리로 되어 있다. 약이 효과를 나타내기까지는 어느 정도 시간이 필요했고 반응하는 속도도 매우 느렸다. 하지만 기절을 하거나 구토를 유발하는 질병에 걸린 환자는 약을 먹고 기다릴 여유가 없었다. 일부 특수한 환자를 위해서라도 약물을 빠르게 흡수시킬 방법이 절실했다. 의학계는 인체의 구조를 파악하고 효과적인 의료기기를 만들기 위해 피와 땀을 쏟았다.

　중국 한나라 의사 장중경張仲景은 《상한론傷寒論》(219년 편찬)의 '양명전편陽明全篇'에서 "음양병으로 땀을 내야 하는데 소변을 보게 하면 진액이 내갈되기 때문에 대변을 봐서 혼잡한 상태를 소통시켜주어야 한다. 토과근과 돼지 쓸개즙을 먹으면 좋다."라고 했다. 그리고 '저담즙방猪膽汁方'에서는 "돼지 쓸개를 즙으로 만들어 식초 소량과 섞어 곡도(항문)에 집어넣고 한 식경이 지나면 대변과 함께 나쁜 물질이 밖으로 나온다."고 서술했다. 그렇다면 '곡도'에는 어떻게 집어넣었을까? 그에 대해서는 "작은 대나무관를 곡도에 집어넣는

발명시기
1853년

발명자
샤를 프라바즈(Charles Pravaz 프랑스), 퍼거슨(Ferguson 영국), 리이어(프랑스)

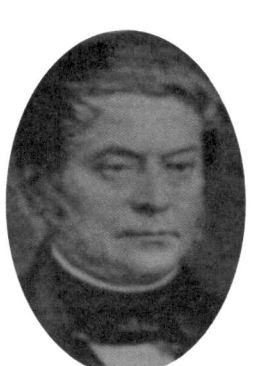

▲ 샤를 프라바즈

다."라고 기록했다. 작은 대나무관은 관장기에 해당한다. 장중경은 3세기에 이미 대나무관을 이용해 약물을 체내에 주입하는 방법을 생각해낸 것이다. 당시 사용한 관이 바로 오늘날 주사기의 원형이다.

15세기 이탈리아인 카디넬(Kadinel)은 처음으로 주사기의 원리를 알아냈고, 1657년 영국인 보일(Boyle)과 렌(Rennes)이 임상시험에 성공했다.

1853년 프랑스의 프라바즈는 여러 번의 개량작업을 거쳐 진정한 의미의 주사기를 만들었다. 당시 용량이 1밀리리터밖에 되지 않았던 주사기는 은으로 제작했으며 자동차에 사용되는 피스톤로드(Piston rod)를 장착하고 있었다. 하지만 은의 가격이 너무 비싸서 상용화되기가 어려웠다.

영국인 퍼거슨이 최초로 유리주사기를 발명했다. 유리는 투명해서 약물이 주사되는 상황을 지켜볼 수 있었다.

1869년 프랑스인 리이어는 전면이 유리로 된 주사기를 제작하여 주사기의 기능을 향상시켰고 주사 시 감염의 위험성을 크게 낮추었다. 오늘날 주사기는 플라스틱으로 만들어져 한 번 사용하고 버리기 때문에 주사 시 감염될 위험은 거의 없다.

현재까지도 주사기 연구는 계속 진행되고 있다. 그리고 다양한 수용에 맞춰 백신전용 주사기, 일회용 인슐린 주사기, 조제용 주사기, 약물용 주사기 등이 개발되었다. 일회용 주사기는 불법 사용, 중복

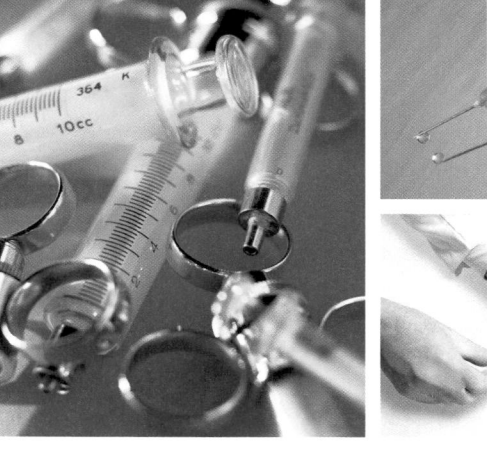
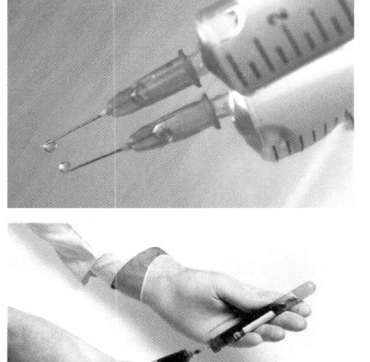

▶ 오늘날의 주사기

사용으로 인한 전염 등의 위험으로부터 안전하다. 세계보건기구는 무침 주사 기술을 발전시켜 주사기 사용으로 발생하는 환경오염 문제를 줄여야 한다고 호소하고 있다.

2000년 영국의 과학자 피터 크로커(Peter Crocker)는 무침주사기 발명에 성공했다. 이는 일종의 약물주사기로 압력을 이용해 약물을 피부로 흡수시킨다. 하지만 무침 주사기는 먼저 액체인 약물을 크림 형태로 바꿔야 하기에 사용에 제한적이다.

또한 압축공기를 이용해 주사 속도를 높인 주사기도 발명되었다. 이 주사기는 일반 주사기에 비해 가늘고 매끄러운 침을 사용하여 주사 후 흔적을 남기지 않기 때문에 반복적으로 주사를 맞아야 하는 환자에게 사용된다.

이 밖에도 분사형 주사기, 전자 주사기가 발명되었지만 결함이 발견되어 기존의 주사기를 대체하기에는 역부족이다. 그렇지만 이는 주사기의 발전방향을 제시했다는 점에서 높은 가치가 있으며 매우 고무적이다. 지속적인 연구, 개발을 통해 무침, 무통의 신형 주사기가 탄생하기를 기대하고 있다.

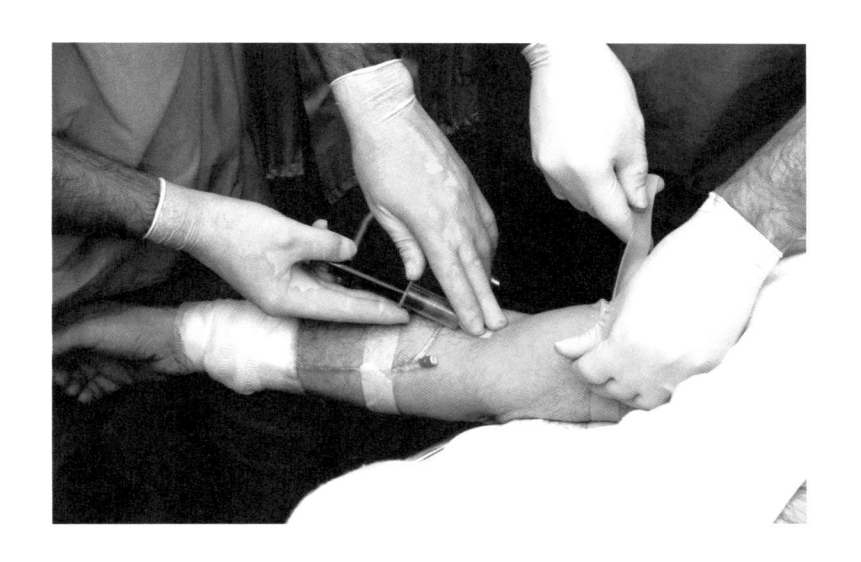

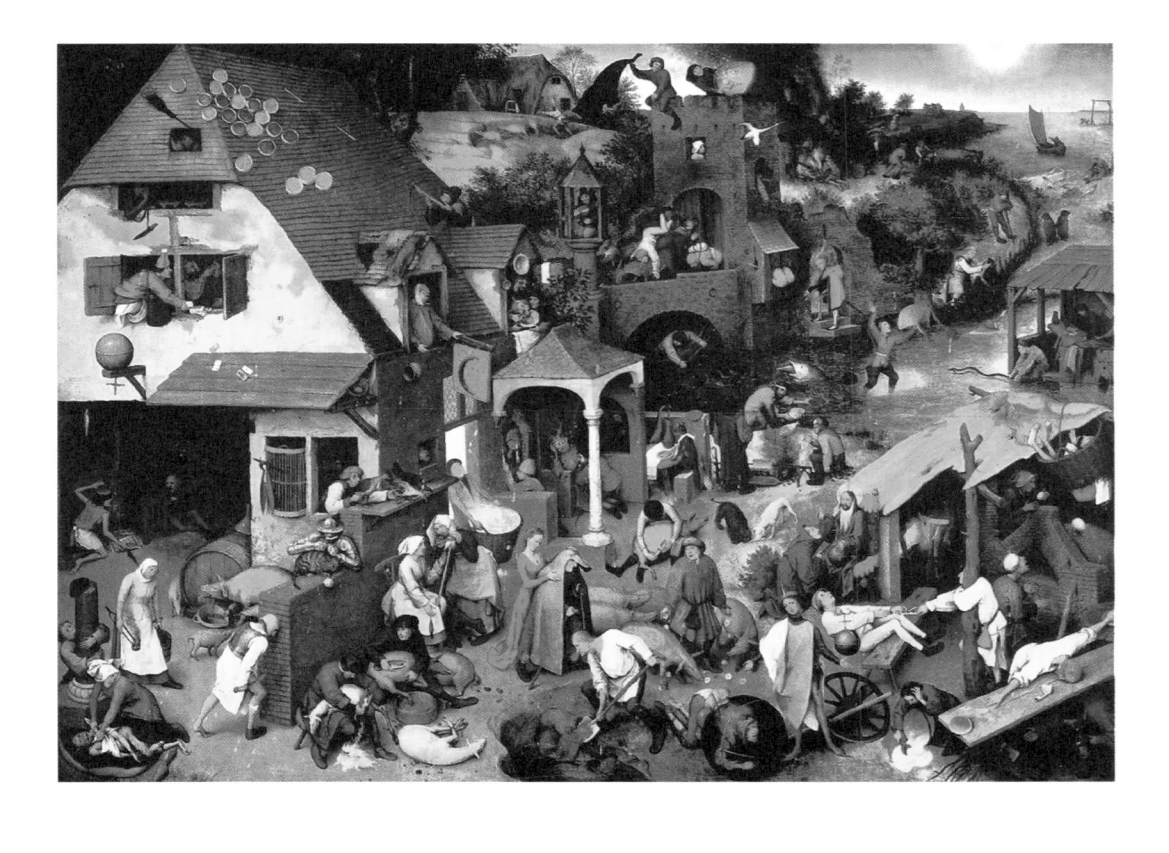

# 콜레라 예방

발견시기
1854년

발견자
존 스노우(John Snow 영국)

　19세기 초 인류는 전염병의 난관을 이겨냈지만, 또 다시 괴상한 질병이 출현하여 의학계는 어려움에 직면했다. 이 질병은 일단 발작하면 혈변이 나오고 설사와 구토로 탈수증세가 나타나고, 체온과 혈압이 급격히 떨어져 결국 사망했다. 의사들은 괴상한 질병 앞에서 속수무책이었고 온갖 방법을 다 동원해 봤지만 아무 소용이 없었다. 더 심각한 것은 한 사람에게 증상이 나타나면 주변 사람에게까지 전염된다는 사실이었다. 사망자가 늘어나자 의학계는 이를 전염병으로 분류하고 긴급대책에 들어갔지만 병의 원인을 찾을 수 없었다. 그 전염병이 콜레라(Cholera)였다.

　1817년 콜레라는 처음 인도에서 시작되어 아라비아 지역으로 퍼져 나갔고 아프리카와 지중해 연안 국가로 상륙했다. 1826년 두 번

째로 인류를 습격한 콜레라는
아프가니스탄과 러시아를 거쳐
유럽 전역으로 확산되었다. 콜
레라의 3차 유행은 1832년 북미
대륙에서 시작되었다. 콜레라는
20년이라는 짧은 기간 동안 '19
세기 인류를 공포로 몰아넣은
전염병' 이라는 악명을 얻었다.

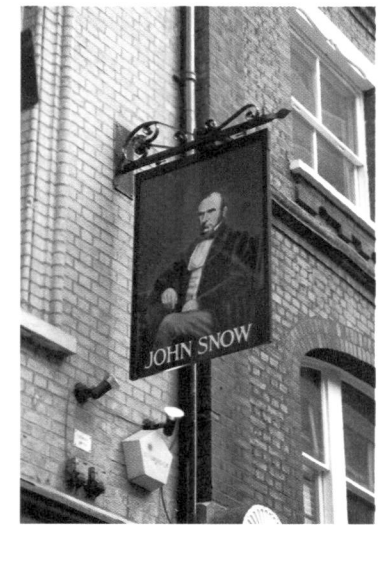

당시 의사들은 콜레라가 공기
를 통해 전염된다고 생각했다.
하지만 영국의 전염병 전문가
존 스노우는 다른 견해를 가지
고 있었다. 그는 콜레라가 소화
기 계통에만 영향을 미치는 것
을 볼 때 감염원이 입을 통해 전해지는 수인성 전염병이며 오염된
음용수가 그 원인이라고 생각했다. 하지만 아무도 그의 말에 귀 기
울여주지 않았다.

1854년 콜레라가 다시 발병하고 런던의 소호(Soho) 지역에서 700
명의 사망자가 발생하고 나서야 사람들은 스노우의 말을 믿기 시작
했다. 스노우는 그 지역의 물 펌프에 문제가 있다고 생각하고 당국
에 물 펌프의 손잡이를 교체하도록 건의했다. 그로부터 며칠 뒤 더
이상의 콜레라 환자는 나타나지 않았다. 스노우는 거기에 그치지 않
고 몇 개월간 연구하여 물 펌프에서 나온 물이 콜레라 병균에 오염
되었음을 밝혀냈다.

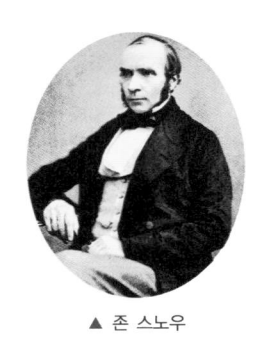

▲ 존 스노우

그는 실용적인 예방조치를 내놓았고, 이것은 큰 효과를 보았다.
즉 더러운 이불과 의복을 청결하게 유지하고 손을 자주 씻으며, 물
을 끓여 마시라는 것이었다. 존 스노우는 콜레라를 일으키는 병원체
를 찾지는 못했지만 과학적 통계로 전염원을 찾아내는 데 성공했다.
하지만 끝내 콜레라의 병원체를 찾지 못하여 사람들의 인정을 받지
는 못했다. 콜레라는 여전히 사람들을 습격했고 1923년까지 약 100
여 년 동안 총 여섯 차례나 대유행했다. 이로 인해 인류는 경제적으
로 엄청난 피해를 보았고 인도에서만 3,800명이 넘는 인원이 사망
했다.

1961년 콜레라는 일곱 번째로 인류를 습격했다. 인도네시아에서 시작된 전염병은 아시아와 유럽 대륙으로 확산되었다. 그리고 아프리카에서 100년이 넘게 종적을 감췄던 콜레라가 1970년 다시 유행해 큰 충격을 안겨다 주었다. 세계보건기구의 통계를 보면 1991년 콜레라가 라틴 아메리카를 습격하여 일 년간 40만 명이 발병했으며 4,000명이 사망했다. 그리고 페루에서만 7억 7천 달러가 넘는 경제 손실이 났다. 2001년 아프리카의 콜레라 환자는 94%를 초과했다.

1990년대에 진입하면서 콜레라 환자는 나날이 증가하고 있다. 세계보건기구는 콜레라를 인류를 영원히 위협할 전염병이라 불렀다. 전문가들은 콜레라가 쉬지 않고 인류를 공격하는 이유는 환경오염, 위생설비 낙후, 생활조건 악화, 영양불량 등과 밀접한 연관이 있다고 주장한다. 한 예로 1991년 페루에서 콜레라가 유행한 것은 깨끗한 음용수를 확보하지 못했기 때문이었다.

사실 콜레라는 간단히 예방할 수 있는 전염병이다. 오염된 물을 마시지 않고, 날 음식과 찬 음식, 오염된 음식을 피하면 된다. 존 스노우가 이미 오래전부터 알고 있던 사실 그대로였다.

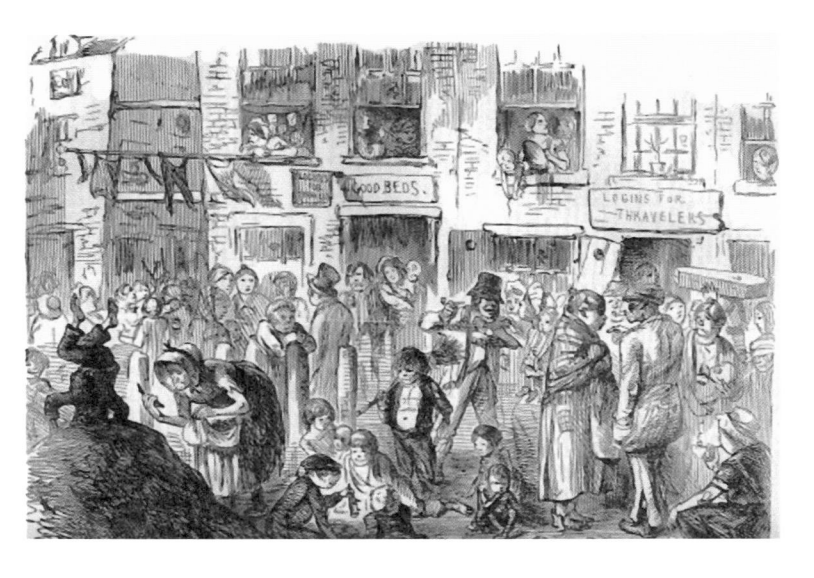

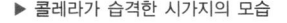 ▶ 콜레라가 습격한 시가지의 모습

# 세균학설

1673년 네덜란드의 과학자 레벤후크가 세균을 발견한 이후로 인류는 미생물 연구를 시작했다. 그래서 물질이 부패하는 이유가 세균 때문이라는 사실을 발견했다. 그렇다면 세균은 자연 발생하는 것일까?

19세기 세균에 대한 연구를 하던 프랑스 화학자 루이 파스퇴르는 세균이 자연적으로 발생한다는 설을 믿지 않았다. 그는 맥주와 포도주가 발효되는 과정에 미세한 활성생물체(효모세균)가 존재하여 술을 발효시킨다는 사실을 발견했다. 파스퇴르는 미생물이 공기 중에 있다가 식품과 접촉해 빠르게 번식한다는 가설을 세웠다.

1856년 파스퇴르는 자신의 가설을 증명하기 위해 심혈을 기울였다. 그는 실험을 통해 다음과 같은 두 가지 질문에 대한 답을 찾고자 했다. 첫째, 활성미생물은 정말 공기 중에 존재하는가? 둘째, 미생물(소독하여 미생물이 없는 환경에서)은 자연적으로 발생하는가?

그는 먼저 유리시험관을 가열하고 시험관을 소독하고는 솜 화약으로 시험관 입구를 막았다. 그리고 진공펌프로 솜 필터를 가로막고

발견시기
1856년

발견자
루이 파스퇴르(Louis Pasteur 프랑스)

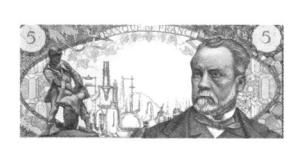

▲ 루이 파스퇴르

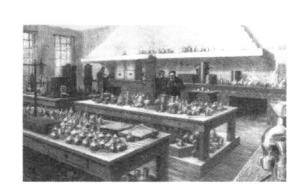

▲ 파스퇴르의 실험실

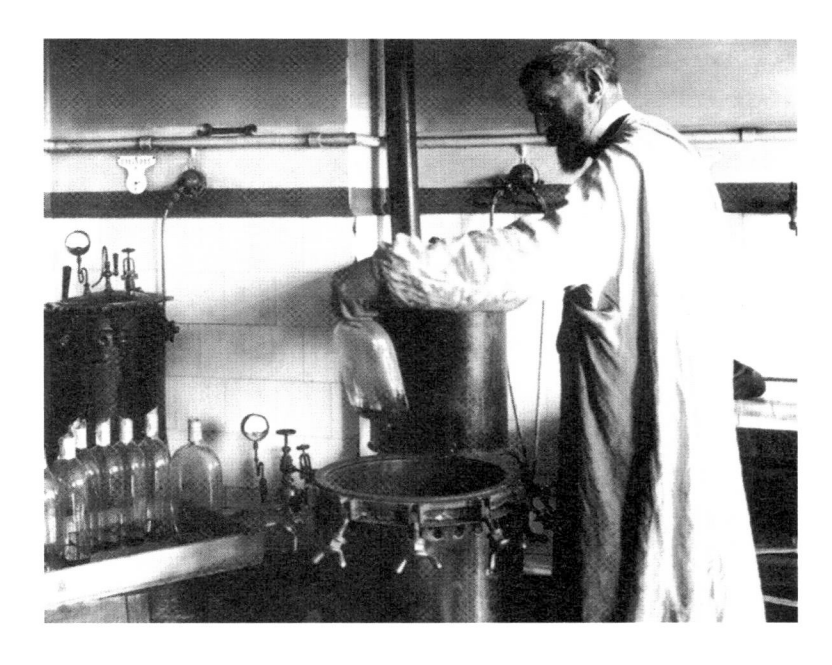

◀ 파스퇴르가 실험하는 모습

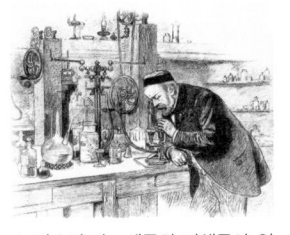

소독된 유리관으로 공기를 흡수시켰다. 파스퇴르는 공기가 흡입되
면서 공기 중에 떠돌던 미생물이 솜 필터 바깥으로 몰려들 것이라고
추측했다. 그리고 필터 윗부분에 세균이 생기면 미생물이 공기 중에
자유롭게 떠돈다는 의미이고, 소독된 시험관 내부에 세균이 생기면
세균이 자연 발생한다는 의미라고 생각했다. 24시간이 지나자 솜 필
터의 바깥부분은 세균이 생겨 암회색으로 변했고, 시험관 내부는 깨
끗했다. 그렇게 첫 번째 질문에 대한 답을 찾았다. 미생물은 확실히
공기 중에 떠돌았으며 세균이 몰려들면 필터 위로 번식했다.

파스퇴르는 두 번째 질문에 대한 답을 찾기 시작했다. 그는 럼주
와 비커 내부의 공기 중의 세균을 죽이고 빠르게 소독한 비커를 막
았다. 비커 안에서 무언가 생겨났다면 자연발생을 뜻하는 것이었다.
그는 비커를 따뜻한 상자에 넣고 세균배양기의 생장을 촉진했다. 24
시간마다 한 차례씩 관찰한 파스퇴르는 8주가 지나 비커 안을 깨끗
이 비우고 아무것도 생기지 않은 것을 확인했다. 세균이 자연적으로
발생하지 않는다는 사실이 입증된 것이다.

파스퇴르는 비커의 목 부분을 깨고 소독되지 않은 공기를 집어넣
었다. 7시간이 지나자 세균이 서서히 생겨나기 시작했고 24시간이
채 되지 않아 럼주 표면에 가득 찼다. 그의 가설은 정확했다. 공기가
미생물 및 영양소와 접촉하지 않았다면 세균이 생겨나지 않았을 것
이다. 그렇게 세균은 자연 발생하지 않는다는 사실이 증명되었다.

파스퇴르는 자신의 가설을 증명하고 세상에 발표하면서 새로운
영역인 미생물학의 발전을 촉구했다.

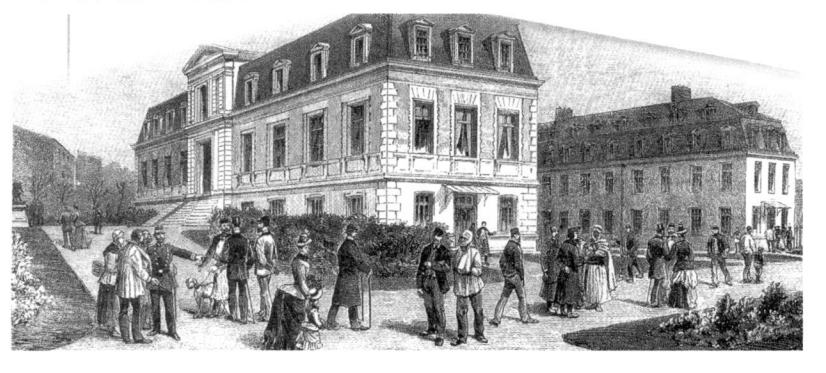

# 세포분열

발견시기
1858년

발견자
루돌프 비로호(Rudolf Virohow, 독일), 발터 플레밍(Walter Fleming, 독일)

1664년 영국의 과학자 로버트 훅이 자신이 만든 현미경으로 세균을 발견했다. 그때부터 사람들은 미시 세계에 대한 지속적인 연구를 진행했지만 의학계와 별다른 접합점은 없었다.

1858년 독일의 병리학자 루돌프 비로호는 자신의 논문에서 처음으로 모든 세포는 다른 세포에서 생겨난다는 주장을 폈다. 생명은 수정란의 세포분열에서부터 시작되며 인체는 무수한 세포로 이루어져 있다고 말했다. 그리고 세포는 인체를 구성하는 가장 기본적인 단위이며 질병은 정상적인 세포 변형으로 인한 것이라는 견해를 밝혔다. 그는 최초로 세포분열설을 주장했지만, 세포가 어떻게 분열되는지는 알지 못했다.

19세기 사람들은 쉬지 않고 세포의 구조를 연구했지만 투명한 세포벽 때문에 현미경 배수를 아무리 높여도 내부 구조를 관찰할 수 없었다. 과학자들은 세포를 염색하면 조직의 각 부분을 자세히 볼 수 있다고 생각했지만, 염료는 세포를 죽이고 말았다.

1879년 독일의 발터 플레밍 교수는 새로운 염료(콜타르의 부산물)를 찾았는데 세포핵 안의 특정 선형 재료와 잘 결합하고 다른 세포를 오염시키지도 않았다. 그는 새로운 염료를 '염색질'이라고 불렀고 도롱뇽 배아를 이용해 실험했다. 그는 도롱뇽 수정란의 배아를 얇게 잘라 염료로 염색했다. 그러자 세포가 죽고 세포 활동과 세포분열을 중지시켰다. 플레밍은 세포분열이 중지된 '정지' 화면밖에 볼 수 없었기 때문에 세포분열의 단계별 정지 화면을 일일이 관찰해야 했다. 오랜 시간이 지난 후에야 그는 정지 화면을 차례대로 배열하고 세포분열의 전 과정을 나열하는 데 성공했다.

플레밍은 염색질이 짧은 선형물에 몰려드는 특징을 본떠서 '염색질' 대신 '염색체'라는 이름을 붙였다. 그는 원래 선형 염색체가 세포분열에서 중요한 역할을 한다는 사실을 깨닫고는 세포분열의 전 과정을 일컬어 '유사분열(mitosis)'이라고 했다.

플레밍은 모든 염색선이 두 개의 똑같은 선으로 분열되고 염색체가 두 배로 증가한다는 사실을 증명했다. 그리고 똑같은 두 개의 염색체는 각각 세포로 분열되어 모세포와 똑같은 염색체를 가지게 된다는 것을 밝혔다. 플레밍은 세포분열 과정을 발견하고 1882년 그

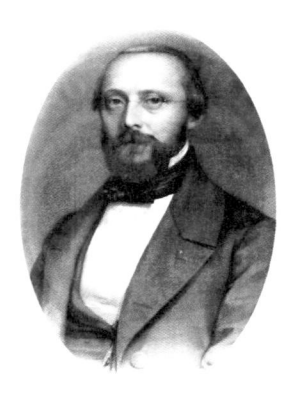

▲ 루돌프 비로호

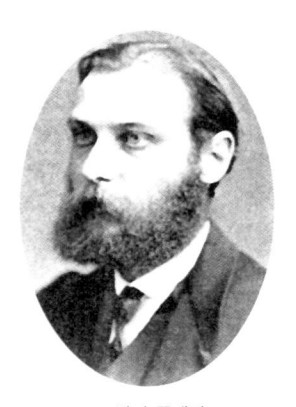

▲ 발터 플레밍

결과를 세상에 발표했다. 그의 실험은 비로호의 가설이 옳았음을 여
실히 보여주었다.

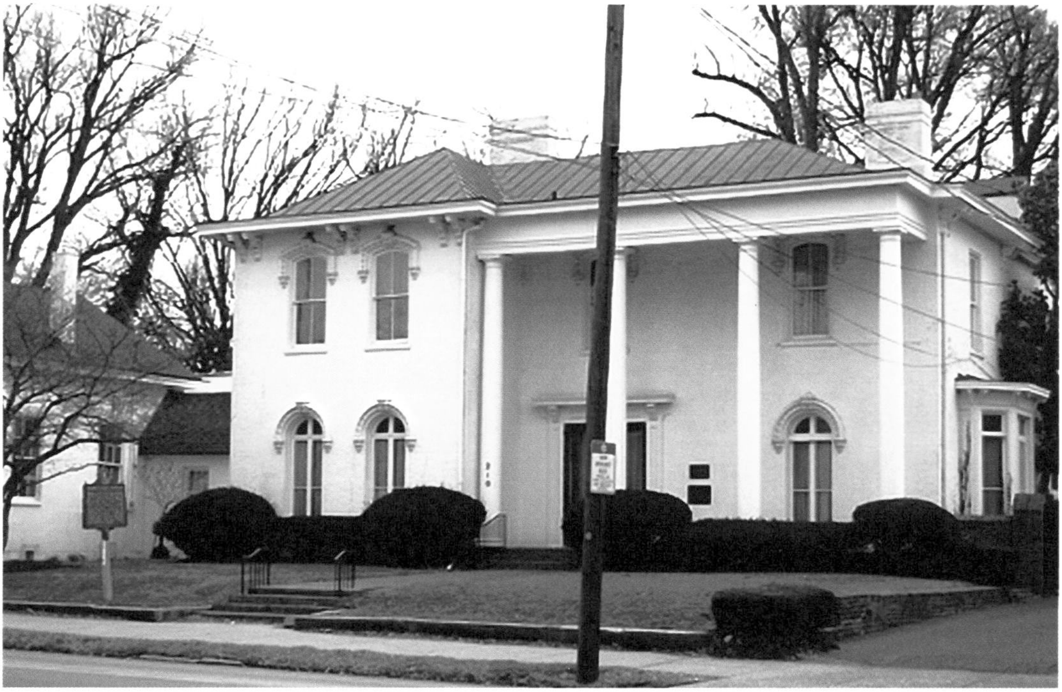

# 유전

옛말에 '콩 심은 데 콩 나고, 팥 심은 데 팥 난다.', '핏줄은 속일 수 없다.' 라는 말이 있다. 이 말들은 근거가 있는 걸까? 간단해 보이는 문제도 대답하기 어려운 경우가 많이 있다. 위와 같은 옛 속담도 과학적으로 접근하기 위해서 사람들은 많은 대가를 치러야 했다. 하지만 이를 탐색하기 시작하면서 인류는 큰 발전의 계기를 맞이했다.

과거 일부 사람들은 여러 가지 이유로 근친혼을 주장했는데 이는 많은 비극을 낳았다. 예를 들어 '유럽의 할머니' 라는 별명을 가진 영국의 빅토리아(Victoria) 여왕은 사촌(독일 작센주[Saxony]의 귀족 앨버트[Albert], 빅토리아의 어머니와 앨버트의 아버지는 형제지간이다)과 결혼하여 9명의 자녀를 두었다. 9명의 자녀들은 다시 유럽 각국의 왕실과 혼인의 연을 맺었고 빅토리아는 총 37명의 손자를 얻었다. 그리하여 그녀는 유럽 모든 왕실과 친척이 되어 '유럽의 할머니' 라는

발견시기
1865년

발견자
그레고르 멘델
(Gregor Mendel 오스트리아)

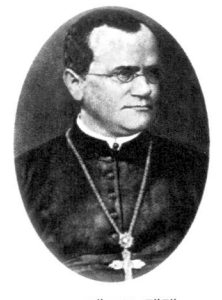

▲ 그레고르 멘델

별명을 얻게 되었다. 하지만 빅토리아 여왕은 자신을 비롯해 자식들의 근친혼을 부추기면서 유럽 전역에 혈우병을 유행시켰다. 여성이 남성에게 전염시키는 혈우병은 피부에 상처가 나서 피가 나면 응고되지 않아 생명을 잃는 특이한 질병이었다. 당시 유럽의 많은 왕실이 혈우병으로 후대를 잇지 못했다.

저명한 과학자 다윈(Darwin)과 사촌 엠마(Emma)는 사랑해서 결혼했고 10명의 아이를 낳았다. 그런데 장자 윌리엄(William)은 생식능력이 없었고, 차남 조지(George)는 신경질적인 성격을 가졌으며, 삼남 프랜시스(Francis)는 우울증을 앓았고, 사남 레너드(Leonard)도 생식능력이 없었다. 그리고 오남 레이네(Raines)는 지병이 많았고, 육남 찰리(Charlie)는 두 살이라는 어린 나이에 요절했다. 또한 장녀 앤(Anne)은 열 살 때 성홍열에 걸려 죽었고, 차녀 메리(Mary)는 출생 직후 사망했으며, 삼녀 헨리에타(Henrietta)는 생식능력이 없었고, 사녀 엘리자베스(Elizabeth)는 평생 결혼을 하지 못했다. 이런 결과가 나타나는 이유는 무엇일까? 사실 이에 대해 19세기 중엽 오스트리아의 자연과학자 멘델이 어렴풋이나마 답안을 제시한 적이 있다.

멘델은 과학에 애정을 가지고 여가시간을 이용해 과학연구를 했다. 당시 그는 비로호가 식물의 어떤 특징이 유전된다고 주장한 이론에 큰 흥미를 느끼고 연구를 시작했다. 1856년부터 1863년까지 멘델은 34종의 서로 다른 종류의 완두를 심고 높이와 종자의 모양, 꽃의 색깔 등 각각의 특징을 기록했다. 그는 식물에 접촉하는 곤충이 없다는 것을 확인했기 때문에 실험실 밖에서 꽃가루가 들어올 가능성을 배제했다. 그리고 완두 종자가 성장한 식물의 종류를 기록했다. 멘델은 실험을 통해 총 2만 1,000개 달하는 식물의 실험결과를 분석하

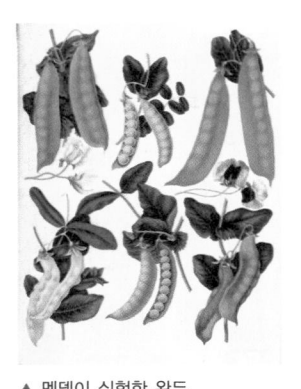

▲ 멘델이 실험한 완두

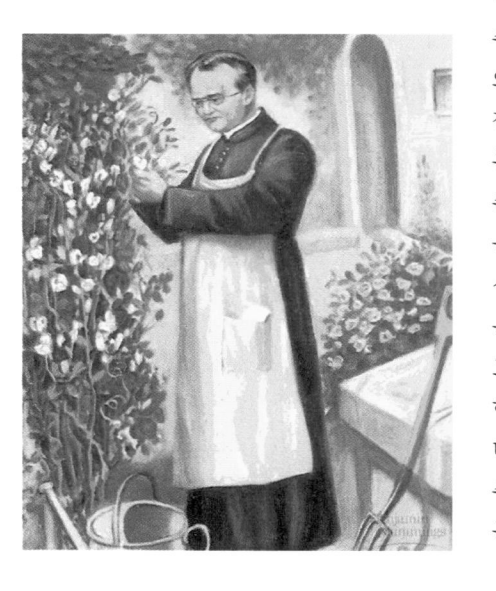

▶ 완두를 관찰하는 멘델

고 다른 특징에 비해 훨씬 두드러지는 일부 특징을 발견했다. 그는 이 특징을 '우성'이라고 불렀다.

멘델은 식물의 모든 특징이 유전단위 형식으로 전해진다고 믿었다. 그리고 모든 식물은 각각 부본父本과 모본母本으로부터 두 종류의 유전단위를 받는다는 사실을 발견했다.

1865년 멘델은 유전이론을 발표했다. 그가 말한 유전단위가 바로 유전자이다. 그는 부모의 유전자가 그들의 후대로 유전된다는 사실을 증명했다. 부모의 유전자가 병체病體를 가지고 있으면 후손에게 유전되며, 부모와 가진 병체가 서로 비슷하면 후손이 병에 걸릴 확률이 높았다. 이것이 오늘날 근친혼을 허락하지 않는 이유이다. 빅토리아 여왕의 사례는 좋은 반면교사가 되고 있다.

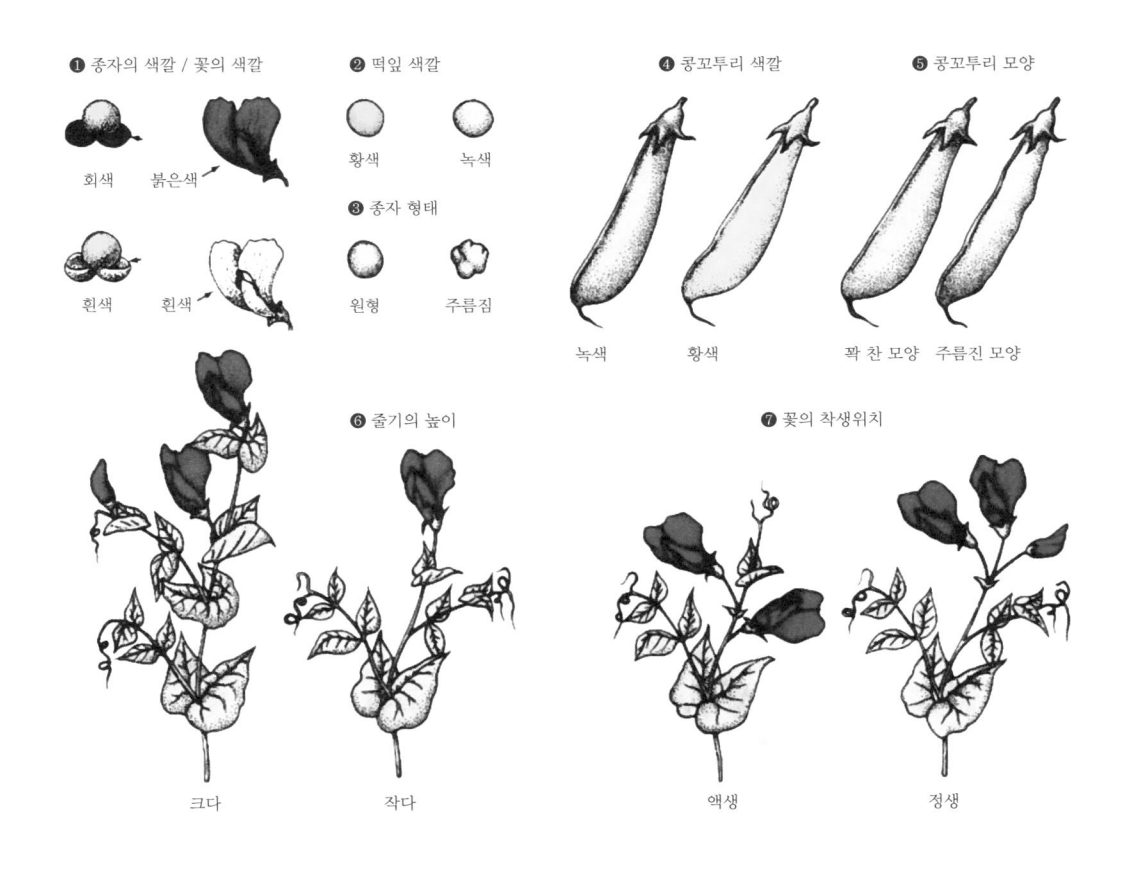

❶ 종자의 색깔 / 꽃의 색깔
회색　붉은색
흰색　흰색

❷ 떡잎 색깔
황색　녹색

❸ 종자 형태
원형　주름짐

❹ 콩꼬투리 색깔
녹색　황색

❺ 콩꼬투리 모양
꽉 찬 모양　주름진 모양

❻ 줄기의 높이
크다　작다

❼ 꽃의 착생위치
액생　정생

# 암

발견시기
1867년

발견자
윌리엄 하르츠(William Hartz 독일)

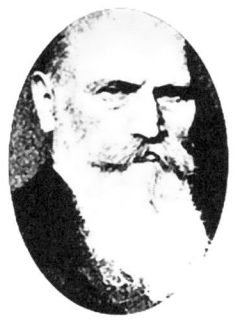

▲ 윌리엄 하르츠

　기원전 2,000년 전 쓰인 낡은 기록에는 신체 각 부위의 악성종양에 대한 글이 실려 있다. 인류는 아주 오래전부터 종양에 대해 큰 관심이 있었다. 고대 중국에서는 종양에 대해 다음과 같이 서술했다. "위로는 높고 아래로는 깊으며, 바위굴의 형태를 한 것이 차례로 떨어져 내린다…독이 숨어 있어서 안으로 구멍을 뚫는다…"

　전통적인 중의학에서는 생체리듬이 깨지고 체내 균형이 흐트러져 종양이 생긴다고 여겼다. 그리고 그 이유로는 기혈이 불순하고, 세포가 독소를 축적했으며, 아침저녁으로 정신이 없고, 음식의 균형이 맞지 않으며, 신장 기능 약화를 꼽는다.

　기원전 400년 전 '서양의학의 아버지'라고 불리는 히포크라테스(Hippocrates)는 임상시험을 통해 인체의 종양을 크게 양성종양과 악성종양으로 나누었다. 그가 말한 악성종양이 바로 오늘날 우리가 말하는 암이다. 암의 영어 이름 'Cander'는 '게'를 뜻하는 라틴어 'Cancrum'에서 기원했다. 이는 암세포가 퍼지는 모양이 게와 닮았다고 해서 붙여진 이름이다.

　고대 암에 걸린 환자들은 누워서 죽기를 기다리는 것 이외에는 할

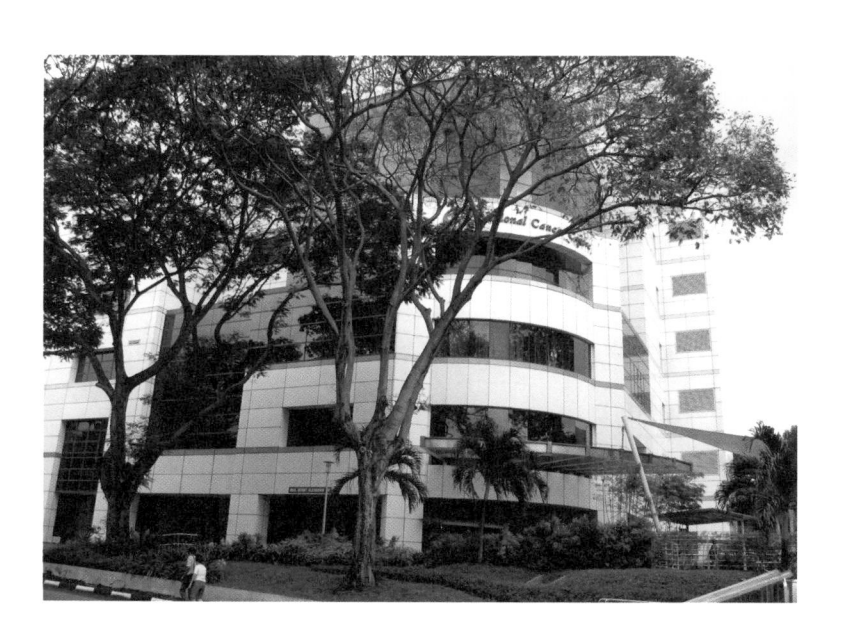

▶ 암 치료센터

수 있는 일이 없었다. 암이 어떻게 생겨났는지 알 수 없었기에 효과적인 치료도 기대하지 못했다.

1867년 독일의 과학자 윌리엄 하르츠는 현미경으로 암세포를 관찰하고 암세포가 정상적인 세포분열 과정에서 통제력을 잃고 생겨난다는 것을 발견했다. 그리고 암세포가 혈액을 통해 이동하다가 새로운 부위에서 다시 제2의 암이 자라나는 모습을 관찰했다.

하르츠가 발견한 사실을 발표하자 과학계는 암 치료법을 찾기 위해 모든 역량을 집중했다. 암의 종류에 따라 암 치료법도 서로 달랐다. 조기에 발견된 암은 방사능 요법과 화학요법을 통해 완치되었고, 일부 암은 금연과 건강한 식습관, 과도한 일광욕을 줄이면 충분히 예방할 수 있었다. 하지만 암을 치료하는 가장 좋은 방법은 암세포가 확산되기 전에 조기에 발견하는 것이다.

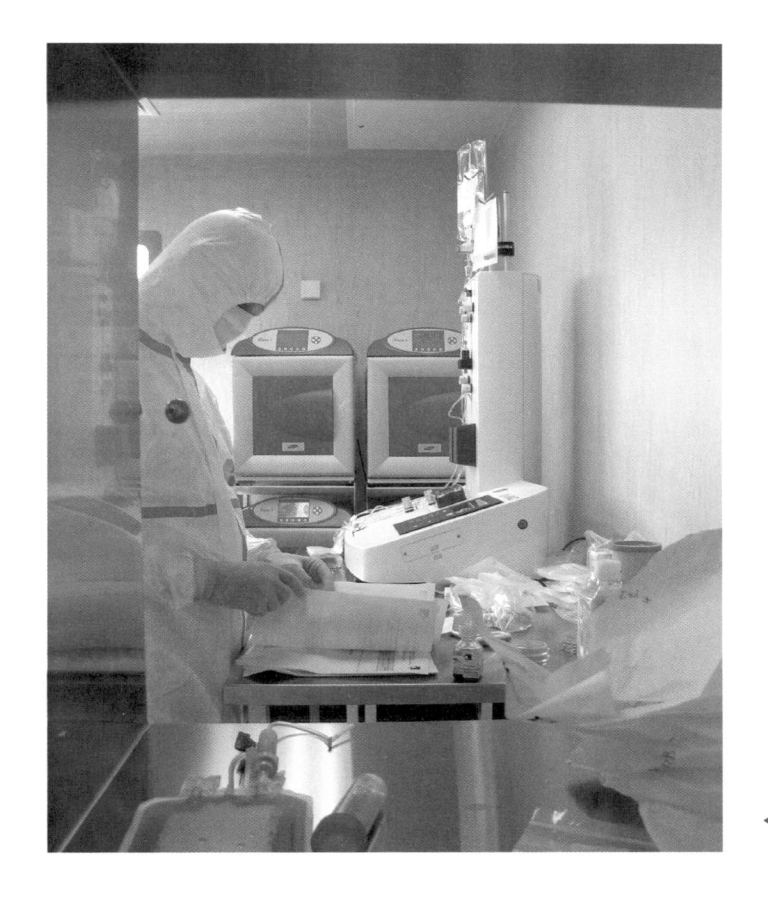

◀ 암 치료센터의 직원이 무균실험
실에서 작업 중이다

# 체온계

발명시기
1867년

발명가
갈릴레오 갈릴레이(Galileo Galilei 이
탈리아), 토마스 올벗(Thomas Allbutt
영국)

오늘날 우리는 병에 걸리면 체온이 상승한다는 사실을 알고 있다. 하지만 19세기 이전만 해도 의사들은 대략적인 판단으로 환자에게 열이 나는지를 추측할 뿐이었다. 당시는 정확한 측량기가 없어서 올바른 진단을 내리기 어려웠고 제때 치료를 하지 못한 환자들은 병이 악화되어 심한 경우 사망하기도 했다.

16세기 이탈리아의 저명한 생물학자 갈릴레오가 최초로 체온계를 발명했다. 당시 갈릴레오는 베네치아(Venice)의 한 대학에서 교수직을 맡고 있었다. 어느 날 한 학생이 찾아와 그에게 물었다.

"선생님, 사람이 병에 걸리면 체온이 상승하는데, 체온을 잴 수 있는 도구가 있다면 정확한 진찰을 할 수 있지 않을까요?"

갈릴레오는 뜻밖의 질문에 당황했지만 그 말이 맞다고 생각했다. 그는 온도를 잴 수 있는 기구를 만들기 위해 고심했지만 좋은 방법이 쉽게 떠오르지 않았다.

하루는 갈릴레오가 수업 중에 학생에게 물었다.

"물의 온도가 올라가기 시작하면 왜 위로 올라올까?"

"온도가 비등점에 달해 체온이 올라가면 물이 팽창해 위로 올라가기 때문입니다."

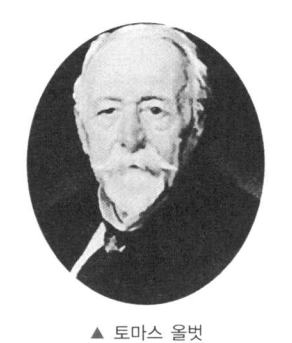

▲ 토마스 올벗

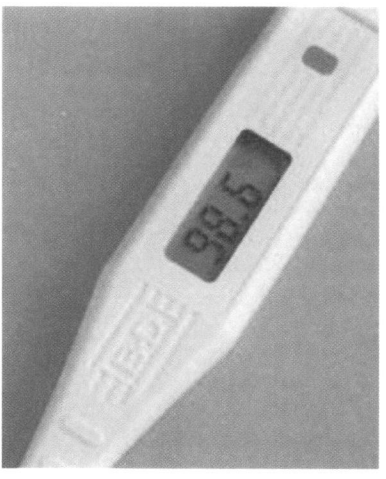
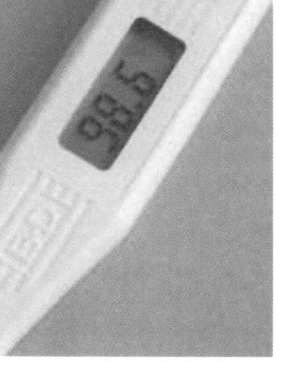
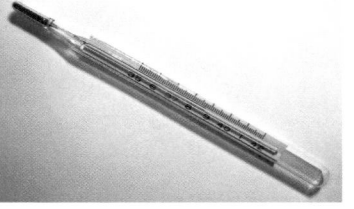
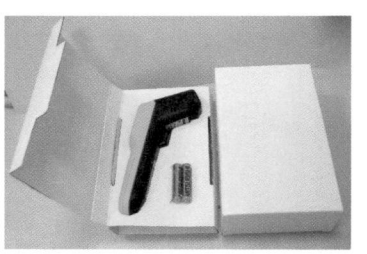

▶ 오늘날 사용하는 다양한 체온계

학생의 대답을 들은 갈릴레이에게 문득 영감이 떠올랐다. '물의 온도가 변하면 부피가 변하지. 그렇다면 반대로 물의 부피가 변하면 온도도 변하지 않을까?'

그렇게 생각한 갈릴레이는 강의 중이라는 것도 잊은 채 연구실로 달려갔다. 그리고 열팽창과 열수축의 원리에 근거해 실험했다.

1592년 갈릴레이는 마침내 최초의 온도계를 만드는 데 성공했다. 그것은 눈금이 세밀한 유리관과 밀폐된 구형, 물이 들어 있는 밀폐되지 않은 구형으로 이루어져 있었는데 주변 기온이 변하면 유리관 물기둥의 높이도 같이 변해서 기온을 측정할 수 있었다. 하지만 대기 중에 물이 포함돼 있기 때문에 물기둥의 변화는 기온 이외에도 대기압의 영향도 크게 받았다. 따라서 물기둥의 높낮이만으로 기온의 변화를 측정하는 것은 한계가 있었다.

1654년 이 문제를 해결하기 위해 갈릴레오의 학생은 알코올로 물을 대체해 대기압의 영향을 받지 않는 온도계를 만들었다. 이탈리아 의과대학 교수 산토리오(Santorio)는 최초로 이 온도계로 체온을 재는 데 사용했다. 그로부터 10년 뒤 이탈리아에서 수은 온도계가 발명되고 임상진료에 널리 사용되었지만, 여러 가지 단점이 드러났다.

1867년 영국 런던의 토마스 올벗이라는 의사가 전문적으로 인간과 동물의 체온을 재는 온도계를 개발했는데 그것이 바로 오늘날 우리가 사용하는 온도계이다.

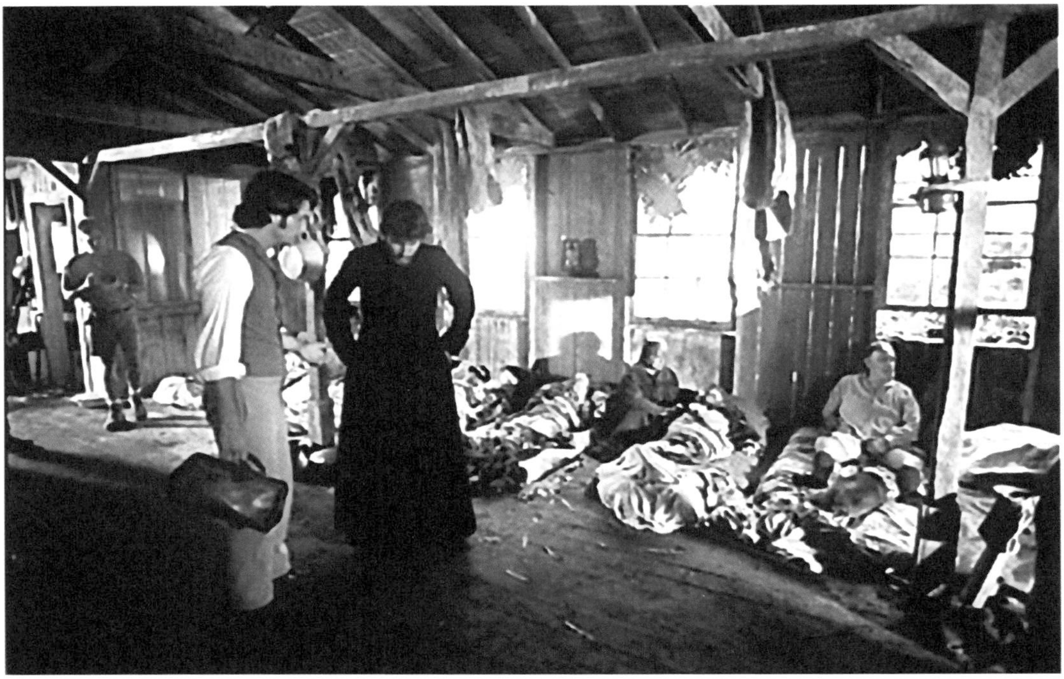

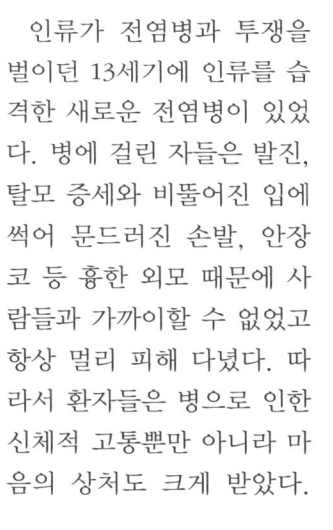

# 나병간균

발견시기
1873년

발견자
게하르트 한센
(Gerhard Hansen 노르웨이)

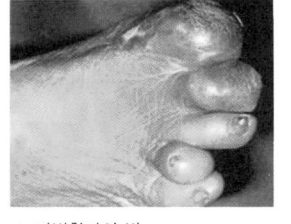

▲ 나병환자의 발

　인류가 전염병과 투쟁을 벌이던 13세기에 인류를 습격한 새로운 전염병이 있었다. 병에 걸린 자들은 발진, 탈모 증세와 비뚤어진 입에 썩어 문드러진 손발, 안장코 등 흉한 외모 때문에 사람들과 가까이할 수 없었고 항상 멀리 피해 다녔다. 따라서 환자들은 병으로 인한 신체적 고통뿐만 아니라 마음의 상처도 크게 받았다.

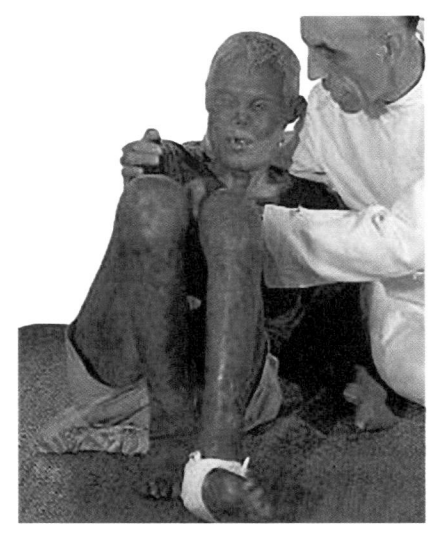

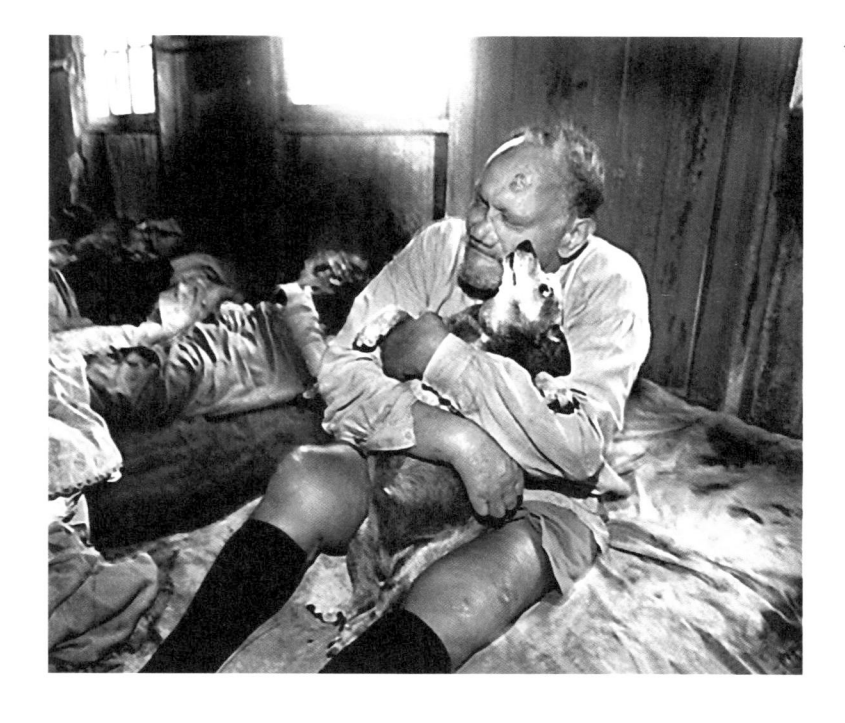

◀ 나병촌의 고독한 환자가 개와
떨어지지 않으려 한다

사람들은 이 전염병을 나병이라고 불렀다.

나병은 세계적으로 아주 오래전부터 광범위하게 유행했으며 5대
륙 전역에 걸쳐 나타났다. 세계보건기구의 통계를 보면 세계적으로
천만 명이 넘는 나병환자가 있으며, 98% 이상이 아시아, 아프리카,
라틴 아메리카 등지에 집중되어 있다.

나병은 주로 코와 입의 분비물을 통해 전파되는 만성병으로 잠복
기가 20년에 달하는 사람도 있다. 따라서 조기 발견이 어렵고 병을
치료하는 데 오랜 시간이 필요했으며, 심지어 평생 병을 치료하며
보내는 사람도 있었다. 지금까지도 나병은 사라지지 않았다.

오랜 시간 동안 밝혀지지 않던 나병의 발병원인은 19세기 말에 들
어서야 서서히 드러나기 시작했다. 1868년 노르웨이의 과학자 게하
르트 한센은 나병 연구에 평생을 바쳤다. 나병이 가족에게 영향을
받는다는 사실을 발견한 한센은 이 병이 유전성 질병인지 의심했다.
하지만 떨어져 사는 가족은 병에 걸리지 않는 것을 보고 유전병이
아니라고 확신했다.

한센은 파스퇴르의 연구 결과에 근거해 나병의 병원균을 찾던 1873년 드디어 나병간균을 발견했다. 그는 나병간균과 나병 사이의 직접적인 연관관계를 증명하지는 못했지만, 전염병인 나병에 걸린 환자들을 격리조치 해야 한다고 정부를 설득했다.

훗날 술파닐아미드(sulphanilamide)가 발견되어 나병치료에 사용되었다. 나병간균은 쉽게 죽지 않았으며 동시에 여러 가지 약을 복용해야 했다. 세계보건기구는 2030년이 되면 나병이 없어질 것이라고 예상한다. 오늘날 나병환자는 점차 감소하여 나병 퇴치의 시대로 접어드는 추세이다.

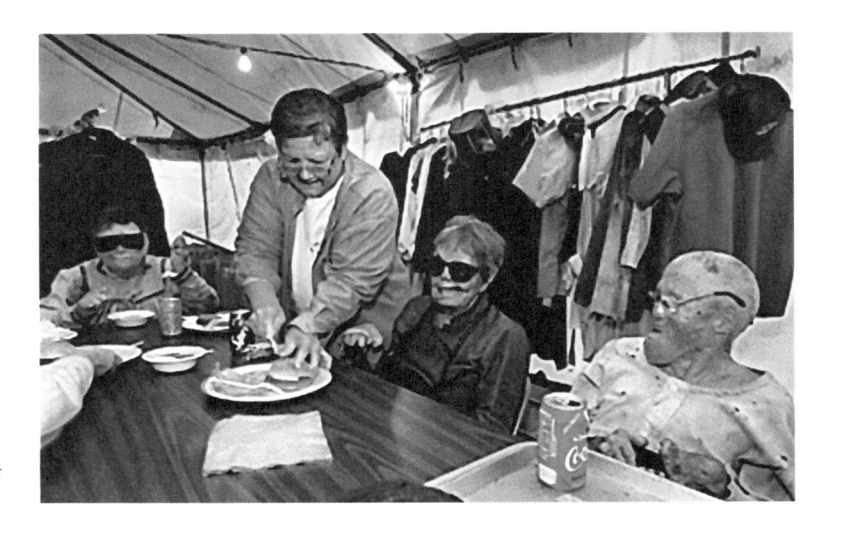

▶ 의사가 나병촌을 방문해 나병환자들과 함께 식사를 하고 있다

# 산모와 신생아 간호

1900년 미국인의 예상수명은 47세였지만, 오늘날은 76세로 크게 늘었다. 예상수명이 늘어난 이유는 깨끗한 음용수, 수도관 설비, 냉동저장식품 등의 공공보건 부분의 개선작업에서 찾을 수 있다. 그리고 분만 시 세균의 침투를 철저히 막는 것은 물론, 분만 방식, 분만 환경, 의료보장 제도가 크게 개선된 것도 큰 몫을 차지한다.

고대에서 20세기 전까지 여성의 분만은 주로 가정에서 이루어졌고 산파가 아이를 받았다. 임산부는 출산 시 주의사항이나 관련 지식을 알지 못했고, 산파도 경험만 있었지 위급상황이 발생했을 때는

발견시기
1883년

발견자
E. S. 타르니에르, 폰 스탄푸치, 페르난도 라마즈(Feiernande Lamaze 독일)

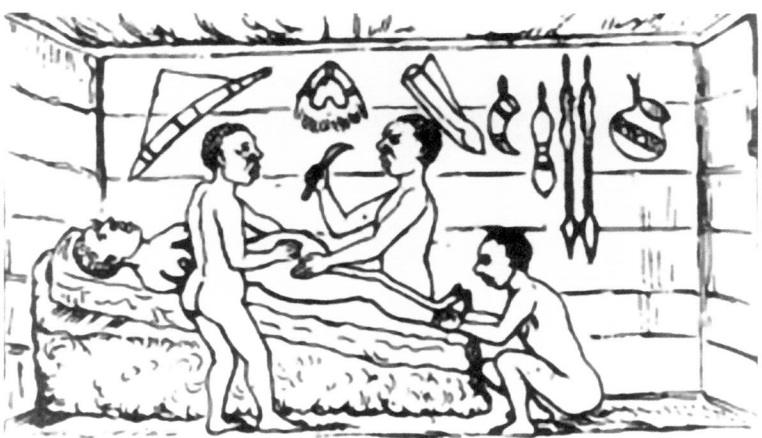

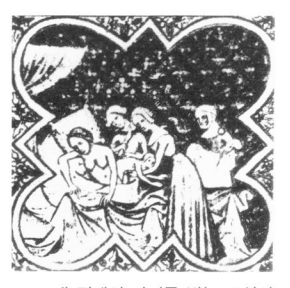

▲ 고대 집에서 아기를 받는 조산사

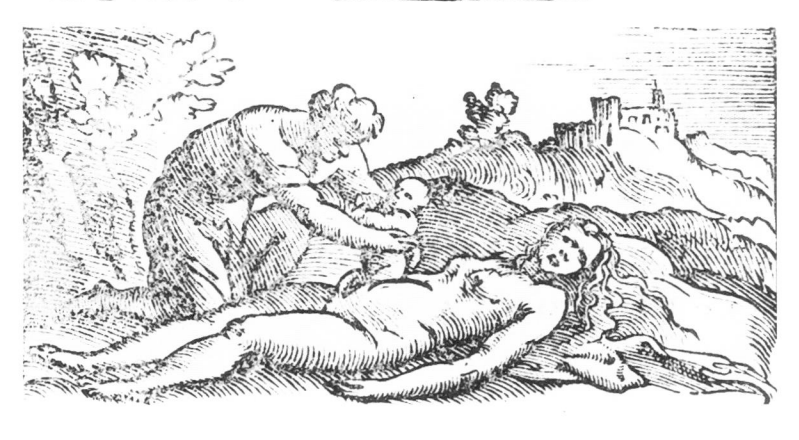

◀ 고대 제왕절개를 하는 산모

▶ 현대 조산아를 위한 보육기

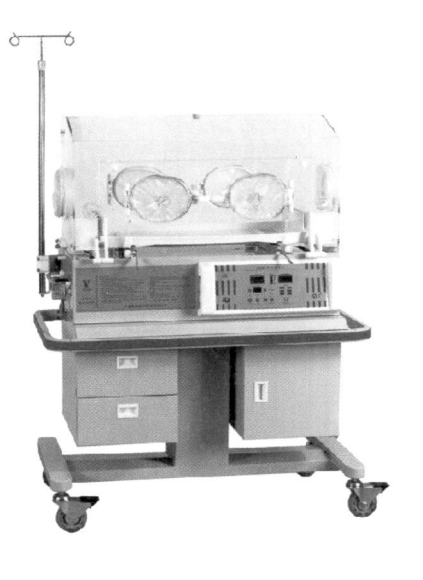

어떻게 대처하는지 알지 못했다. 따라서 난산의 확률이 높았고 심각한 상황일 경우 산모와 아이가 모두 죽는 경우도 많았다.

의학의 발전으로 17세기 중후반부터는 제왕절개를 통한 분만방식도 나날이 성숙해갔다. 물론 산모의 상태가 정상이라면 자연분만을 했다. 하지만 태아의 자세나, 위치, 방향이 비정상적일 때, 혹은 태아가 기형이거나 머리가 과도하게 커서 순산이 힘들 때는 제왕절개가 최선의 선택이었다. 수술 시 마취술과 수술 후 무균처리 기술은 산모의 안전을 보장해 주었다.

그렇지만 자연분만이든 제왕절개든 조산일 때는 모두 위험했다. 조산일 경우 산모의 건강에는 아무런 영향도 미치지 않았지만 아기는 태어나자마자 죽거나 발육이 부진한 상태로 세상에 나왔다. 1878년 프랑스의 소아과 의사 타르니에르는 우연히 병아리 부화기를 보고 영감을 얻어 1883년 신생아 보육기를 만드는 데 성공했다. 보육기는 두 개의 사이드 벽과 유리로 된 뚜껑으로 이루어졌는데 사이드 벽에 장착된 온수를 가열해 온도를 30도로 유지했다. 보육기 하나에 신생아 두 명을 눕힐 수 있었다. 보육기가 발명되자 프랑스 파리 산부인과의 조산아의 사망률이 60%에서 38%로 크게 떨어졌다. 완벽하지는 않았지만 좋은 출발신호였다. 과학의 발전에 힘입어 항온 보육기가 출시되자 죽어가는 조산아를 많이 살릴 수 있게 되었다.

20세기 중반부터 의사들은 산모와 태아가 정상이라면 자연분만할 것을 권했다. 1902년 폰 스탄푸치라는 독일 의사는 '반 마취' 사용법을 제시했다. 그는 산모가 고통을 느끼는 것은 고통 자체보다는 고통을 받을 거라는 사실에 있다고 생각했다. 그는 분만하기 전 진통하는 산모에게 환각을 일으키는 약물을 먹여 고통을 잊게 하고 태아가 나오기 직전 에테르나 클로로포름을 사용해 출산의 고통을 줄

여주었다. 반 마취법은 보편적으로 사용하기에는 다소 위험하다는 일부 반대의 목소리에도 불구하고 미국 전역으로 빠르게 확산되었다. 1950년대 초 페르난도 라마즈는 《무통분만》이라는 책을 출판해 '라마즈 호흡법'을 소개했다. 그는 산모가 흐트러진 정신력을 호흡에 집중시키면 분만의 고통을 줄일 수 있다고 서술하며, 의학적 기술을 제외하고 분만 전 과정을 통제하는 것은 의사가 아니라 산모 자신이라고 목소리를 높였다.

산부인과 영역은 난산이든, 조산이든, 순산이든 여러 세기를 거치며 빠르게 발전해 왔으며 이제는 산모와 신생아의 건강과 생명을 보장할 수 있게 되었다. 20세기 초와 비교했을 때 오늘날 출산으로 사망하는 산모의 비율이 90% 이상 줄었고, 신생아의 사망률도 대폭 감소했다. 선진국의 5세 이하 영유아의 사망률은 1% 이하로 매우 낮다.

▼ 현대 무균수술 환경에서 제왕절개로 출산한 아기와 산모의 안정적인 모습

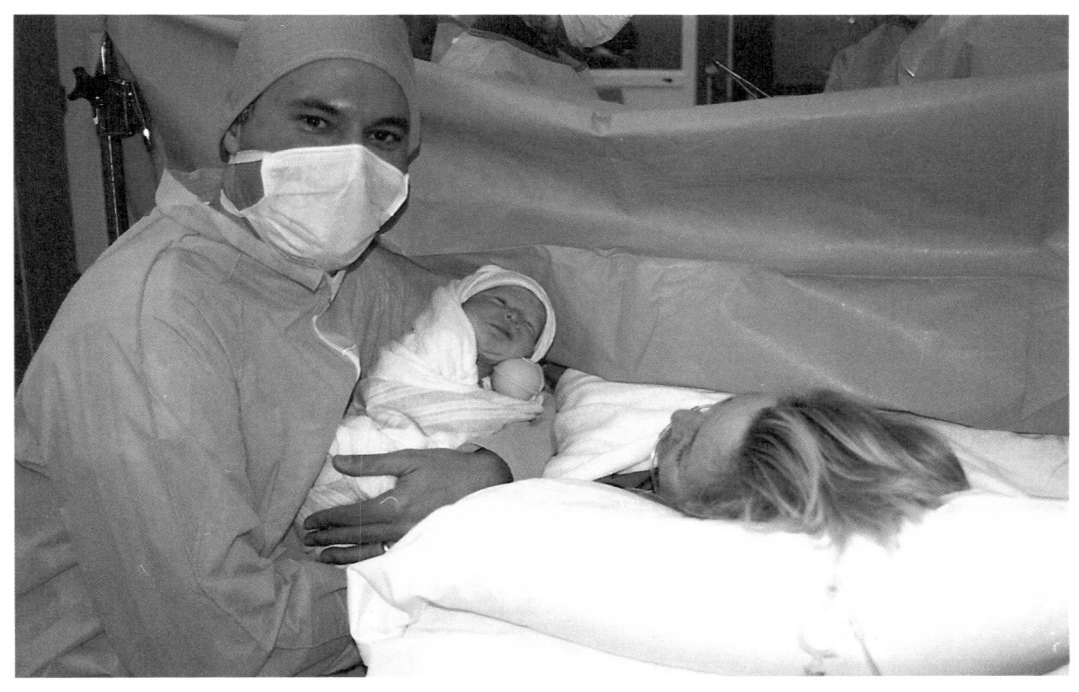

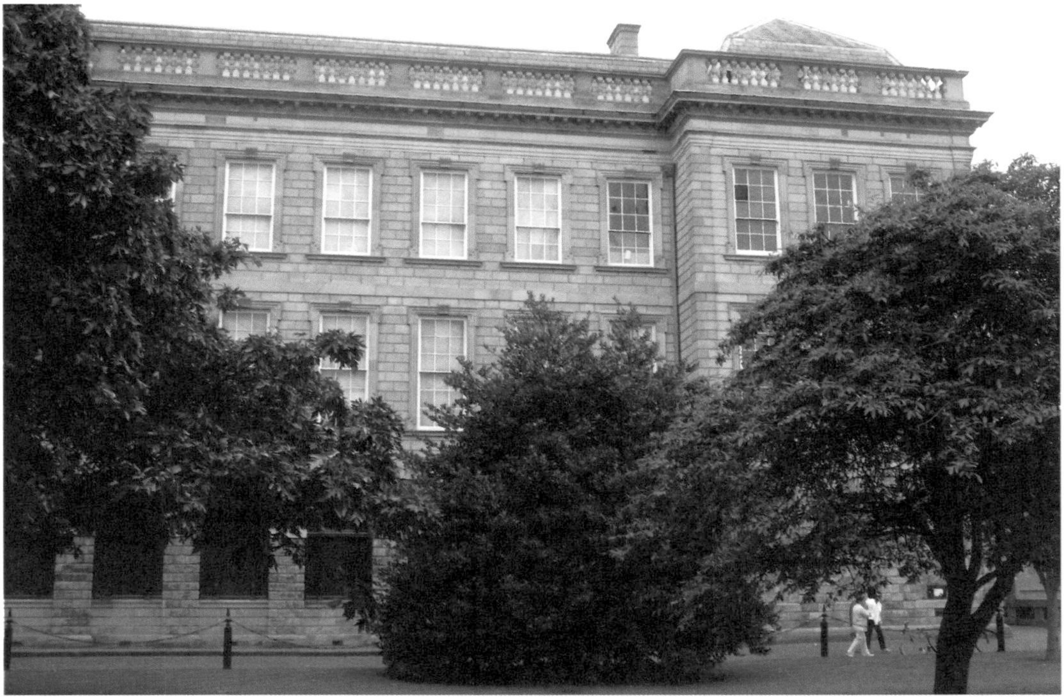

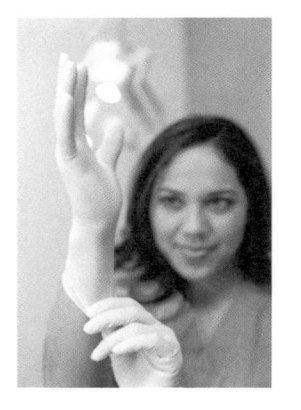

## 수술용 장갑

발명시기
1889년

발명자
윌리엄 홀스테드
(William Halstead 미국)

19세기에 이르자 외과수술은 점차 안전한 궤도에 들어섰다. 특히 리스터가 페놀 소독제를 발명한 이후로 수술 후 감염 환자가 크게 줄었다. 페놀 소독제는 환자에게 안전을 보장해 주긴 했지만, 담당의를 매우 괴롭게 했다. 페놀 소독제로 손을 소독하면 자극적인 페놀이 피부를 자극해 발진을 유발했기 때문이다. 젊은 여의사들이 소독제 때문에 고통 받다가 일을 그만두는 일도 있었다.

환자를 세균으로부터 보호하면서 의사들에게 고통을 주지 않는 방법은 없을까? 1889년 미국 뉴욕에 있는

루스벨트 병원(Roosevelt Hospital)의 젊은 외과 의사 윌리엄 홀스테드가 마침내 이 문제에 대한 해답을 찾아냈다.

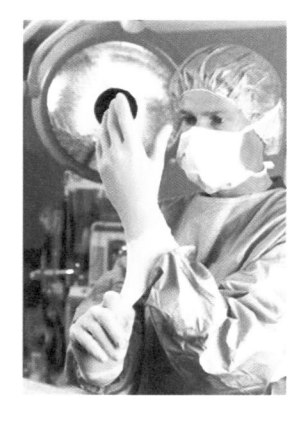

페놀을 피부에 닿지 않고도 사용하는 방법은 없을까? 그는 장갑을 끼고 수술을 하면 어떨까 하는 데 생각이 미쳤다. 그러면 어떤 장갑을 사용해야 할까?

장갑은 페놀과 분리해 환자에게 세균을 감염시키지 않으면서도 의사가 손을 자유자재로 움직일 수 있어야 했다. 홀스테드는 신축성이 뛰어나고 얇은 고무장갑이면 수술에도 영향을 미치지 않고 불투명해서 페놀을 외부와 확실히 격리시킬 수 있을 거라는 데 생각에 미쳤다. 홀스테드는 바로 고무회사를 찾아가 수술용

▼ 오늘날 외과수술은 무균시대로 진입했다. 외과 의사는 수술실에 들어가기 전에 반드시 소독을 한다

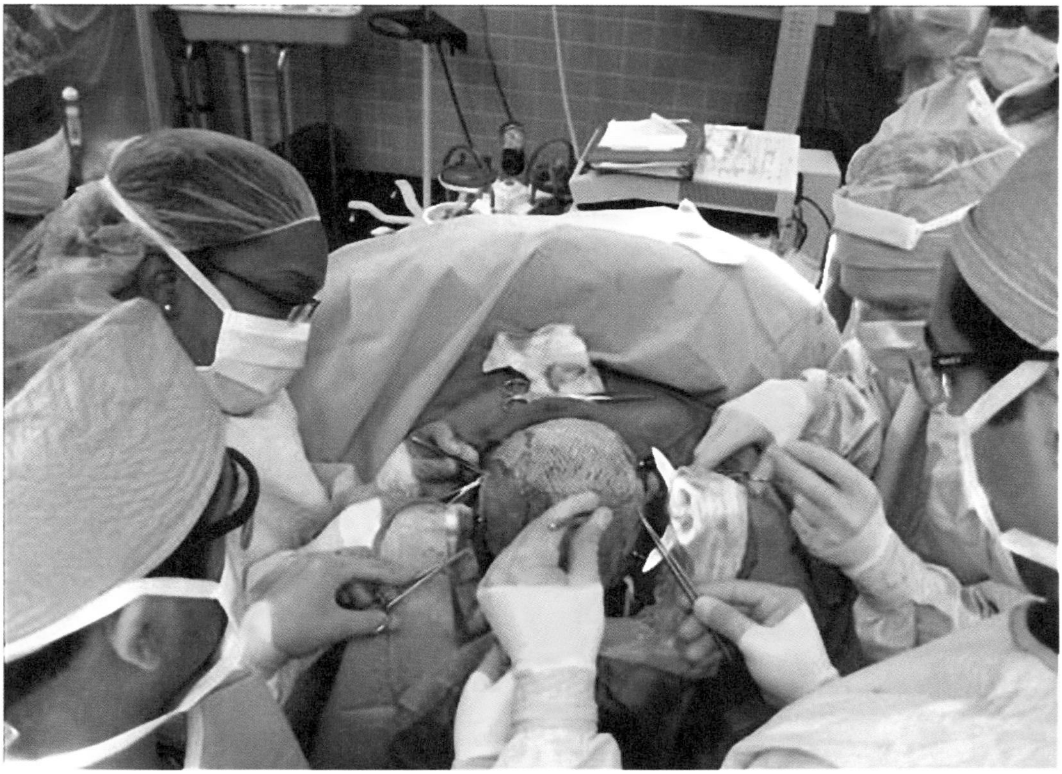

93

장갑을 주문했다. 그렇게 외과 의사는 장갑을 끼고 수술을 하기 시작했고, 그들을 괴롭히던 엄청난 고통에서 벗어날 수 있었다.

오늘날은 외과 의사뿐만 아니라 모든 의사가 고무장갑을 끼고 환자를 진찰하며 전용 장갑, 가운, 신발, 모자, 마스크를 사용한다. 오늘날 의사들은 무균상태로 수술실에 들어가며 수술실의 모든 곳은 소독하고 사용한다. 환자는 수술 중과 수술 후에도 세균 감염으로부터 안전해졌으며 사망률도 크게 떨어졌다. 이제 외과수술은 안전지대로 진입했고, 환자들도 외과수술에 대한 공포를 떨쳐버릴 수 있게 되었다.

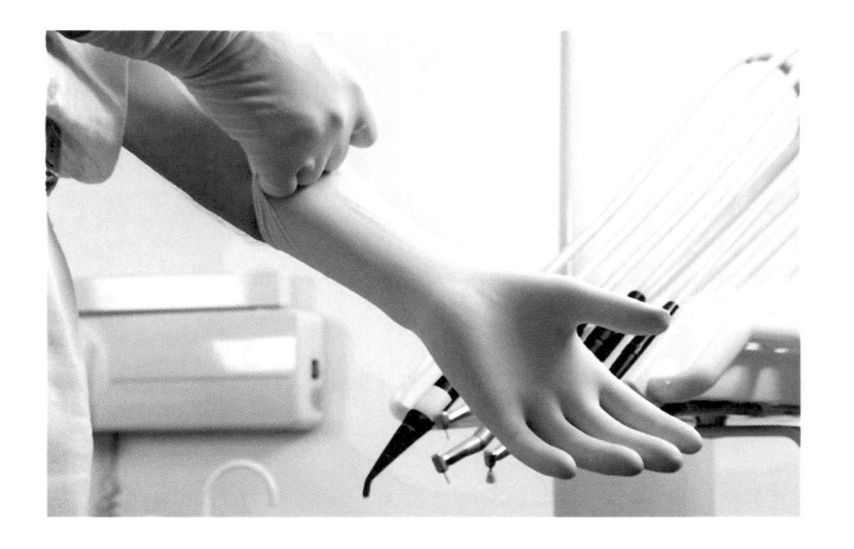

# 백혈구

파스퇴르는 인간과 동물이 질병에 대한 면역시스템을 가지고 있다는 사실은 증명해냈지만, 면역시스템이 어디에 존재하며 어떻게 운용되는지는 알지 못했다. 많은 과학자가 이 연구에 뛰어들었고 19세기 말 러시아 과학자 일리야 메치니코프도 질병의 침투에 저항하는 방법을 찾고자 많은 시간과 노력을 투자했다.

1892년 메치니코프는 현미경으로 인체의 혈액을 관찰하고 특수한 세포를 발견했다. 무색의 원형인 이 세포는 부피가 크고 지름이 7~20마이크로미터인 세포핵을 가지고 있었다. 이 세포는 수는 적었지만, 포체胞體가 크고 세포핵이 선명했다. 그는 바이러스에 감염된 혈액을 현미경으로 관찰하고 나서 이 세포가 인체에 진입한 외부물질을 공격할 수 있는 바이러스 세포라는 것을 확인했다. 그리고 이 물질을 잡아먹는 세포라는 뜻으로 '식食세포'라고 불렀는데, 색이 없다는 뜻으로 백혈구라 부르기도 했다. 백혈구는 인체가 오염될수록 수가 늘어났다.

메치니코프는 현미경으로 백혈구보다 좀 더 작은 세포를 발견하고 '림프구'라고 명명했다. 그렇게 여러 종류의 세포가 힘을 합쳐 인체의 면역 시스템을 구성한다는 사실이 밝혀졌다. 인체 내에 존재하는 여러 종류의 백혈구는 혈관벽을 따라 운동하며 세균이나 기타 고체 알갱이를 만나면 에워싸서 파괴시킨다. 때로는 세균도 백혈구를 파괴하기도 하지만, 세균은 사람이 병에 걸리기 전에 인체 면역시스템에 의해 제거된다.

메치니코프의 발견은 여러 질병을 치료하는 데 있어 과학적 근거를 제시해 주었다.

발견시기
1892년

발견자
일리야 메치니코프
(Ilya Mechnikov 러시아)

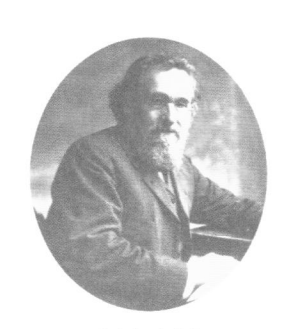

▲ 일리야 메치니코프

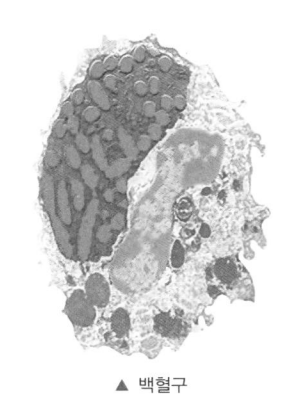

▲ 백혈구

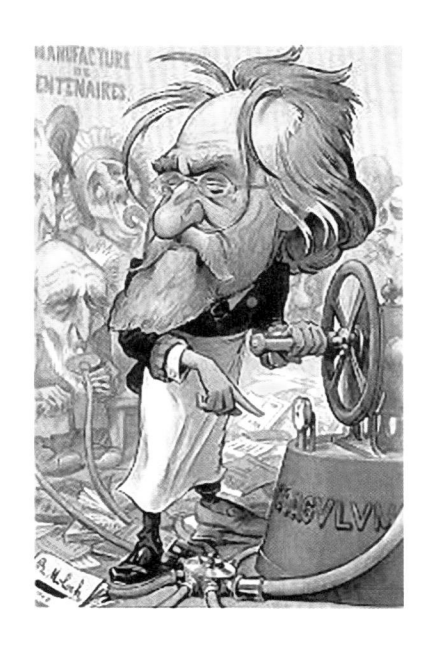

# 정신병 치료

발견시기
1895년

발견자
지그문트 프로이트(Sigmund Freud
오스트리아), 조셉 브로이어(Joseph
Breuer 오스트리아), 에밀 크레펠린
(Emil Kraepelin 독일), 앙리 라보리
(Henri Laborit 프랑스), 딜레이(J.
Delay 프랑스), 데니커(P. Deniker 프
랑스)

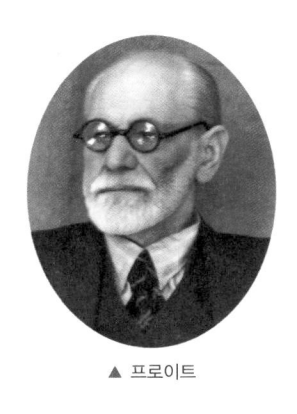

▲ 프로이트

중세기 종교와 신학이 맹위를 떨치던 서유럽에서는 정신병 환자들을 악마에게 몸을 빼앗긴 자라고 공격하며 신랄하게 비난했다. 서유럽에서는 그들의 영혼을 구제한다는 명목으로 인두로 몸을 지져댔고, 그들은 고통에 몸부림치다가 죽음에 이르렀다. 18세기에 접어들어 서양에서 산업혁명이 일어나 과학이 종교를 몰아냈다. 정신병 환자들은 더 이상 귀신들린 사탄으로 오해받지 않았고, 치료가 필요한 환자로 보호받았다.

1881년 오스트리아의 의사이자 정신병학자 지그문트 프로이트는 친구 조셉 브로이어와 6주 동안 히스테리를 부리는 여성들을 대상으로 최면치료를 하는 과정에서 특이한 증상을 발견했다. 환자가 미치도록 목이 마른데도 불구하고 물을 마시지 못하는 것이었다. 프로이트는 환자에게 최면을 걸어 과거의 일을 기억하게 하고 마음속의 분노를 발산하게 했다. 그랬더니 물을 마실 수 없게 했던 괴질이 말끔히 사라졌다. 프로이트는 잠재의식 속에 숨어 있던 기억이 밖으로 나오면서 병을 일으킨다는 사실을 밝혀내고 정신분석 이론을 세웠다. 그는 환자를 의자에 앉히고 무엇이든 머릿속에 떠오르게 하고 나서 서서히 과거의 기억과 마주하게 했다. 심리적인 문제가 해결된 정신병자들은 희망을 발견하게 되었다. 하지만 중증 환자나 과도하게 흥분된 환자, 소통이 불가능한 환자들은 치료할 방법이 없었다. 정신요법은 큰 장애물에 부닥치게 되었다.

19세기 초 자연과학의 발전은 정신약리학의 형성과 발전에 튼튼한 토대를 마련했다. 1806년 사람들은 아편에서 진정제 역할을 하는 모르핀(morphine)을 추출해 냈다. 1895년 독일의 정신학자 크레펠린은 최초로 '약리심리학'이라는 단어로 심리과정에 작용하는 약물을 묘사했다. 이때부터 의약학자들은 약물 개발에 열을 올리기 시작하면서 정신병 약물 혁명의 서막이 올랐다.

1951년 프랑스 외과 의사 라보리는 프로메타진(Promethazine) 구조와 비슷한 클로르프로마진(Chlorpromazine)을 합성하는 데 성공했다. 클로르프로마진은 안티 히스타민(Histamine)과 진정작용을 해서 극도로 흥분한 정신병 환자를 치료하는 데 중요한 역할을 했다.

1952년 프랑스의 저명한 정신과 의사 딜레이와 데니커는 클로르

프로마진을 극도로 흥분한 정신병 환자 8명에게 사용하여 성공을
거뒀다.

1954년 레세르핀(reserpine)이 신경안정제 역할을 하여 정신병 치
료에 효과가 있다는 사실이 발표되었다.

시간이 흐를수록 정신병을 치료하기 위한 노력은 더해갔고, 30여
년이 지난 오늘날 이미 수백 가지가 넘는 항정신병 약물이 개발되었
다. 이제 정신병 환자들은 건강을 회복하고 자신의 삶을 살 수 있게
되었다.

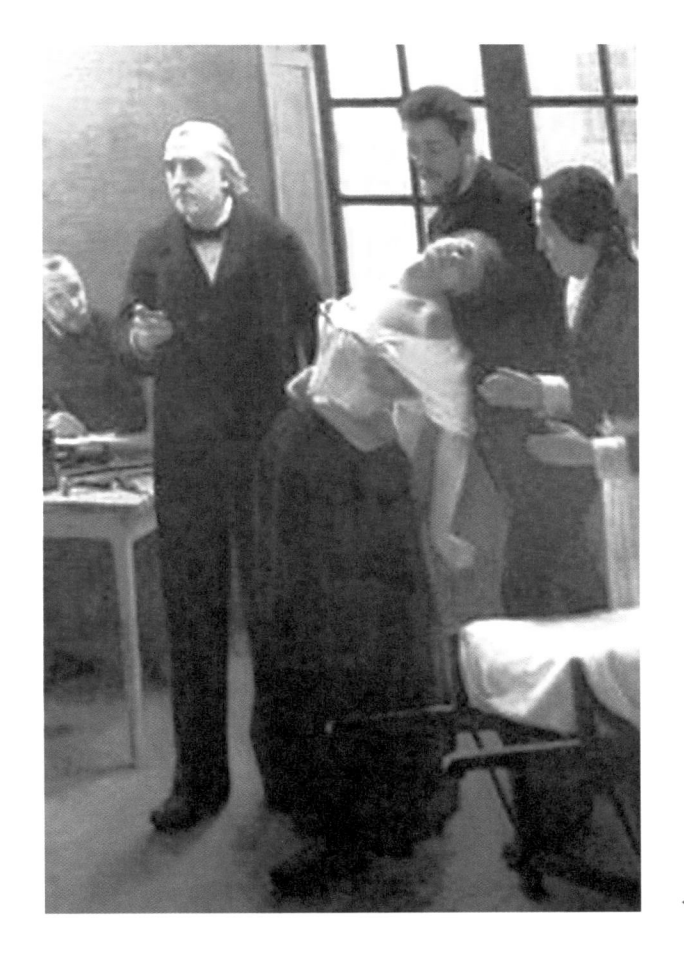

◀ 최면술 현장

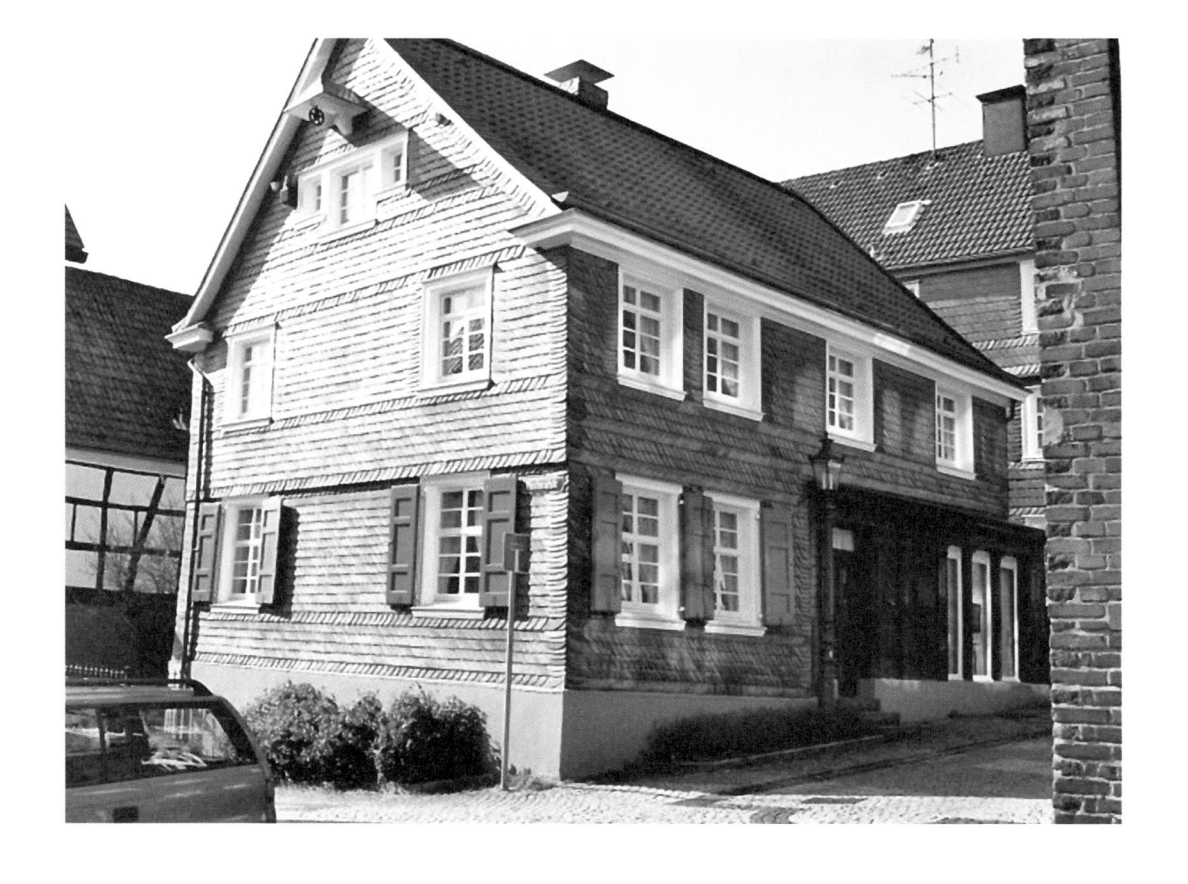

# X 레이

발견시기
1895년

발견자
빌헬름 뢴트겐
(Wilhelm Roentgen 독일)

　　19세기 인류는 다양한 설비를 개발해 인체의 질병을 관찰할 수 있게 되었다. 체온계로 체온을 측정하고, 청진기로 심장을 진단하며, 검안경으로 사람의 눈으로 볼 수 있었다. 하지만 외상으로 내부조직에 상처를 입었을 때는 정확한 위치와 부상 정도를 판단하기가 어려웠다.

　　1895년 독일 뷔르츠부르크(Wurzburg) 대학의 뢴트겐 교수는 집에서 이상한 일을 겪었다. 당시 그는 기체의 방전 현상에 대한 연구를 진행하느라 지하 실험실에서 많은 시간을 보내고 있었다. 그해 11월 어느 날에도 그는 지하실에서 크룩스관 실험을 하고 있었다. 크룩스

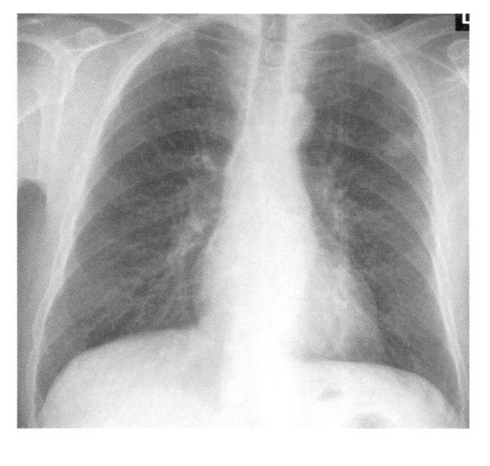

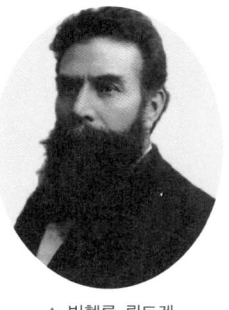

▲ 빌헬름 뢴트겐

관은 진공에 흐르는 전류의 전파를 강화시켜 주었다. 그는 우연히 책상 마지막 서랍에서 가죽 가방을 발견했는데 검은 종이로 싸여 있던 촬영용 감광판에서 빛이 새어나왔고 윗면에는 열쇠의 그림이 새겨져 있었다. 열쇠는 일 년 전 그가 책상 가운데 서랍에 넣어두었던 것이다.

왜 이런 일이 일어난 걸까? 그는 벽에 걸려 있던 크룩스관과 가운데 서랍에 있던 열쇠, 마지막 서랍의 감광판이 일직선상에 놓여 있었다. 하지만 아무리 감광판을 살펴보아도 빛은 나오지 않았고 책상과 가방을 뚫고 감광판을 비추는 빛도 찾아볼 수 없었다. 그렇다면 열쇠 그림이 어떻게 감광판 위에 새겨진 걸까?

그는 사건의 원인이 크룩스관에 있다고 생각했다. 크룩스관을 자세히 관찰하고서야 광선을 뿜어낸다는 사실을 발견했다. 그리고 보름 후 그는 드디어 신기한 빛을 발견했다. 그는 무엇인지 알 수 없는 이 빛을 미지수를 뜻하는 X라 불렀다. 이것이 바로 오늘날의 X 레이다. X 레이는 나무나 판지, 시멘트, 천, 심지어 납을 제외한 금속까지 다양한 물체를 통과할 수 있었다.

뢴트겐은 종이에 형광염료를 칠하면 녹색 빛이 나오는 것을 확인했다. 그는 그 종이를 실험실 벽에 붙이고 전기를 크룩스관에 통하게 하고 철판을 종이 앞에 두었더니 X 레이를 막고 있던 종이가 검은색으로 변하는 것을 관찰했다. 이때 형광종이 위로 녹색의 뼈가 보였다. 그가 깜짝 놀라 손을 움직여 보니 녹색의 뼈도 함께 움직였다. 자세히 보니 자신의 손가락과 팔의 뼈였던 것이다. X 레이는 인체를 투과하는 빛이었다! 그는 놀라운 발견 앞에서 쾌재를 불렀다.

그는 여러 달에 걸쳐 실험을 끝내고 X 레이의 특징과 연구 성과를 세상에 공개했다. 그의 발견은 의학계에 두루 응용되었다. X 레이가 발견되자 의사들은 더 이상 환자의 피부를 갈라 직접 내부를 관찰할

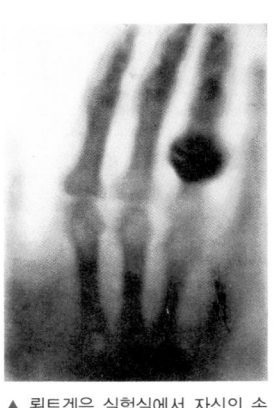

▲ 뢴트겐은 실험실에서 자신의 손 뼈를 보게 되었다.

99

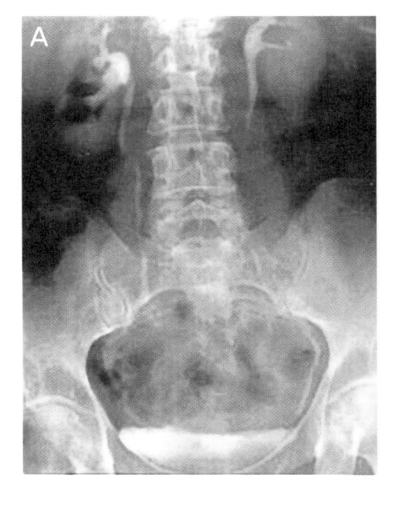

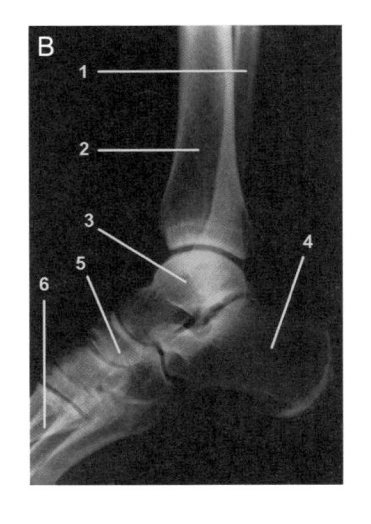

필요가 없어졌고 이는 의학의 빠른 발전을 촉구했다. 그 후로 CT 스캐너와 핵자기 공명기(NMR)가 발명되어 인체의 내부기관과 연조직을 자세히 보게 되었고, 의사들이 더 정확한 진단을 할 수 있게 되었다.

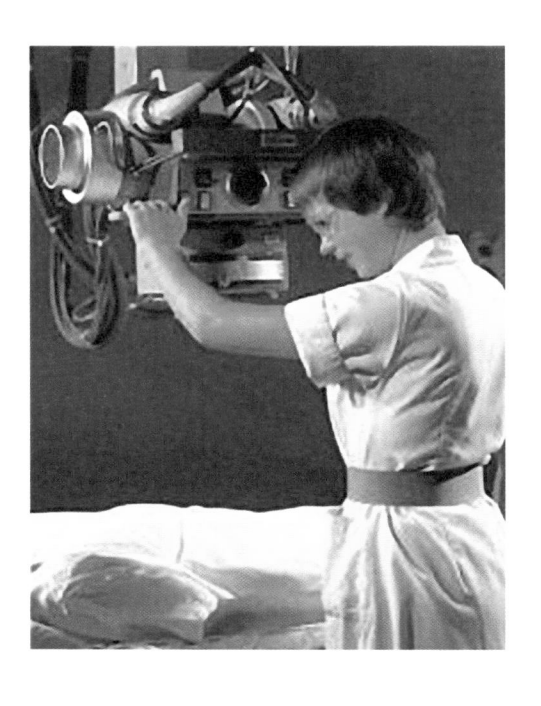

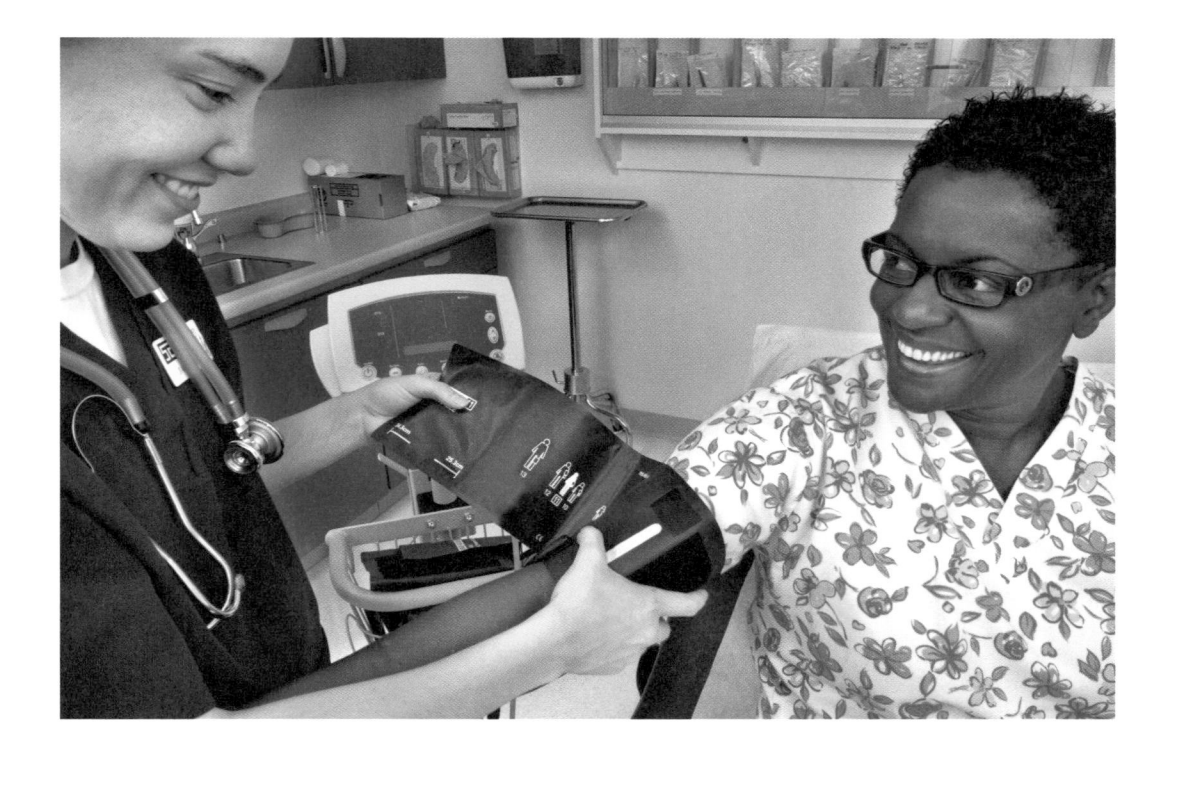

# 혈압계

의학이 발전할수록 의학자들은 환자를 더 이해하고자 했고 병의 원인을 정확하게 판단하기를 원했다. 혈액순환 시스템이 발견된 이후 의사들은 병에 걸린 환자의 혈액에 어떤 이상이 생기는지 알고 싶어 했다. 순환과정에서 혈액은 측벽에 어떤 영향을 미칠까? 이 영향과 병인은 어떤 연관관계가 있을까? 혈액이 혈관벽에 미치는 영향을 어떻게 측정할 수 있을까?

1896년 이탈리아 의사 리바로치는 혈관벽에 대한 혈액의 압력을 측정하는 기계를 만들어야겠다고 생각했다. 18세기 초 영국 의사 헤일스는 자신의 집에서 키우던 말의 혈압을 측정해보기로 했다. 그는 긴 유리관을 구리관 한쪽에 연결하고 구리관의 또 다른 한쪽을 말 다리의 동맥에 끼웠다. 그리고 유리관을 수직으로 세워 말 다리의 동맥 혈관의 피가 유리관 위로 올라가도록 하여 혈액을 측정했다.

발명시기
1896년

발명자
스티븐 헤일스(Stephen Hales 영국),
스키피오네 리바로치(Scipione Riva-
Rocci 이탈리아), 니콜라이 세르게예
비치(Nicolai Ser-gejewitsch 러시아)

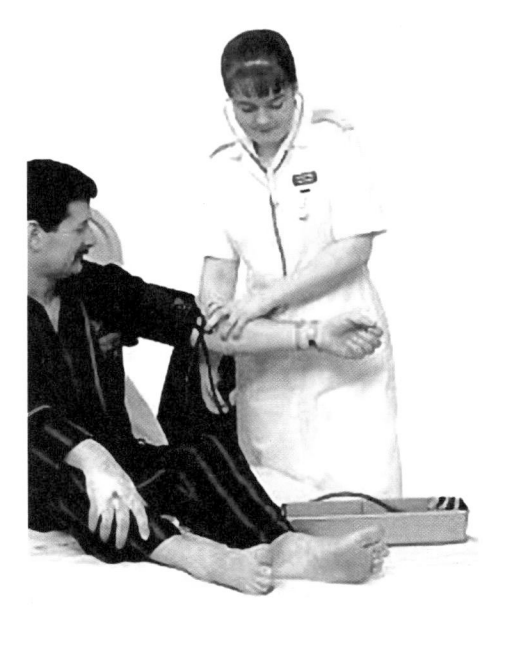
▶ 환자의 혈압을 재는 의사

이것은 세계 최초의 혈압측정이었다.

안정적인 혈압 측량이 어렵고 사용하기에도 매우 불편했다. 특히 혈관이 심하게 파괴되어 사람에게 사용하기에는 적합하지 않았다. 리바로치는 헤일스가 말의 혈압을 측량한 실험을 기초로 다시 연구를 진행했다. 대담한 실험을 통해 마침내 혈관을 파괴하지 않는 혈압계를 만드는 데 성공했다. 이 혈압계는 팔에 감는 커프, 압력계, 공기펌프로 구성되어 있었다. 혈압을 잴 때는 커프를 팔 윗부분에 감고 공기펌프로 압력을 가하면 혈압의 수치대로 압력계가 움직였다. 이 혈압계는 헤일스의 측량방법보다 더 과학적이고 안전했다. 하지만 동맥의 최고혈압을 측정하지 못했으며 측정한 수치도 정확도가 떨어졌다.

10년 뒤 러시아의 니콜라이 세르게예비치가 헤일스의 혈압계를 개량하고 단점을 보완했다. 기본적인 구성은 그대로 두고 혈압을 측정할 때 커프 안의 팔꿈치 안쪽의 동맥이 박동하는 부위에 청진기를 달았다. 측정을 시작하고 청진기에서 소리가 전달되면 수은주 높이가 올라가는데 그것이 바로 최고혈압이었고 수은주가 내려가고 맥박 뛰는 소리가 약해졌을 때의 수은주 높이가 최저혈압이었다. 혈압계는 수많은 임상시험을 거쳐 과학적이며 안전하고 정확하다는 사실이 입증되었다.

오늘날 혈압계는 개량작업을 통해 더 발전하고 있다. 인간의 혈압은 자주 변하고, 기분, 운동 상태, 식습관, 기타 요인의 영향을 받기 때문에 과거에는 정확하게 혈압을 측정할 수 없었다.

하루 동안에만 수없이 변하는 혈압의 양을 측정하기 위해 다양한

동태 혈압기록기가 발명되었다. 동태 혈압기록기는 동맥 전도 시간을 측정하고 최고혈압, 최저혈압, 평균혈압을 보여주며 대상의 자세, 신체활동에 영향을 받지 않았다. 따라서 환자는 하루에만 2,000회 이상 혈압을 측정할 수 있다. 오늘날 혈압 측정은 병원에서 흔히 찾아볼 수 있는 일상적인 풍경이 되었다.

▲ 오늘날 혈압계의 종류는 매우 다양해졌으며, 의사의 도움 없이도 스스로 혈압을 잴 수 있다.

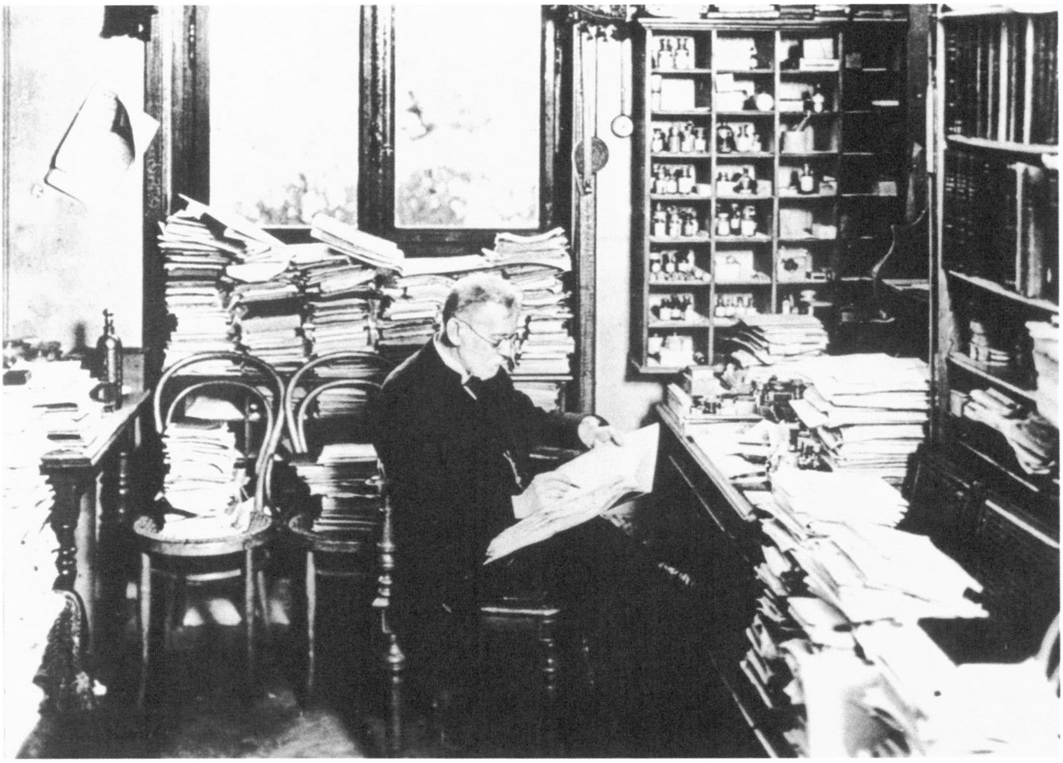

## 항체

발견시기
1897년

발견자
파울 에를리히(Paul Ehrlich 독일), 에
밀 폰 베링(Emil von Behring 독일)

'독으로 독을 다스린다.'라는 진리
를 깨달은 사람들은 백신을 개발해
항바이러스 영역에서 비약적인 성공
을 거두었다. 하지만 백신의 원리에
대해서는 자세히 알지 못했다.

현미경이 개발되자 과학자들은 바
이러스를 관찰할 수 있었고, 바이러
스가 인체에 들어간 뒤의 변화에 대
해 연구하기 시작했다. 19세기 말 인
류는 새로운 전염병의 습격을 받았

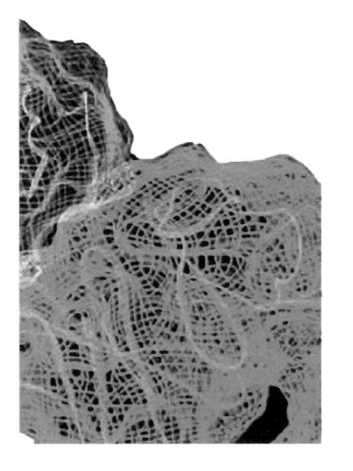

다. 전염병은 주로 1~5세 사이의 아동에게 나타났는데 세계적으로 대유행하면서 발병자와 사망자가 대거 속출했다. 부모들은 자식이 전염병에 걸릴까 봐 노심초사했고 의학자들도 이를 해결하기 위해 백방으로 뛰어다녔다. 인후에서 발병한 이 전염병은 디프테리아였다. 전염병을 예방하기 위해 세계 각국의 수많은 과학자가 백신개발에 심혈을 기울였다.

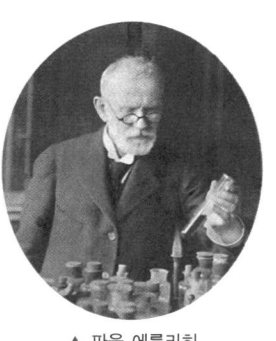

▲ 파울 에를리히

안전하고 믿을 만한 디프테리아 백신을 개발하기 위해 독일의 과학자 에를리히도 많은 시간과 노력을 투자했다. 그는 유독 물질이나 독소를 주입하면 인체에서 그에 상응하는 항독소가 생성되어 독소가 사라지는 것을 발견했다. 그는 이 항독소를 '항체' 라고 불렀다. 혈액에 존재하는 단백질인 항체는 혈액 순환에 따라 필요한 곳으로 이동해 감염원을 죽였다.

디프테리아 바이러스는 서로 다른 수량의 항독소를 생성했다. 에를리히는 모든 분자의 독소는 특정 수량의 항독소와 결합하며 독소를 측량하는 기준이 된다고 주장했다. 그는 항독소와 독소의 관계는 자물쇠와 열쇠의 관계와 같다고 설명했다. 생물체는 여분의 항독소를 생성했고 혈액에 남아 독소나 질병의 습격에 대항했다.

1897년 에를리히는 그의 연구결과를 논문으로 발표하고 현대 면역학의 발전을 촉진했다. 독일의 미생물학자 베링은 에를리히의 주

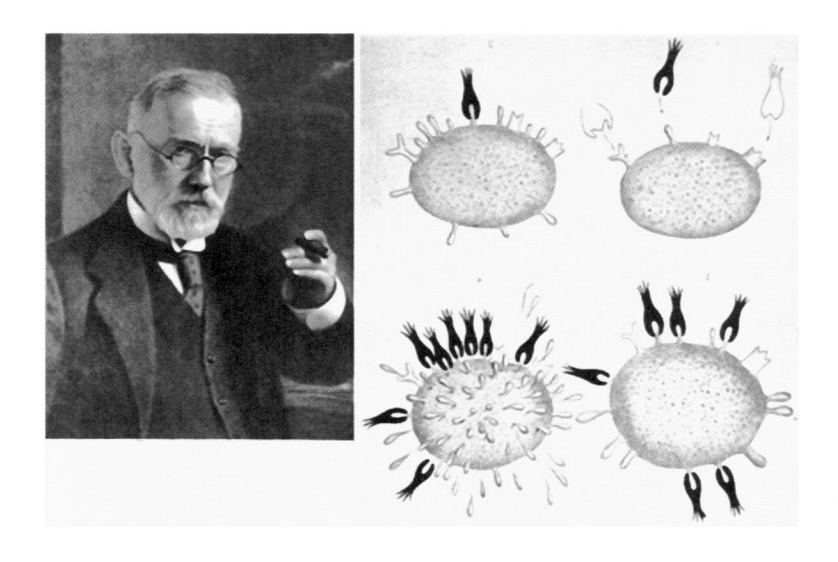

◀ 파울 에를리히는 항체세균을 발견했다.

장에 근거해 디프테리아 백신을 발명했고, 수천만 아동의 목숨을 구했다. 또한 에를리히는 가열하여 파상풍 독소를 안전하게 제거할 수 있으며 인체 내부에서 항독소가 생성된다는 사실을 발견했다. 인체에서 만들어진 항체는 파상풍간균을 제거했다.

인류는 에를리히의 항체이론 덕분에 무수한 전염병을 무찔렀다. 백신 연구의 성공은 인류가 전염병과 투쟁해서 얻은 중요한 성과이다. 1921년 결핵을 예방하는 BCG(결핵 예방 백신)가 탄생했다. 1928년 세계 최초의 항생물질인 페니실린이 치료에 응용되기 시작했다. 같은 해 백일해(Pertussis) 백신이 발명되었다. 1970년대 인류는 전염병 정복에 엄청난 성과를 거두었다. 천연두와 소아마비의 치료법이 개발되고 B형간염 백신의 배양이 성공하면서 오랫동안 기승을 부려왔던 전염병이 사그라지기 시작했다.

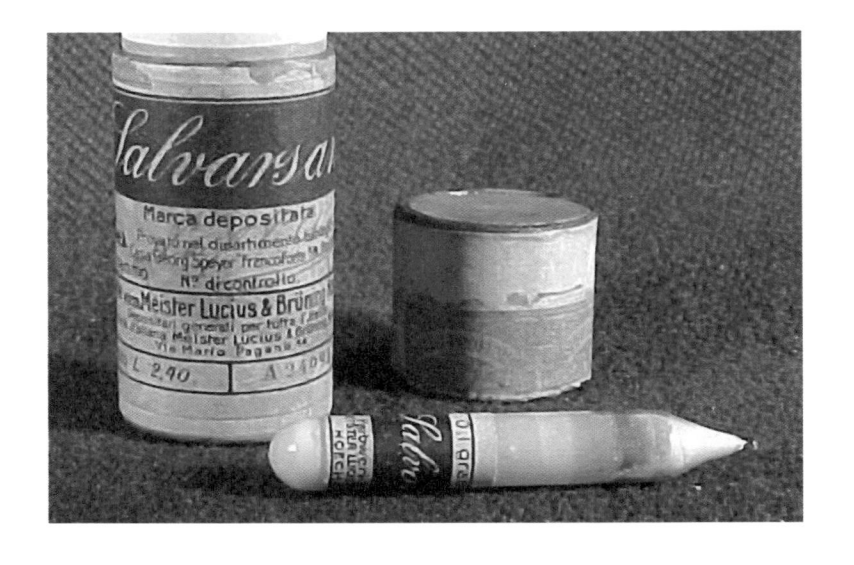

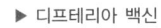
▶ 디프테리아 백신

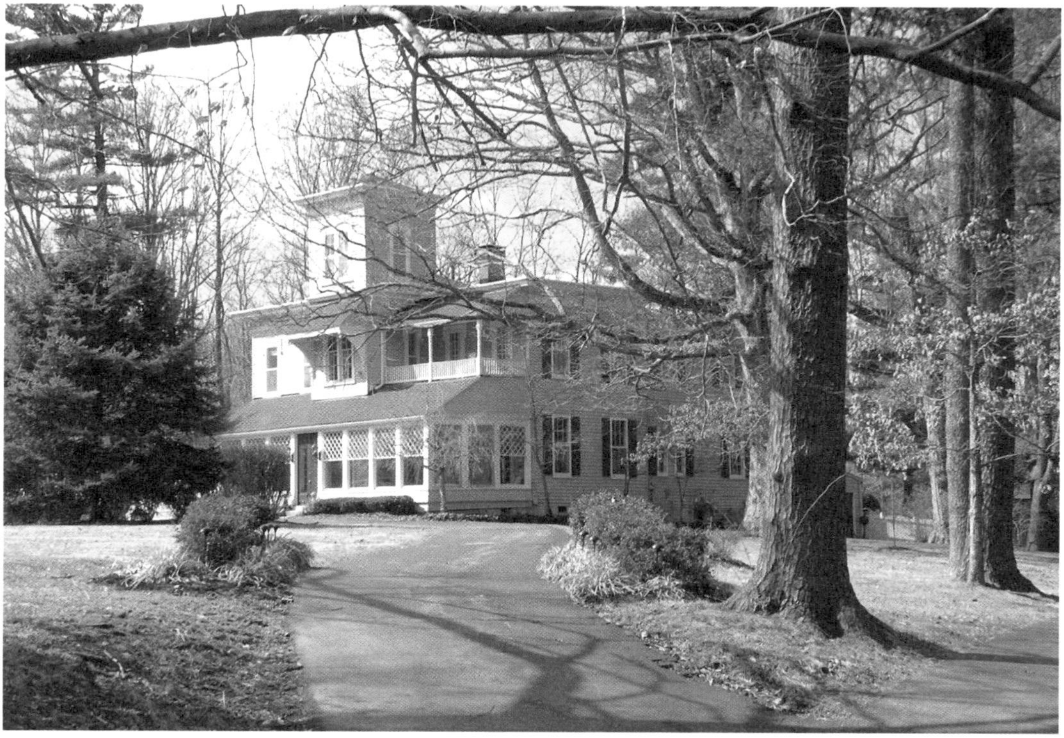

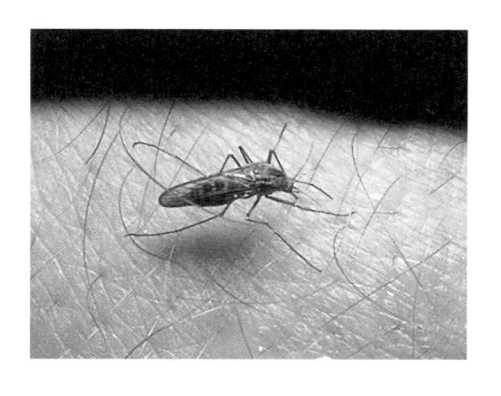

# 말라리아 예방

4,000년 전 《황제내경·소문》에 《학론편》과 《자론편》을 보면 오래된 질병에 대한 원인과 증상, 치료법이 상세히 적혀 있고 발작의 정도를 하루 발작, 격일 발작, 삼일 발작으로 나누어 서술하고 있다. 병에 걸린 환자는 발열과 오한 증세를 보였는데 발열은 주기적으로 나타났다. 이 병

발견시기
1897년

발견자
샤를 루이 알퐁스 라브랑(Charles Louis Alphonse Laveran 프랑스), 패트릭 맨슨(Patrick Manson 영국), 로널드 로스(Ronald Ross 영국)

▶ 말라리아 원충이 포낭에서 나오는 모습

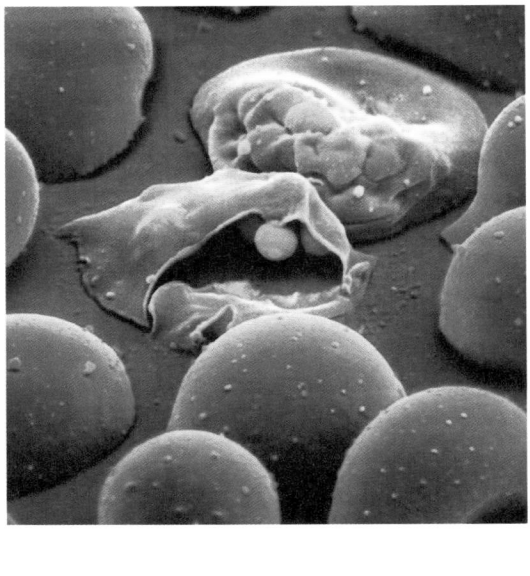

이 말라리아이다.

말라리아는 전 세계를 휩쓸었는데 그중에서도 열대지역의 발병률이 가장 높았다. 19세기 이전 세계에는 최소 3억 명에서 300만 명 정도의 말라리아 환자가 존재했다. 말라리아를 뿌리째 제거하기 위해서는 병원체와 전염 루트를 찾아야 했다. 각국의 수많은 과학자가 말라리아를 퇴치하기 위해 각고의 노력을 기울였다.

1880년 라브랑은 말라리아 표본을 발견하고 말라리아가 모기를 통해 전염된다는 가설을 세웠다. 하지만 자신의 가설을 증명할 만한 구체적인 근거를 찾지 못했다.

1892년 영국의 미생물학자이자 열대병 전문가 로널드 로스가 말라리아 연구를 시작했다. 1894년 그는 런던에서 열대의학(tropical medicine)의 아버지라 불리는 맨슨과 교류하면서 말라리아가 모기를 통해 감염된다는 가설에 동의했다.

1895년 로스는 인도로 가서 말라리아를 감염시키는 매체가 무엇인지 연구했다. 그는 장구벌레에서 부화한 집모기와 각다귀를 이용해 말라리아 환자의 몸에서 피를 빨게 한 뒤 관찰했지만 실패했다. 그러나 그는 거기에서 포기하지 않았다.

1897년 8월 22일 로스는 학질모기를 이용해 말라리아 환자의 몸에서 피를 빨게 한 뒤 해부하는 데 성공하고 학질모기의 위강胃腔과 위벽에서 말라리아 원충을 발견했다.

1898년 그는 말라리아에 걸린 조류의 혈액에서 유사한 착생포낭을 발견하고 모기의 타액에서 조류 말라리아 원충을 관찰했다. 그렇게 모기가 말라리아를 감염시킨다는 가설이 증명되었다.

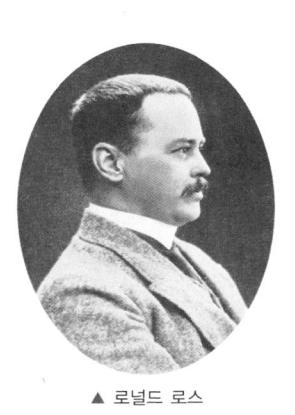

▲ 로널드 로스

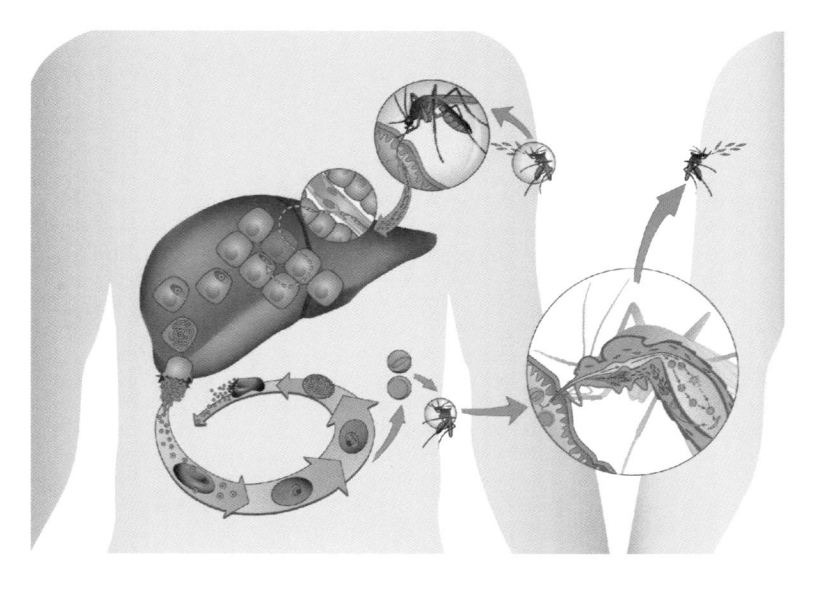

1899년 로스는 탐험대를 이끌고 말라리아가 한창 기승을 부리고 있는 서아프리카 지역으로 건너가 3개월간 머물렀다. 로스는 모기 위장에서 인간 말라리아 원충의 접합자낭(Oocysts)을 발견하고 말라리아가 모기에 의해 감염된다는 사실을 한 번 더 증명해 냈다.

말라리아 전염원을 찾은 사람들은 모기를 제거하여 병을 예방할 수 있었다. 얼마 후 말라리아 치료제 키니네(Kinine) 발명에 성공하고, 300년이 지난 지금까지도 널리 사용하고 있다. 오늘날 말라리아는 거의 사라지고 없으며 일부 열대국가에서만 소수의 환자가 발견되고 있다.

로스는 말라리아 치료에 중요한 단서를 제공한 공로를 인정받아 1902년 노벨상을 수여하는 영광을 얻었다.

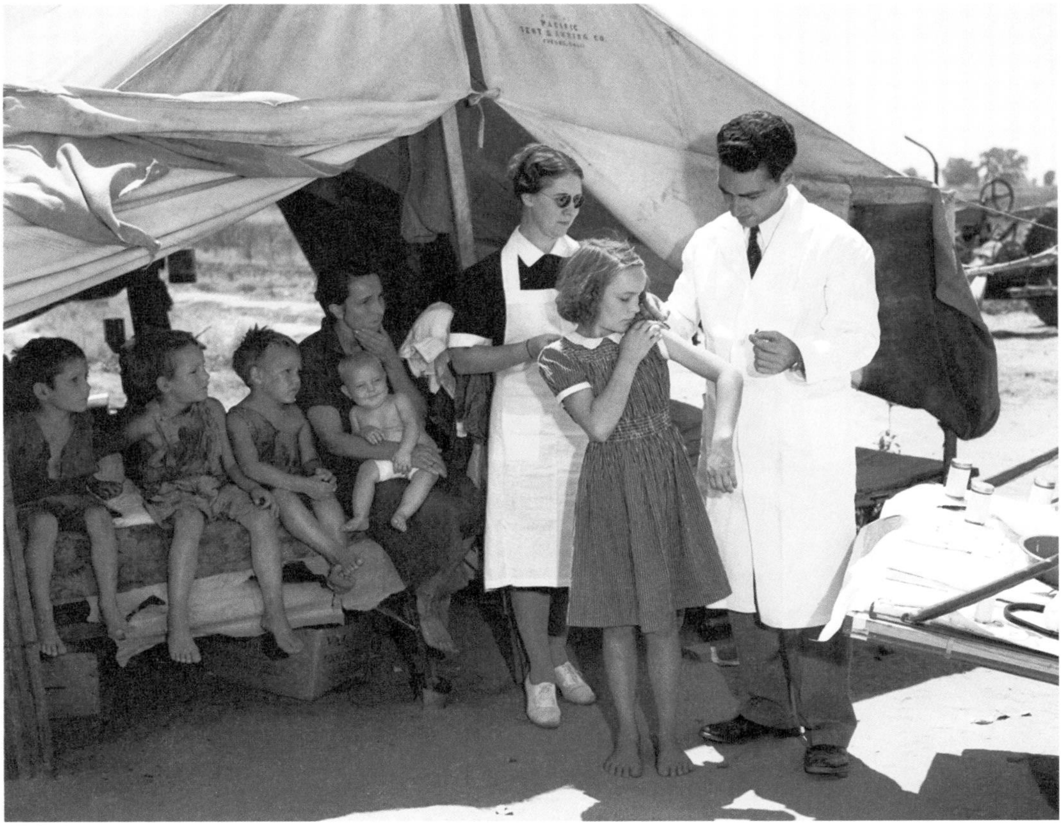

# 장티푸스 예방

발견시기
1898년

발견자
알모스 라이트(Almoth Wright 영국)

14세기에서 16세기에 걸쳐 세계적으로 여러 차례의 대규모 전쟁이 발생했고, 전쟁은 질병의 확산을 가져왔다. 당시 전염병으로 사망한 병사의 수는 전쟁터에서 죽은 수를 훨씬 초과했다. 전염병 중에 치사율이 높은 전염병이 있었는데 병에 걸린 환자는 고열과 복통,

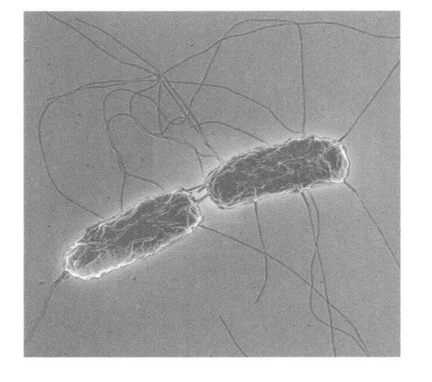

110

설사, 두통, 붉은 반점이 나타났다. 그리고 장출혈이나 장 천공 등 심각한 증상을 보이며 사망했다. 사람들은 전염성이 강한 이 병을 장티푸스라고 불렀다.

장티푸스에 관한 가장 오래된 기록은 중국의 《내경·소문》이다. 3세기 초 명의 장중경은 평생 여러 책을 다독하고 심혈을 기울여 《상한잡병론傷寒雜病論》을 집필했다. 장티푸스를 뜻하는 상한이란 단어는 원래 외부에서 들어온 전염병의 총칭으로 사용되었다.

1850년대 크림전쟁(Crimean War)이 발발하고 장티푸스로 사망한 병사의 수가 전쟁터에서 사망한 병사의 10배에 달했다. 사람들은 장티푸스의 전염원과 병원체를 찾아 백신을 만들기 위해 많은 시간과 노력을 투자했다.

1898년 장티푸스는 여전히 유행했고 적절한 치료법이 밝혀지지 않았다. 하지만 영국의 과학자 알모스 라이트는 장티푸스 백신을 찾기 위해 쉬지 않는 열정을 불태웠다. 그해 발발한 보어전쟁(Boer War) 기간에 장티푸스로 인해 사망한 사람 수는 전쟁터에서 사망한 병사의 다섯 배나 되었다. 다행히 제1차 세계대전이 시작되고 나서 백신이 개발되었고 장티푸스로 인한 사망자는 100명 이하로 줄어들었다.

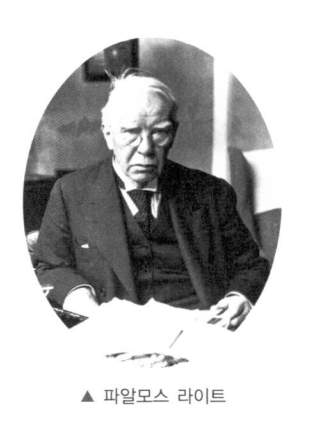

▲ 파일모스 라이트

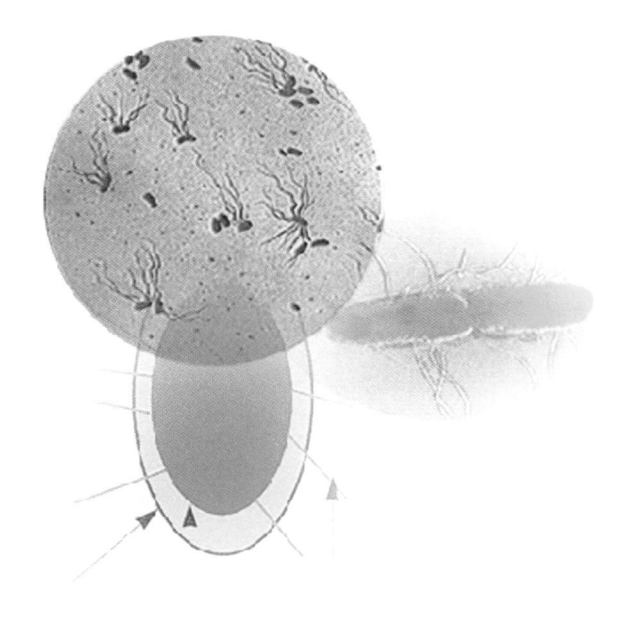

◀ 장티푸스간균이 인체의 건강한 세포를 공격하고 있다.

111

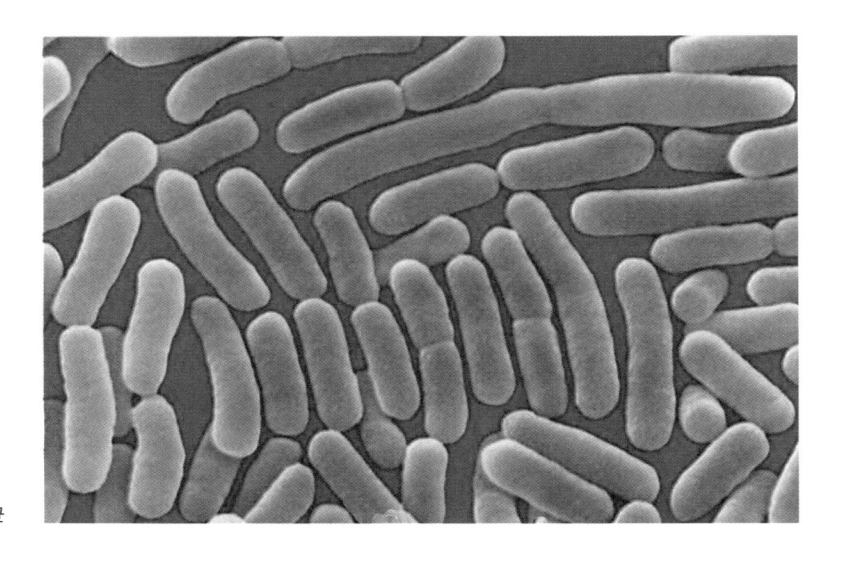

▲ 감염된 장티푸스간균의 세포

라이트는 장티푸스 환자와 장티푸스 보균자의 소변과 대변에서 대량의 장티푸스간균을 발견했다. 장티푸스간균은 소변과 대변을 통해 외부로 배출되었고 오염된 환경 속에서 사람의 손이나 파리, 바퀴벌레 등을 통해 전염되었다. 장티푸스 환자나 보균자가 사용한 물건은 물론 그들이 먹었던 음식에서도 수많은 장티푸스간균이 발견되었다. 손을 깨끗이 씻는 등 위생을 철저히 하는 일이 무엇보다 중요했다. 식사 전이나 용변을 본 후 손을 씻는 습관은 장티푸스를 예방하는 데 매우 효과가 있었다.

1907년 미국의 주방장 메리 말론(Mary Mallon)이 역사적으로도 유명한 '장티푸스 메리 사건(자신은 병에 걸리지 않으면서 그 병을 퍼뜨리는 사람을 일컫는 말–옮긴이)'을 일으켰다. 주방장인 메리는 자신이 일하는 곳에서 장티푸스를 퍼뜨렸다. 장티푸스 보균자였던 그녀는 음식을 팔며 사람들에게 병균을 옮겼다. 결국 사실이 드러나 재판에 회부된 그녀는 평생 외부와 격리되어 살았다.

훗날 인류는 항생제를 발명해 장티푸스를 치료했다.

▶ 현미경으로 관찰한 장티푸스간균

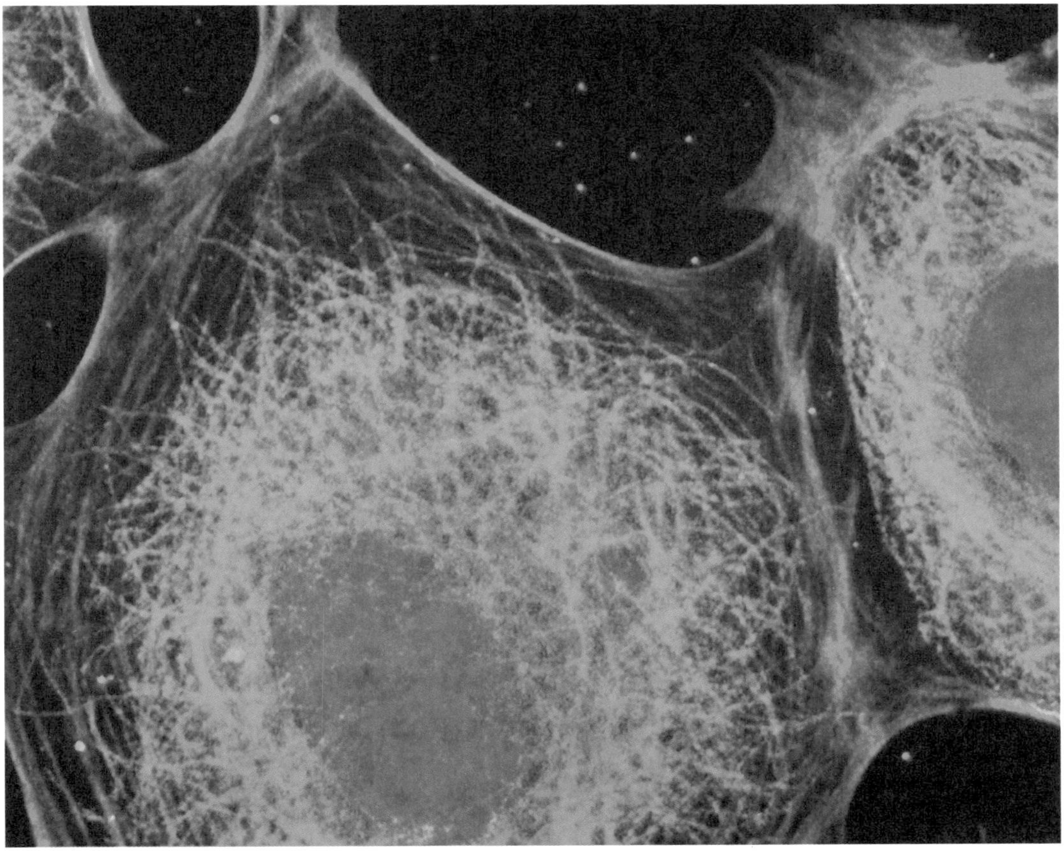

# 바이러스

프랑스의 과학자 루이 파스퇴르가 세균을 발견하고 세균이 질병을 일으킨다는 사실을 발표했다. 하지만 그도 광견병을 일으키는 미생물(세균)은 찾지 못하고 1885년 연구를 포기했다. 이는 그의 세균 이론에 어두운 그림자를 드리웠다.

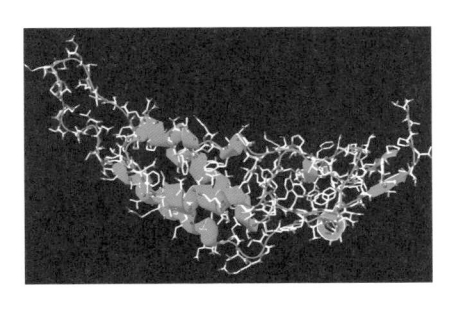

발견시기
1902년

발견자
디미트리 이바노브스키(Dimitri Iwanowski 러시아), 마루티누스 베이제린크(Martinus Beijerinck 네덜란드), 프리드리히 로플러(Friedrich Loffler 독일), 월터 리드(Walter Reed, 미국)

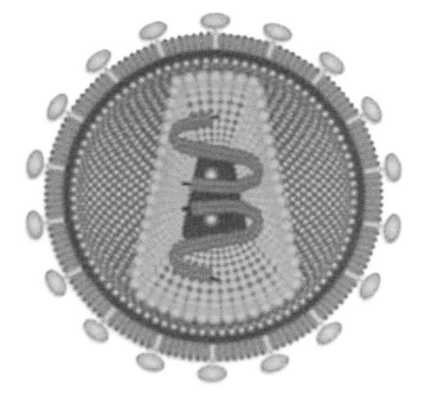
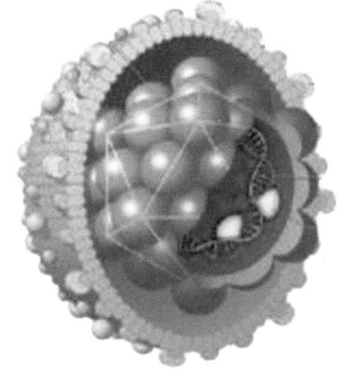

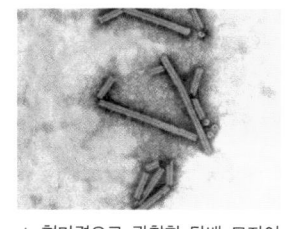

▲ 월터 리드

▲ 현미경으로 관찰한 담배 모자이크 바이러스

　그리고 또 하나 병원체를 찾지 못한 질병이 있었다. 감염된 담뱃잎에서 모자이크 모양이 발견되어 붙여진 이름인 담배 모자이크 바이러스(Tobacco Mosaic Virus)가 바로 그것이다.

　1892년 러시아 학자 이바노브스키는 감염된 잎을 빻아서 액체를 추출해 여러 종류의 종이와 필터기를 이용해 여과했다. 여과기는 세균을 포함한 모든 생물체를 걸러낼 수 있었다. 그렇지만 여과된 액체는 여전히 건강한 담뱃잎을 감염시켰고 모자이크병을 유발했다. 이는 이바노브스키의 여과기로 병원체를 걸러낼 수 없다는 의미였다. 그는 여러 종류의 여과기와 다양한 방법을 이용해 담뱃잎과 잎즙을 채취해보았지만 결과는 마찬가지였다. 그렇다면 이 질병을 유발하는 것은 무엇일까? 이바노브스키는 실험이 번번이 실패하자 연구를 포기했다.

　1898년 네덜란드의 식물학자 마루티누스 베이제린크는 이바노브스키의 연구를 재개했지만, 성공의 길은 멀어 보였다. 그러나 그는 끈질긴 실험을 통해 질병의 병원체가 이제까지와는 전혀 다른 새로운 것임을 밝혀냈다. 비록 병원체를 밝혀내지는 못해도 그것의 존재는 확인하게 된 셈이었다. 그는 이것을 라틴어로 독약이란 의미를 가진 '바이러스' 라고 명명했다. 하지만 사람들은 담뱃잎이 걸린 질병을 대수롭지 않게 생각했고 별다른 관심을 두지 않았다. 베이제린크가 바이러스를 발견한 일이 주목받지 못한 것은 물론이었다.

　1899년 독일의 과학자 프리드리히 로플러는 구제역을 연구하면서 병원체를 찾기 위해 노력했지만 실패하고 말았다. 그는 이것 역시

일종의 바이러스라고 생각했다.

1902년 미국의 군의관 월터 리드는 2년 동안의 연구를 통해 미국의 수많은 병사의 목숨을 앗아간 황열병(Yellow Fever)의 병원체가 바이러스라는 것을 발견하고 그것의 존재를 증명해냈다.

과학계는 바이러스가 질병의 원인임을 알게 된 후 세균과 다른 영역으로 나누어 심층적인 연구를 진행했다. 마침내 의학계와 과학계의 시선이 바이러스에 집중된 것이다.

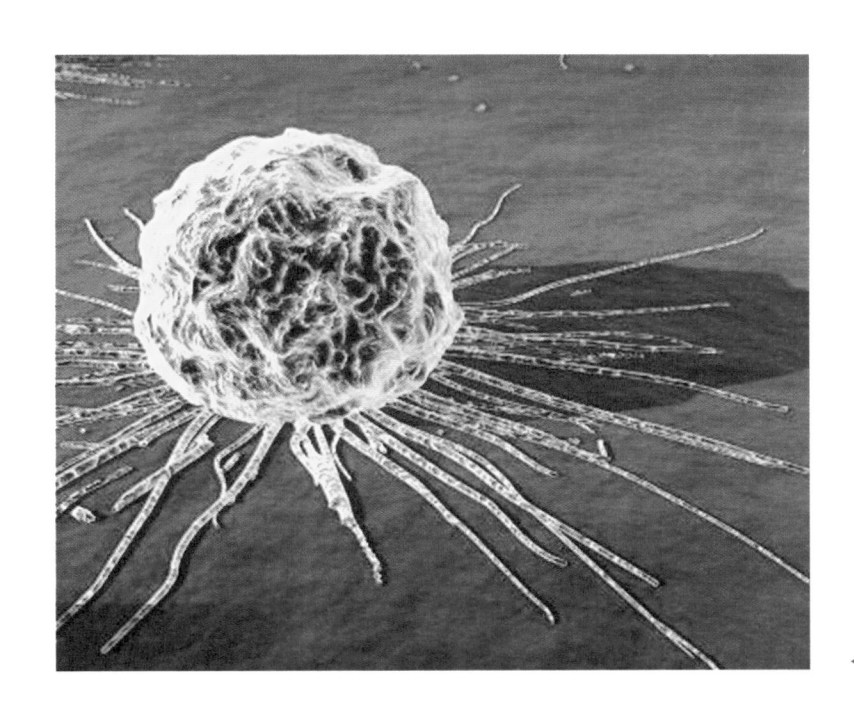

◀ 현미경으로 관찰한 바이러스

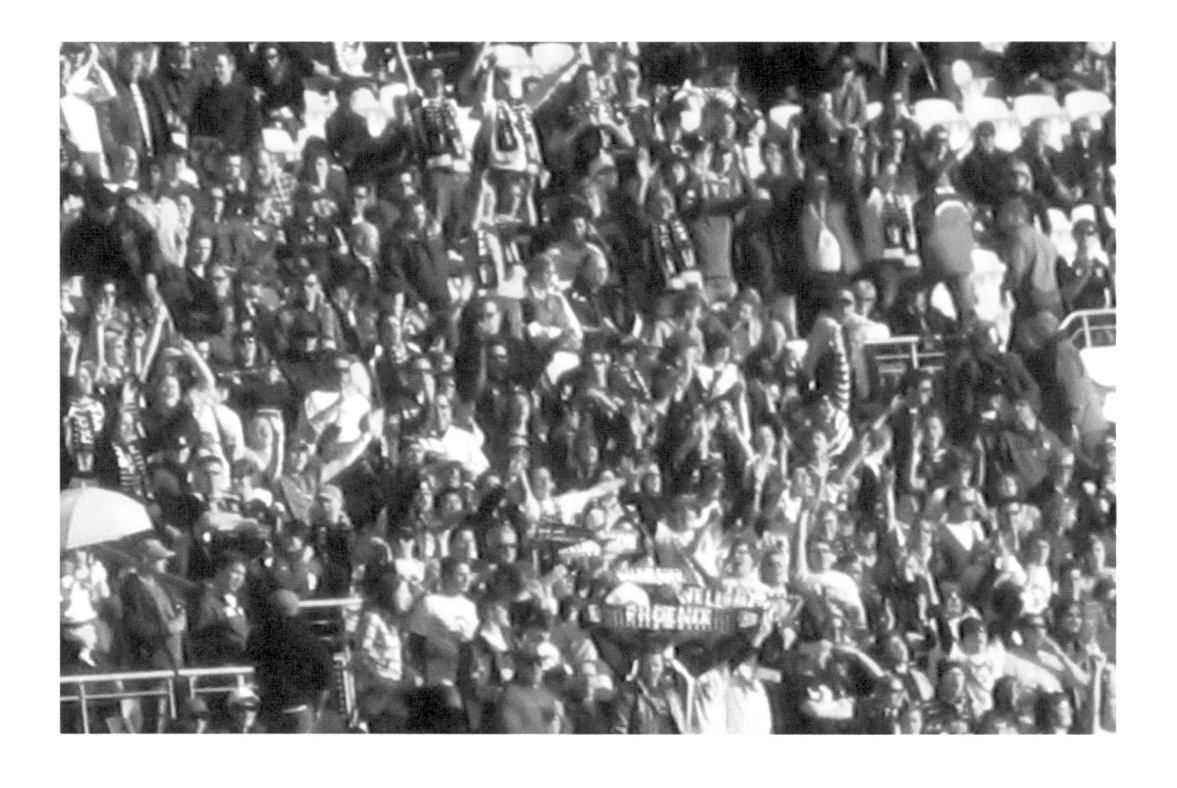

# 황열병

발견시기
1902년

발견자
카를로스 핀레이(Carlos Finlay 쿠바),
월터 리드(Walter Reed 미국)

17세기 중엽 미국에는 새로운 전염병이 유행했다. 이 전염병은 17~19세기 동안 미국, 아프리카, 유럽 등의 대륙에서 발생했던 전염병 중에서 가장 심각한 것이었다. 이 병은 셀 수 없이 많은 사람의 목숨을 앗아갔다. 전염병에 걸리면 발열, 두통, 황달, 출혈 등의 증세가 나타났다. 그리고 피부가 황색으로 변하고 고열을 수반했기 때문에 황열병이라고 불렀다. 사람들은 2세기에 걸쳐 황열병의 병원체와 전염원을 찾아 헤맸지만 끝내 성공하지 못했다.

1900년 미국 정부에서 파견한 군의관 월터 리드와 세 명의 과학자와 의학자가 황열병의 병인을 조사했다. 아바나(Havana)의 카를로스 핀레이라는 쿠바 의사는 황열병도 말라리아처럼 모기로 인해 전염된다는 가설을 증명하기 위해 장장 19년을 연구에 투자했다. 하지만 그는 실패의 쓴맛을 봐야만 했다.

월터 리드와 그의 연구원들은 핀레이의 이론에 찬성하고 모기에서부터 다시 연구를 시작했다. 그들은 황열병 환자를 문 모기에게 물려 스스로 병에 감염되었다. 그 결과 황열병에 걸려 몇 사람이 사망하는 일이 발생했는데도 여전히 모기가 바이러스를 퍼뜨린다는 가설은 입증하지 못했다. 그들은 병원의 격리막사에서 팀을 나누어 직접 비교 실험에 참여했다. 실험 결과 격리막사에 머문 팀은 황열병에 걸리지 않았고, 모기에 물린 팀은 5분의 4에 달하는 지원자가 황열병에 걸렸다. 이렇게 황열병이 모기에 의해 전파된다는 핀레이의 가설이 증명되었다. 황열병 환자를 문 모기가 건강한 사람을 물어서 황열 바이러스를 퍼뜨렸던 것이다. 황열병을 예방하기 위해서는 모기를 차단하고 박멸시켜야 했다.

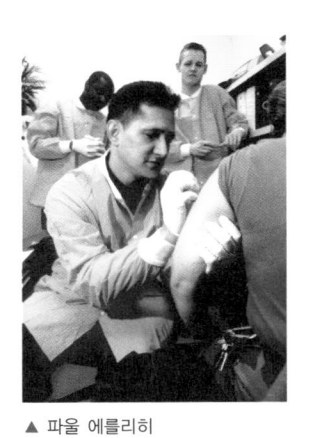

▲ 파울 에를리히

1902년 리드는 자신의 연구결과를 발표했다. 아바나에서는 모기를 박멸하는 방안을 제정하고 황열병을 몰아냈다. 그러나 그는 황열병의 병원체를 찾지 못했다. 병원체는 크기가 너무 작아서 여과성 바이러스(Filterable virus)라고 불렀다. 사람들은 황열병을 예방하기 위해 모기를 차단하고 박멸했지만 불안은 쉽게 떨칠 수 없었다. 병원체를 찾고 백신을 만들어 면역력을 키우는 게 최선의 방법이었다. 당시 수많은 과학자들이 백신을 만들어내고자 온갖 수고를 쏟아 부

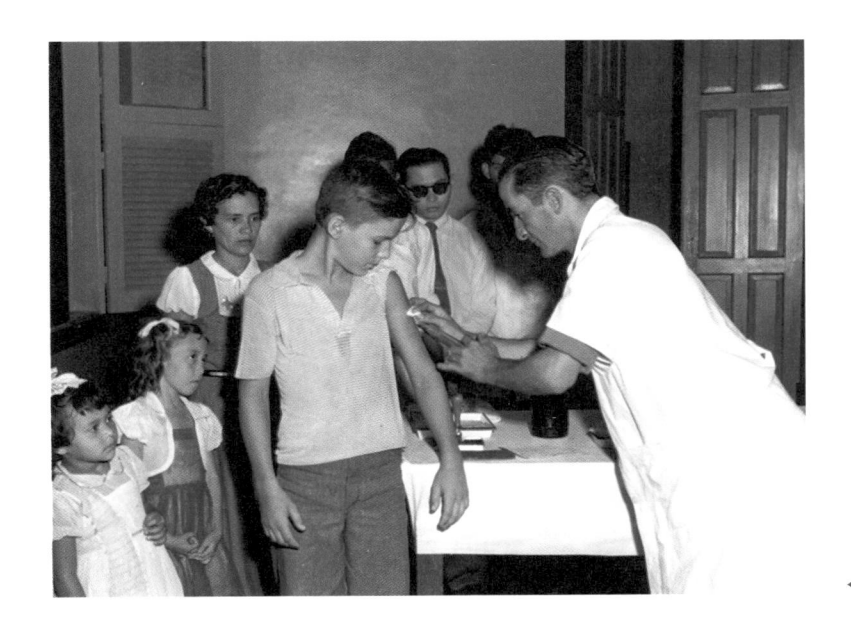

◀ 황열병 백신을 접종하는 어린이

었다.

1927년 원숭이와 쥐의 접종으로 마침내 황열 바이러스를 얻음으로써 황열병 백신이 대량 생산되었다. 20세기 중반 황열병은 북미와 유럽에서 자취를 감췄다. 아직도 남미와 아프리카 지역에서는 황열병 환자가 발생하기는 하지만 극소수에 불과하다. 황열병을 완벽히 치료할 수 있는 특효약은 아직 발견되지 않았다.

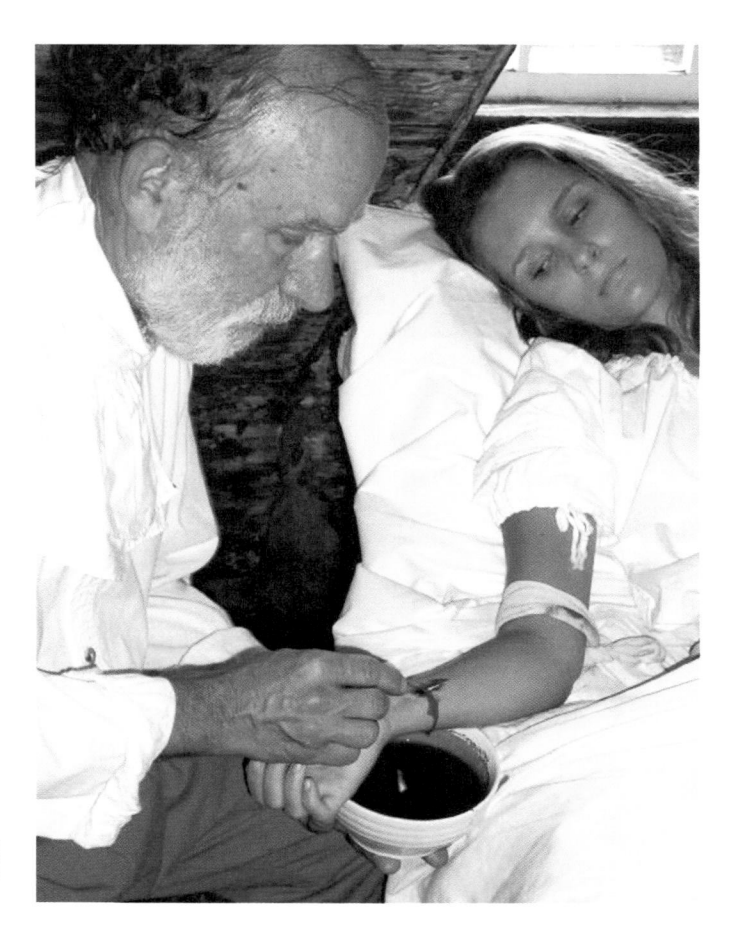

▶ 의사가 피를 뽑아내는 방혈요법으로 황열병 환자를 치료하고 있다.

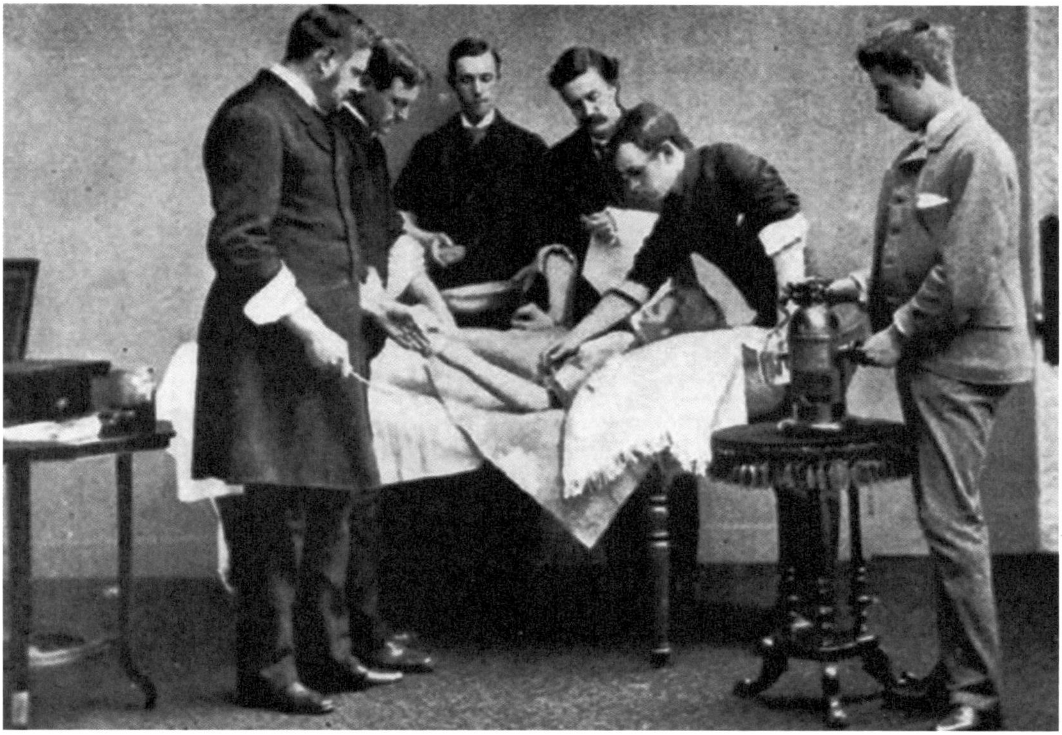

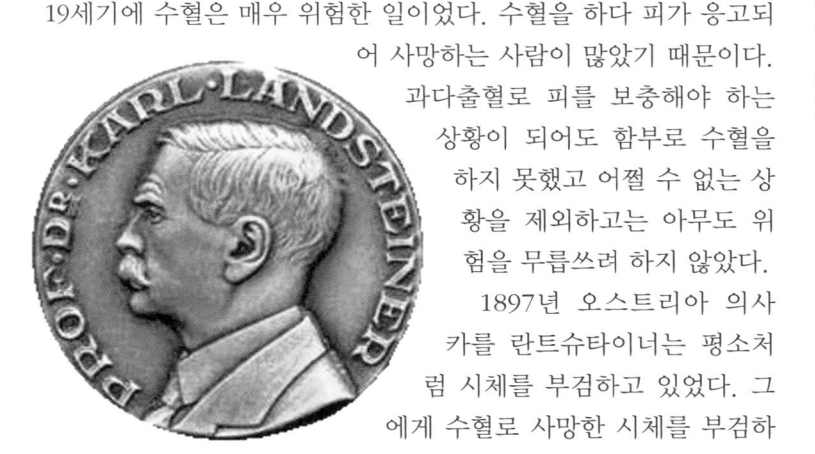

# 혈액형

19세기에 수혈은 매우 위험한 일이었다. 수혈을 하다 피가 응고되어 사망하는 사람이 많았기 때문이다. 과다출혈로 피를 보충해야 하는 상황이 되어도 함부로 수혈을 하지 못했고 어쩔 수 없는 상황을 제외하고는 아무도 위험을 무릅쓰려 하지 않았다. 1897년 오스트리아 의사 카를 란트슈타이너는 평소처럼 시체를 부검하고 있었다. 그에게 수혈로 사망한 시체를 부검하

발견시기
1902년

발견자
카를 란트슈타이너
(Karl Landsteiner 오스트리아)

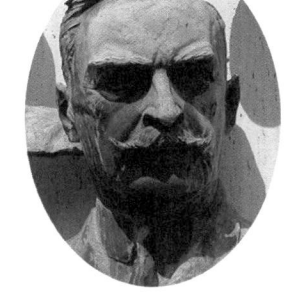
▲ 카를 란트슈타이너

는 일은 너무나 익숙한 일이었다. 그러던 어느 날 어떤 사람은 수혈을 받고나서 죽었는데, 또 어떤 사람은 수혈 후에도 죽지 않았다는 사실에 흥미를 느끼기 시작했다.

하루는 집에서 친구와 함께 익숙한 피아노곡을 연주하던 중에 갑자기 환자가 수혈받은 혈액형에 문제가 있는 건 아닐까 하는 궁금증이 생겼다. 당시까지만 해도 사람들은 인간의 혈액이 모두 같다고 생각했다. 하지만 만일 그게 아니라면?

다음날 아침 그는 자신의 생각대로 실험을 해보기로 했다. 그는 환자 20명에게 채혈한 피를 안전하게 섞는 방법에 대해서 연구했다. 그는 환자의 혈액을 다른 사람의 것과 혼합하고 현미경으로 관찰했다. 일부 혈액은 혼합되자마자 응고되었지만 일부는 아무런 이상도 나타나지 않았다. 그는 혈액이 안전하게 섞이는 조와 그렇지 않은 조로 나누고 각각 A, B라 불렀다. 그리고 인간의 피는 서로 다르며,

▼ 오늘날의 수혈 설비

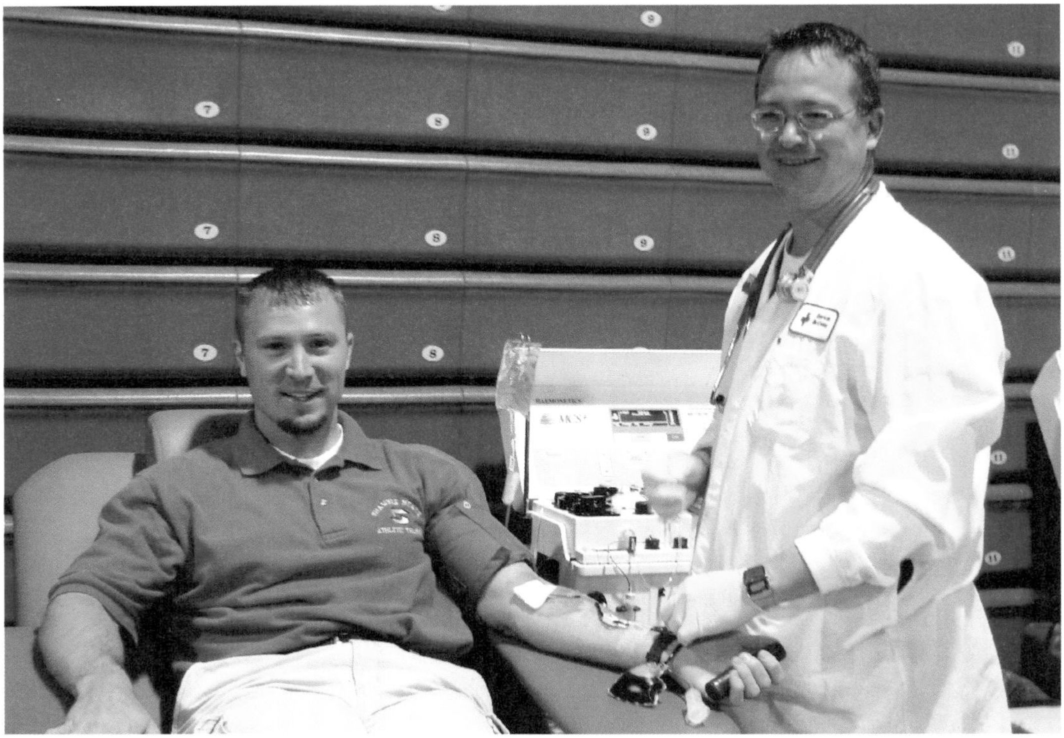

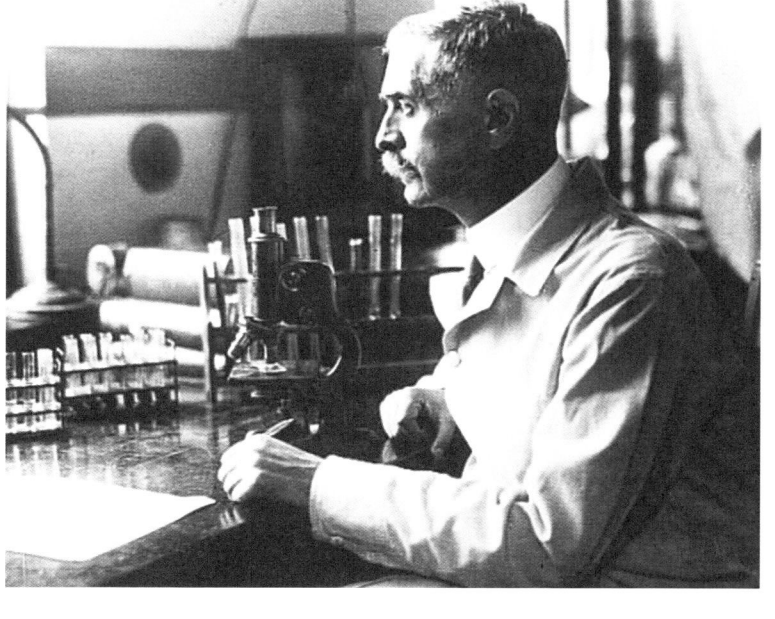

일부는 함께 섞이면 거부반응을 일으킨다는 사실을 확인했다.

그는 지속적인 실험을 통해 A나 B와 섞였을 때 모두 응고되지 않는 혈액이 있다는 것을 밝혀냈다. 그는 어떤 혈액과 섞여도 응고되지 않는 이 혈액을 O라고 불렀다. 훗날 그는 다시 A나 B와 섞였을 때 모두 응고되는 혈액이 있다는 것을 밝혀냈다. 그는 이 혈액을 AB라고 불렀다.

1902년 그는 몇 년간의 연구를 끝내고 자신이 발견한 사실을 발표했다. 그는 인간의 혈액형이 A, B, AB, O로 나뉘며 안전하게 수혈하기 위해서는 환자와 수혈을 하는 자의 혈액형을 확인해야 한다고 주장했다. 란트슈타이너는 혈액형을 발견하여 수백만 명의 목숨을 구했다.

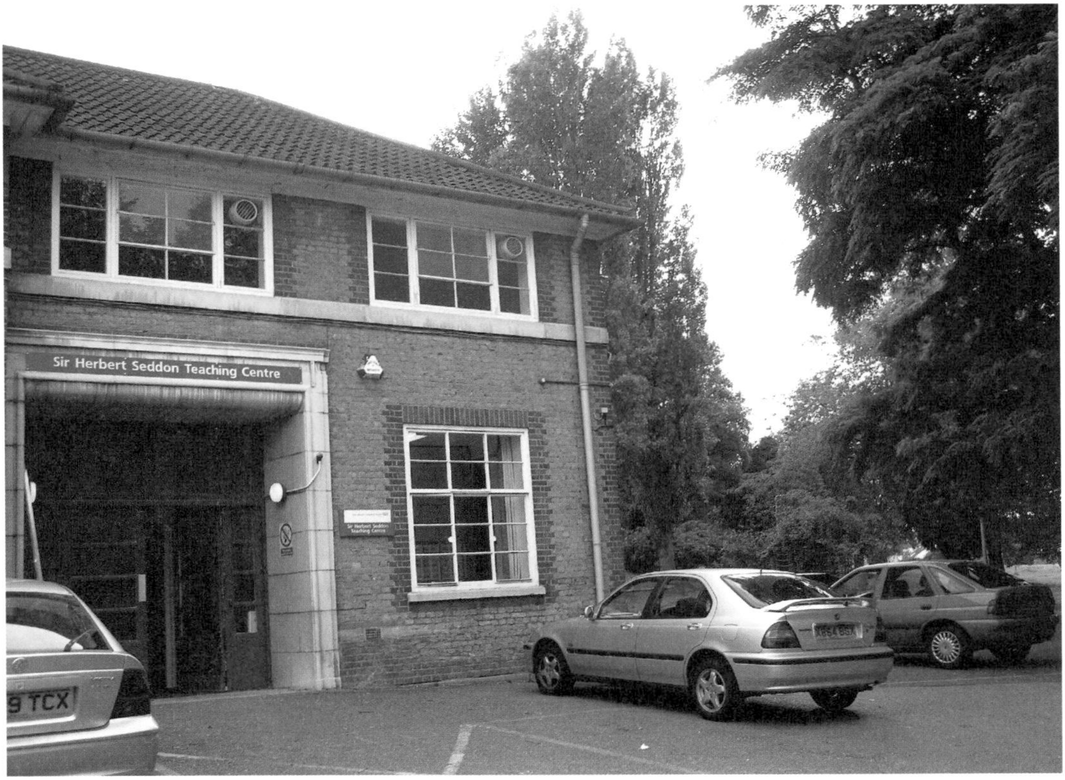

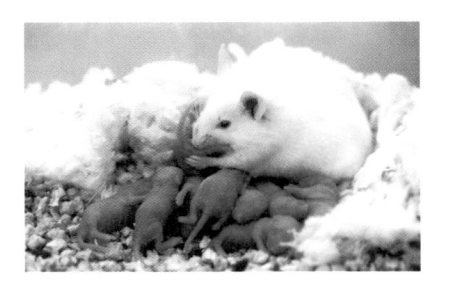

# 호르몬

발견시기
1902년

발견자
에드워드 셰퍼(Edward Schafer 영국),
존 제이콥(John Jacob 미국), 다카미
네 조키치(高峰讓吉 일본), 윌리엄 베
일리스(William M. Bayliss 영국), 어
니스트 스탈링(Ernest Starling 영국)

    20세기 이전 과학자들은 인체 내의 모든 제어신호는 전기가 신경
섬유를 따라 전달하는 것이라고 생각했다. 하지만 시간이 지나면서
몇몇 과학자들이 사실은 그것과 다르다는 것을 밝혀냈다.

    1894년 영국의 생리학자
에드워드 셰퍼는 동물 실험
을 통해 부신에서 추출한 액
체를 동물의 혈관에 주입하
면 혈압이 상승한다는 사실
을 밝혔다. 하지만 그는 여
러 가지 이유로 연구를 계속

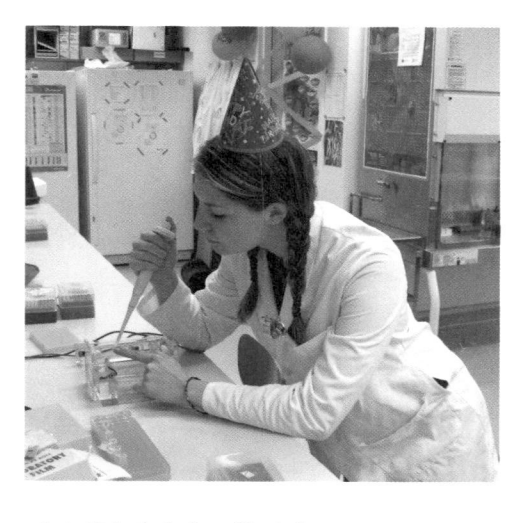

하지 못했고 자신의 발견이 어떤 가치를 가지고 있는지도 확인하지 못했다.

1898년 미국의 약리학자 존 제이콥은 이 액체의 약용적 가치를 인식하고 핵심 화학성분을 따로 분리해 실험을 진행했다. 제이콥은 부신에서 추출한 이 액체를 아드레날린이라고 불렀다.

1900년 일본의 기업가 다카미네 조키치는 아드레날린 물질을 특허출원 신청을 하고, 1901년부터 생산하기 시작했다.

1902년 런던 대학의 윌리엄 베일리스 교수와 어니스트 스탈링 교수는 소장과 췌장에서 분비된 소화액의 전기신호가 신경세포를 따라 명령을 전달하는지를 실험했다. 그들은 개의 췌장과 연결된 신경을 잘라보고 췌장이 자극에 반응한다는 사실을 확인했다. 그리고 심층적인 연구를 거쳐 위산이 개의 소장 내막에 도달하면 액체가 분비된다는 사실을 입증했다. 액체는 혈관을 따라 췌장으로 이동해 움직이라는 신호를 전달했다.

과거에 사람들은 신호는 전기에 의해 신경섬유를 따라 전달되는 것이라고 생각했다. 하지만 베일리스와 스탈링 교수는

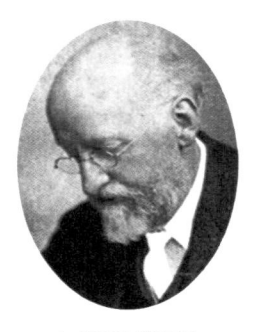

▲ 윌리엄 베일리스

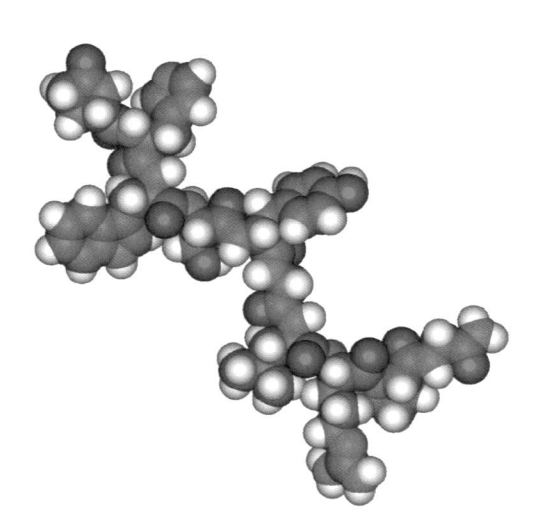

123

신호가 화학적 방법에 의해 전달된다는 사실을 밝혀 과학계에 큰 반향을 일으켰다. 그들은 신체기관의 발작작용을 일으키는 것은 전기 신호와 화학 신호라는 결론을 내렸다.

이 밖에도 베일리스는 다른 화학 신호가 있을 거라고 추측했다. 일본의 다카미네 조키치도 그와 같은 견해를 표방했다. 1905년 어니스트 스탈링은 이 액체에 호르몬(Hormones)이라는 이름을 붙였다. 1935년 미국의 생물화학자 에드워드 셰퍼는 세 번째 호르몬인 코리티손(Cortisone)을 발견했다.

지금까지 발견된 호르몬은 30여 종에 이르며 체내에서 신호를 전달하는 중요한 역할을 담당한다.

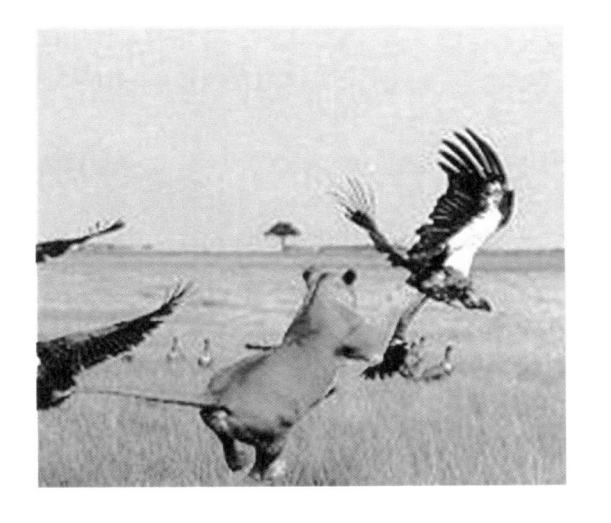

▶ 매는 습격을 받으면 아드레날린이 분비되어 빠르게 움직이라는 신호를 보낸다

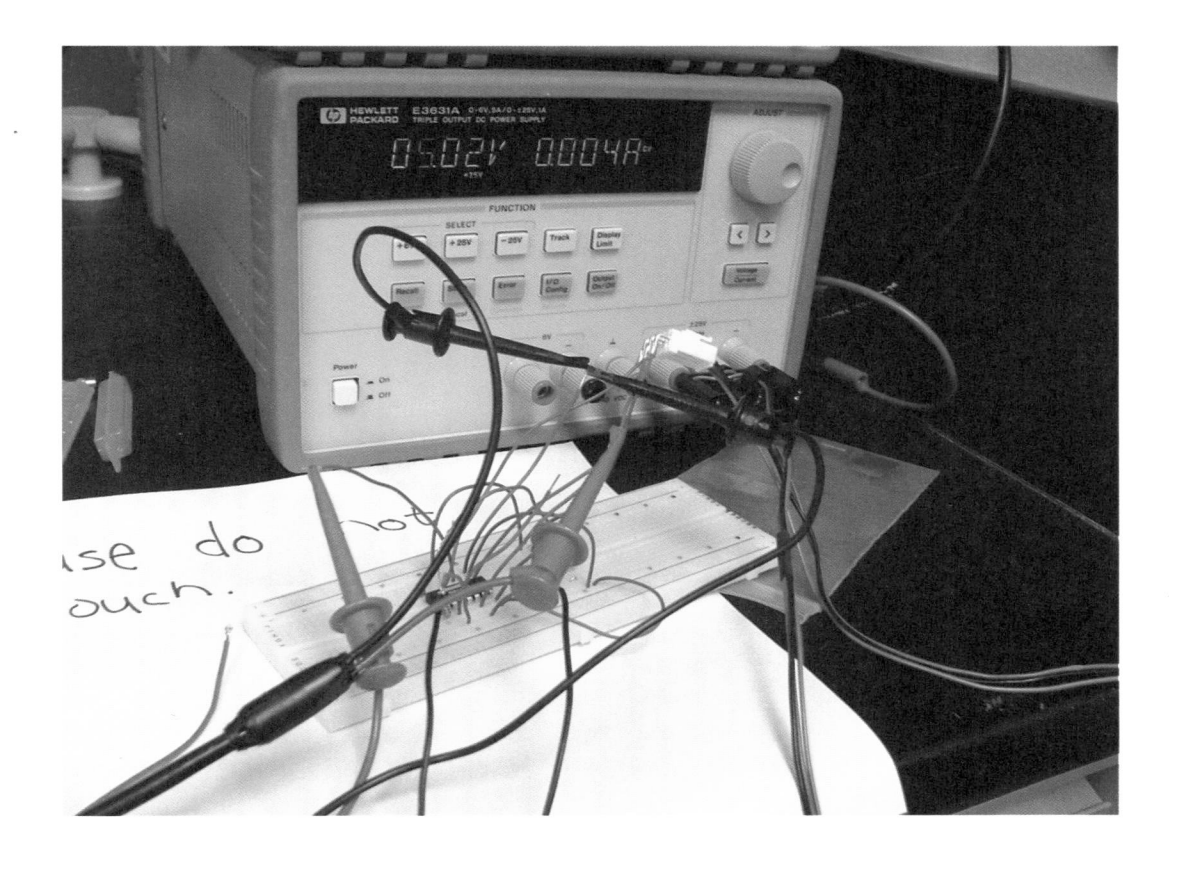

# 심전도

19세기 의학계는 인간의 심장에 대한 지식이 부족했다. 청진기가 개발되긴 했지만 환자의 심장박동이 약할 때는 잘 들리지 않는다는 한계가 있었다. 많은 의학자가 이 문제를 해결하기 위해 노력했다.

19세기 말 한 과학자가 동물의 심장이 뛸 때 약한 전기적 활동이 일어난다는 사실

발견시기
1903년

발견자
월러(A. D. Waller 영국), 빌럼 에인트호번(Willem Einthoven 네덜란드)

◀ 심전도를 사용할 때 인체와 접촉하는 센서

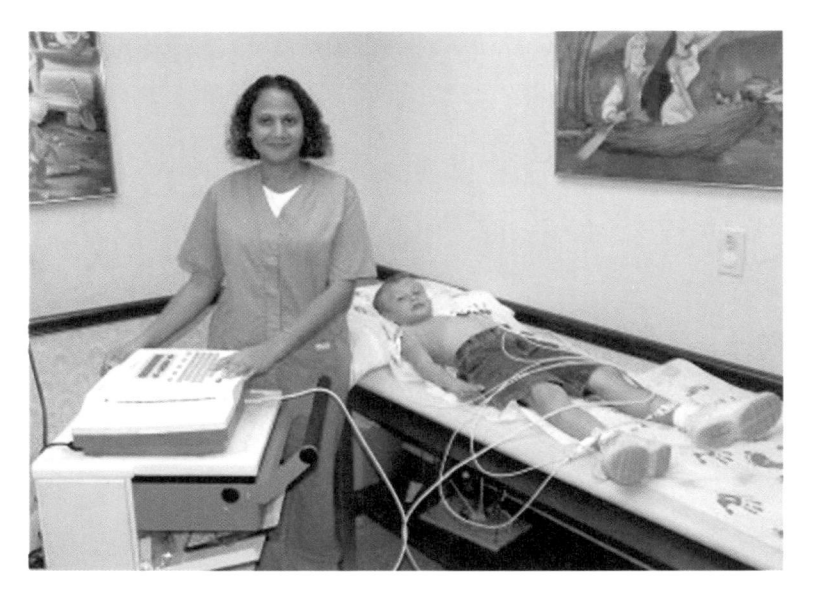

을 알아냈다. 과학계는 이 점에 주목하고 인간을 대상으로 실험을 진
행했다. 이런 생물전류는 밀리볼트로 측정해야 할 정도로 작았고 너
무 빠르게 이동했기 때문에 일반적인 전류계로는 측정할 수 없었다.

1887년 영국의 생리학자 월러는 생물전기를 기록할 수 있는 모세
관전위계(capillary electrometer)를 발명했다. 모세관전위계는 순간
적으로 변하는 생물전기를 측정할 수는 있었지만 결과는 그다지 이
상적이지 않았다.

1891년 네덜란드 병리학 교수 에인트호번은 6년 동안 현선전류계
(string galvanometer)를 연구했다. 그는 양극의 강한 자기장 사이에
지름이 적혈구의 4분의 1 크기인 가느다란 석영으로 만든 실을 수직
으로 늘어뜨렸다. 석영의 양끝을 측정이 필요한 조직에 연결하면 전
류가 선을 통과해 자기장에서 벗어났다. 선을 통과하는 전류의 세기
와 선이 자기장을 벗어나는 정도는 정비례했다. 에인트호번은 끊임
없이 노력한 끝에 1903년 현선 심전계를 발명했다. 그러나 작동이
불완전했기 때문에 세상의 웃음거리가 되는 게 두려워 끝내 발표하
지 못했다.

1906년 어느 날 네덜란드 레이던(Leiden) 대학 부속병원에 위급한
심장병 환자가 도착했다. 하지만 심장 박동이 너무 약해 당시의 기

기로는 측정이 불가능해서 의사들도 정확한 진단을 내릴 수 없었다. 그때 한 교수가 나섰다.

"제가 한번 해보겠습니다."

교수는 한 번도 본 적이 없는 기계를 가져오더니 바쁘게 움직였다. 기계에서 석영으로 만든 선 양끝을 환자의 몸과 연결하고 기계와 케이블을 이으니 심전도가 표시되었다. 그렇게 의사들은 환자의 병을 정확히 진단하여 목숨을 구했다. 최초의 심전도 측량기의 '임상시험'이 성공하는 순간이었다. 이 기계는 다름 아닌 빌럼 에인트호번이 발명한 것이다.

과학기술이 나날이 발전하면서 심전계도 함께 발전해갔다. 응용 범위가 매우 광범위한 심전도는 오늘날 어느 병원에서나 흔히 볼 수 있다.

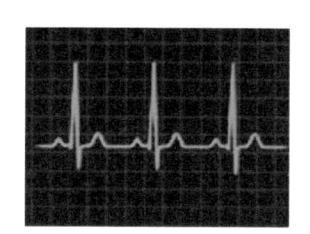

▲ 심전도에 나타난 파동

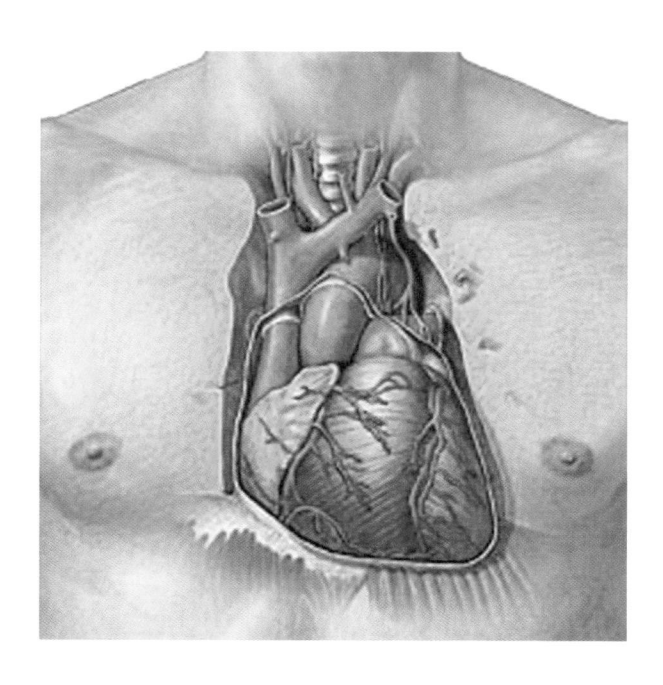

◀ 인체 심장도

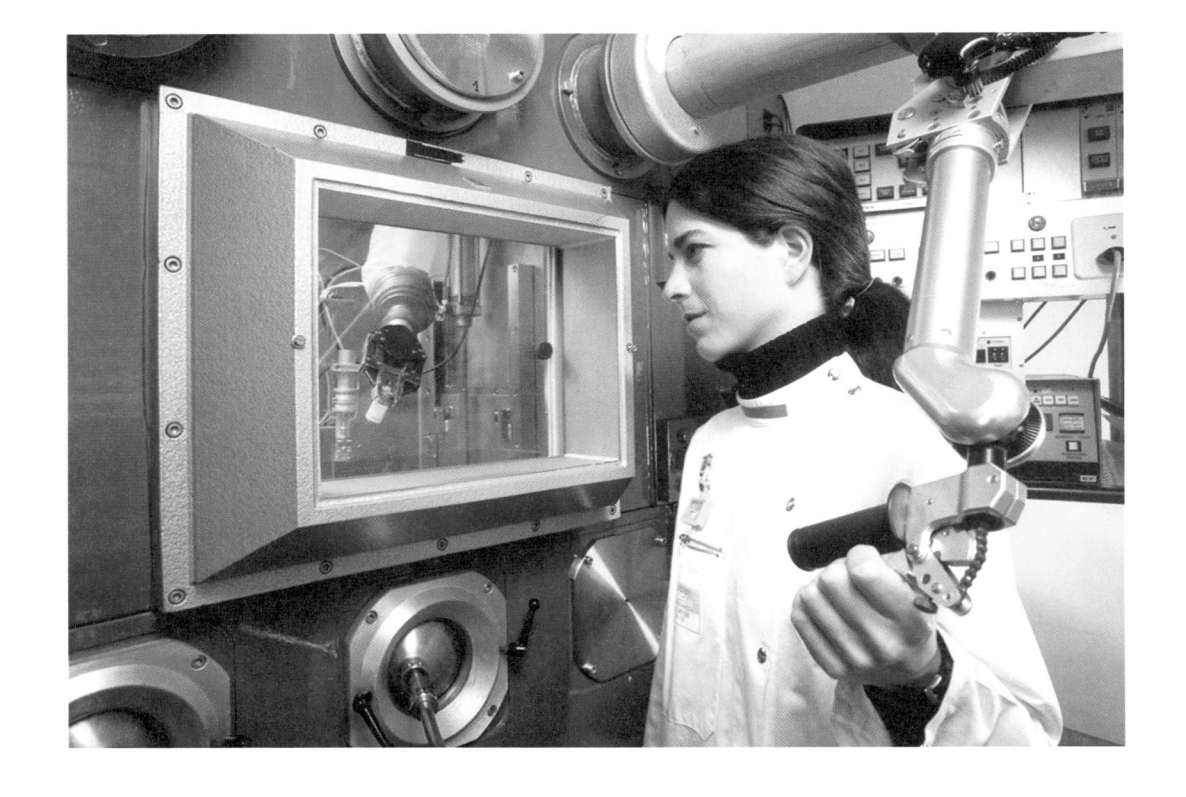

# 방사선 치료

발명시기
1903년

발명자
빌헬름 뢴트겐(Wilhelm Roentgen 독일), 마리 퀴리(Maria Skłodowska-Curie 폴란드), 게오르크 피레스(Georg Perthes 독일)

　　1867년 독일의 과학자 하르츠(Hartz)는 세포분열 이상으로 암세포가 발생한다는 사실을 발견했다. 의학자들은 암세포가 무제한 증식하는 이유를 연구하기 시작했지만 연구를 위한 효과적인 방법을 찾지 못했다.

　　1896년 독일의 과학자 뢴트겐이 X 레이를 발견했다. 그러나 당시 X 레이가 인체를 투과하여 뼈 조직을 볼 수 있다는 것 이외에 다른 기능은 아직 발견되지 않았다.

　　1899년 피에르 퀴리(Pierre Curie)와 부인인 마리 퀴리는 방사능 원소 라듐을 발견했다. 하지만 라듐의 사용가치를 제대로 알지 못했다.

　　1903년 독일의 과학자 피레스는 암의 치료법을 연구하기 시작했다. 그는 X 레이로 환자의 악성종양을 촬영하고 기적적으로 종양의

크기가 줄어들어 있는 모습을 발견했다.

의학계는 방사선 치료기를 발명했지만 초기의 방사선 치료기는 방출되는 방사선 빔의 세기가 약해서 신체 내부 15센티미터 이상의 깊은 곳까지는 방사선이 도달하지 않았다. 따라서 종양이 깊은 곳에 자리한 환자는 상대적으로 많은 양의 방사선을 쏘여야 했다.

1960년대 효과가 뛰어난 방사선 치료기가 발명되었다. 기기에서 방출된 전자빔이 뼈와 기관에 직접 도달하여 피부와 주변 조직을 손상시키지 않았다. 그러나 라듐은 암을 치료하기도 했지만 암을 유발하기도 하는 위험한 물질이었다. 1934년에 라듐에 쏘였던 환자는 방사능으로 인한 질병으로 사망했다.

1950년대 구둣방에서는 X 레이를 이용해 발이 신발에 잘 맞는지를 확인했으며, 병원에서는 X 레이로 임산부 뱃속의 태아를 검사했다. 그리고 1956년 X 레이가 아동에게 암을 유발할 수 있다는 사실이 밝혀지고 나서야 X 레이를 제한적으로 사용해야 한다는 사실을 깨달았다.

오늘날에는 반드시 필요한 경우가 아니면 X 레이를 사용하지 않

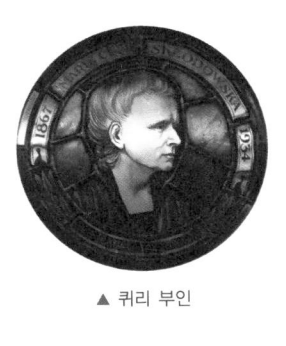

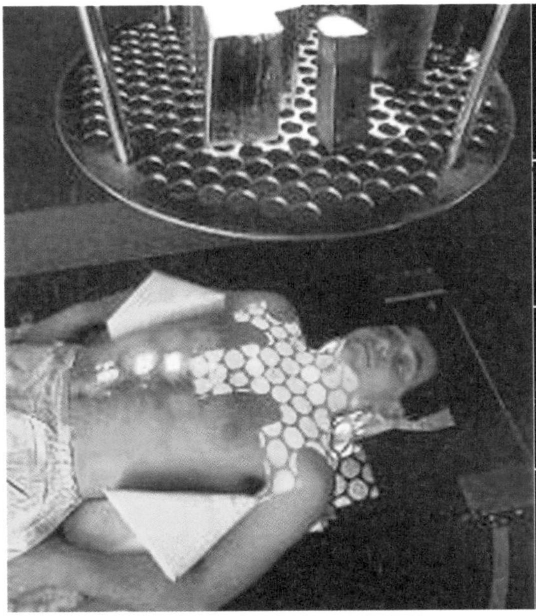

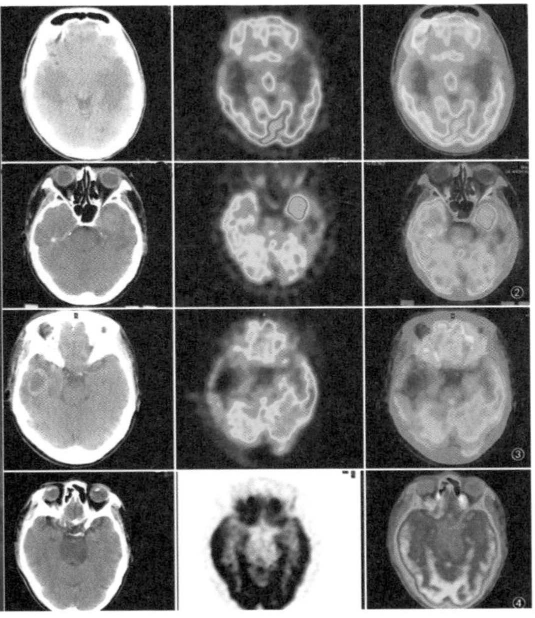

▲ 퀴리 부인

는다. 암 치료과정에서는 반드시 방사선 치료를 해야 하는데 그럴 때에도 종양 부위에만 사용한다. 훗날 암을 더 효과적으로 치료할 수 있는 화학요법이 발견되었다.

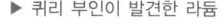

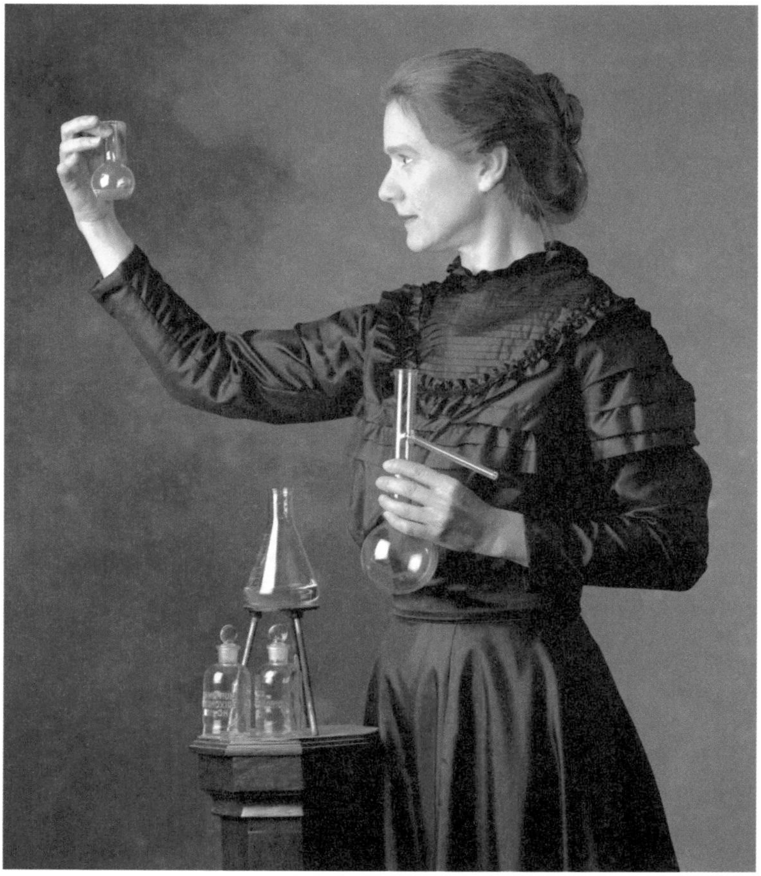

▶ 퀴리 부인이 발견한 라듐

# 조건반사

19세기 말 과학이 빠르게 발전하면서 인류는 신체 각 부위에 대해서 좀 더 자세히 알게 되었다. 하지만 내장기관의 작동 메커니즘이나 인체의 사령부인 대뇌와 신경계통의 활동규칙에 대해서는 아는 게 없었다. 내장과 대뇌는 체내에 숨어 있기 때문에 육안으로는 관찰할 수 없다. 신체 내부기관이 어떻게 활동하는지 볼 수 있는 방법이 없을까?

1890년 러시아의 생리학자 파블로프는 소화계통에 대한 연구를 시작했다. 이전의 생리학자들은 개를 마취하여 해부한 뒤 내장 기관을 꺼내 실험을 했다. 하지만 파블로프는 활동이 정지된 기관으로는 정확한 실험 결과를 얻지 못할 거라고 여기고 살아있는 내장 기관을 신체에서 분리하거나 마취시키지 않은 상태에서 실험을 진행했다.

파블로프는 생명을 유지하기 위해서는 영양섭취가 중요하고 인체의 내장기관을 이해하기 위해서는 먼저 소화과정을 파악해야 한다고 생각했다. 그래서 위의 소화활동에 대한 연구를 시작했다. 그렇다면 복강에 숨어 있는 위장의 활동을 관찰하려면 어떻게 해야 할까?

이때 파블로프에게 큰 영감을 주는 사건이 벌어졌다. 어느 사냥꾼이 총기 오작동으로 복부에 탄알이 박힌 사고를 당했는데 다행히 수술을 통해 목숨을 건졌다. 그런데 시간이 지나도 상처부위가 쉽게 아물지 않아서 위로 통하는 작은 구멍(의학계에서는 이를 누관이라고 부른다)을 뚫어 거즈로 덮은 채 생활해야 했다. 유능한 의사들은 좀처럼 얻기 어려운 이 '창문'을 통해 위장의 활동을 관찰했다. 이는 연구를 위한 절호의 기회였다.

이 소식에 영감을 얻은 파블로프는 대담한 실험을 계획했다. 우선 개의 위 일부를 잘라내고 체외로 통하는 누관을 만들었다. 그리고 개의 목에 구멍을 뚫고 식도를 절단한 뒤 체외로 연결했다. 파블로프가 누관을 뚫은 개에게 음식을 갖다 주자 배고픈 개는 순식간에 음식을 먹어치웠다. 하지만 목으로 넘어간 음식물은 중간에 잘린 식도를 따라 밖으로 배출되었기 때문에 개가 쉬지 않고 음식을 먹어도 위는 채워지지 않았다. 흥미로운 사실은 음식물이 위로 들어가지는 않았지만, 개가 계속 음식물을 씹자 위에서 위액을 분비하기 시작했

발견시기
1904년

발견자
이반 페트로비치 파블로프
(Ivan Petrovich Pavlov 러시아)

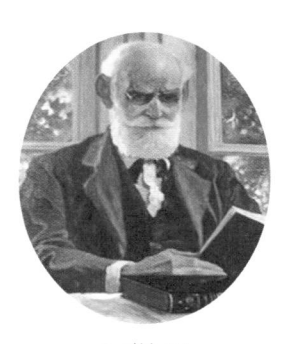

▲ 파블로프

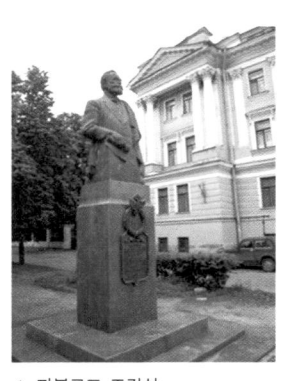

▲ 파블로프 조각상

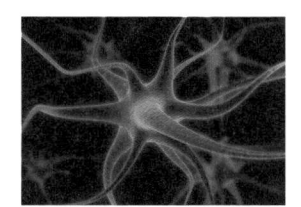
▲ 뉴런의 모습

다는 점이다. 텅 빈 위에서 분비된 투명한 위액은 누관을 통해 외부와 연결된 시험관으로 떨어졌다. 파블로프는 실험을 통해 음식이 위에 도달하지 않아도 위에서 위액을 분비한다는 사실을 알게 되었다. 그리고 위액의 분비는 음식물이 위를 자극해서가 아니라 대뇌가 신경을 통해 내린 명령으로 진행된다는 것을 밝혀냈다. 음식이 입 안으로 들어가면 미각 신경은 음식이 들어왔으니 소화할 준비를 하라는 신호를 대뇌에 보냈고 대뇌는 위액을 분비하라는 신호를 보냈다.

어느 날 파블로프는 특이한 광경을 보았다. 개가 음식을 보고 입으로 씹지 않은 상태에서도 위액이 누관으로 흘러 나왔던 것이다. 이는 구강에서 대뇌에 음식물이 들어왔다는 신호를 보낸 것이 아니라 눈으로 음식을 확인하고 바로 대뇌에 신호를 보냈다는 것을 의미했다. 심지어는 코가 민감하다 보니 주머니에 넣어 온 소시지나 햄 냄새를 맡기만 해도 위액을 분비시켰다. 이는 대뇌가 코에서 보내는 '소화 준비 완료'라는 신호를 접수했다는 것을 뜻했다.

1904년 파블로프는 대뇌가 위의 소화활동을 지배할 뿐만 아니라 인체 모든 기관의 활동을 진두지휘하는 사령부 역할을 한다는 결론을 내렸다. 그는 대뇌의 활동규칙을 연구하고 인체의 사령부를 파악하자는 목표를 세웠다.

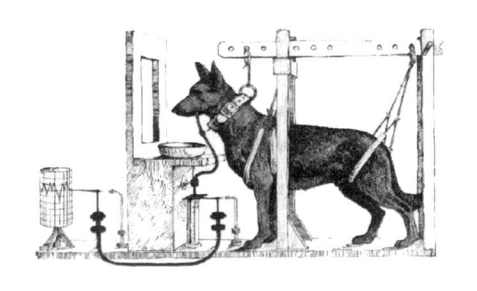

1. 조건형성 전

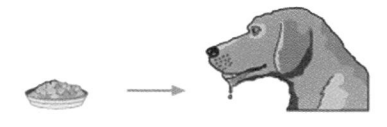

2. 조건형성 전

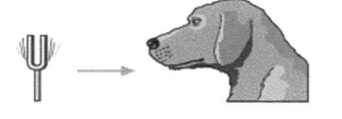

3. 조건형성 중

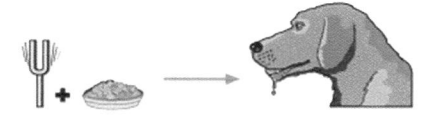

4. 조건형성 후

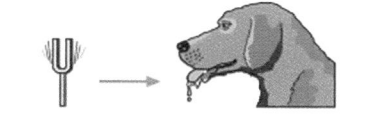

▶ 파블로프 조건반사 실험에 사용된 설비와 조건반사 설명도

파블로프는 소화활동에 대한 연구에서 개가 음식을 보거나 냄새를 맡으면 위액이 분비되는 것 외에도 입에 침이 고인다는 사실에 주목했다. 개의 타액은 입 안에 고일 뿐만 아니라 얼굴에 뚫린 누관과 연결된 실린더로도 떨어졌다. 개가 음식을 먹으면 타액이 흘러나왔는데 이는 어떤 훈련에 의한 것이 아니라 반사적으로 일어난 행위였다.

파블로프는 또 다른 독특한 실험을 계획했다. 그는 개에게 음식을 주기 전에 방울을 울렸다. 개는 처음에 음식과 아무런 관련이 없는 방울 소리를 이해하지 못했고 침도 흘리지 않았다. 파블로프는 방울 소리가 울리고 난 뒤에 바로 음식을 주는 실험을 반복했다. 그 결과 개는 방울 소리만 나도 침을 흘렸다. 이로써 개의 대뇌가 방울 소리를 음식을 주는 신호로 인식한다는 사실이 입증되었다. 즉, 개는 방울 소리가 나면 소화할 준비를 마치고 침을 흘렸다. 파블로프는 이를 '조건반사'라고 불렀다. 하지만 조건반사는 단기적인 현상이었다. 조건반사에 익숙해진 개에게 방울을 울리지 않고 음식을 준다면 개는 점점 침을 흘리지 않게 될 것이며, 잠시 조건반사에 반응하던 신경도 무뎌질 것이다.

파블로프는 인간의 심리활동 역시 복잡한 조건반사의 하나라고 생각했다. 하지만 인간의 행동은 동물의 행동과 근본적으로 큰 차이가 있었다. 인간은 진화과정을 거치며 노동을 학습하고 언어를 만들 줄 알았다. 그는 인간의 언어를 제2차 신호로 보고 언어로 인한 행동을 제2차 신호계 활동이라 불렀다. 이는 인간 고유의 고등 신경 활동이다. 파블로프는 20년이 넘는 연구를 통해 제1차 신호계가 현실 자극으로 조건반사를 일으키며, 인간은 제1차 신호계와 제2차 신호계라는 고등 신경 활동을 한다는 사실을 증명했다.

파블로프의 학설은 인간의 고등 신경 활동에 대한 최초의 과학적 이론이다. 그의 독특한 실험은 신경 활동을 관찰할 수 있는 새로운 전기를 마련해 주었고, 대뇌피질 연구에도 큰 발전의 계기를 가져왔다.

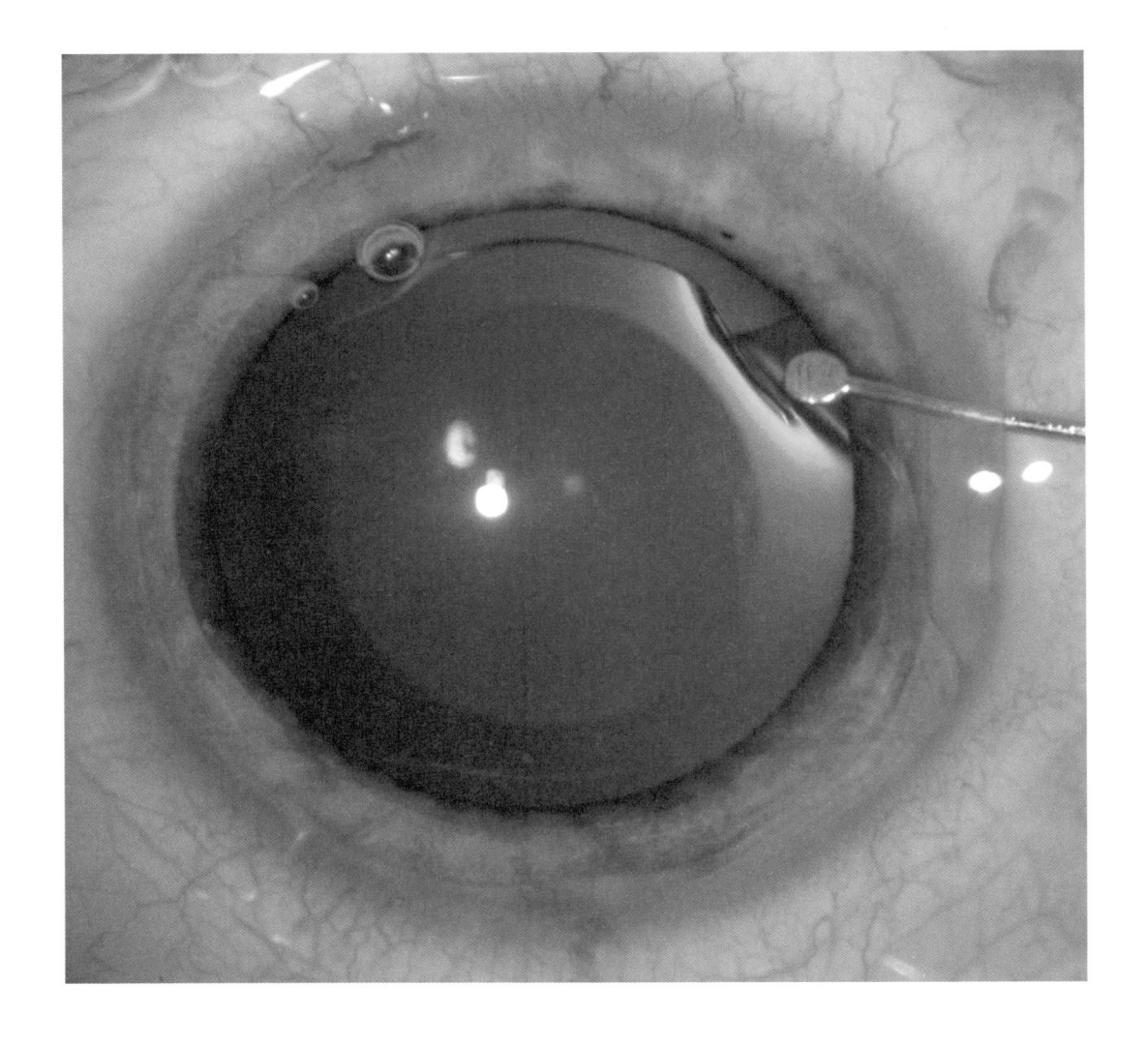

# 각막이식

발명시기
1906년

발명자
에드워드 짐(Edward Jim 독일), 필라
토프(Filatov)

오래전 사람들은 인간이 건강에 문제가 생기는 이유는 인체 기관에 손상을 입어서가 아니라 일부 조직이나 중요기관이 기능을 상실했기 때문임을 인식하고, 손상된 조직이나 기관을 대체하려는 구상을 했다. 19세기 유럽에서는 새로운 기관으로 기능이 저하된 기관을 대체한다는 꿈을 실현하기 위해 이식실험을 진행했다.

인간이 최초로 이식한 기관은 각막이었다. 각막은 카메라의 렌즈와 같은 것으로 안구 표면에 붙은 투명막이다. 각막병은 실명에 이르게 하는 질병 중의 하나로 감염(안구 포진 등)과 각막의 영양불량(원추형 각막 등)을 동반했다. 통계를 보면 세계적으로 수천 명의 사람이 각막병으로 실명하고 있다.

각막이식은 손상된 각막을 투명한 각막편으로 교체하여 각막병을 치료하고 시력을 높여주었다. 1796년 영국에서 처음으로 '각막이식' 구상을 내놓았지만, 여러 가지 조건에서 한계에 부딪혀 번번이 실패로 돌아갔다.

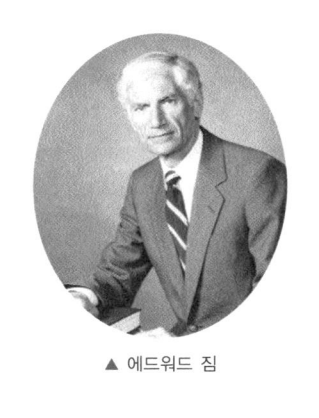
▲ 에드워드 짐

1824년 라칭거(Ratzinger)는 최초로 각막이식 수술을 계획하고 비둘기와 토끼에게 각막을 이식하는 데 성공했다. 이 소식이 전해지자 많은 의사가 다른 동물에게도 각막이식을 시도했지만, 모두 실패했다. 그 이유는 무엇이었을까? 과연 인간의 각막이식은 가능할까?

1906년 독일의 외과의사 짐은 인간에게 각막이식 수술을 시행했다. 그는 안구에 문제가 생기더라도 각막만 멀쩡하다면 이식할 수 있을 거라는 생각을 했다. 그러던 어느 날 병원에 남자아이가 실려 왔는데 눈을 다치는 바람에 안구를 적출해야 했다. 남자아이의 안구는 비록 훼손되었지만 각막에는 이상이 없었다. 짐은 마침 병원에서 눈에 화상을 입어 각막이 손상된 환자를 발견하고 그에게 밝은 세상을 찾아주기로 했다. 그리고 막 적출한 남자아이의 각막을 환자에게 이식하는 수술을 시행해 성공시켰다. 자신의 생각이 옳았음을 입증한 것이다.

그러나 각막 이상으로 실명한 사람은 너무나 많았다. 그 많은 각

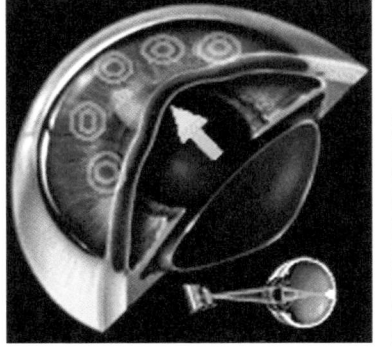

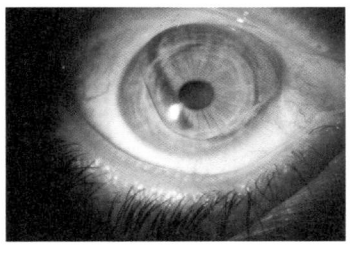

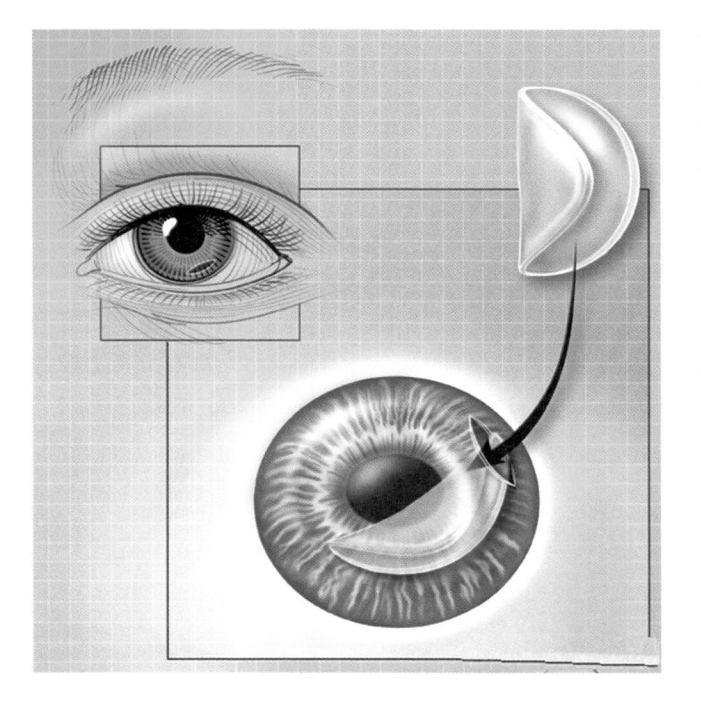

막을 어디에서 구할 수 있을까? 누군가 사고가 나기만을 기다려야 하는 걸까? 의사들은 사망한 사람의 각막이라도 얼마 동안은 기능이 살아있다는 사실을 확인했다. 따라서 시체의 안구를 빠르게 적출할 수만 있다면 각막이식 수술을 할 수 있었다. 안구는 2~4°C에서 살아있는 상태로 보관할 수 있었다.

1931년 러시아 의사 필라토프는 최초로 시체의 안구를 적출해 이식하는 데 성공했다. 수술의 성공은 각막이식 영역의 발전으로 이어졌으며 각막은행을 설립하는 데도 튼튼한 토대를 마련했다. 그 후로 각막이식 기술과 안구 보관기술은 비약적인 발전을 거듭했다. 각막은 혈관이 없어서 면역학적으로도 별다른 문제가 되지 않았고 이식 성공률도 가장 높았다. 각막이식은 실명한 환자들에게 복음과도 같은 소식이자 희망이었다. 수많은 환자가 이 수술로 광명을 되찾았다. 오늘날 미국에서는 한 해에 1만 건 이상의 각막수술이 이루어지고 있다.

오늘날 스탠퍼드 대학 연구소에서 인공각막 연구를 진행하고 있다. 인공각막은 각막이식을 기다리는 환자들에게 희망을 주고 새로운 인생을 설계할 수 있는 문을 활짝 열어줄 것이다. 폴리머로 이루어진 인공각막은 임상시험을 거치지는 않았지만, 동물을 대상으로 한 실험에서 매우 좋은 결과를 얻었다.

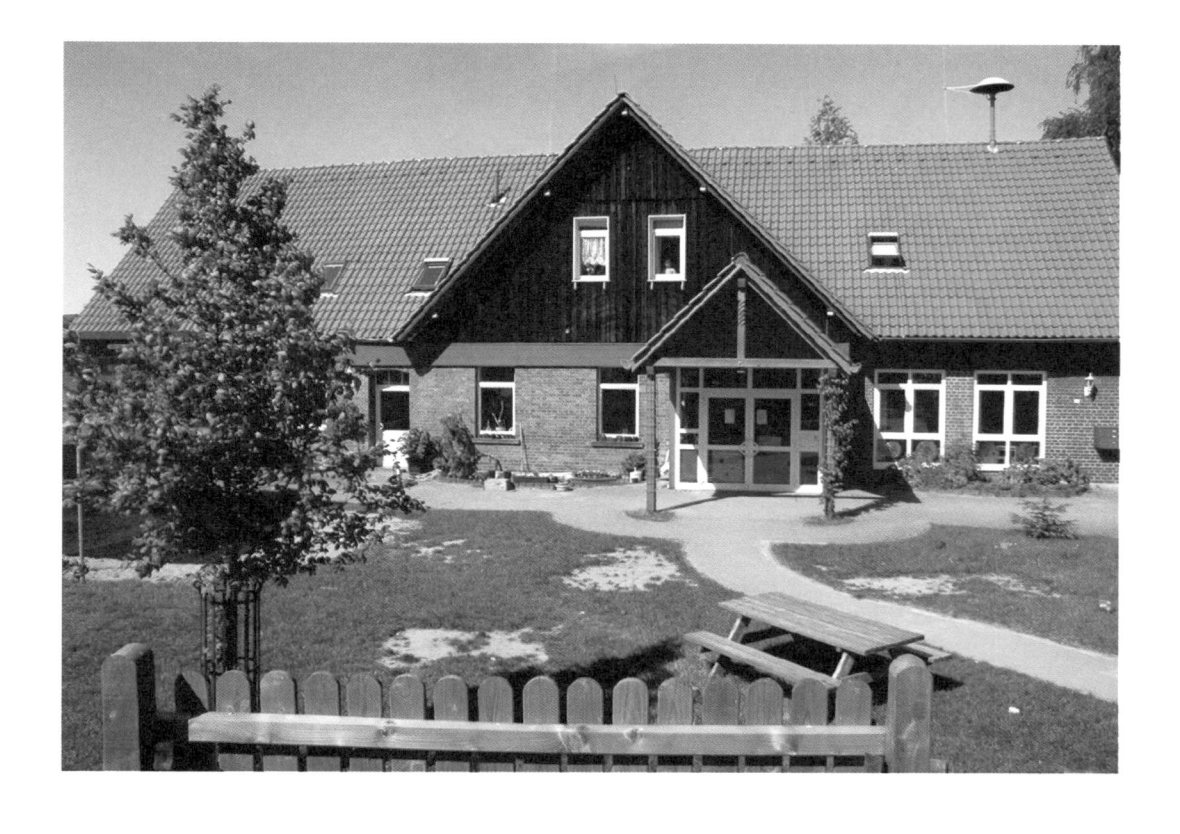

# 비타민

파스퇴르가 미생물을 발견한 뒤로 과학자들은 모든 질병의 원인이 세포에 있다고 생각하게 되었다. 그리고 월터 리드가 바이러스를 발견하고 나서는 질병의 병원체를 찾지 못하면 바이러스가 원인이라고 생각했다.

1890년대 초 인도의 네덜란드 동인도회사에서 괴이한 병에 걸린 환자가 발견되었다. 이 병에 걸린 환자는 팔, 다리가 심하게 붓고 신경이 약해지며 시간이 흐를수록 증상이 온몸으로 퍼졌다. 사람들은 병의 초기 증상이 다리에서부터 시작된다고 하여 각기병이라 불렀다. 네덜란드는 많은 이익을 올리고 있던 동인도회사를 살리기 위해 의사를 파견해 병인을 조사하도록 했다. 의사들은 닭을 대상으로 실험하며 병을 일으키는 세균을 찾으려 했지만, 성공하지 못했다.

발견시기
1906년

발견자
크리스티안 에이크만(Christiaan Eijkman 네덜란드), 프레더릭 홉킨스 (Frederick Gowland Hopkins 영국)

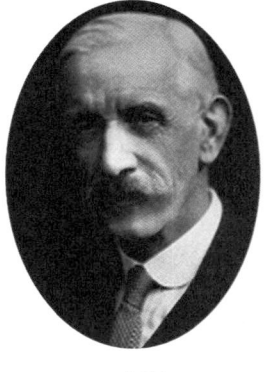

▲ 홉킨스

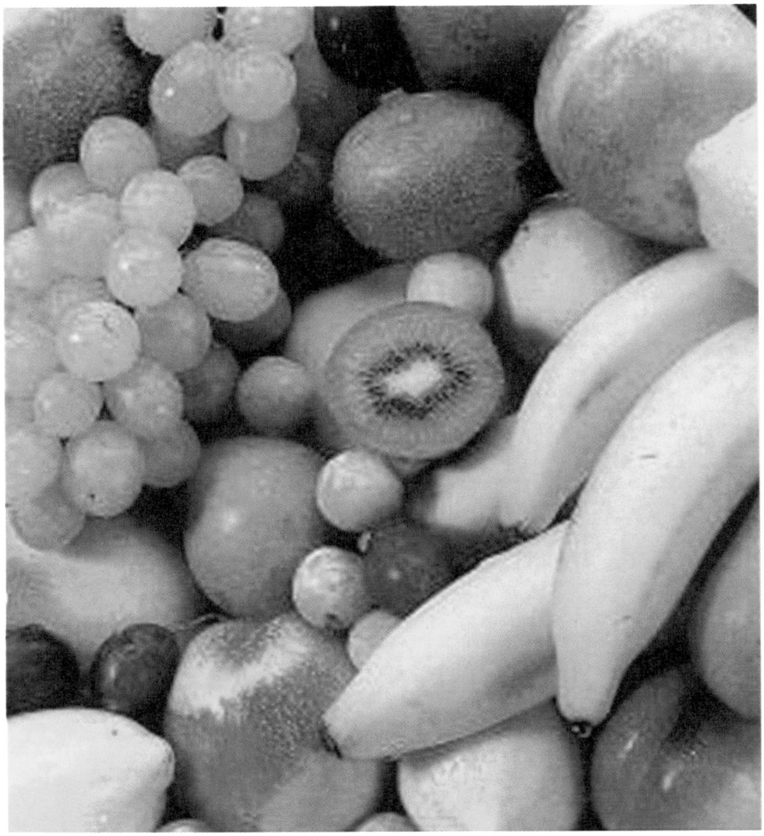

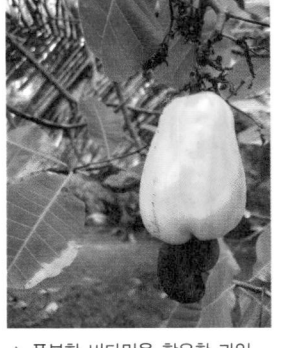

▲ 풍부한 비타민을 함유한 과일

1896년 네덜란드의 내과의사 크리스티안 에이크만이 인도로 건너와 각기병의 원인을 찾는 일에 착수했다. 그는 각기병에 걸린 닭을 대상으로 연구하던 중 어떤 닭에게서는 모든 증세가 갑자기 사라진 것을 보고 깜짝 놀랐다. 그 이유가 무엇일까?

사육사는 닭의 먹이를 현미에서 사람이 먹는 정백미로 바꾸고 나서 각기병 증세가 나타났다고 주장했다. 에이크만은 정백미를 끊고 다시 현미를 먹이기 시작했다. 그랬더니 각기병 증세가 사라지고 건강이 회복되었다. 그는 실험을 반복하는 과정에서 닭에게 정백미를 주면 각기병 증세가 나타나고, 다시 현미로 바꾸면 증세가 호전된다는 사실을 발견했다. 현미에 각기병을 치료하는 물질이 들어 있었던 걸까? 그는 현지인들의 음식섭취 상황을 조사하고는 현미를 먹는

사람들은 각기병에 걸리지 않는다는 사실을 확인했다. 하지만 현미의 어떤 물질이 병을 고치는지, 각기병을 일으키는 원인은 무엇인지는 알지 못했다.

1900년 영국의 의학자 홉킨스가 현미에서 아미노산을 분리해 내는 데 성공하고 이를 트립토판(tryptophan)이라고 불렀다. 이후 트립토판은 포함되어 있지만 단백질은 들어 있지 않은 사료를 먹은 가축이 죽는다는 사실이 밝혀졌다.

1906년 홉킨스는 단백질의 중요한 구성성분인 13가지의 아미노산을 분리하는 데 성공했다. 그는 아미노산이 인간의 생명유지에 매우 중요하다는 사실도 알아냈다. 그것은 아미노산이 단순히 단백질과 칼로리를 제공하기 때문이 아니라 아미노산에 극히 일부지만 생명활동에 필요한 중요 물질이 포함되어 있기 때문이었다. 얼마 후 홉킨스는 현미가 각기병에 저항할 수 있는 아미노산을 포함하고 있다는 것과 특수한 아미노산을 가진 과일이 괴혈병을 예방한다는 사실을 발견했다.

홉킨스는 각기병, 괴혈병 등 일부 질병은 세포나 바이러스 때문에 발생하는 게 아니라 어떤 물질의 결핍 때문에 발생한다고 판단하고, 그 물질을 비타민이라고 불렀다. 비타민의 발견은 영양학을 크게 발전시켰다.

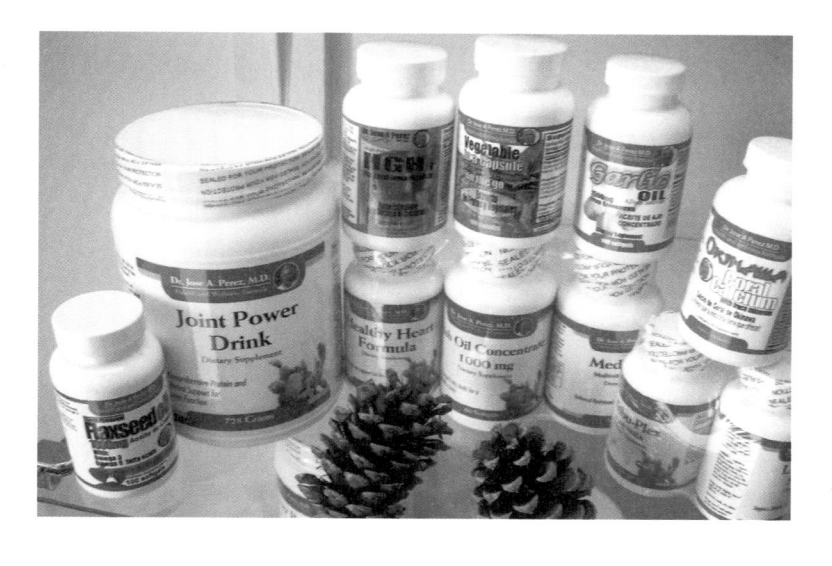

◀ 오늘날 시중에서 판매하는 비타민

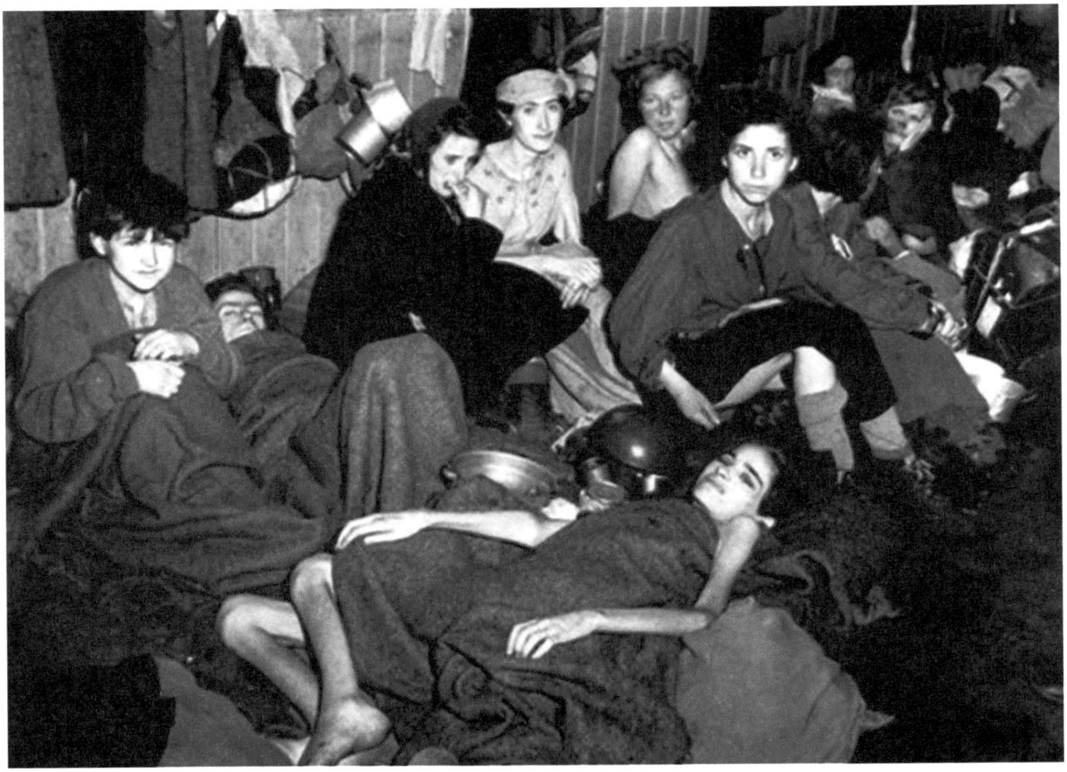

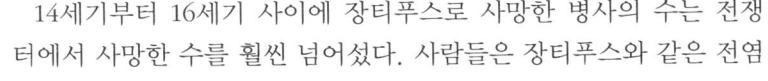

# 발진티푸스 병원체

발견시기
1909년

발견자
샤를 니콜(Charles Nicolle 프랑스)

14세기부터 16세기 사이에 장티푸스로 사망한 병사의 수는 전쟁터에서 사망한 수를 훨씬 넘어섰다. 사람들은 장티푸스와 같은 전염병을 퍼트리는 주범이 비위생적인 환경에 있다는 사실을 발견했다. 파리와 바퀴벌레가 음식물 위를 기어 다니며 장티푸스간균

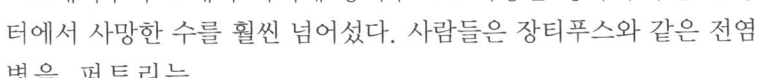

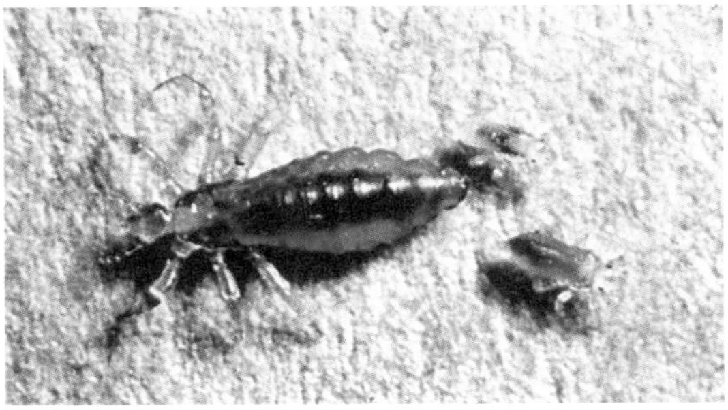

을 옮겼던 것이다.

홋날 인류는 장티푸스와 매우 유사한 질병을 발견했다. 이 병에 걸린 환자는 고열이 2주 동안이나 지속되었고 피진과 출혈을 동반했다. 처음에는 이를 장티푸스라고 판단했지만 바퀴벌레와 파리를 박멸하고 나서도 환자는 줄어들지 않았다. 그때야 사람들은 이것이 장티푸스와 유사하면서 피진과 출혈을 동반하는 병이라 하여 발진티푸스라고 불렀다. 의사들은 여러 해 동안 발진티푸스에 대한 연구를 진행했지만 아무런 성과도 거두지 못했다.

1903년 북아프리카 튀니지의 파스퇴르 연구소 주임 샤를 니콜은 발진티푸스에 걸린 환자들을 관찰하던 중 특이한 현상에 주목했다. 환자는 병원에 오기 전까지는 많은 사람에게 병을 전염시켰지만 병원에 들어오고 나서는 전염시키는 일이 그쳤다. 니콜은 환자가 병원에 들어오면서 전염원이 사라졌다고 판단했다. 당시 발진티푸스로 병원에 입원하는 환자는 다른 환자와 마찬가지로 목욕을 시키고 '이'를 잡아 죽였으며 의복을 소독하는 절차를 거쳐야 했다. 발진티푸스를 퍼뜨리는 것은 '이'가 아닐까?

그렇게 생각한 니콜은 당장 실험에 들어갔다. 그는 몸의 '이'를

▲ 샤를 니콜

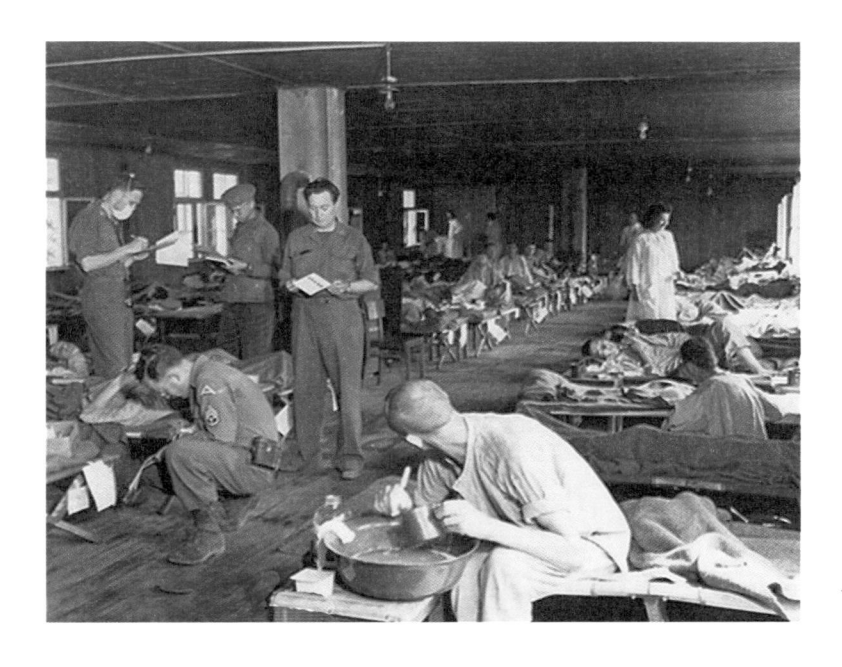

◀ 난민촌에서는 매일 아침 전염병 예방 검역을 한다.

잡아 기니피그, 원숭이 등 다른 동물에게 풀어주고 발진티푸스에 걸린 동물들을 확인했다. 예상대로였다! 발진티푸스를 퍼뜨리는 전염원은 바로 '이'였다. 니콜은 자신의 이론을 증명하고 1909년 세상에 발표하여 큰 반향을 일으켰다. 니콜은 발진티푸스를 예방하기 위해서는 생활환경을 개선하는 일이 급선무이며, 깨끗한 환경에서 생활하는 게 중요하다고 주장했다. 위생적인 환경에서 생활해야 '이'를 옮지 않을 테니 발진티푸스에도 걸리지 않는다고 강조했다. 그렇게 해서 니콜은 튀니지의 거주환경 개선에 크게 기여하는 한편 발진티푸스 유행을 잠재웠다.

오늘날 발진티푸스는 항균 약물 복용으로 충분히 치료할 수 있다. 하지만 여전히 발진티푸스에 걸려 고통 받는 사람들이 있다. 특히 전쟁이나 기아를 피해 난민촌에 모여 사는 난민들은 오염된 환경에 방치되어 발진티푸스로부터 안전하지 못한 생활을 하고 있다.

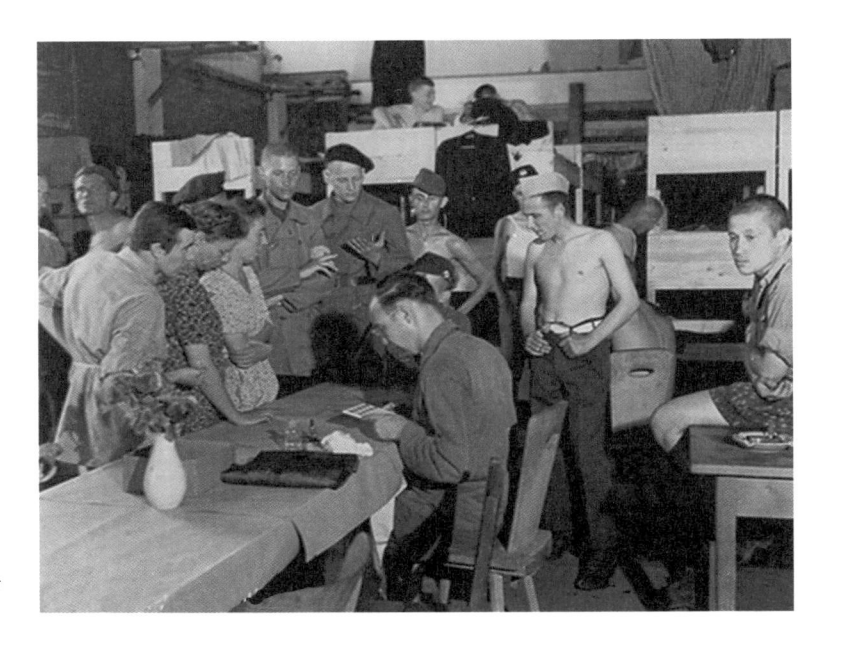

▶ 의사가 난민촌의 난민을 진찰하고 있다.

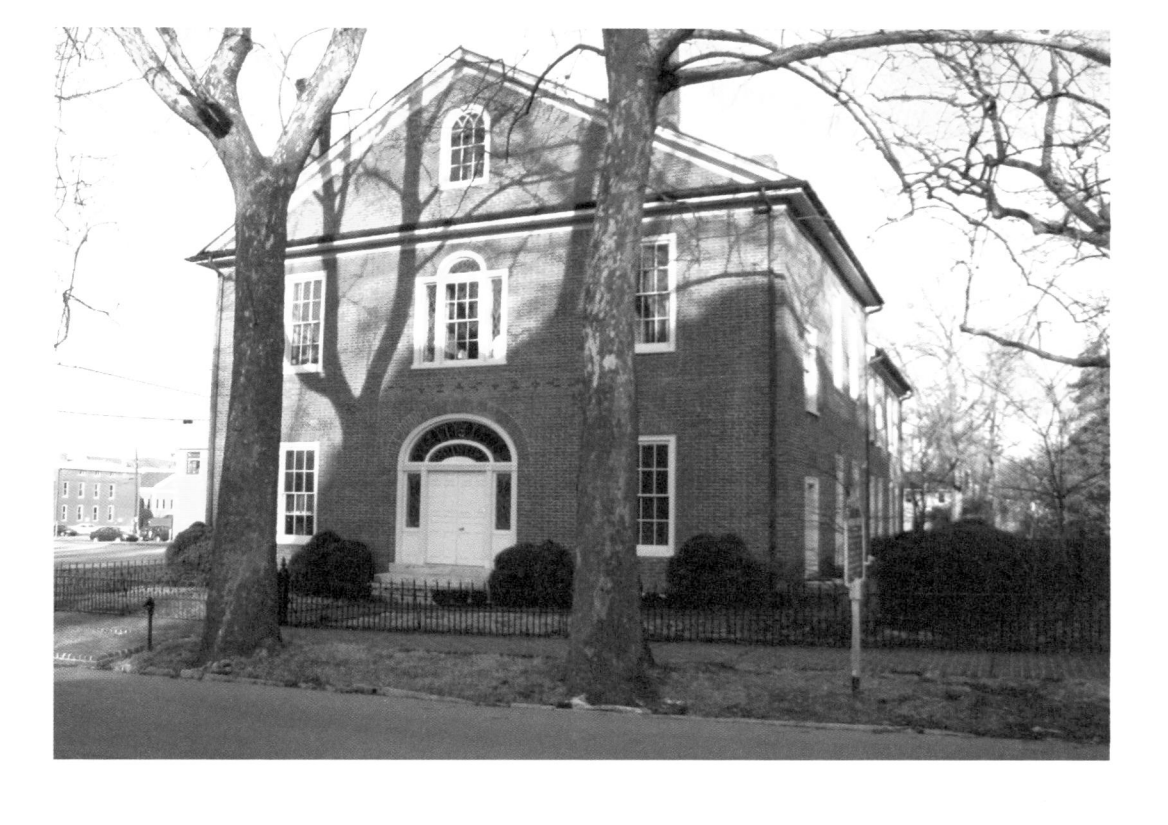

# 염색체

1865년 오스트리아의 생물학자 멘델은 유전법칙을 발견했지만, 그의 이론은 아무에게도 인정받지 못한 채로 30년 이상 도서관에서 깊이 잠들어 있었다.

1900년 네덜란드의 드 브리스(De Vries), 독일의 코렌스(Correns), 오스트리아의 에를리히 체르마크(Erich Tschermak)는 실험을 통해 유전법칙을 알아냈다. 당시 그들은 논문을 발표하기 전에 자료를 열람하다가 멘델의 이론을 발견했다. 멘델의 논문은 도서관 먼지 더미 속에서 35년이나 지나고 나서야 세상의 관심을 받게 된 것이다.

1904년 미국의 세포학자 사튼(Sarton)은 멘델이 말한 유전인자가 쌍을 이루고 있으며, 염색체도 마찬가지라고 생각했다.

1910년 미국의 과학자 모건은 실험을 통해 멘델의 이론이 틀렸음

발견시기
1910년

발견자
토마스 모건(Thomas Morgan 미국)

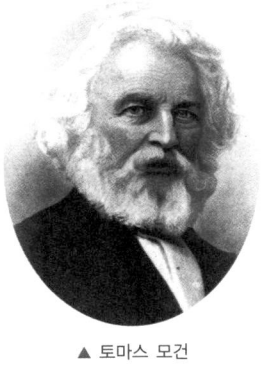

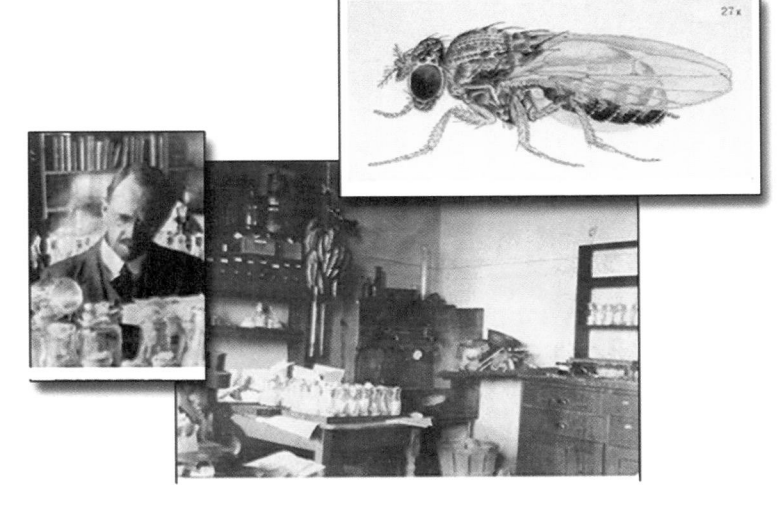

▲ 토마스 모건

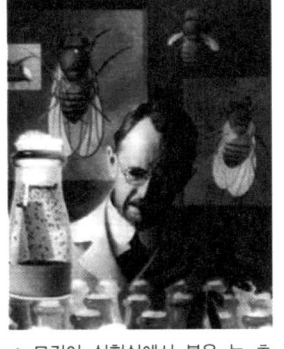

▲ 모건이 실험실에서 붉은 눈 초
파리를 실험하고 있다.

을 증명하려고 했다. 그는 처음부터 유전이론이나 적자생존의 생물
진화론을 믿지 않았다. 그는 진화는 개체군에서 발생하는 느리고 불
규칙한 변화라고 생각했다. 그는 초파리를 연구대상으로 삼고 병에
넣어 키우기 시작했다. 초파리는 크기가 작고, 유전자가 적으며, 번
식력이 강해 일 년 만에 30세대까지 번식했다. 그는 우연히 붉은색
눈을 가진 초파리 중에 흰색 눈을 가진 초파리를 발견했다. 호기심
이 생긴 그는 교배실험을 해보기로 했다. 붉은 눈의 초파리와 흰 눈
의 초파리를 교배하니 다음 대에서 모두 붉은 눈의 초파리가 태어났
다. 멘델의 완두실험 결과와 일치한 것이다. 그리고 후대와 다시 교
배를 하니 3대에서 붉은 눈 초파리와 흰 눈 초파리가 3대 1의 비율
로 태어났다. 모건은 멘델의 이론이 틀렸음을 증명하고 싶었으나 오
히려 멘델의 이론이 옳았음을 다시 한 번 증명한 셈이 되었다.

모건은 동물의 유전에 대한 실험을 계속 진행했다. 그리고 3대의
흰 눈 초파리가 모두 수컷이라는 사실을 발견했다. 이는 형질(흰색)
과 성별(수컷)의 인자(훗날 유전자라고 불림)가 쇠사슬처럼 이어져
있다는 것을 의미했다. 세포가 분열할 때 염색체는 하나에서 둘로
변하고, 형질과 성별을 유전하는 유전자는 염색체 위에 있다가 세포
분열을 통해 대를 이어 유전되었다. 다시 말해 염색체는 유전자를
운반하는 매개체 역할을 했다. 모건과 그의 제자들은 여러 유전자가

염색체 위에 존재한다고 추측하고 초파리의 염색체 위치도를 만들었다.

얼마 후 모건의 제자가 작은 날개 유전자를 가진 돌연변이를 발견했다. 이는 모건에 대한 도전이었다. 돌연변이 유전자는 반성유전자로 흰 눈 유전자와 같이 X염색체 위에 존재했다. 하지만 염색체가 대합對合할 때 종종 두 유전자가 연결되어 있지 않았다. 예를 들면 흰 눈 유전자와 작은 날개 유전자를 가진 초파리가 낳은 후대에서는 두 가지 유형을 모두 가지고 있어야 했다. 모건은 흰 눈에 정상 날개의 초파리와 붉은 눈에 작은 날개 초파리를 발견했다. 이에 대해 모건은 염색체 위에 위치한 유전자들이 단단하게 연결되어 있지 않고, 종종 염색체가 잘라지거나 다른 염색체와 일부 유전자를 교환하기 때문이라고 했다. 염색체 위에서 두 유전자가 떨어진 거리가 멀수록 돌연변이가 일어날 가능성도 컸고, 염색체와 유전자가 서로 바뀔 가능성도 증가했다. 흰 눈 유전자와 작은 날개 유전자는 같은 염색체에 위치하지만 서로 멀리 떨어져 있기 때문에 염색체가 일부 유전자와 위치를 바꾸었고, 후대에서 새로운 유형의 초파리가 탄생한 것이다. 이것이 바로 '교차의 법칙'이다.

모건은 '연관과 교차의 법칙'을 발견함으로써 유전학 발전에 큰 공헌을 했다. 그리고 멘델의 분리의 법칙과 자유조합의 법칙과 함께 유전학 3대 법칙으로 손꼽히게 되었다.

1933년 토마스 모건은 유전의 염색체 이론에 대한 공헌을 인정받아 노벨상을 받았다. 사람들은 그를 기념하기 위해 동일 염색체상에 존재하는 두 유전자 사이의 거리를 재는 단위를 '모건'으로 정했다. 그렇게 그의 이름은 역사에 길이 남게 되었다.

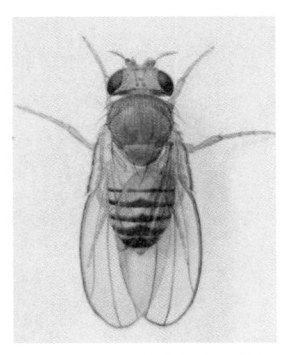

▲ 모건의 실험에 사용된 붉은 눈 초파리

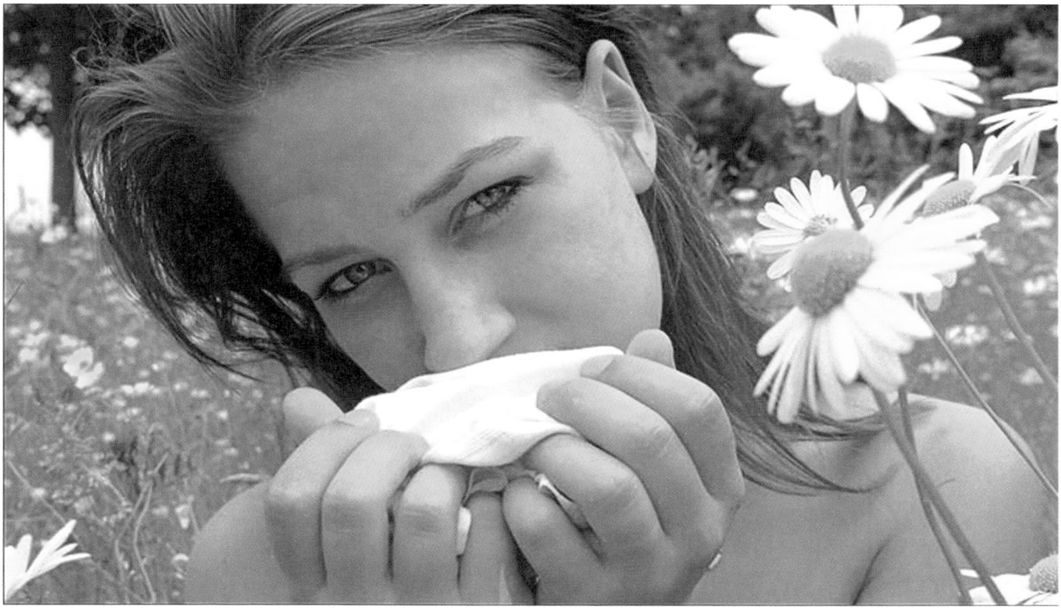

# 알레르기성 비염

발견시기
1910년

발견자
윌리엄 던바(William Dunbar 독일),
헨리 데일(Henry Dale 영국), 다니엘
보베(Daniel Bovet 이탈리아)

옛날에는 갑자기 재채기를 하고, 콧물이나 눈물을 흘리는 사람들을 보면 감기에 걸렸다고 생각했다. 특히 서양에서 유행한 이 병은 꽃에 대한 과도한 반응으로 인한 것이었기에 고초열, 혹은 건초열이라 불렸다. 특히 비강에서 두드러진 증상이 나타나 알레르기성 비염이라고도 불렸다.

당시 알레르기성 비염은 매우 낯선 질병이었다. 병에 걸린 환자는 큰 고통에 시달렸다. 병은 한창 꽃가루가 날리는 시기에 발병했고 주로 봄, 여름에 코 주위 가려움, 재채기, 콧물, 코 막힘, 후각감퇴, 눈물, 안검부종 증상을 보였고, 때로는 턱이

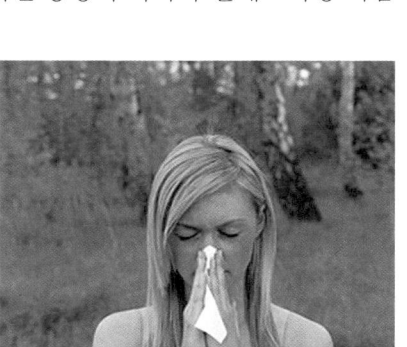

나 귀, 목 부분이 간지럽기도 했다. 주로 코나 눈에서 증상이 나타나고, 아침, 저녁, 혹은 꽃이나 식물에 가까이 다가가거나, 뜨거운 태양 아래 있을 때 더 심해졌다. 증세가 심한 사람은 종일 재채기와 호흡곤란 증세에 시달렸다. 알레르기성 체질인 환자는 비염 이외에도 식품 알레르기, 습진, 기관지 천식 등의 알레르기성 질병에 걸리기 쉽다. 이런 증상이 나타나는 이

유는 무엇일까? 사람들이 꽃가루에 이렇게 반응을 보이는 이유가 무엇일까?

1903년 독일 의사 윌리엄 던바는 바이러스를 일으키는 이유가 꽃가루 때문이 아니라 꽃가루에 대한 인체의 반응 때문이라는 사실을 증명했다. 그는 항독소를 연구했지만 알레르기성 비염에 전혀 반응하지 않았다. 실험이 잇따라 실패하자 던바는 연구를 포기했다.

1910년 영국의 과학자 헨리 데일이 호밀의 독성을 연구하다가 '히스타민'을 발견했다. 그로부터 16년 뒤 그는 알레르기를 일으키는 물질이 바로 히스타민이며, 손상된 세포에서 히스타민이 생성된다는 것을 알아냈다. 데일은 히스타민의 생리작용을 연구하여 그것이 알레르기 반응을 일으킨다는 사실을 밝혔다. 1914년에는 아세틸콜린(acetylcholine)을 추출하여 그것이 동물세포에서 생성된 것임을 확인했다. 1930년에는 아세틸콜린이 신경충돌의 화학 전달 물질이라는 것을 증명했다.

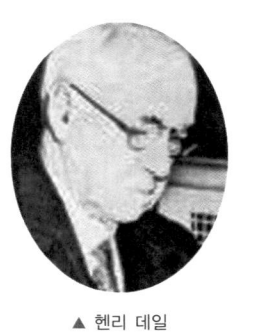

▲ 헨리 데일

훗날 과학자들은 아미노 화합물의 일종인 히스타민은 체내 화학 전도물질로서 알레르기, 염증 반응, 위산분비 등을 일으키며, 뇌의 신경 전도에 영향을 주어 수면을 유발한다는 사실을 발견했다.

1950년대 파리의 파스퇴르 연구소의 다니엘 보베는 항히스타민

약물을 개발했다. 오늘날 매우 다양한 항히스타민 약물이 나왔지만, 알레르기 비염을 예방하는 데 가장 좋은 방법은 알레르기를 일으키는 물질과 접촉하지 않는 것이다. 그보다 더 효과적인 치료방법은 아직 없는 실정이다.

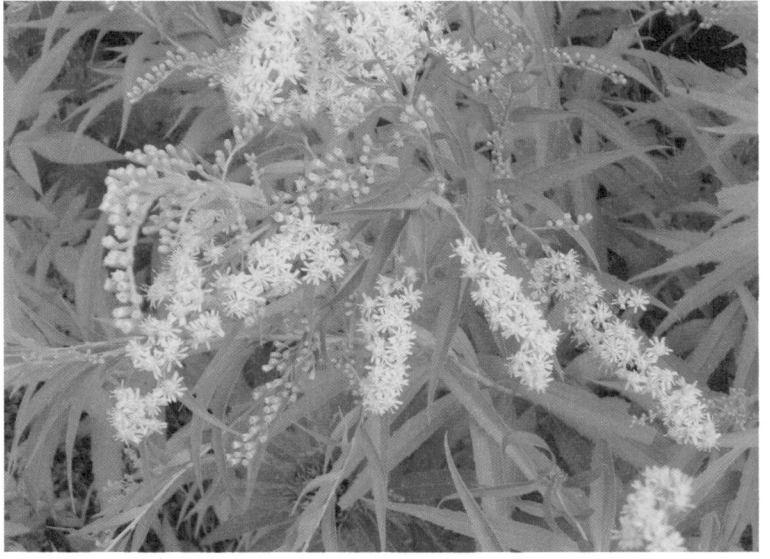

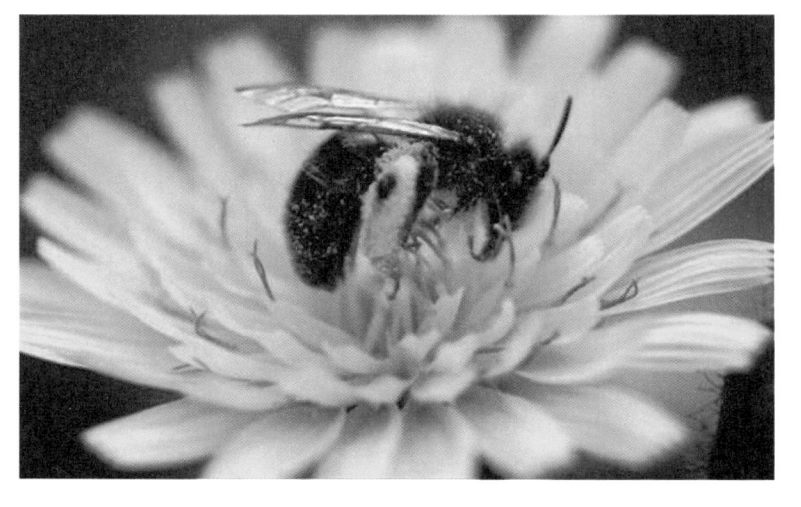

▶ 꽃가루는 알레르기성 비염을 일으키는 주범이다.

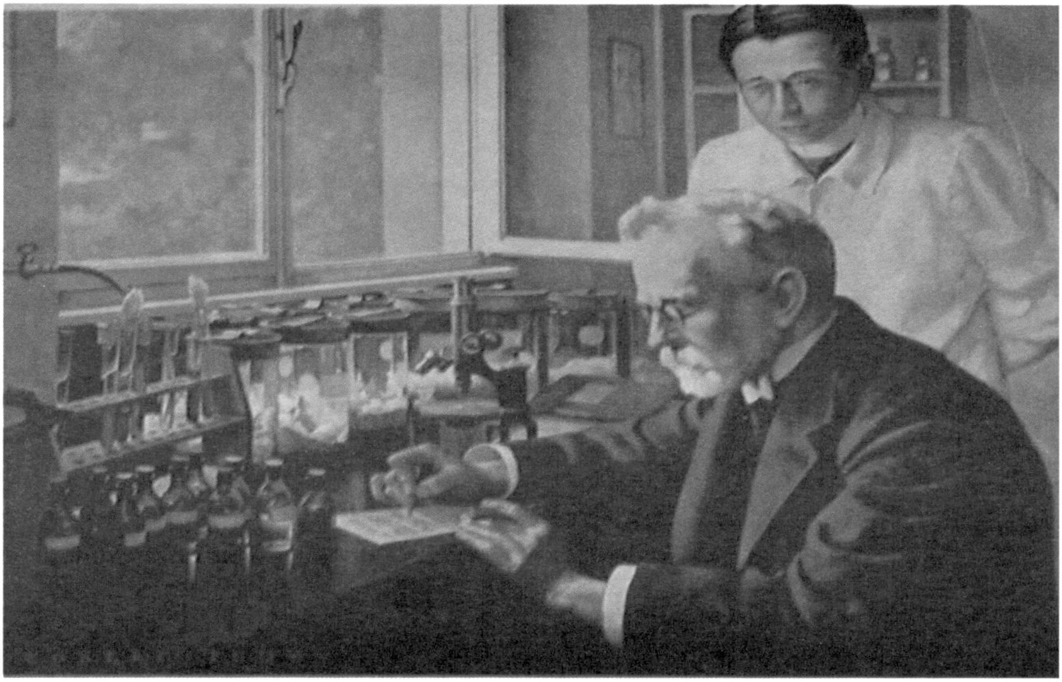

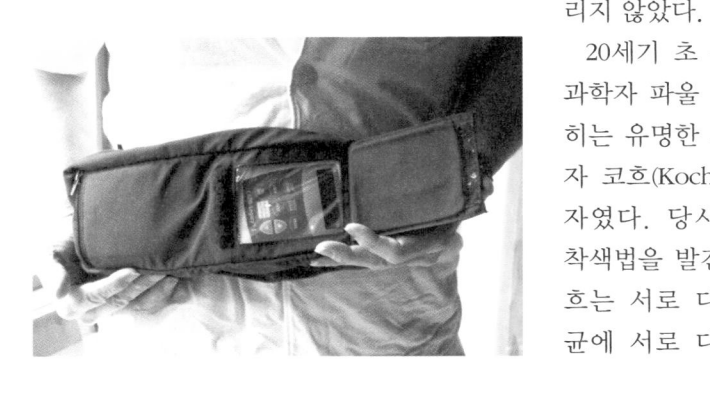

# 화학요법

암이 발견되고 다양한 연구 끝에 방사능 치료법이 발명되었지만, 방사능 치료로도 치유되지 않는 암세포가 있었다. 과학자들은 암을 치료할 수 있는 새로운 방법을 모색해야 했다. 사람들은 희망을 버리지 않았다.

20세기 초 독일의 과학자 파울 에를리히는 유명한 세균학자 코흐(Koch)의 제자였다. 당시 이미 착색법을 발견한 코흐는 서로 다른 세균에 서로 다른 색

발명시기
1911년

발명자
파울 에를리히(Paul Ehrlich 독일)

을 염색하여 현미경으로 세균의 활동을 관찰할 수 있게 했다. 어느 날 코흐는 착색한 세균이 죽는 모습을 보고 흥미가 생겨 연구를 시작하게 되었다. 에를리히는 약물을 염료에 섞으면 세균이 염색되면서 죽는다는 가설을 내놓았다. 이에 코흐는 매우 놀라면서 청출어람이라며 에를리히를 칭찬했다.

당시 아프리카에서는 한창 수면병이 유행하고 있었다. 수면병은 혈액 내에 기생하는 편모충의 일종인 트리파노소마가 일으키는 것으로 이것이 인체에 들어가면 즉시 깊은 수면에 빠져 깨어나지 않고 사망에 이르렀다. 에를리히는 트리파노소마를 가지고 실험에 들어갔다. 우선 트리파노소마를 흰쥐에 주입해 수면병에 걸리게 한 뒤 염색실험을 했다. 그는 염료로 트리파노소마를 죽일 수 있을 거라는 확신으로 염료 500여 종류, 실험용 흰쥐 1천여 마리로 실험을 진행했으나 실패의 쓴맛을 보아야만 했다. 하지만 그는 거기서 포기하지 않았다.

어느 날 에를리히는 화학 잡지에서 다음과 같은 글을 보게 되었다.

"아프리카에 유행하는 수면병은 트리파노소마가 혈액으로 들어가 대량 번식하여 일어나며 수면에 빠진 환자는 오랫동안 깨어나지 못하고 죽음을 맞이하게 된다. 비소화합물을 이용하면 트리파노소마를 죽이고 병을 치료할 수 있으나 환자는 두 눈을 실명하고 만다."

글을 읽은 에를리히는 생각했다. '비소가 포함된 독약이 다른 화학구조를 바꿀 수 있지 않을까? 트리파노소마를 죽이면서 환자의 시신경도 살릴 방법은 없을까? 그는 밤낮으로 쉬지 않고 연구에

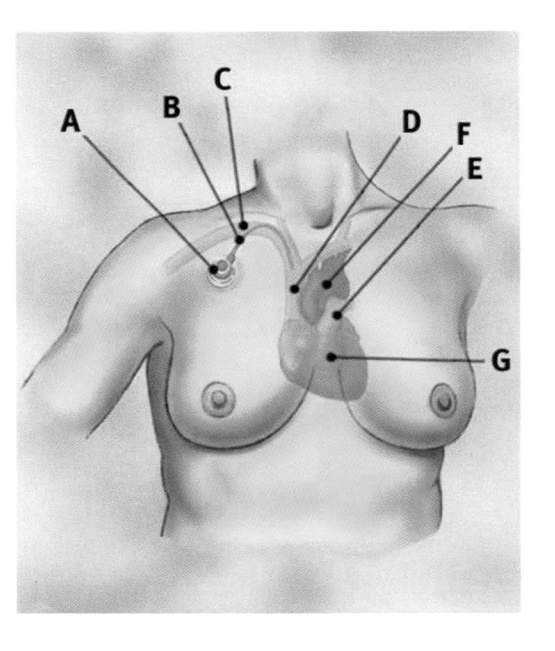

▶ 화학 약물치료를 한 부위

몰두했고 수백 가지의 화학약품을 대상으로 실험했지만 이상적인 결과를 얻을 수는 없었다.

1910년 에를리히는 606번째 약품을 실험하던 중 드디어 강력한 살균제를 발견했다. 이를 수면병에 걸린 동물에게 사용했더니, 건강한 피부가 자라나면서 병이 완치되었다. 그는 이 약품을 606번째 약품을 실험하던 중에 발견했다 해서 '606호'라고 불렀다.

1911년 에를리히는 프랑스 비스바덴(Wiesbaden)에서 열린 의학대회에서 실험 결과를 발표했다. '606호'는 수면병에 걸린 수많은 환자의 목숨을 구했으며, 한창 기승을 부리던 매독의 전파도 효과적으로 저지했다. 에를리히는 '606호'를 개발하는 한편 화학 약물이라는 새로운 세계의 문을 여는 데 큰 공헌을 했다. 그때부터 과학자들은 암세포나 인체에 심각한 병을 유발하는 세포를 막기 위한 화학물질을 개발하기 시작했다. 그리고 수천 종의 화학물질을 테스트하고 연구했다.

오늘날은 치료할 수 있는 암의 종류가 많아졌다. 인터페론(interferon)이라는 화학물질은 인체의 일부 바이러스에 반응하여 스스로 단백질을 만들어낸다. 그리고 인체의 방어시스템을 자극하여 암세포를 죽이며 백혈병을 치료하고 종양이 커지는 것을 완화시킨다.

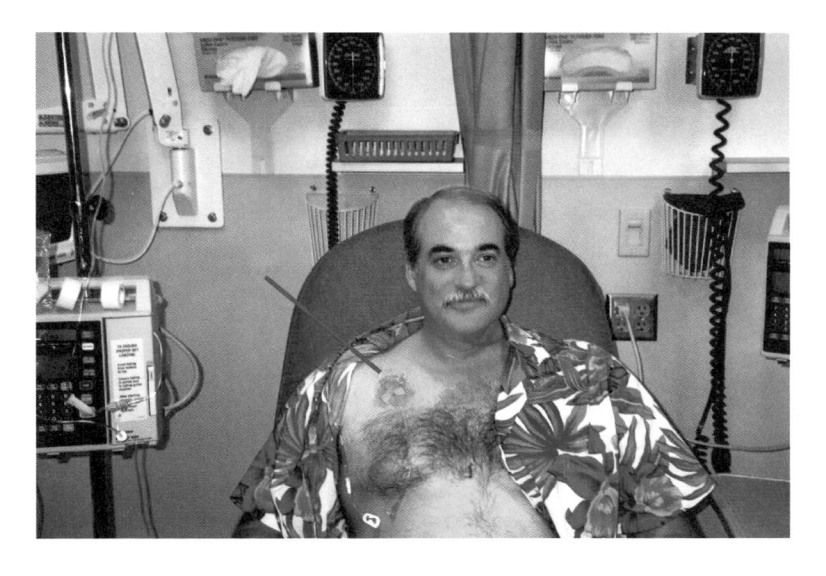

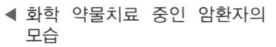
◀ 화학 약물치료 중인 암환자의 모습

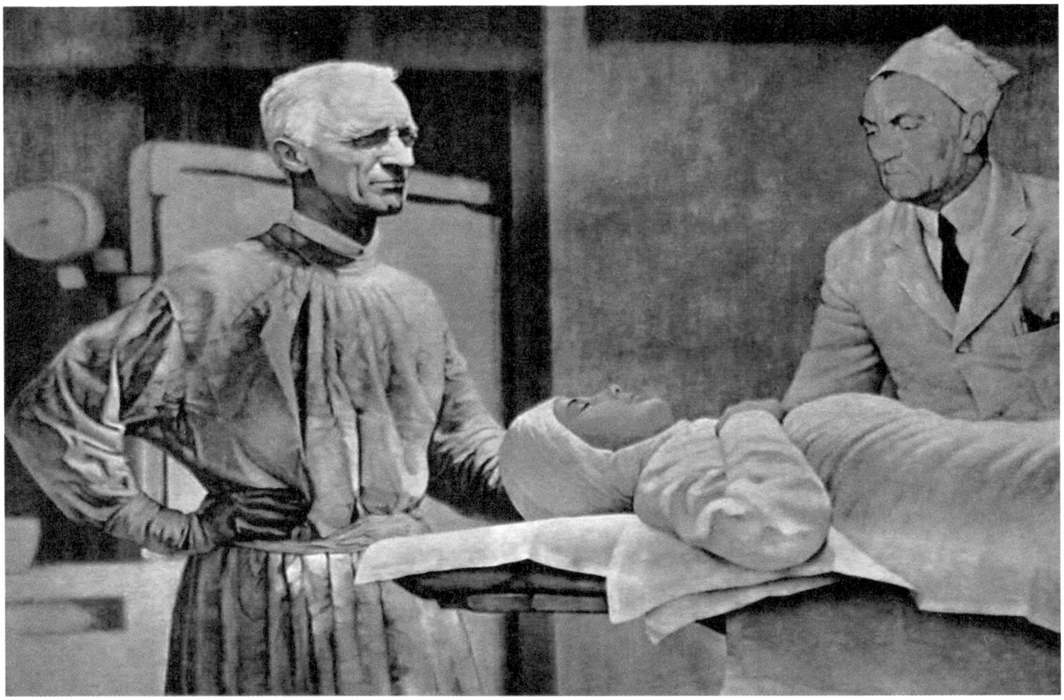

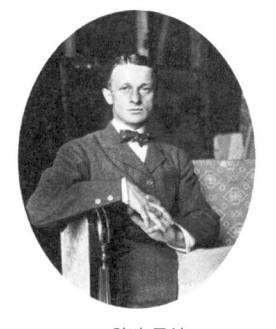

# 뇌하수체의 기능

발견시기
1912년

발견자
하비 쿠싱(Harvey Cushing 미국)

▲ 하비 쿠싱

    곡예단에서는 거인과 난쟁이를 흔히 볼 수 있다. 독특한 신체를 가진 그들은 호기심의 대상이 되었고 많은 돈을 벌었다. 그들이 비정상적인 신체를 가지게 된 이유는 무엇일까? 그들은 왜 그렇게 크거나 작은 걸까? 신체의 어떤 기관에 무슨 문제가 있는 건 아닐까?

    1908년 미국의 신경외과 의사 하비 쿠싱은 뇌하수체의 기능에 흥미를 느끼게 되었다. 사람의 시상하부 밑에는 앵두 모양의 분비기관이 머리뼈에 자리 잡고 있다. 당시 해부학자들은 이것이 터키 말안장처럼 생겼다 하여 '터키 안장'이라고 불렀다. 이것이 바로 뇌하수체이다. 코 윗부분에 있는 뇌하수체의 크기와 밀도는 올리브와 비슷했고 일부는 뇌, 일부는 조직처럼 보였다. 뇌하수체는 무슨 역할을 하는 걸까?

    쿠싱은 뇌하수체를 연구하기 시작했다. 그는 사망한 환자의 증상

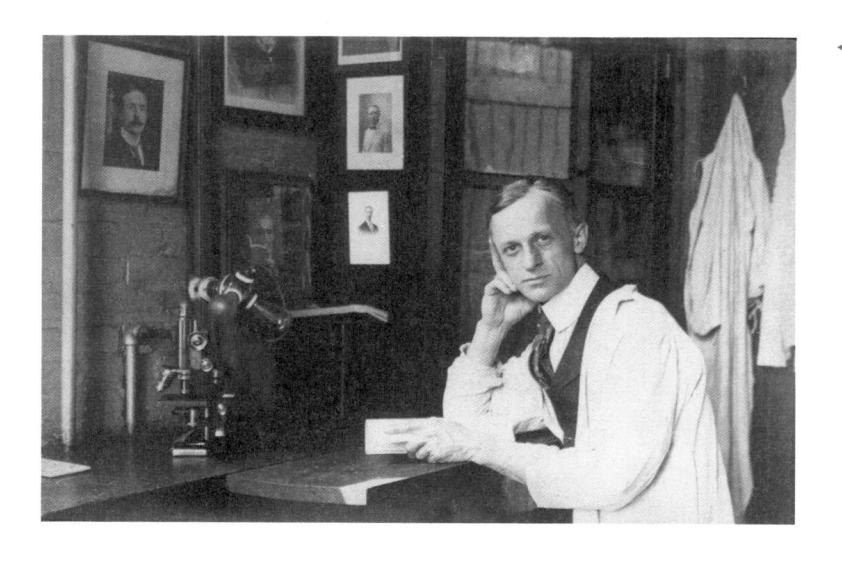

◀ 서재에서 고민하는 하비 쿠싱

과 죽기 전의 상태를 비교해보았다. 19세기 의사들은 이를 위해 막 사망한 환자의 시체를 해부했다. 20세기 미국의사 하비 쿠싱은 체중 초과 환자를 연구하면서 질병의 징후를 발견했다. 비만 환자들은 팔, 다리가 가는 반면 목 뒷부분에 지방이 몰려 있어서 물소를 연상케 했다. 그리고 일부 환자에게서 특이한 증상을 발견했다. 그들은 피부가 번들거리고 거칠었으며, 피하 혈관이 거미줄 모양으로 모여 있었다. 일부 우울증에 걸린 환자도 있었는데 자주 울고, 불면증에 시달리며, 침울해 있어서 정상적인 생활이 불가능했다. 그들은 스스

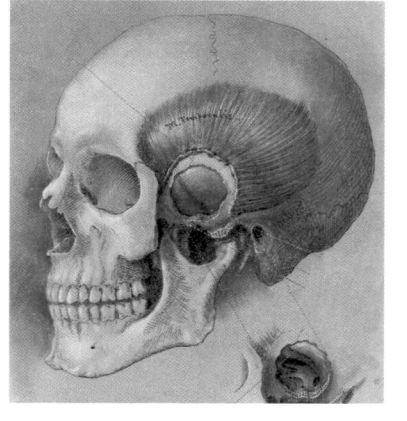

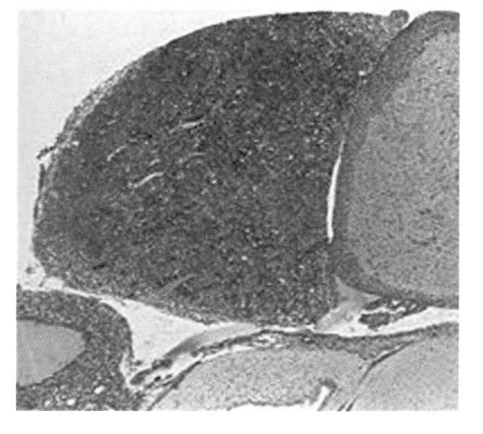

153

로도 평범한 생활을 할 수 없다고 생각하며, 무능한 자신을 비난하고, 종종 자살을 생각했다. 쿠싱은 비만 환자를 부검하고 그들의 뇌하수체에 종양이 자라고 있었음을 발견했다.

쿠싱은 개를 대상으로 실험을 하고 나서 뇌하수체 기능이 저하되거나 과도하게 높은 환자를 대상으로 연구를 계속했다. 그리고 뇌하수체가 인간의 성장을 통제하는데, 기능에 이상에 생기면 신체적으로 바로 반응을 보인다는 사실을 발견했다. 시상하부에 위치하여 인체의 성장과 생식, 대사를 통제하는 것은 성장 호르몬을 분비하는 뇌하수체였다. 성장 호르몬이 과도하게 분비되면 거인으로 성장했고, 적게 분비되면 난쟁이가 되었다.

쿠싱은 최초로 호르몬 사이의 상호작용을 알아냈다. 그는 스스로 호르몬을 분비하고, 다른 분비기관을 통제하는 뇌하수체를 '악대의 지휘자'라고 불렀다. 성장 호르몬은 혈액을 따라 신체의 각 기관으로 퍼져 나간다. 아동기에는 아동의 성장을 통제하고, 청소년기에는 성 호르몬의 분비를 자극한다. 성 호르몬은 신체의 변화를 일으켜 성년기에 접어들게 했다.

어느 여름날 뇌하수체 체계를 연구하던 쿠싱은 곡예단의 거인, 난쟁이들과 교제하면서 알게 된 그들의 병력을 정리해보았다. 그들은 쿠싱이 자신들의 고통을 해결해 줄 것이라 믿었지만, 그들의 성장

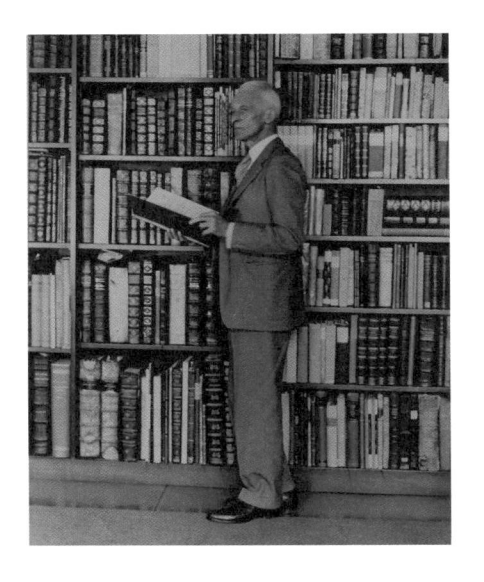

호르몬 분비가 이미 중단된 상태였기 때문에 그의 힘으로는 아무것도 도울 수 없었다. 오늘날에도 아동기에 키가 비정상적으로 자라나는 문제는 해결할 수 있지만, 발육이 끝난 환자를 도울 방법은 아직 없는 실정이다.

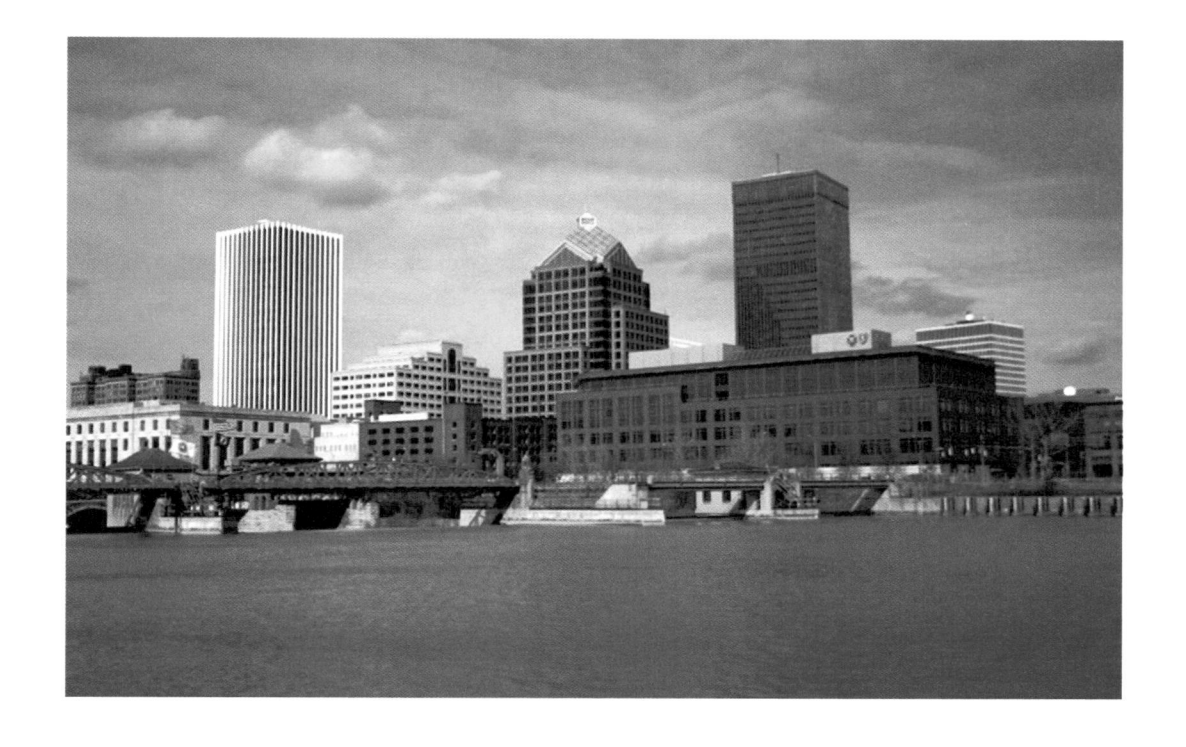

# 빈혈 치료

예부터 지금까지 많은 질병이 인류를 위협해 왔다. 그러나 의학 기술이 발전하면서 인간은 두려움의 대상이었던 질병들을 하나씩 정복해 나갔다. 하지만 발열과 두통, 체력저하 증상을 보이다가 사망에 이르는 사람들이 늘어나기 시작했다.

미신을 믿던 옛날 사람들은 이들이 하늘의 저주를 받아 벌을 받는 것이고, 또 이들이 인류를 재앙에 빠트릴 것이라고 생각했다. 따라서 아무도 저주에 걸려 건강이 악화된 사람들을 돌봐주지 않았다.

의학이 발달한 20세기 초 의사들은 이런 증상을 질병으로 인식하기 시작했고, 이를 빈혈이라고 불렀다. 빈혈은 빈혈에 걸린 어머니에게서 유전되거나, 다른 질병의 합병증으로 유발되었다. 빈혈 중에서도 환자의 생명까지 위협하는 심각한 증세는 악성빈혈로 분류했다. 의사들은 빈혈에 대한 심층적인 연구를 시작했다.

발견시기
1917년

발견자
조지 휘플(George Whipple 미국), 조지 미넛(George Minot 미국), 윌리엄 머피(William Murphy 미국)

▲ 조지 휘플

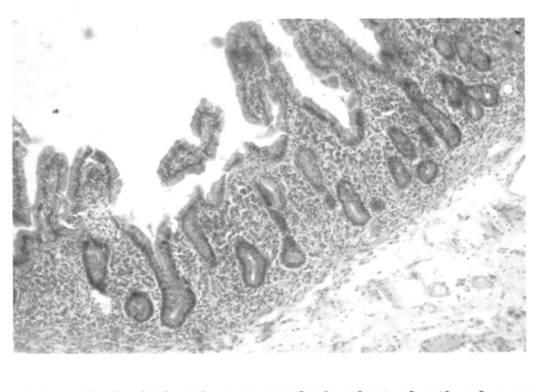

1917년 미국의 의과대학 교수 조지 휘플도 그 연구에 합류했다. 원래 담즙색소를 연구했던 그는 빈혈 연구 역시 담즙색소에서부터 시작했다. 담즙색소는 체내에서 헤모글로빈이 만들어 낸 것으로 혈액의 적혈구에 포함된 물질이다. 휘플은 적혈구가 빈혈 연구의 핵심이라고 생각하고 실험을 시작했다. 그는 개의 피를 빼낸 뒤 빈혈 상태로 만들고 적혈구가 어떻게 형성되는지 관찰했다. 하지만 적혈구는 스스로 형성되지 않았다. 그는 적혈구를 형성하도록 도와주는 어떤 물질이 있을 거라고 가정하고 개에게 여러 가지 음식물을 섭취하게 한 다음 이를 관찰했다. 그 결과 간장이 적혈구 형성을 돕는다는 사실을 확인했으나 간장의 어떤 물질이 빈혈을 치료하는지는 알아내지 못했다. 그렇다 해도 휘플의 발견은 후대에 중요한 의학적 기초를 제공했다.

그로부터 몇 년 뒤 하버드 대학에서 수학하던 조지 미넛은 휘플의

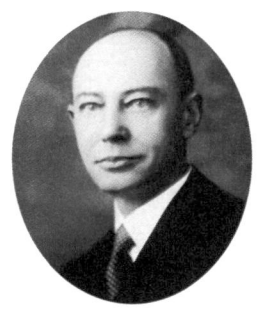

▲ 조지 미넛

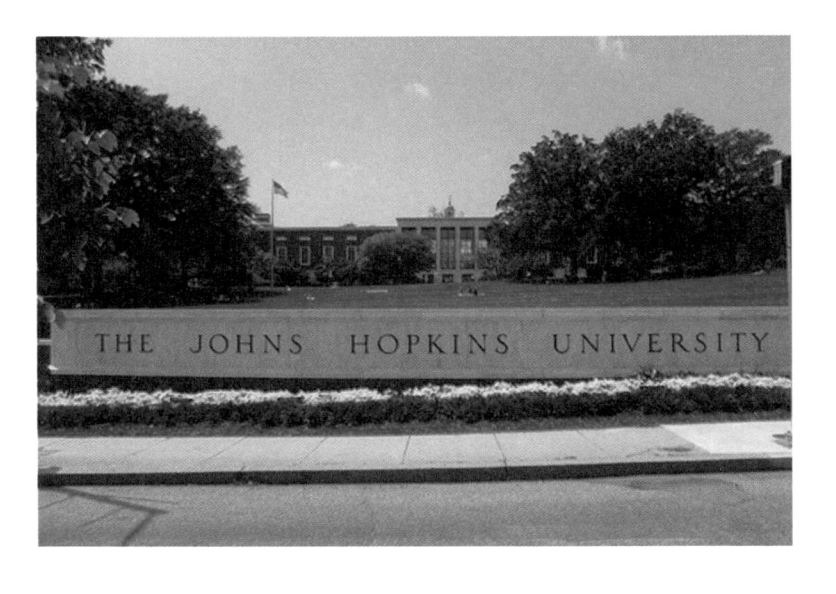

▶ 미국의 의사 조지 휘플이 공부했던 존스 홉킨스(Johns Hopkins) 대학

실험에 대한 보고서를 읽고 빈혈에 흥미를 느끼게 되었다. 미넛은 간장이 빈혈 환자의 적혈구 수를 높여준다는 실험결과를 보고 그의 연구를 이어서 진행했다. 미넛은 빈혈 증세가 나타나면 소화기능이 감퇴하는 걸 보고 어떤 비타민이 정상치보다 모자라서가 아닐까 하고 생각했지만, 간장에는 비타민이 충분했다. 그렇다면 비타민이 적혈구의 형성을 촉진하는 게 아닐까? 1924년 미넛과 그의 조수 머피는 악성빈혈 환자에게 간을 먹이고 경과를 지켜본 결과 병이 호전되는 것을 확인했다. 그들은 비타민 부족이 악성빈혈을 일으킨다는 것을 증명한 셈이다.

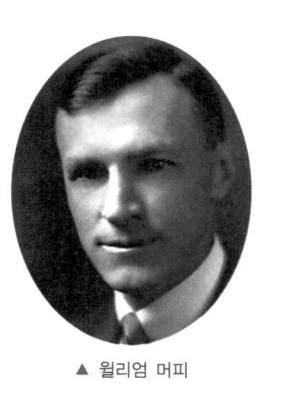
▲ 윌리엄 머피

3년 뒤 폭스(Fox)는 실험을 통해 비타민 부족이 악성빈혈을 일으킨다는 설과 간을 먹으면 빈혈이 치료된다는 주장이 옳았음을 밝혔다. 그리고 몇 년 뒤 악성빈혈은 불치병 명단에서 삭제되고 치료가 가능한 질병으로 분류되었다.

뛰어난 세 의사가 노력한 끝에 인류를 위협하던 빈혈의 치료법을 알아냈을 뿐만 아니라 혈액과 적혈구의 기능도 밝혀냈다. 조지 휘플, 조지 미넛, 윌리엄 머피는 1934년에 노벨상을 받는 영광을 얻었다.

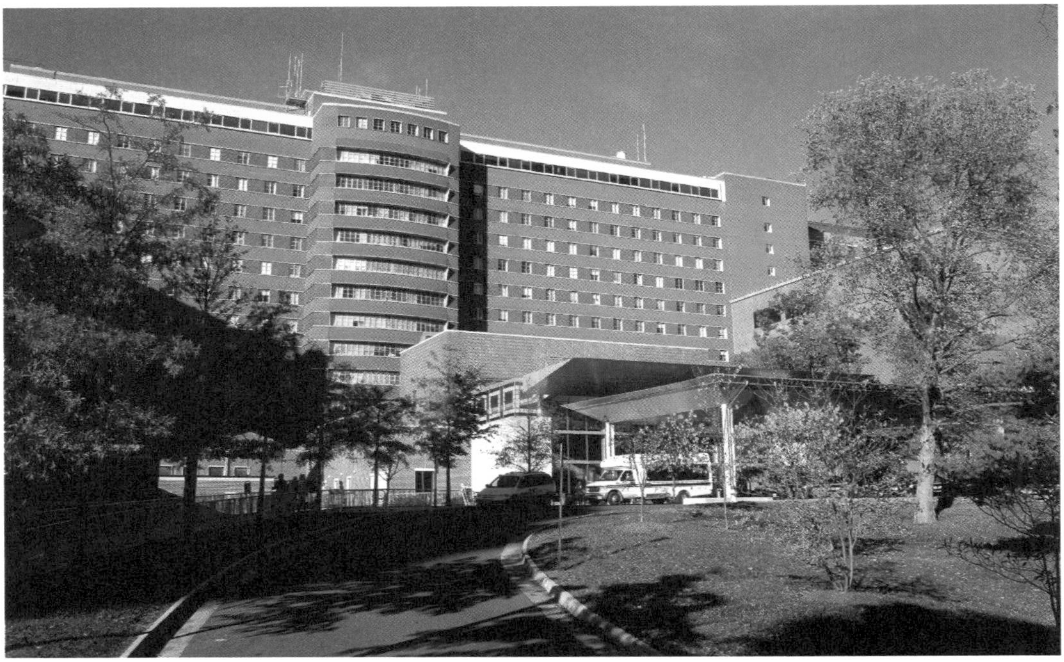

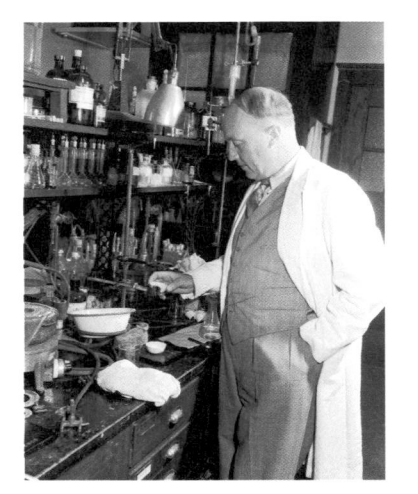

# 인슐린

발견시기
1921년

발견자
프레더릭 밴팅(Frederick Banting 캐나다), 찰스 베스트(Charles Best 캐나다)

　수천 년 전 인류는 괴상한 질병의 위협을 받았다. 이 병에 걸리면 물을 아무리 마셔도 갈증이 해소되지 않았으며, 음식을 아무리 섭취해도 체중이 늘지 않고 오히려 줄어들었다. 그들은 소변량이 늘어 자주 화장실을 갔는데 특이하게도 소변에서 당분이 검출되었다. 그 밖에도 체중이 감소하고, 시간이 흐를수록 눈앞의 물건을 구별하지 못하다가 실명이 되었고, 고통 속에서 신음하다 죽음을 맞이했다. 죽기만을 기다리는 것 외에 별다

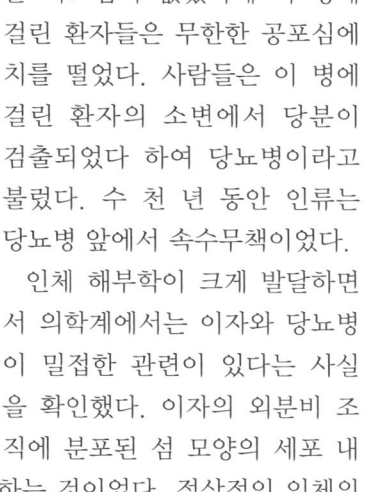

른 치료법이 없었기에 이 병에 걸린 환자들은 무한한 공포심에 치를 떨었다. 사람들은 이 병에 걸린 환자의 소변에서 당분이 검출되었다 하여 당뇨병이라고 불렀다. 수 천 년 동안 인류는 당뇨병 앞에서 속수무책이었다.

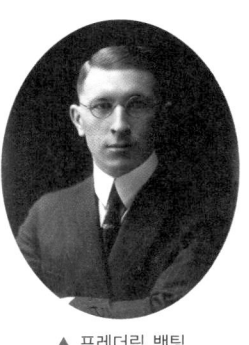
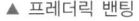
▲ 프레더릭 밴팅

인체 해부학이 크게 발달하면서 의학계에서는 이자와 당뇨병이 밀접한 관련이 있다는 사실을 확인했다. 이자의 외분비 조직에 분포된 섬 모양의 세포 내 분비 물질이 포도당의 대사를 조절하는 것이었다. 정상적인 인체의 혈액 내에서 당분은 균형을 이룬다. 따라서 만약 당분의 불균형을 바로 잡을 수 있다면 당뇨병도 치료할 수 있다고 생각했다. 사람들은 이것을 인슐린이라고 불렀다. 그렇게 당뇨병을 치료할 방법을 찾았지만, 이자액의 트립신이 인슐린을 파괴했기 때문에 인슐린을 완전한 상태로 추출하는 문제는 또 다른 걸림돌이 되었다.

당시 유명한 과학자들이 인슐린을 추출하기 위해 노력했지만 모두 실패로 돌아갔다. 그때 서부 캐나다 온타리온 의과대학(Western Ontario School of Medicine)의 젊은 의사 밴팅이 인슐린 추출에 관심을 보이기 시작했다. 어느 날 그는 어느 논문을 살펴보다가 우연히 "이자액이 십이지장으로 가는 관을 막을 수 있다면 이자 수축을 막을 수 있다."라는 글을 접했다. 그는 개의 이자관을 묶어 이자의 외분비조직이 수축되면 내분비조직만 남아 인슐린을 추출할 수 있겠다고 생각했다.

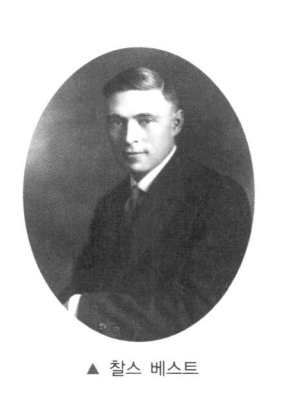
▲ 찰스 베스트

1921년 5월 밴팅은 본격적인 실험에 들어갔다. 하지만 개를 대상으로 실험하던 2주 동안에 10마리 중 7마리가 이자를 절제하고 이자관을 묶는 수술 도중에 죽고 말았다. 다시 실험용 개 10마리를 사왔지만 그중 7마리가 수술 중에 죽었다. 밴팅은 실패를 거듭하면서도 실험을 포기하지 않았다. 그와 조수 베스트는 서로 격려하며 실험을 반복했다. 그들은 당뇨병에 걸린 10마리의 개를 수술하면서 인슐린 추출액을 75회 이상 주사했지만, 혈당과 요당 함량의 저하로 70일밖

에 살지 못했다. 실험은 초보적인 수준에서 성공을 거둔 셈이지만, 다시 새로운 문제에 부닥치게 되었다. 추출액을 얻는 방법이 너무 복잡했고, 추출액에 불순물이 섞여 있었으며, 인슐린의 함량이 너무 적어서 임상시험을 할 수 없었다.

훗날 생화학자 제임스 콜립(James Collip)이 순수한 인슐린을 추출해 내는 데 성공했다. 그리고 몇 개월 뒤 최초로 당뇨병에 걸린 아동을 치료하는 데 성공하고, 잇달아 성인 환자의 치료를 성공시켰다. 이로써 인슐린이 당뇨병을 치료한다는 가설이 확실히 증명되었다.

밴팅과 그의 협력자들이 발견한 인슐린은 오늘날에도 여전히 당뇨병 치료의 주요 약물로 사용되고 있다.

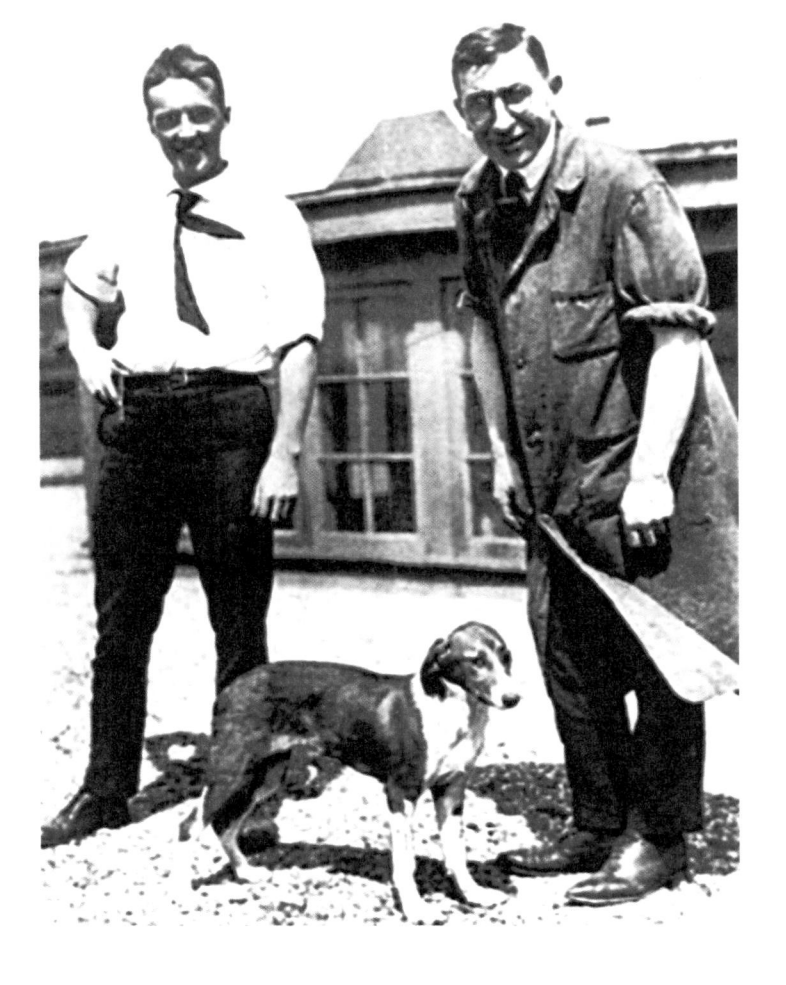

▶ 밴팅과 베스트, 그리고 실험용 개

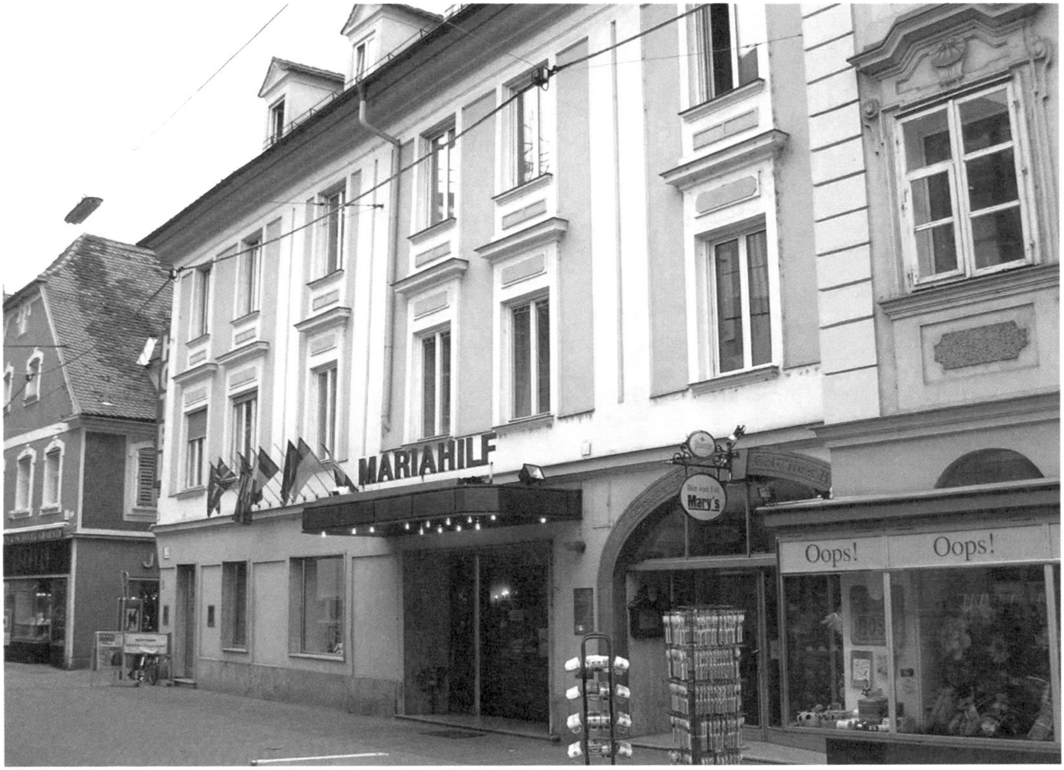

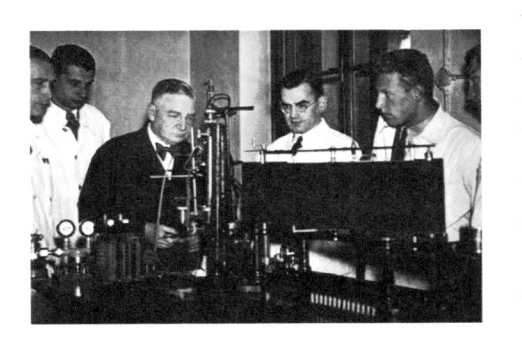

# 신경전달물질

과학자들은 대뇌가 어떻게 신체기관을 지배하는지에 대해 연구하기 시작했다. 일부 과학자는 대뇌의 전기를 타고 신호가 전달된다고 주장했고, 일부는 뉴런 사이에 전도체가 없어서 전기는 신호를 전달할 수 없으며 화학적 방식으로 전달된다고 주장했다.

1920년 독일의 약리학자 오토 뢰비는 신경

발견시기
1921년

발견자
오토 뢰비(Otto Loewi 독일), 헨리 데일(Henry Dale 영국)

161

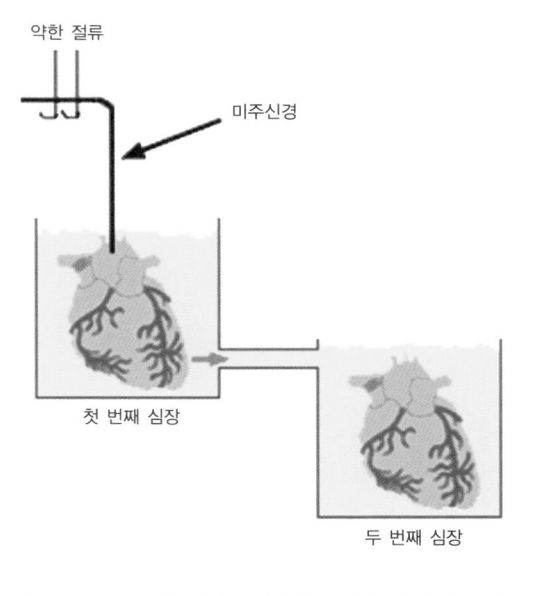

▶ 뢰비의 실험장비

약한 절류

미주신경

첫 번째 심장

두 번째 심장

연구에 심혈을 기울였다. 그는 화학물질이 신호를 전달한다고 굳게 믿고 있었지만, 자신의 가설을 증명할 방법을 찾지 못했다.

1921년 뢰비는 부활절 전날 밤 자다가 벌떡 일어나 펜을 들고 꿈에서 본 일들을 종이에 휘갈겨 쓰기 시작했다. 하지만 다음날 그는 정신없는 상태에서 휘갈겨 쓴 자신의 글을 알아보지 못했고 꿈의 내용도 기억하지 못했다. 단지 꿈에서 본 내용이 요즘 하고 있는 실험에 매우 중요한 내용이라는 것만 생각이 났다. 그는 상심하지 않고 다시 같은 꿈을 꾸기 위해 노력했다. 그리고 마침내 같은 꿈을 꾸던 날 밤 잠을 깬 뢰비는 꿈의 내용을 정확히 기억해 냈다. 흥분한 그는 바로 실험실로 뛰어가 꿈에서 본 대로 해보았다.

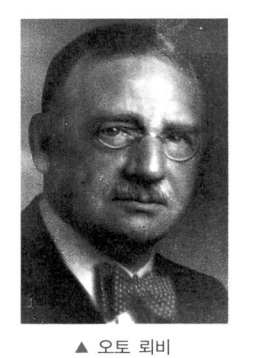

▲ 오토 뢰비

그는 개구리 두 마리를 구해 심장을 각각 소금물이 든 비커에 담그고 두 개의 비커가 서로 통하게 연결했다. 그리고 첫 번째 개구리의 심장을 자율신경(미주신경)에 연결하고, 두 번째 개구리의 심장은 연결하지 않은 채 첫 번째 개구리의 미주신경을 자극했더니 심장 박동이 느려지는 것을 확인했다. 그런데 자율신경이 제거된 두 번째 개구리의 심장도 같이 느려지는 것이 아닌가! 두 번째 개구리의 심장에 영향을 미친 것은 전류가 아니라 미주신경이었다. 미주신경을 자극하자 어떤 화학물질이 생성되었고 이것이 두 번째 개구리의 심장에 전달되어 심장 박동을 느리게 만든 것이다. 뢰비는 신경세포가 화학물질을 통해 신호를 전달한다는 사실을 증명하고 이를 '미주신경물질' 이라 불렀다.

영국의 과학자 헨리 데일은 최초로 이 신경물질의 구조를 분석했다. 이것이 바로 오늘날 우리가 아세틸콜린이라고 부르는 물질이다.

데일은 신호를 전달하는 이런 종류의 화학물질을 '신경전달물질'이라고 불렀다.

신경전달물질의 발견은 대뇌 및 인간에 대한 정의를 바꿔놓았다. 신경전달물질은 인간의 기억, 학습, 사고, 행위, 수면 및 모든 감각기능을 통제했다. 신경전달물질은 대뇌와 뇌 조직 연구의 핵심영역 중에 하나로 자리 잡았다.

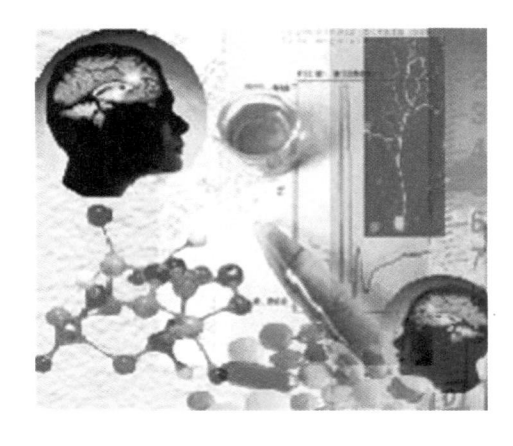

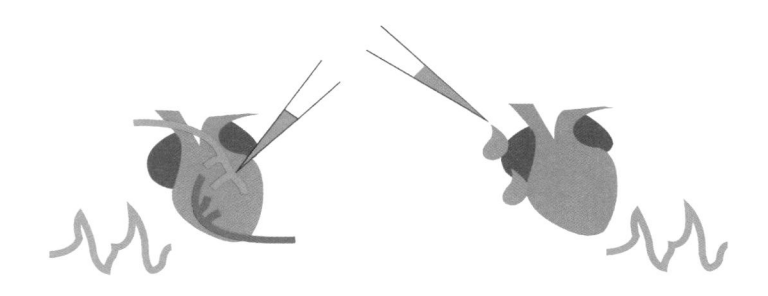

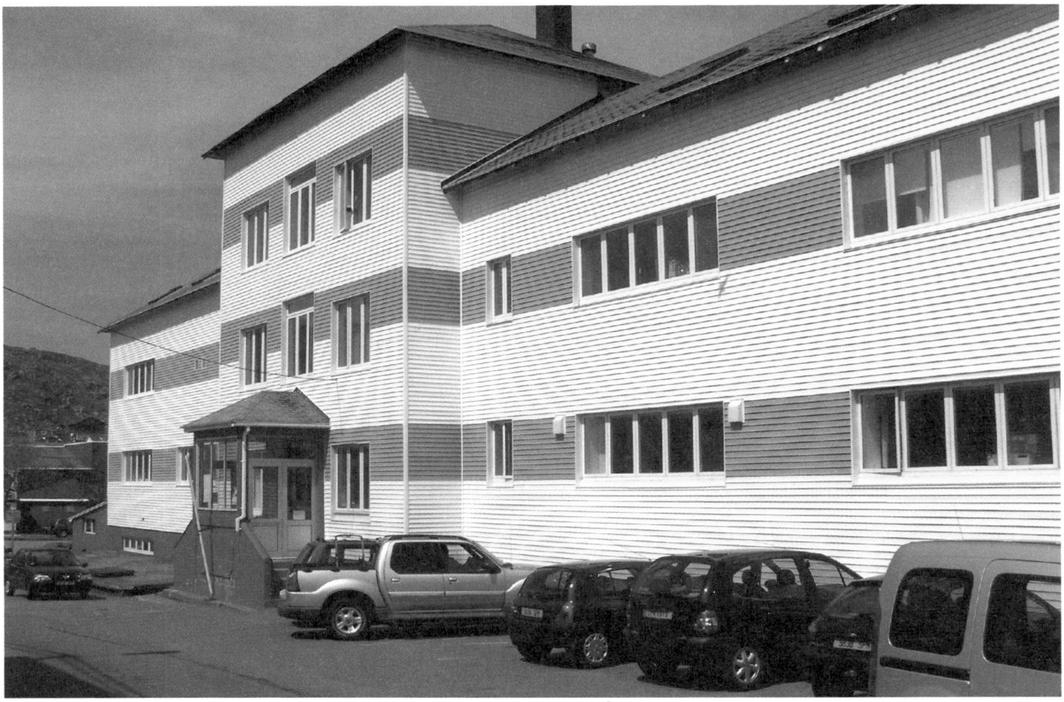

# BCG(결핵 예방백신)

발명시기
1921년

발명자
알베르 칼메트(Albert Calmette 프랑스), 카미유 게랭(Camille Cuerin 프랑스)

결핵간균이 발견된 이후 산업이 발달한 자본주의 국가에서는 병동을 늘려 결핵환자를 격리 치료하기 시작했다. 이로써 19세기 말부터 20세기 초까지 결핵환자가 다소 줄어들기는 했지만 이는 미봉책에 불과했다. 어떻게 해야 결핵을 뿌리째 치료할 수 있을까?

사람들은 전염병인 결핵을 예방하기 위해 결핵간균 백신연구에 많은 노력을 기울였다. 1890년대 프랑스의 과학자 알베르 칼메트는 파스퇴르 연구소의 부탁으로 프랑스 릴(Lille)에 연구소

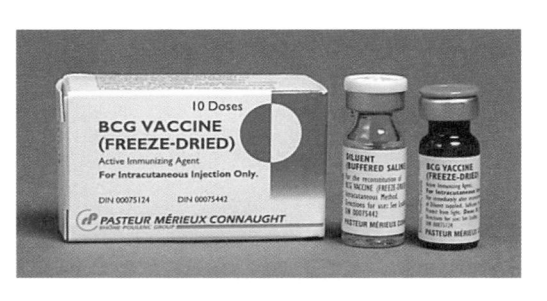

를 세우고, 전염성 결핵을 치료하기 위한 보건 및 사회예방조치를 시행했다.

1908년 그는 수의사 카미유 게랭과 함께 본격적으로 결핵 백신을 연구하기 시작했다. 그들은 이제까지의 연구결과를 기반으로 독성이 강한(500킬로그램의 소에 사용할 수 있는) 우결핵간균을 5%의 글리세린, 쓸개즙, 감자 배양지에서 배양하고 2 ~ 3주 간격으로 한 차례(1대)씩 이식했다. 230회를 이식한 우결핵간균은 독성이 모두 사라졌다. 마침내 독성이 없는 병원균을 얻는 데 성공한 것이다. 또 기니피그, 토끼, 말, 소, 원숭이 등의 동물을 대상으로 실험을 한 결과 모두 병에 걸리지 않았을 뿐만 아니라 접종 후에 결핵에 대한 면역력이 생기는 것을 확인했다.

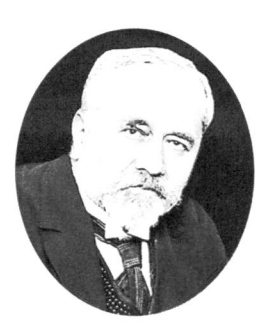

▲ 알베르 칼메트

1921년 우형결핵간균은 인간에게 응용되었고 실험을 거쳐 인체에 무해하다는 사실이 증명되었다. 훗날 사람들은 칼메트와 게랭의 공을 기념하여 백신을 BCG라고 불렀다. 하지만 BCG가 보편적으로 사용되기까지의 과정은 그리 순탄하지 않았다. 1929년 BCG가 결핵

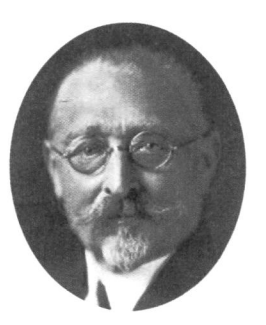

▲ 카미유 게랭

치료에서 좋은 성과를 얻어 한창 주가를 올리고 있을 때, 독일 뤼베크(Lubeck) 시립병원에서 신생아 271명이 BCG접종 후 결핵으로 77명이 사망한 사건이 터진 것이다. 이 소식은 전 세계를 경악케 했다. 조사 결과 시립병원에서 독자적으로 백신을 만드는 과정에서 독성이 강한 인

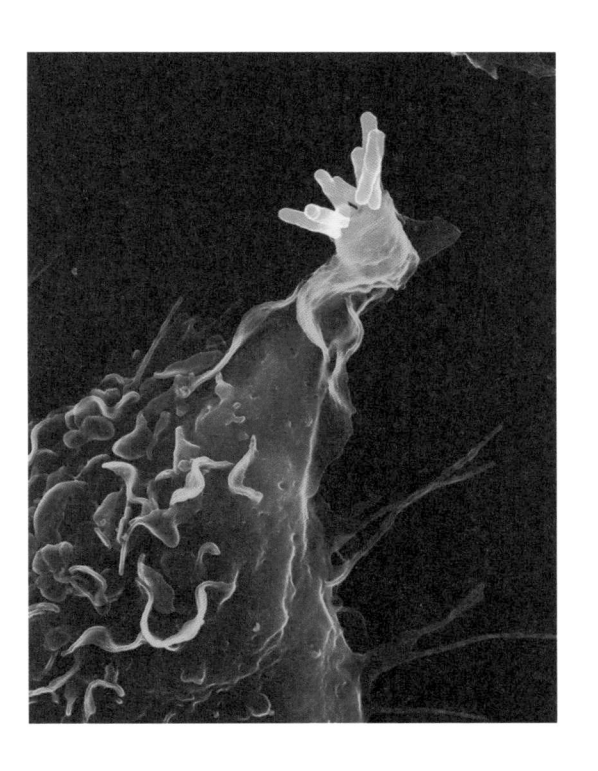

형결핵간균을 섞어 제조하는 바람에 참혹한 결과가 빚어졌음이 밝혀졌다. 하지만 그 사건으로 안정성 문제에 휘말리게 된 BCG는 사용이 금지되었다. 사실 뤼베크 병원에서 섞어 사용한 인형결핵간균은 특이한 형광 색소를 발산하며 독성이 매우 강해서 BCG와 본질적으로 다른 것이었다. 다행히 진상이 밝혀지자 BCG는 억울한 누명을 벗고 과거의 명예를 회복했다.

사람들은 오랜 연구를 통해 BCG를 접종하면 결핵간균에 대한 면역력이 생긴다는 사실을 입증했고 결핵 발병률을 80~90%까지 낮추는 쾌거를 이루었다. BCG접종으로 생긴 결핵간균에 대한 면역력은 3~4년간 지속되었다. 오늘날 신생아는 보편적으로 BCG접종을 하고 있어서 결핵성 뇌막염과 급성 좁쌀 결핵의 발병률이 현저하게 낮은 편이다.

BCG는 인체의 결핵에 대한 면역력을 높여주는 것 외에도 매우 효과적인 면역촉진제 역할을 한다. BCG는 종양 환자의 저하된 면역기능을 높여 주며, 특히 방광암과 흑색소 종양 환자의 면역력을 향상시켜 주는 보조치료법으로 사용되고 있다.

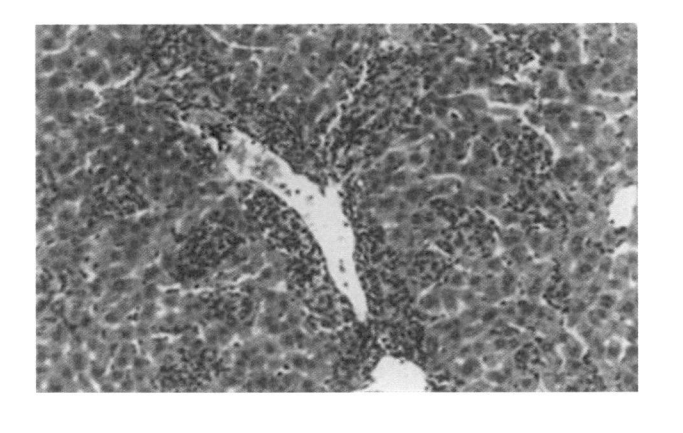

▶ 인체 혈액에 침입한 결핵간균

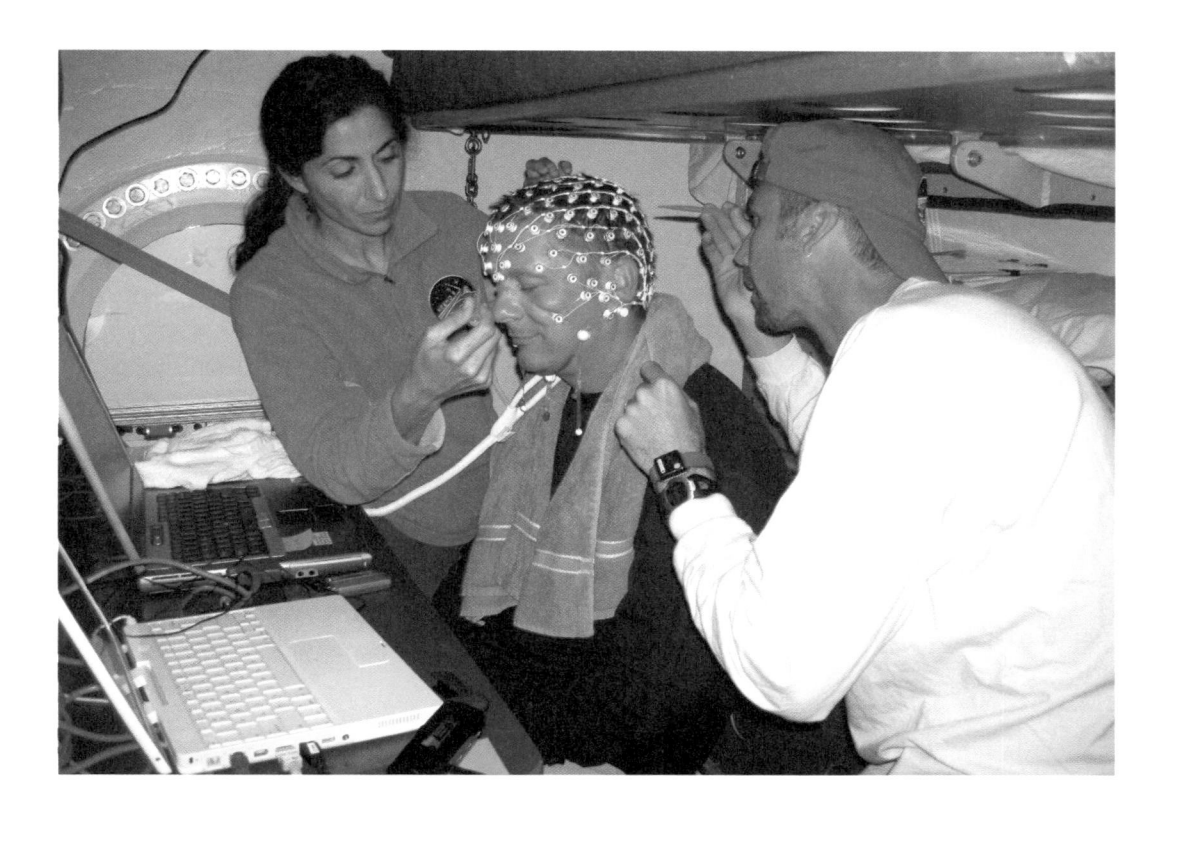

# 뇌전도

네덜란드 과학자 에인트호번이 심전도를 발명하고 나서 과학자들은 심장에 약한 전류가 흐른다면 다른 기관에서도 전류가 흐르지 않을까 하는 궁금증을 품게 되었다. 오래전부터 사람들은 인간의 대뇌에 흥미를 느끼고 있었지만, 그렇다고 의사들이 함부로 환자의 뇌를 열어 볼 수는 없었다. 따라서 질병을 판단하고 진료하는 데 어려움이 많았다. 심전도처럼 뇌를 열어보지 않아도 내부를 진단할 수 있는 의료기기는 없을까?

1875년 영국의 외과의사 코튼은 동물의 뇌를 열어 전류를 기록했다. 그리고 원숭이 두개골에서 전류활동이 일어난다는 사실을 확인했다. 이는 인간의 뇌에도 전류가 흐르고 있다는 것과 같은 의미였다.

발명시기
1924년

발명자
코튼, 한스 베르거(Hans Berger 독일)

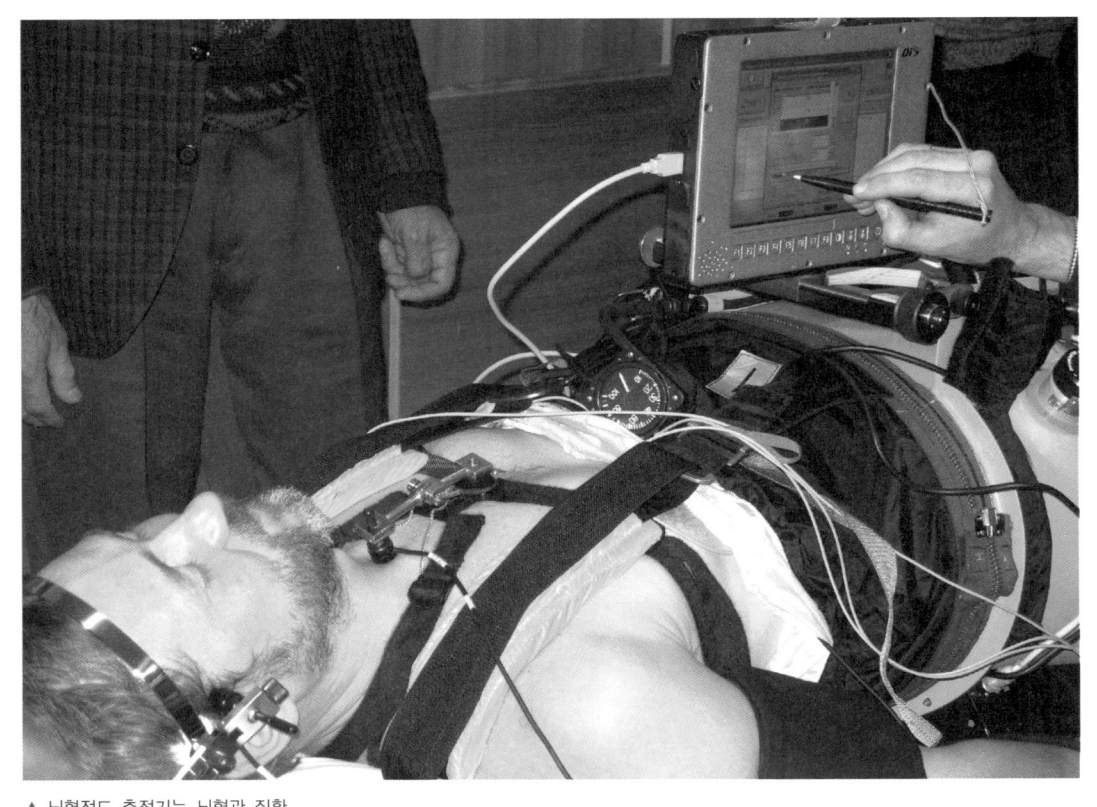

▲ 뇌혈전도 측정기는 뇌혈관 질환
치료에 사용한다.

▲ 한스 베르거

　　1903년 독일 의학자 베르거는 개의 뇌를 열어 실험하던 중 환자의 두개골을 절제하는 수술을 할 기회를 얻었다. 그는 건강한 사람과 뇌 질환에 걸린 환자의 두피 하부에 가는 전극을 연결해 뇌 전류를 기록하는 데 성공했다. 그는 인간의 뇌전위를 기록하는 방법을 '뇌파 전위 기록술(Electroencephalography)' 이라 불렀다. 베르거는 최초로 식별한 두 가지 뇌전파를 알파와 베타라고 불렀고 뒤에 발견되는 전파에도 다른 그리스 알파벳을 붙여주었다. 인간이 사고, 휴식, 수면을 취할 때 뇌전도는 각기 다른 모양의 전파를 기록했다.

　　1929년 그는 인간의 뇌전도에 관한 과학 논문을 발표하고 뇌질환 진단학과 신경 생리학 분야의 새로운 학문을 개척했다. 1940년대 후반부터 뇌전도는 임상진단에 광범위하게 응용되었다.

　　1934년 아드리안(Adrian)은 마테우스(Mateus)와 뇌파 전위 기록술

을 개량하여 간질, 정신착란증, 뇌종양 및 대뇌병리 증상을 관찰하는 데 사용했다.

1950년 포저(Poser)가 뇌파 전위 기록술을 응용해서 만들어낸 뇌혈전도 측정기는 오늘날 뇌혈관 질환의 보조진단 기기로 사용되고 있다.

1930년대에는 전자관 증폭기를 이용해 뇌파를 기록했다. 1950년대에는 컴퓨터 기술이 뇌파 영역에 응용되었다. 1970년대에는 집적회로로 뇌파 신호를 확대했고, 자기테이프 기록기로 뇌파 신호를 기록했다. 시간이 흐르면서 뇌파기기는 점차 소형화되었으며, 전파 방해에서도 자유로워졌다.

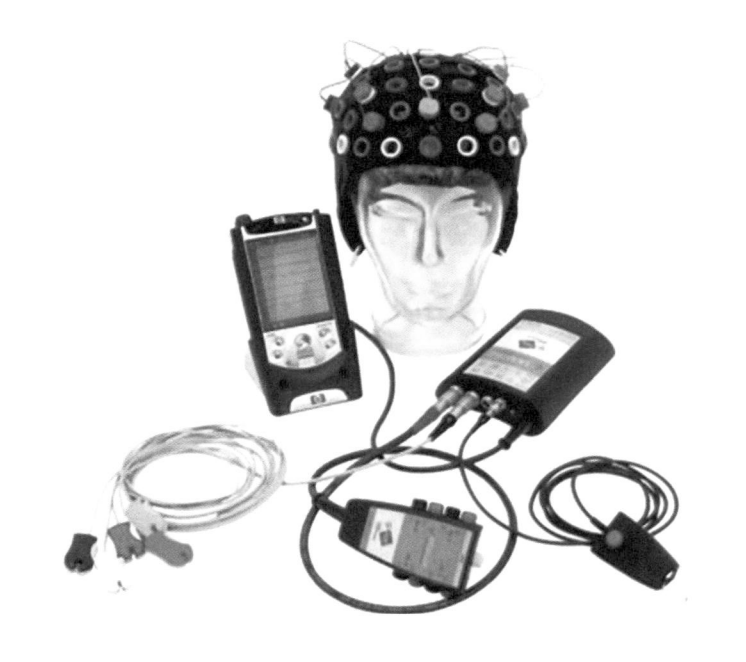

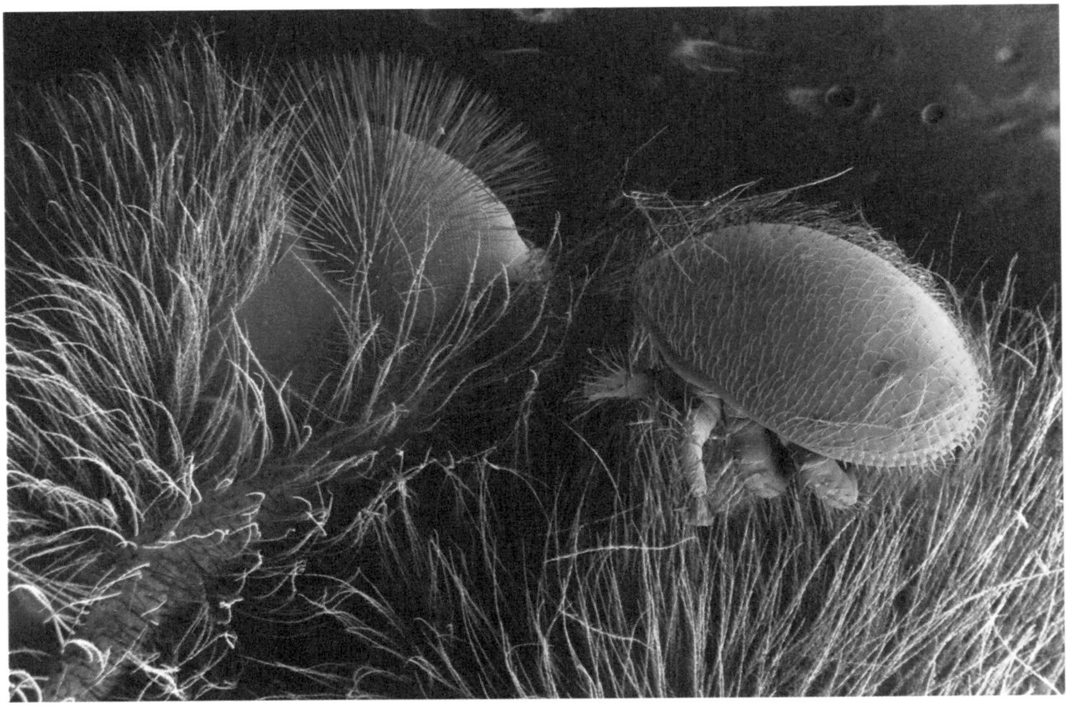

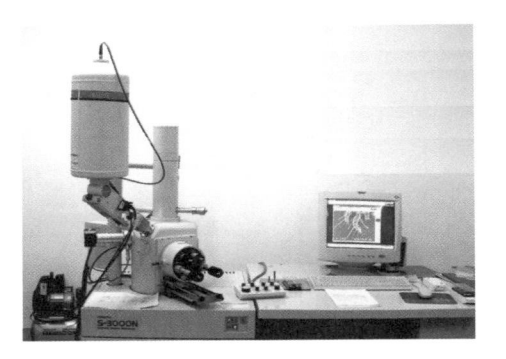

# 전자현미경

발명시기
1928년

발명자
에른스트 루스카(Ernst Ruska 독일),
게르트 비니히(Gerd Binnig 독일), 하
인리히 로러(Heinrich Rohrer 스위스)

전자현미경이 발명되어 레벤후크와 파스퇴르 등의 과학자들은 현미경으로 세포, 세균, 인체의 생리구조를 연구할 수 있게 되었다. 하지만 광학현미경은 한계가 있어 더 이상 과학과 의학의 발전을 만족시켜주지 못했다.

일반 광학현미경은 렌즈의 기능을 개선하여 배율을 1,000~1,500배로 올렸지만, 그 이상은 불가능했다. 보통 광학현미경은 받을 수 있는 파장의 한계가 있었다. 광학현미경은 광선

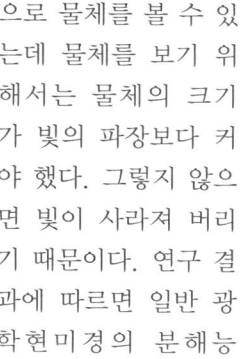

으로 물체를 볼 수 있는데 물체를 보기 위해서는 물체의 크기가 빛의 파장보다 커야 했다. 그렇지 않으면 빛이 사라져 버리기 때문이다. 연구 결과에 따르면 일반 광학현미경의 분해능

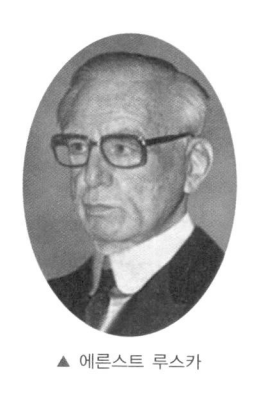

▲ 에른스트 루스카

(resolving power, 이상적인 천체 관측 조건에서 망원경의 상이 얼마나 명확하고 뚜렷이 보이는가를 나타내는 척도 – 옮긴이)은 0.02나노미터를 초과하지 못하므로 파장은 가시광선보다 짧은 자외선에 국한되며, 확대력 역시 2배 이상 올라가지 않는다. 구성물질의 최소단위인 원자를 관찰하려면 광학현미경의 분해능이 3~4배는 높아야 했다. 물질 구조를 정밀하게 연구하기 위해서는 기능이 더욱 향상된 현미경이 필요했다. 일부 사람들은 자외선보다 파장이 더 짧은 X 레이를 이용해서 렌즈를 만들면 좋겠다고 생각했다.

1920년대 프랑스 과학자 드브로이(De Broglie)는 전자류가 파동을 가지고 있으며 에너지가 커질수록 파장이 짧아진다는 사실을 발견했다. 과학자들은 전자빔이 광파를 대체할 수 있을지에 대해 고민하기 시작했고 이는 전자현미경의 탄생으로 이어졌다. 전자현미경을 만드는 일에서 가장 중요한 것은 전자빔을 모을 수 있는 렌즈였다. 그런데 광학렌즈는 전자빔을 모을 수 없었다.

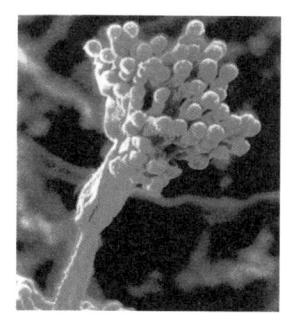

1926년 독일 과학자 푸쉬는 자기장에서 전자의 운동에 관한 이론을 제시했다. 그는 선 대칭성 자기장이 전자빔을 통과하면 렌즈 역할을 한다고 주장했다. 그렇게 전자현미경의 렌즈 문제를 이론적으로 해결한 셈이다.

독일 베를린 공과대학의 젊은 연구원이었던 루스카 역시 전자빔이 자기장을 통과할 때 물체의 영상이 확대된다는 사실을 발견했다. 전자는 빛보다 짧은 파장을 가지고 있어서 확대배율이 훨씬 컸다. 1928년 그는 음극선오실로스코프(CRT)를 개량해 최초의 전자현미경을 만들고 확대율이 12배나 되는 구리망 확대상을 얻는 데 성공했다. 배율이 부족하긴 했지만 전자빔과 전자렌즈로 광학상과 같은 전

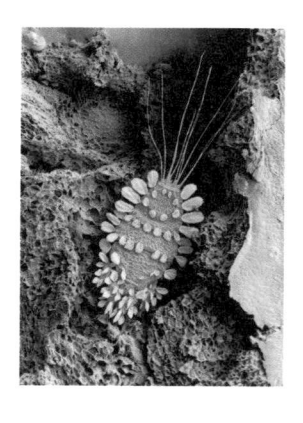

자상을 만들어 낼 수 있다는 사실을 증명해냈다. 1933년 루스카는 개량작업을 거쳐 만들어낸 전자현미경으로 금속박金屬箔과 섬유의 1만 배 확대상을 얻었다.

1937년 루스카는 지멘스(Siemens)사의 요청으로 현미경 한외현미경(Ultramicroscope) 실험실을 세웠다. 1939년 지멘스는 해상률이 30옹스트롬(1옹스트롬＝10⁻¹⁰미터)에 달하는 최초의 실용전자현미경(Practical Electron Microscopy)을 개발하는 데 집중했다.

1978년 독일 학자 비니히와 스위스 학자 로러는 주사형 터널현미경(STM)을 연구하고 1982년 개발하는 데 성공했다. 새로운 현미경의 확대율은 3억 배에 달하며 판별할 수 있는 두 점의 최소거리는 원자지름의 10분의 1이고, 해상률도 0.1옹스트롬이나 되었다.

주사형 터널현미경은 시료의 끝을 뾰족하게 만들어 탐침을 측정하려는 시료에 접근시켰을 때, 탐침과 시료의 거리가 몇 나노미터 이하가 되면 터널링 효과에 의해 탐침으로부터 터널 전류가 흐르는 원리로 만들어졌다. 시료 표면이 미세하게 흔들리면 원자의 크기가 흔들리고, 투과하는 전류에 수천만 배의 변화가 일어나서 원자구조의 정보를 컴퓨터로 입력하고 처리과정을 거쳐 모니터에 물체의 입체적 화상을 보여준다. 그들은 전자현미경을 발명한 공로를 인정받아 1986년 노벨 물리상을 받았다.

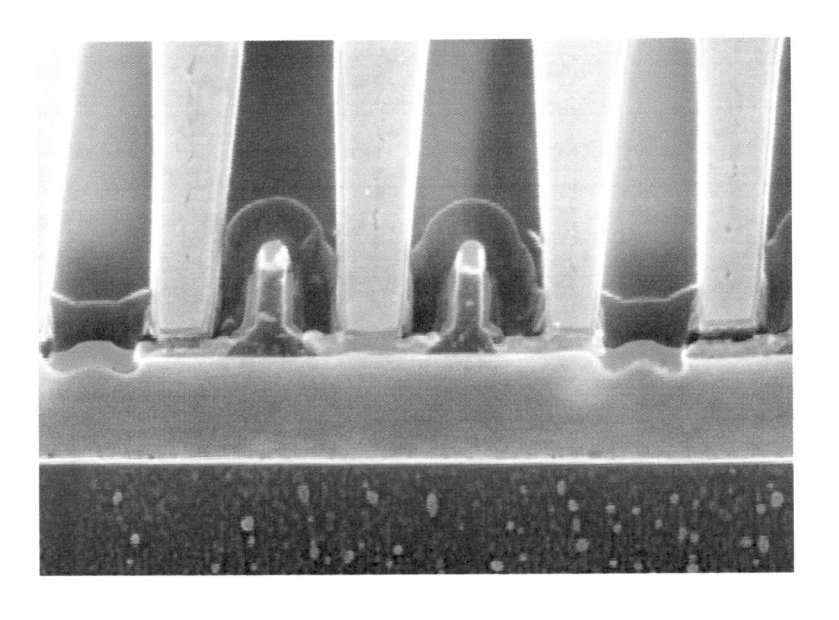

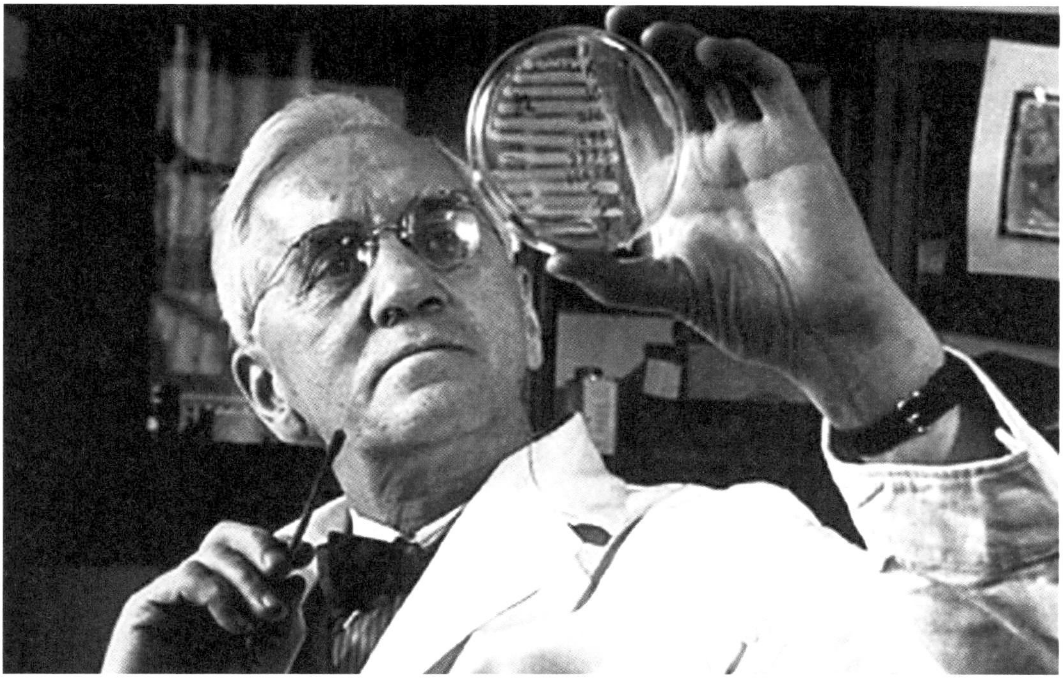

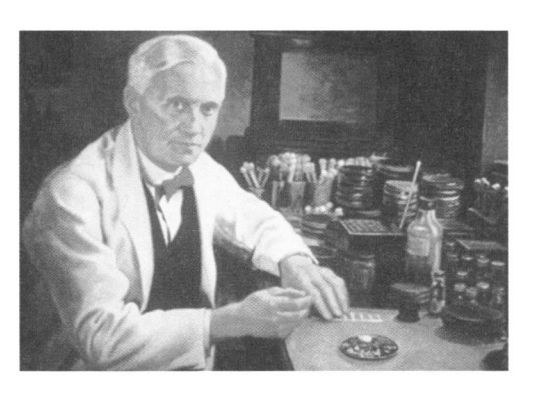

# 페니실린

1940년대 이전에는 세균성 전염병을 말끔히 치료하면서도 부작용이 없는 약물이 발견되지 않았다. 당시에 폐결핵에 걸렸다는 것은 얼마 후 목숨을 잃는다는 의미나 다름없었다. 과학자들은 폐결핵 치료법을 얻기 위해 오랜 연구를 진행했지만, 치료법은 전혀 예상치 못했던 곳에서 발견되었다.

1928년 여름 런던 대학 세인트 메리 병원의 실험실에 근무하던 영국의 세포

발명시기
1928년

발명자
알렉산더 플레밍(Alexander Fleming 영국), 하워드 플로리(Howard Walter Florey 오스트리아), 에른스트 체인 (Ernst Chain 독일)

◀ 알렉산더 플레밍

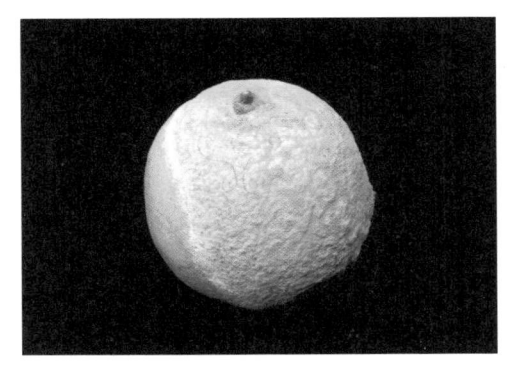
▶ 페니실린으로 가득한 오렌지

학자 알렉산더 플레밍은 평소와 같이 포도상구균에 대한 연구를 하고 있었다. 그는 페트리 접시(Petri dish)를 열어 안에 들어 있던 세포를 꺼내 글라스에 놓고 현미경으로 관찰했다. 공기 중에 표류하던 미생물, 세포와 독균은 자주 페트리 접시에 옮겨 붙곤 했는데, 그렇게 외부에서 옮겨 붙은 미생물이 접시에서 번식하는 바람에 종종 실험을 방해했다. 플레밍은 언제나 그 '불청객'이 마음에 들지 않았지만 문제를 해결할 방법을 찾지 못했다.

그러던 어느 날 플레밍은 현미경으로 페트리 접시에서 꺼낸 포도상구균을 관찰할 준비를 하던 중 특이한 현상을 발견했다. 황금색 포도상구균이 자란 페트리 접시에 공기 중의 청록색 독균 콜로니(Colony)가 자라나 번식하고 있었던 것이다. 더 놀라운 것은 청록색 독균 콜로니 주변의 포도상구균 콜로니는 모두 용해되었는데 멀리 떨어진 포도상구균은 아무렇지 않다는 사실이었다. 청록색 독균이 포도상구균을 분비하는 물질을 분해할 수 있으며, 이것이 바로 플레밍이 꿈에도 바라던 자연 항균물질이었다. 플레밍은 조심스럽게 '불청객'을 페트리 접시에서 분리하여 액체배지(Liquid medium)에서 배양시켰다. 그는 청록색 독균을 페니실리움(Penicillium)이라고

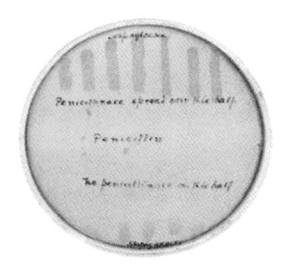
▲ 플레밍이 발견한 페트리 접시의 페니실리움

불렀다. 그는 여러 차례 실험을 통해 페니실리움이 강력한 살균작용을 한다는 사실을 발견하고, 페니실린(Penicillin)이라 명명했다.

그는 페니실린의 항균기능을 연구하던 중 이것이 포도상구균 세포와 모든 그램 양성(Gram-positive) 박테리아(성홍열, 폐렴, 임질, 뇌막염, 디프테리아 등)에 영향을 준다는 사실을 밝혀냈다. 하지만 1939년 순수한 페니실린을 추출하지 못했던 그는 페니실린 균종을 영국의 병리학자 플로리와 생화학자 체인에게 넘겨주었다.

얼마 후 플로리와 체인은 마침내 냉동건조법을 통해 페니실린 결정을 얻었다. 플로리는 참외에서 대량의 페니실린 독균을 발견하고 옥수수 가루를 배합해 배양액을 만들었다. 그리고 1941년 시작한 임

상시험으로 페니실린이 연쇄상구균, 디프테리아간균 등 여러 종류의 세포를 소멸한다는 사실을 증명했다. 페니실린이 병균을 죽이고도 인체 세포에 영향을 미치지 않은 이유는 페니실린에 포함된 물질이 병균의 세포벽 합성에 장애를 일으켜서 병균을 소멸시키는데, 인간과 동물의 세포에는 세포벽이 없기 때문이다. 다만 알레르기성 체질을 가진 환자는 페니실린을 사용하지 못했기 때문에 사용 전에 반드시 피부 테스트를 해야 했다.

  미국 제약회사는 1942년 페니실린을 대량 생산하는 데 성공했다. 페니실린은 제2차 세계대전에서 수많은 영미 연합군의 목숨을 살렸다. 플레밍, 플로리, 체인은 페니실린의 발명에 대한 공로를 인정받아 1945년 노벨 의학상을 공동 수상했다.

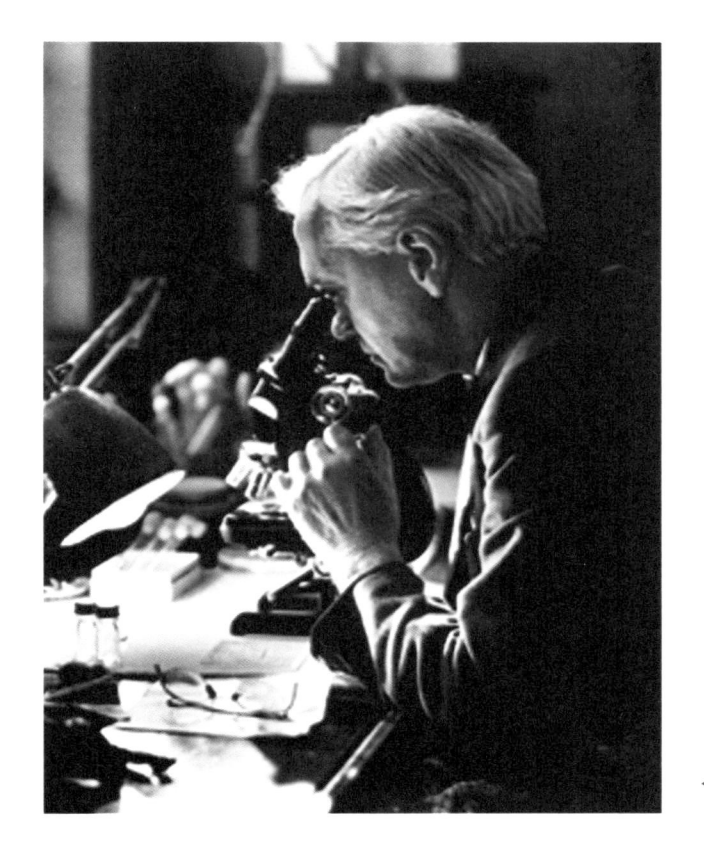

◀ 현미경으로 페니실린을 관찰하는 플레밍

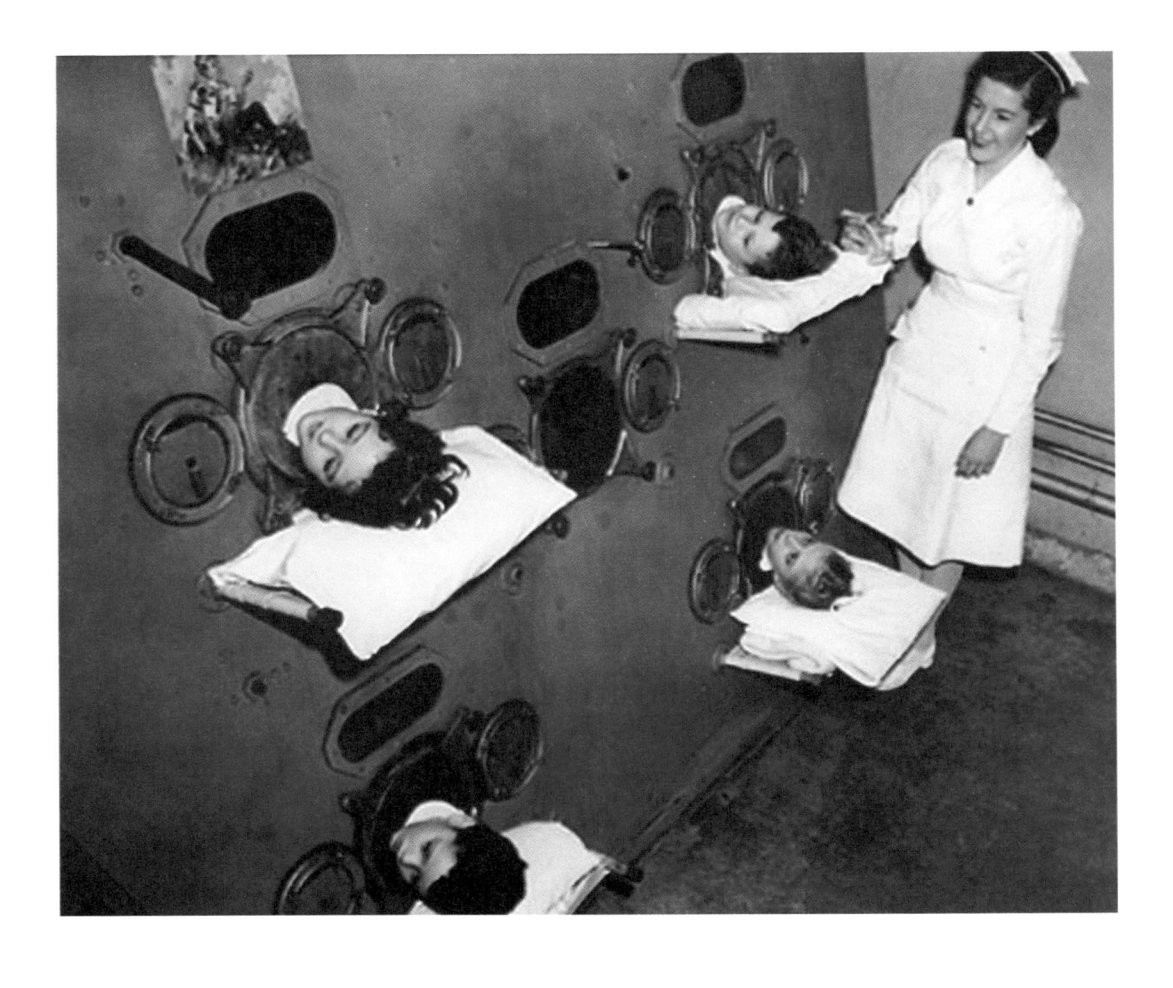

# 철폐

발명시기
1929년

발명자
필립 드링커(Philip Drinker 미국)

　20세기 초 인류는 회백수염이라고 불리는 소아마비의 침입을 받았다. 소아마비는 척추신경에 침입해 환자의 척추를 마비시키는 질병이었다. 신체 어느 부분이 마비되는가는 바이러스가 어떤 신경에 침입했는가에 달렸다. 소아마비는 환자의 호흡능력도 크게 저하시켰다.

　호흡은 폐의 기능과 깊은 연관이 있다. 인간의 폐에는 근육이 없어서 횡격막 운동에 큰 영향을 받았다. 위와 폐 사이에 있는 얇은 근육인 횡격막이 위로 움직이면 공기가 빠져나가고, 횡격막이 아래로

움직이면 공기가 들어왔다. 호흡을 제어하는 신경은 목 윗부분에 자리 잡고 있었다. 소아마비 바이러스는 신경에 침투해 환자의 목숨을 앗아갔다.

당시 많은 환자가 호흡곤란 증세로 사망했다. 의학자들은 환자들의 정상적인 호흡을 도와주기 위해 연구를 시작했고 최초의 해답은 미국에서 찾아냈다.

1929년 미국인 필립 드링커는 폐의 호흡원리를 연구하던 중 근육이 규칙적으로 수축하면 공기도 폐 안으로 규칙적으로 들어간다는 사실을 알게 되었다. 소아마비 바이러스가 대뇌나 척추의 일부 세포로 침입하면 근육이 규칙적으로 수축하지 않았다. 드링커는 환자를 공기가 통하지 않는 기밀실氣密室에 들어가게 하고 기밀실 위를 펌프로 연결하는 방법으로 흉강을 규칙적으로 확장시켜주었다. 펌프는 기밀실의 기압을 규칙적으로 움직였다. 이렇게 환자의 흉강 외부가 펌프가 생성한 저압에 노출되었고, 환자의 흉강 내부는 기관지, 인후, 코, 뺨을 통해 외부와 연결되었다. 이때 공기펌프로 기밀실의 기압을 외부의 기압보다 낮출 때마다, 대기압은 공기가 흉강 속에 들어갈 수 있게 했다. 그는 여러 차례의 실험을 통해 인간의 호흡기를

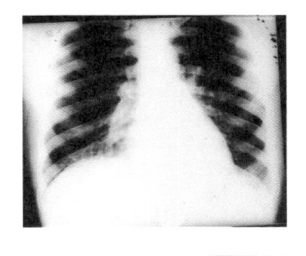

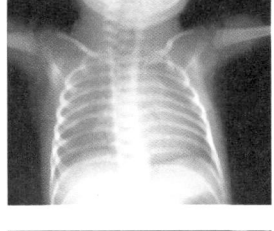

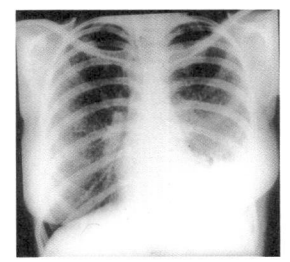

▲ 소아마비 환자의 폐

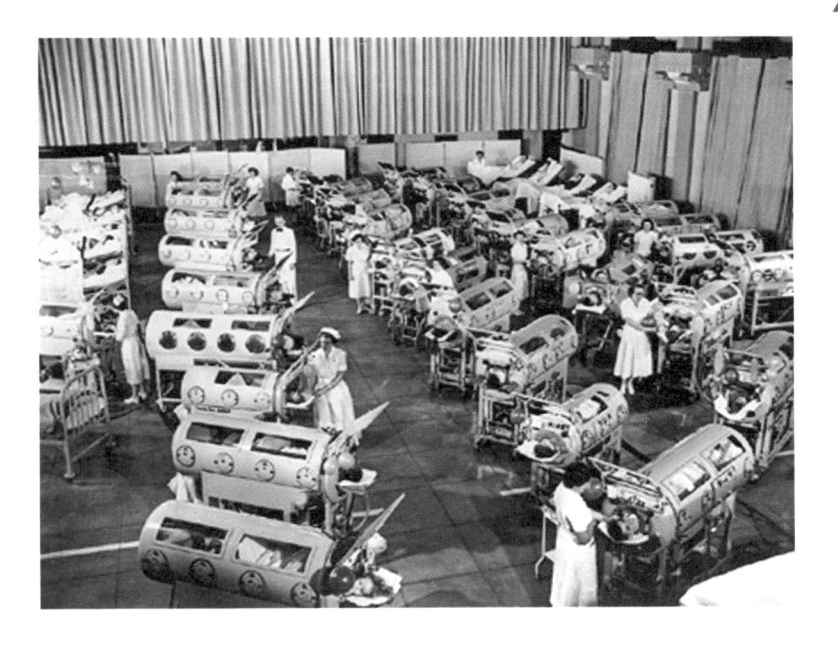

대체할 수 있는 기계를 발명했다. 오래된 가정용 전기청소기 2대의 부속품을 이용해 만든 기계는 정압(대기압보다 높은 압력－옮긴이)과 부압(대기압보다 낮은 압력－옮긴이)을 대체했다. 그는 기계를 철폐鐵肺라고 불렀다. 철폐는 최초로 인체기관을 대체한 기계이다. 철폐가 발명되자 임상시험이 시행되었다.

보스턴의 한 아동병원에서 소아마비로 호흡이 불안정한 소녀가 최초로 철폐를 사용했다. 1932년 영국에서 17세 학생 존 타나(John Tana)라는 학생이 최초로 철폐를 이용해 목숨을 구했다. 그해 9월 소아마비에 걸린 타나는 철폐를 이용해 9주 동안 치료 받은 후에 건강을 회복했다.

미국 철도왕의 아들 프레데릭 스마트 주니어는 철폐와 인생의 후반기를 보냈다. 1936년 그가 베이징에서 소아마비에 걸리자 철폐가 미국으로 보내졌다. 스마트는 '철폐가 생명을 살린 남자'로 유명해졌다. 그는 1954년 11월 12일 44세의 나이로 세상을 떠났고, 철폐 덕분에 18년을 더 살았다.

철폐의 역사는 그리 길지 않다. 1950년대에 소크(Salk)가 효과적인 소아마비 백신을 발명했고 그로인해 병을 완전히 고칠 수 있게 되었다. 오늘날 여러 가지 종류의 가벼운 호흡기가 개발되어 호흡기 질환을 앓는 환자들에게 큰 도움이 되고 있다.

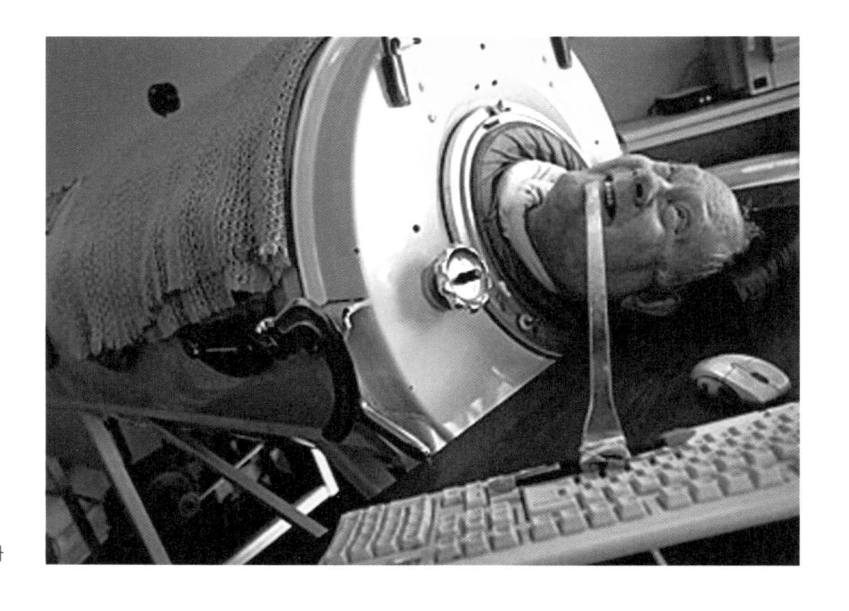

▶ 철폐로 호흡하는 소아마비 환자

# 유행병

누구나 한 번쯤은 세미나에 참석했거나 친구와 식사를 하고 집으로 돌아온 다음날 아침 감기에 걸려 재채기를 한 적이 있을 것이다. 이때 사람들은 자신이 다른 사람에게 감기 바이러스를 옮았다고 생각한다. 평소 사람들은 재채기나 기침을 하면서 코와 입을 막는다. 그때 누군가 그런 모습을 본다면 대부분 그 사람처럼 코와 입을 가릴 것이다. 심지어 아주 멀리 떨어져 있는 사람일지라도 말이다. 이는 사람들이 감기라는 전염병에 걸릴까 두려워 반사적으로 나오는 행동이다. 우리는 이런 전염성 감기를 독감이라고 부른다.

독감의 증상은 일반 감기와 비슷해 보이지만 고열, 두통, 근육통 등의 정도가 훨씬 심하다. 독감은 주의해서 치료하기만 하면 인체에 심각한 피해를 입히지 않는 질병이다. 하지만 이미 독감에 걸렸다가 나은 사람이 시간이 지난 뒤에 병을 전염시키는 일도 있을까?

1933년 영국인 월슨 스미스는 독감 바이러스를 발견하고 이것이 핵단백질의 항원성에 따라 A형, B형, C형으로 나뉜다는 사실을 확인했다. 독감 바이러스는 쉽게 돌연변이를 일으켜 빠르게 전파되고, 발병률이 높았다. 그중에서도 A형 바이러스가 가장 심했다. 돌연변이는 양적 변화에서 질적 변화까지 상호전환 과정을 모두 포함했다. 새로운 서브타입의 바이러스가 출현한 초기에는 이에 대한 면역력이 없어서 빠르게 퍼져 나갔고, 항원이 안정적이라는 특성 때문에 2~3년에 한 차례씩 유행을 일으켰다. 게다가 종종 변형된 바이러스가 출현했다. 인간의 면역력이 높아지면서 전염병 유행 속도가 조금씩 감소했고 발병률도 떨어지기 시작했지만 바이러스의 변이가 심해지면서 질적 변화를 일으켜 구형 바이러스는 소멸되고 신형 바이러스가 나타났다.

독감은 완전히 제거되지

발견시기
1933년

발견자
월슨 스미스(Wilson Smith 영국)

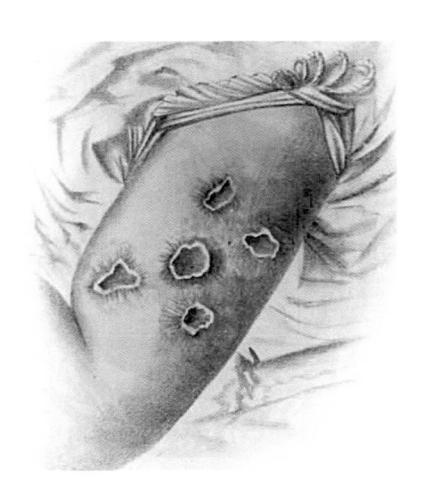

◀ 우두백신을 접종한 뒤 팔에 남겨진 상처

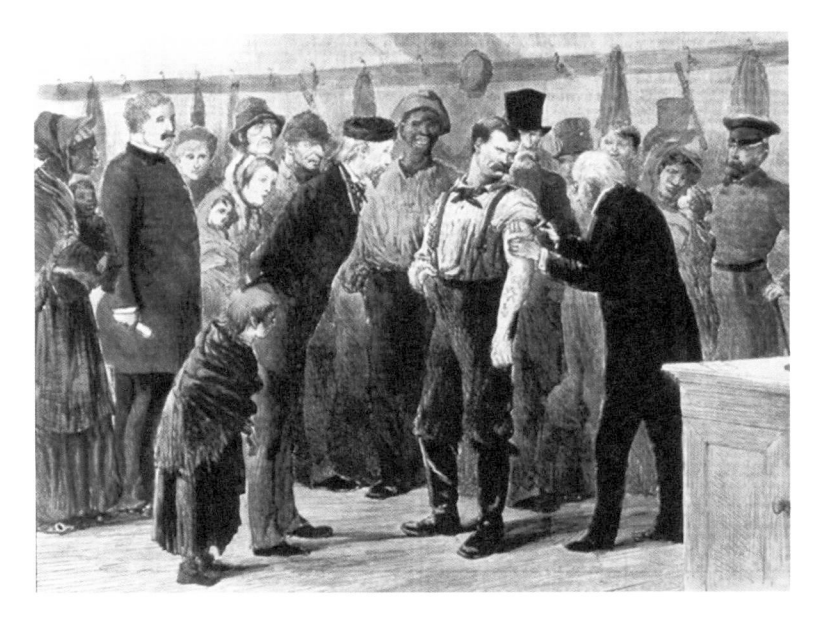

▶ 천연두 백신 접종을 하고 있는 모습

않았지만 전염병 역사에서 열성 전염병은 자취를 감췄다. 가장 유명한 열성 전염병으로는 천연두가 있다. 천연두가 인류를 습격하면서 인간은 고통의 세월을 견뎌야 했지만 다행히 우두 접종이 발명되어 천연두를 예방할 수 있게 되었고 면역학이 출현하는 계기가 되었다. 전염병 역사에서 살펴보면 독감은 전염병 중 증상이 가장 가볍지만 유행범위가 가장 넓은 질병이다.

1802년 스페인 의학서적에서 전염병과 전염병 예방을 연구하는 학문을 유행병학이라고 불렀고 점차 의학용어로 자리 잡아갔다. 의학자들은 전염병에 대한 연구를 끊임없이 진행했고 유행병학의 내용도 나날이 풍부해져 갔다. 최근 수십 년 사이 유행병학의 연구범위는 한 종류의 전염병에 국한되지 않고 인간의 건강과 관련된 모든 현상으로까지 확장되었다. 유행병학은 특정 집단에서 질병과 건강 상태에 대한 분포 및 결정요인뿐만 아니라, 질병예방과 건강을 촉진하는 조치에 대한 연구까지 진행하고 있다.

# 프론토실

병균을 사라지게 하는 무기는 무엇일까? 형형색색의 항균물질이다. 인류의 의학역사상 항균물질의 탄생은 수많은 의학자와 화학자의 각고의 노력이 빚어낸 결과이다.

20세기 초에 인후염이 수많은 사람의 목숨을 앗아갔다. 의학자들이 끊임없이 연구한 끝에 연쇄상구균이 질병을 유발한다는 사실을 알아냈다. 그렇다면 어떻게 해야 인체에 해를 입히지 않으면서도 효과적으로 연쇄상구균을 죽일 수 있을까?

당시 염료로 연쇄상구균을 죽일 수 있다는 사실을 알아낸 화학자들은 인체에 해를 입히지 않으면서도 연쇄상구균을 죽일 수 있는 염료를 찾기 위해 심혈을 기울였다.

1932년 독일의 의학자 게르하르트 도마크 역시 그들의 대열에 합류했다. 그들은 처음에는 아닐린(Aniline) 염료를 사용해 실험을 진행했다. 염료와 만난 세균들은 빠르게 죽어갔고 뛰어난 효과를 보였다. 하지만 그가 이 염료로 만든 약을 세균에 감염된 동물에 투약하자 항균작용이 급격히 감소하는 게 아닌가!

도마크는 결과에 낙심하지 않고 반복해서 실험을 진행했다. 1935

발견시기
1935년

발견자
게르하르트 도마크
(Gerhard Domagk 독일)

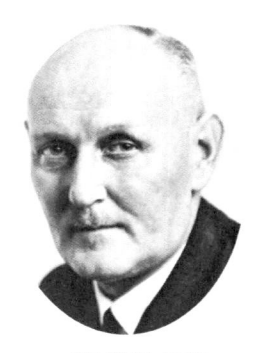

▲ 게르하르트 도마크

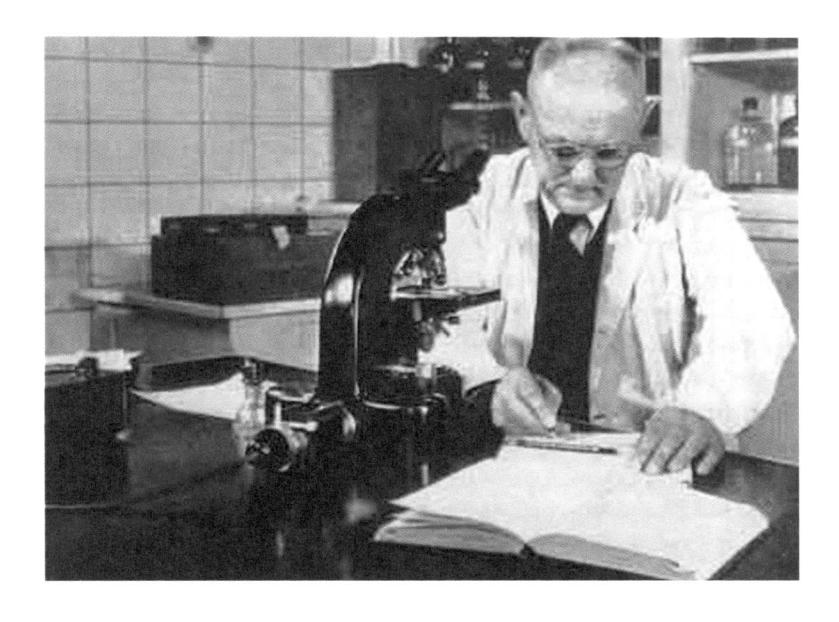

◀ 실험에 집중한 도마크의 모습

년에는 붉은색 염료인 프론토실을 이용해 실험했다. 그는 건강한 새 끼 쥐 복부에 용혈성 연쇄상구균을 주사하고 프론토실을 주사한 그룹과 그렇지 않은 그룹으로 나누어 비교 분석했다. 그 결과 프론토실을 주사하지 않은 그룹의 쥐들은 모두 죽었으나 약을 주사한 쥐들은 구사일생으로 살아나거나 죽을 듯 보이다가도 몇 시간 뒤에 다시 활기를 띠는 놀랄만한 사실을 발견했다.

"붉은색 염료인 프론토실이 사람을 위협하는 연쇄상구균을 죽일 수 있다!"

그렇게 프론토실의 효과는 증명되었지만 붉은색 염료 중의 어떤 물질이 살균역할을 하는지는 밝혀지지 않았다. 도마크는 이를 밝히기 위해 다시 연구에 박차를 가했다. 그는 프론토실을 추출하여 술파민(Sulfamine)이라는 백색 분말을 얻었는데 그것이 바로 살균작용을 하는 핵심 물질이었다. 도마크는 개와 토끼로 임상실험을 반복해 일련의 성공을 거두었다. 술파민의 효과는 매우 뛰어났다. 이에 다른 의학자들도 도마크와 비슷한 실험을 통해 좋은 결과물을 하나둘 내놓기 시작했다.

현재까지 술파민 계열의 약물은 많이 등장했다. 지금까지도 설파메톡사졸(Sulfamethoxazole)과 트리메소프림(Trimethoprim)이 섞인 합성물질은 널리 쓰이며 뛰어난 효과를 자랑한다. 술파민은 아직도 그 빛을 잃지 않고 항생제와 함께 어깨를 나란히 하는 항균제로 주목받고 있다.

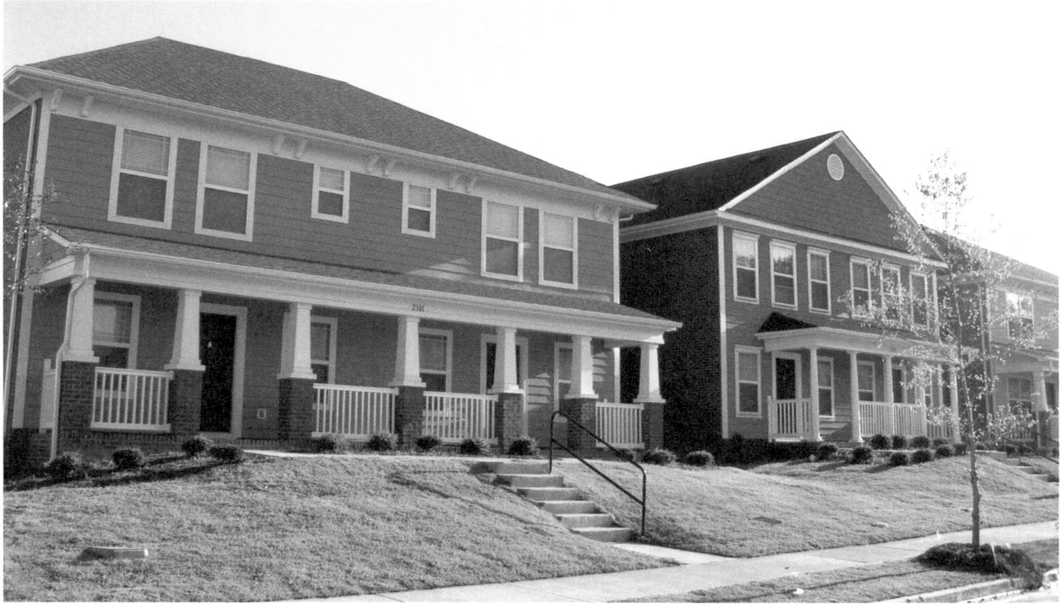

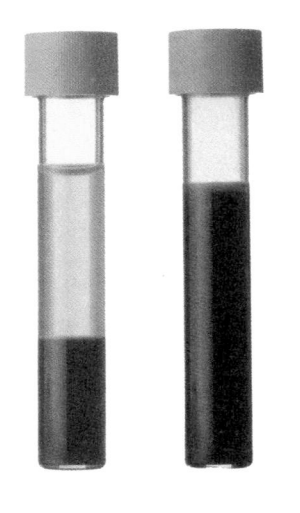

# 혈액은행

1902년 오스트리아 과학자 카를 란트슈타이너가 혈액형을 발견하고 수혈이 안전하다는 것을 증명했다. 외과수술에서 수혈은 이미 평범한 일 중의 하나가 되었지만 문제는 혈액이 일주일밖에 살지 못한다는 사실이었다. 일주일이 지난 혈액은 더 이상 사용할 수 없었다. 채혈한 혈액을 보관하기 위해서는 전혀 새로운 방법이 필요했다. 채혈한 뒤 변질되기 쉬운 혈액을 장기간 보관하는 일은 매우 중요했다.

1914년 항응혈제인 구연산나트륨(Sodium Citrate)이 발명되면서 유럽에서 먼저 혈액을 장기 보존하기 위한 실험이 시작되었다.

1916년 프랜시스 루스(Francis Loos)와

발명시기
1937년

발명자
오스왈드 로버슨(Oswald Robertson 영국), 버나드 판터스(Bernard Fanters 미국), 찰스 드류(Charles Drew 미국)

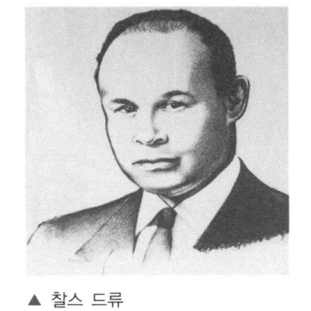

▲ 찰스 드류

▶ 혈장의 적혈구와 백혈구의 모습

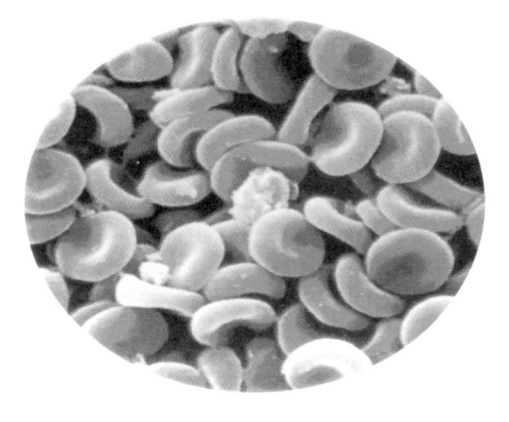

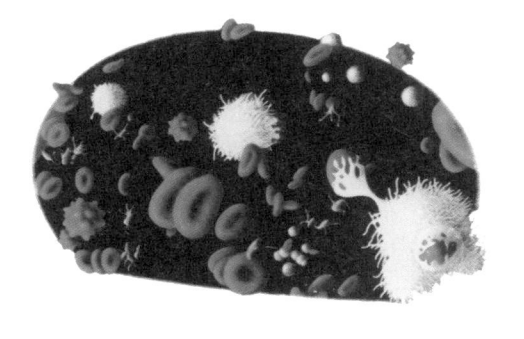

터너(J. R. Turner)는 구연산염(citrate)의 포도당 용액을 사용해 혈액을 채집한 뒤 며칠 정도 보존이 가능하도록 했으며, 1915년 리처드 레빈슨(Richard Levinson)이 뉴욕 몰타(Malta) 지역의 마운트 사이나이(Mount Sinai) 병원에서 발견한 것처럼 혈액을 용기에 저장하여 혈관에서 혈관으로의 수혈 방식을 직접 수혈 방식으로 전환하는 데 큰 도움을 주었다. 이에 힘입어 영국은 제1차 세계대전 시기에 최초의 혈액창고를 설립했다. 혈액창고의 창시자로 불리는 오스왈드 로버슨은 오늘날 사용하는 혈액은행으로의 중요한 발걸음을 내디뎠다. 같은 시기에 찰스 드류는 항응혈제의 혈액 냉동저장법의 실행 가능성을 연구했다.

1932년 러시아의 레닌그라드(Leningrad) 병원에 최초의 혈액은행이 설립되었다. 1937년 시카고(Chicago) 쿡 카운티(Cook County) 병원 주임 버나드 판터스가 미국 최초의 혈액은행을 세웠다. 혈액은행이라는 단어도 이때 처음 사용되었다. 몇 년 뒤 각국의 병원과 사회시설에 혈액은행이 세워졌다. 기록에 따르면 최초의 혈액은행은 신시내티(Cincinnati), 마이애미(Miami), 뉴욕, 샌프란시스코 등지에 세워졌다.

제2차 세계대전이 끝나고 많은 사병이 출혈 과다로 목숨을 잃을 지경에 놓였다. 하지만 그렇게 많은 양의 혈액을 어디에서 구할 수 있을까? 의사들은 부족한 혈액 때문에 골머리를 앓았다. 그때 몬트

리올(Montreal) 대학을 졸업하고 뉴욕의 콜롬비아 장로회병원에서 근무하던 찰스 드류는 적혈구와 혈장을 분리해 냉동시키면 혈액을 장기간 안전하게 보관할 수 있다는 사실을 발견했다. 드류는 미국 혈액은행의 발전에 중요한 역할을 했으며, 제2차 세계대전에서 부상당한 영국군에게 수천만 리터의 혈장을 공급했다.

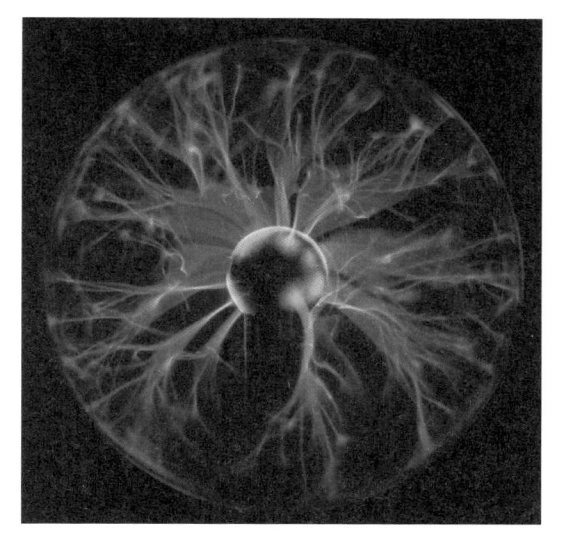

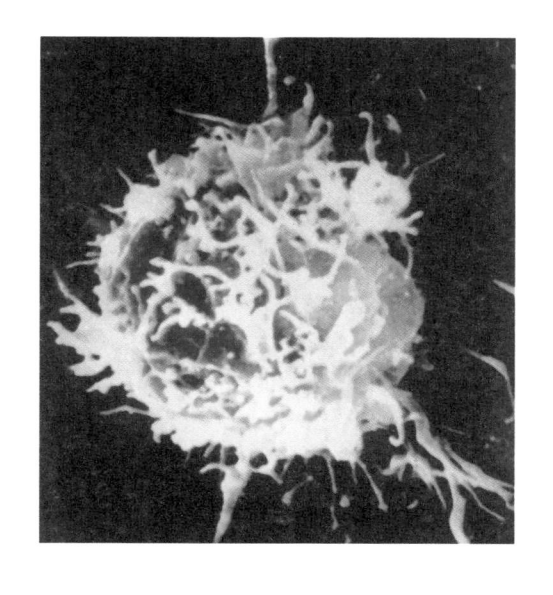

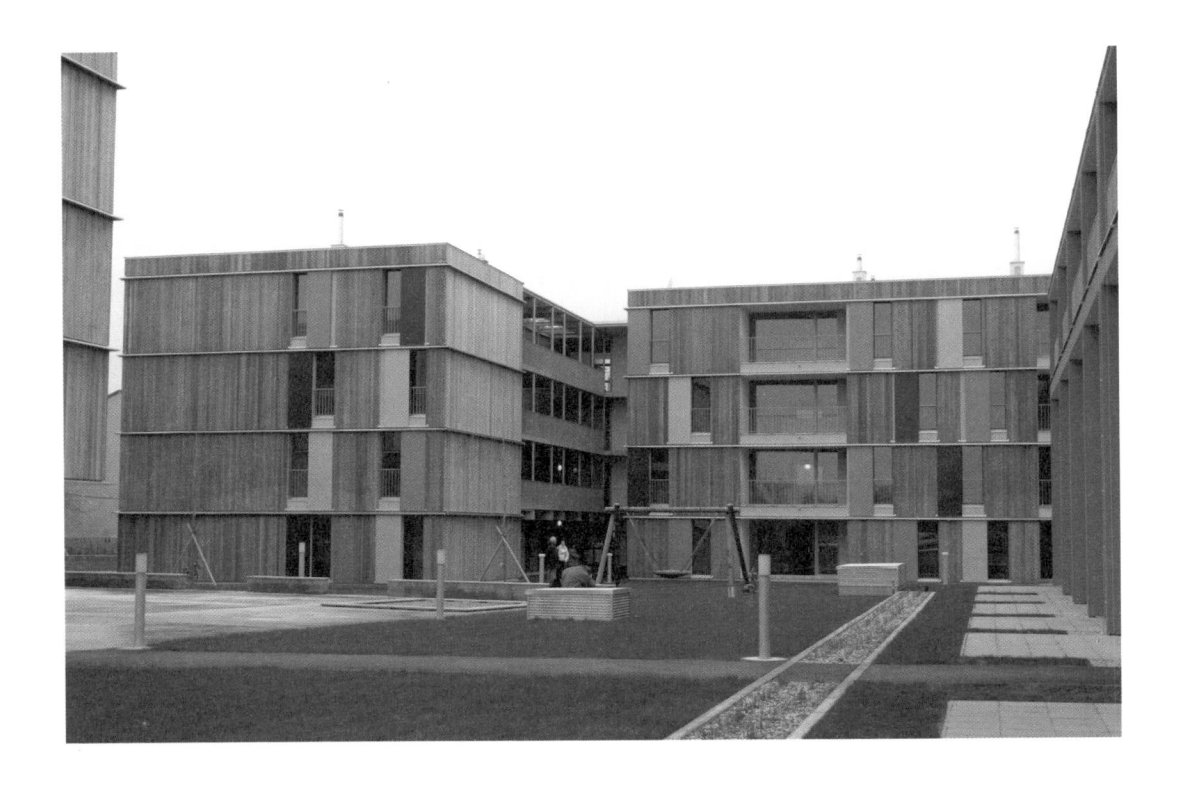

# 신진대사

발견시기
1938년

발견자
한스 크렙스(Hans Krebs 독일)

해부학이 생겨난 이후 인류는 인체 내부에 대한 연구를 시작했다. 음식물이 체내로 들어가면 물과 이산화탄소로 분해된다. 하지만 의사들은 음식물이 어떻게 분해되는지, 구체적인 과정은 자세히 알지 못했다.

학자들은 인체의 에너지 전환에 관한 여러 가지 연구 성과를 얻었다. 혹자는 A물질이 산화되어 B물질로 변한다고 주장했고, 혹자는 C물질이 산화되어 D물질로 변한 뒤에 다시 E물질로 변한다고 주장했다. 또 혹자는 C물질은 B물질에서 추출된 것이라고 주장했으며, 혹자는 F물질이 G물질로 변한다고 주장했다. 그리고 혹자는 G물질이 산화되어 A물질로 변한다고 주장했다. 음식물 대사구조에 대한 정확한 해답을 아는 사람은 아무도 없었다.

제2차 세계대전 시기 많은 사람이 나치의 박해를 피해 고향을 등

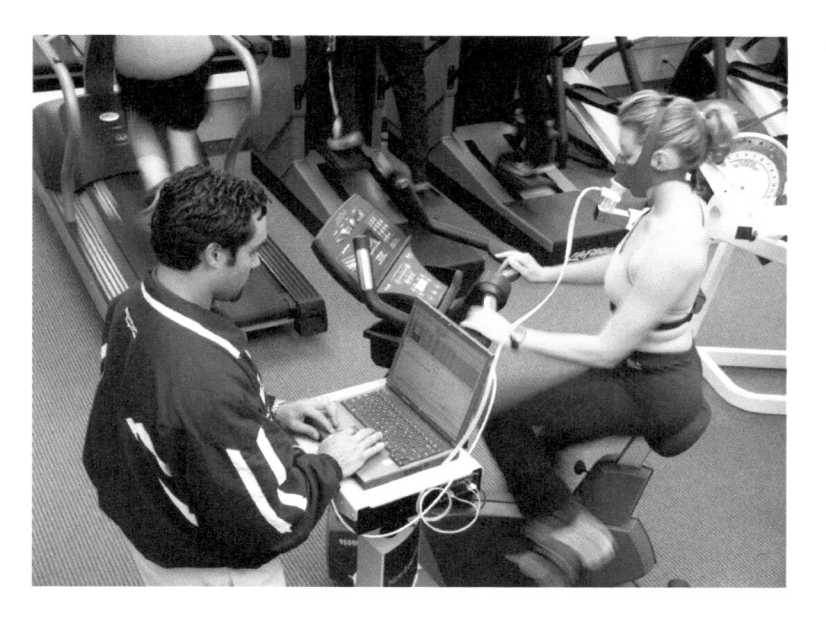

▶ 컴퓨터로 산화운동 시 체내의 소화과정을 관찰하고 있다.

지고 타지로 떠나야 했다. 독일의 외과의사 한스 크렙스 역시 나치의 박해를 받아 독일을 떠나 영국으로 건너갔다. 하지만 영국의 의사허가증이 없었던 크렙스는 의료행위를 할 수 없어서 대신 기초의학 연구를 시작했다.

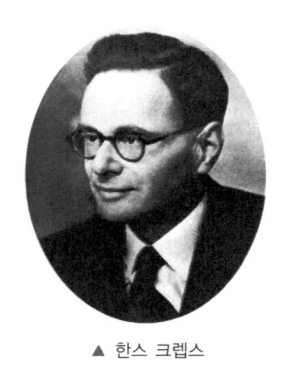

▲ 한스 크렙스

그는 체내에 들어간 음식물이 어떻게 물과 이산화탄소로 변하는지에 대해 흥미를 가지고 집중적으로 연구했다. 크렙스는 이전 과학자들이 연구한 데이터를 면밀히 조사한 결과 음식물이 체내에서 F, G, A, B, C, D, E 순서대로 변한다는 사실을 발견했다. 그리고 A에서 F까지 화학물질을 조사하고 E와 F 사이에 사슬이 끊어져 있으며, E와 F 사이에 X 물질이 존재한다면 먹이사슬 연쇄반응이 완성된다는 사실을 확인했다. X 물질을 찾기 위해 많은 시간과 노력을 투자한 결과 1938년 드디어 성공했다.

X 물질은 바로 음료에 첨가되어 신맛을 내는 구연산이다. 그는 음식의 순환사슬을 찾아내어 이를 구연산 순환이라 불렀다. 크렙스는 음식물이 체내에 들어가면 구연산 순환이 이루어져 A, B, C, D, E, X, F, G의 순서로 순환되고, 마지막으로 물과 이산화탄소로 산화된다고 주장했다. 구연산 순환은 3 카르복시산 혹은 TCA 순환이라고 불린다. 체내에 들어간 영양성분은 당대사 → 구연산 순환 → 전도

체 시스템 → 호흡작용을 거쳐 분해되어 에너지를 만든다.

크렙스는 화학물질의 변화과정을 발견하여 이론적으로 정리하고 생명현상의 구조를 해석했다는 점에서 높은 평가를 받고 있다. 그는 1953년 노벨 생리학상을 받았다.

▼ 기계로 영양을 보충하고 있는
  영양결핍 환자

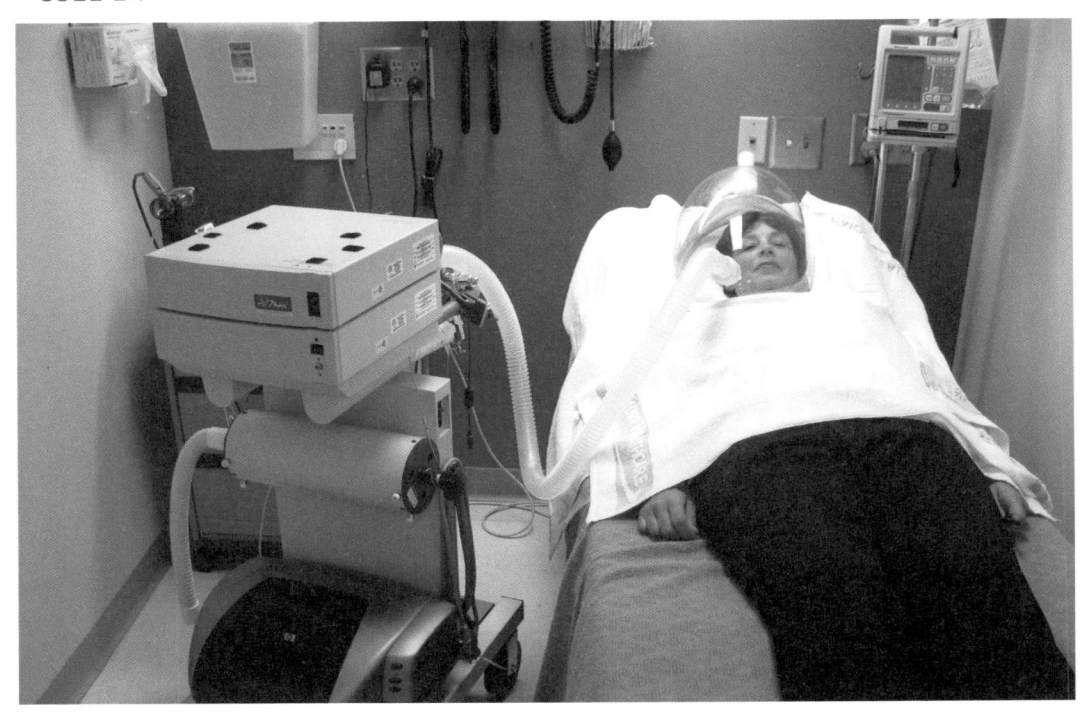

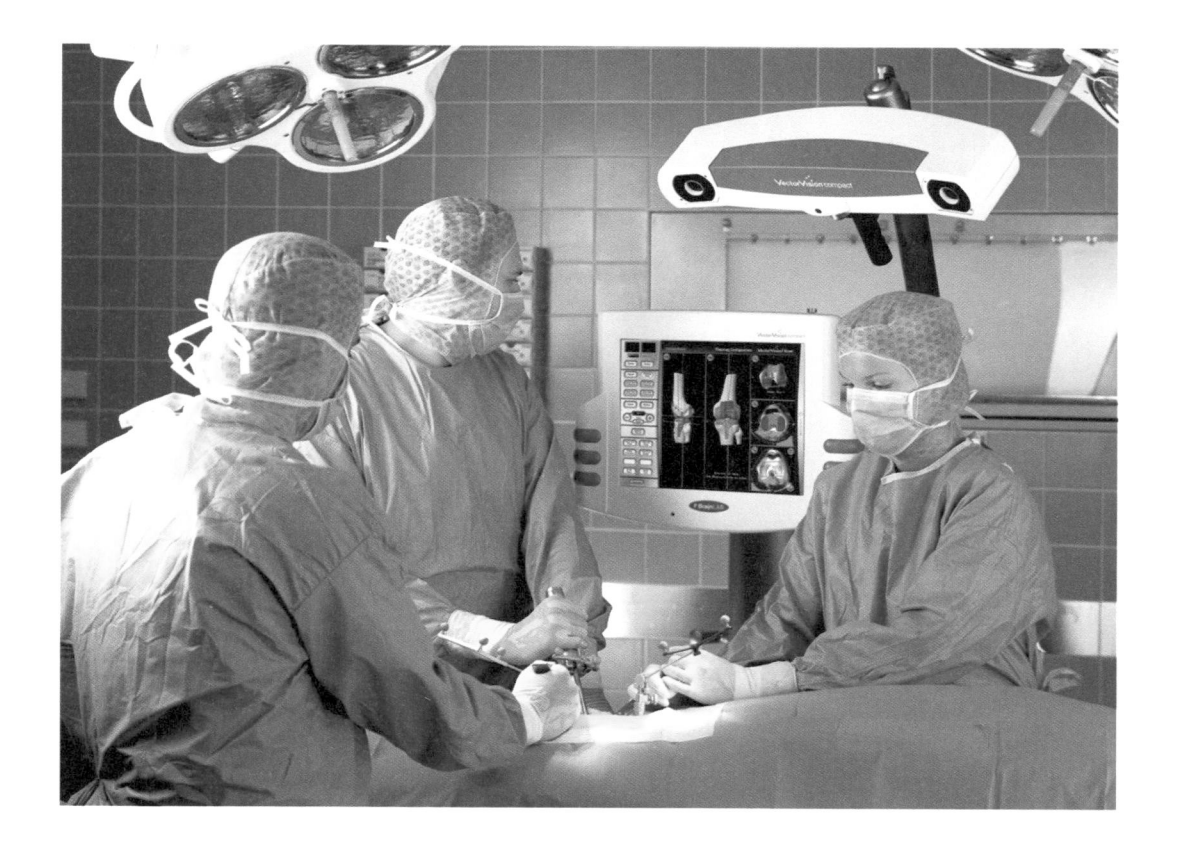

# 고관절

20세기 이전 사람들은 병에 걸리면 치료를 해야 한다는 생각 외에 다른 생각은 하지 못했다. 사람들은 인체의 모든 것이 대자연의 산물이며 마음대로 교체할 수 없다는 생각을 하고 있었다. 하지만 인체 일부분은 쉽게 손상되었고, 한 번 그렇게 되면 다시는 회복되지 않았다. 그래서 그 신체부위를 영원히 사용하지 말든지 다른 물체로 교체해야 했다. 사람의 관절이 바로 그랬다.

관절은 신체에서 두 개 혹은 두 개 이상의 뼈가 서로 연결되는 부위를 말한다. 관절은 질병(결핵, 류마티스 관절염 등)에 걸리거나 외상으로 일부 혹은 전체의 기능을 상실할 수 있다. 그중에서 무릎관절이나 고관절 등의 일부 관절은 쉽게 손상되어 일상생활에 큰 영향을

발명시기
1938년

발명자
존 찰리(John Charley 영국)

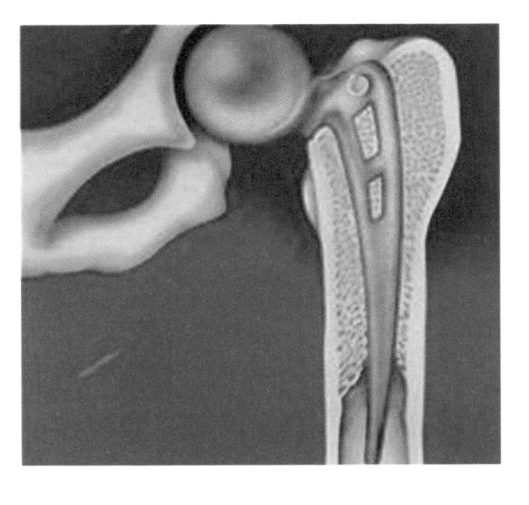
▶ 인체의 고관절 모습

미쳤다. 이런 부위의 기능 상실을 막으려면 대체품을 찾아야 했다.

인류는 일찍부터 관절의 구조에 대해 자세히 파악하고 있었지만, 고관절처럼 중요한 관절을 완전히 새로운 인조관절로 바꾸는 일은 매우 어려웠다. 1930년대부터 관절을 교체하기 위한 연구를 시작했다. 하지만 스테인리스 스틸이나 그보다 더 견고한 코발트 금속도 결과는 이상적이지 않았다.

영국의 성형외과 의사 존 찰리는 이 문제를 해결하기 위해 팔을 걷어붙였다. 명석한 찰리는 막 절제한 무릎관절을 연구하다가 관절 표면의 마찰계수가 0.005이며 스케이트 날과 얼음판 사이의 마찰계수보다 적다는 사실을 발견했다. 내마모성 관절을 얻기 위해서는 마찰계수가 적은 인공재료를 찾아야 했다.

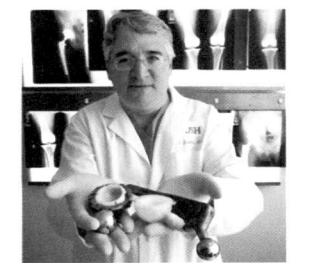
▲ 존 찰리

1938년 찰리는 7년 동안의 연구 끝에 새로운 인공 고관절을 설계했다. 그는 세 가지 측면에서 기존의 설계를 개선했다. 첫째, 그는 프라이팬의 코팅처리에 사용하는 도료인 테플론(Teflon)을 사용했다. 둘째, 기존의 고정방식을 바꿨다. 과거 의사들은 모두 나사로 인공관절을 고정시켰는데 찰리는 아크릴계 골 시멘트를 사용했다. 이 시멘트는 관절이 받는 힘을 전체 부위에 골고루 분배해 주어 나사 고정 방식보다 강도가 200배나 높았다. 셋째, 그는 인공 고관절의 계수를 바꿨다. 과거 의사들은 관절과 같은 크기로 인공관절을 만들었는데, 찰리는 계산을 통해 새로운 재료가 관절의 특성을 바꿔 놓기 때문에 관절의 크기를 줄여야만 더 단단하게 만들 수 있다는 것을 알아냈다. 그리고 관절두關節頭와 관절면을 1인치로 줄였더니 훨씬 좋은 효과가 나타났다.

그렇지만 몇 년 뒤 새로운 문제에 직면하게 되었다. 테플론의 마찰계수는 아주 작았지만 내마모성이 부족해 몇 년 뒤에 다시 교체해

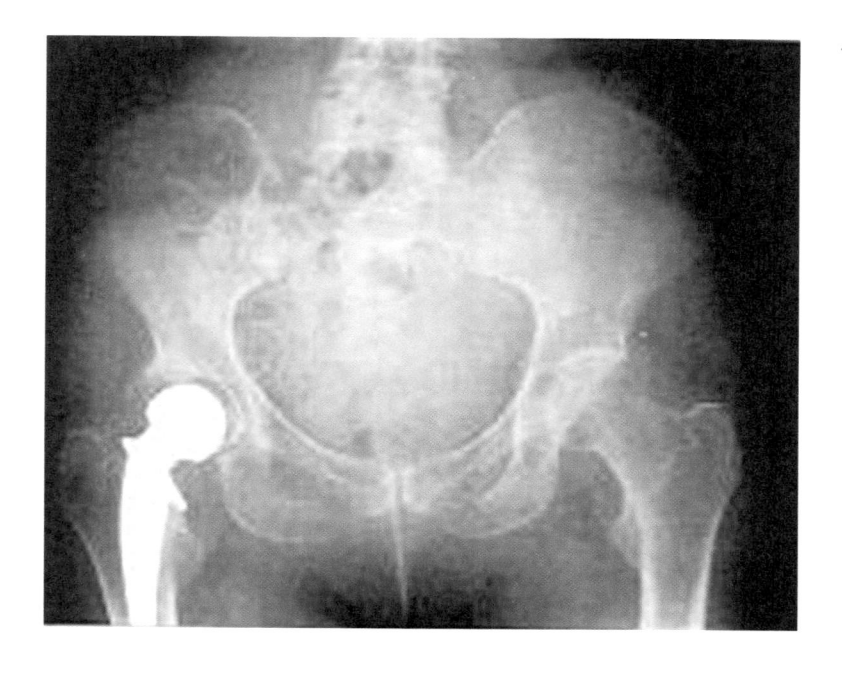

야 했다. 그리고 테플론이 인체에 거부반응을 일으켜 관절이 크게 부어올랐다.

훗날 그는 마모 정도가 테플론의 절반밖에 안 되는 '고분자량 폴리에틸렌'을 발견하여 내마모성 문제를 해결했다. 그렇다면 신체의 거부반응 문제는 어떻게 해결해야 할까? 찰리는 오랜 실험을 거쳐 두 가지 문제를 모두 해결할 방법을 찾아내 3년간 500회가 넘는 고관절 교체수술을 시행했다. 수술 경과를 지켜본 결과 92.7%의 환자가 수술에 성공했다. 그는 1972년 자신의 연구 결과를 논문으로 발표했다.

오늘날 서양에서 고관절 치환술은 보편적인 수술로 자리 잡았다. 미국에서만 매년 30만 명의 환자가 이 수술을 받고 있으며, 20억 달러의 수익을 창출하고 있다. 고관절 치환술은 수많은 사람의 삶의 질을 개선시켰다. 고령화 현상이 나날이 심각해져 가고 있는 오늘날, 고관절 치환술의 비중은 더 커지고 있다.

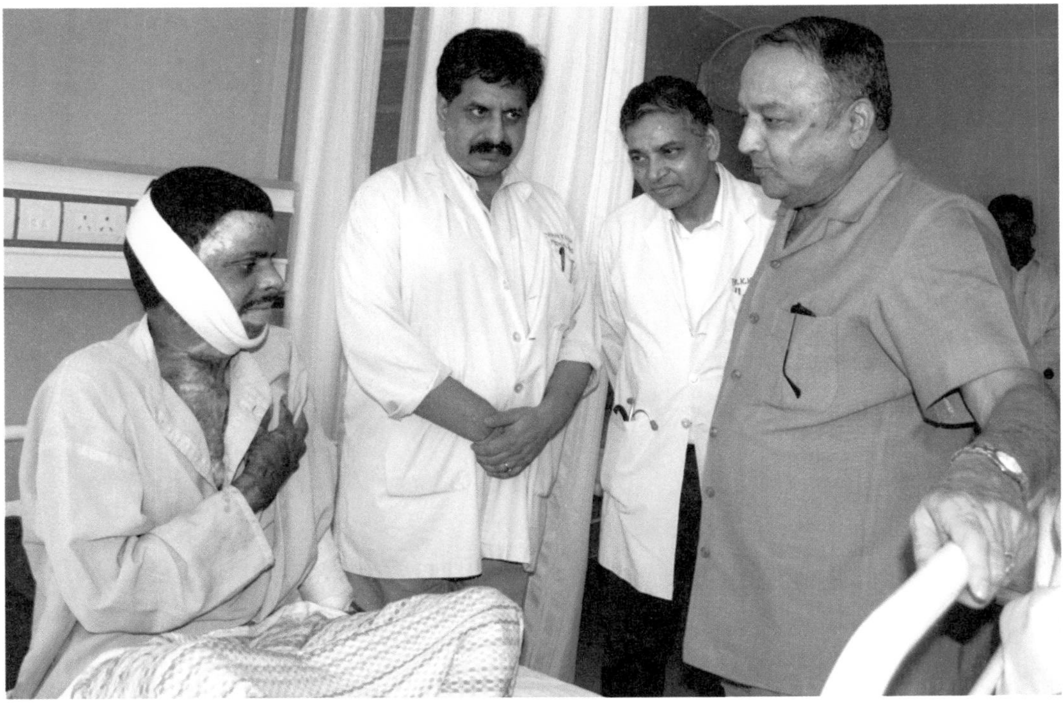

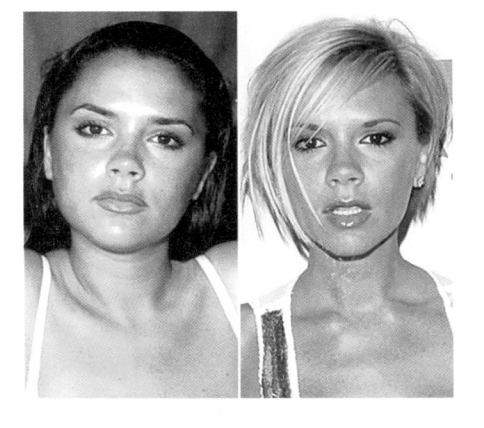

# 성형외과

발명시기
1940년대

발명가
해럴드 길리어드
(Harold Gilead 영국)

전쟁은 수많은 사상자를 냈으며 인류에게 엄청난 고통을 가져다 주었다. 20세기 이후 집중된 끊임없는 전쟁으로 수많은 사람이 목숨을 잃거나 불구가 되었다. 당시 전투기를 몰았던 조종사 중에는 폭격을 당하고도 목숨은 부지했지만, 심각한 화상을 입어 괴로운 나날을 보내야 했던 사람이 많았다. 의사들은 얼굴과 전신에 화상을 입은 조종사들을 돕기 위해 부단히 노력했다.

▶ 성형수술 전후의 비교 사진

성형수술의 역사는 아주 먼 옛날로 거슬러 올라간다. 중국은 진晉나라 시기(265～419년) 구순구개열 수술을 한 기록이 있다. 기원전 6～7세기 인도에는 코 수술 금지법에 관한 기록이 남아 있다. 1818년에 간행된 《융비술(Rhinoplasty)》에는 최초로 '성형'이라는 단어가 나온다.

제2차 세계대전 전만 해도 성형수술이 자주 시행된 것은 아니다. 그러나 전쟁 이후에 전쟁 부상자에게 성형수술이 필요해졌다. 그때부터 빠르게 발전한 성형수술 기술은 수지접합수술, 화상치료 및 조직이식 기술의 발전을 촉구했다. 그리고 다양한 부위의 성형외과 센터가 설립되었다. 성형치료 범위는 계속 확대되고 있으며 전문의사도 지속적으로 배출되고 있다.

해럴드 길리어드는 영국에 성형외과 조직을 만들어 얼굴에 외상을 입은 수많은 병사들을 치료했다. 그는 환자에게 정상적인 얼굴을 회복시켜준 최초의 성형외과 의사이다. 훗날 길리어드는 뉴질랜드 외과 의사 아치볼드 맥킨도(Archibald Mcindoe)를 조수로 고용했다. 맥킨도는 환자의 정상피부를 화상 입은 얼굴에 이식하는 수술을 시도했다. 그의 새로운 성형기술은 화상이 심한 환자에게 광범위하게 사용되었다.

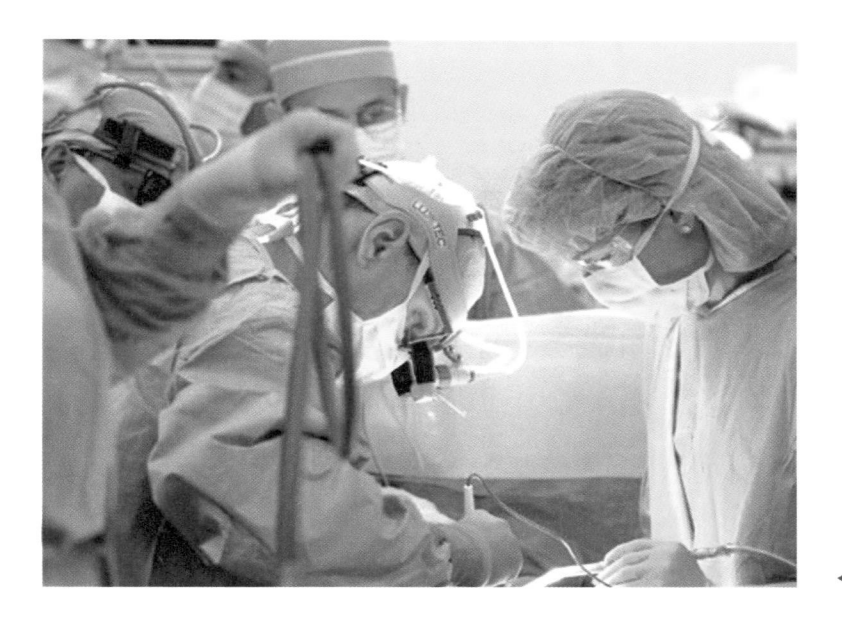

◀ 성형수술을 하고 있는 외과 의사

화상의 경중은 화상 당한 피부의 손상도로 결정되었다. 1도 화상은 피부의 표층이 손상된 것이며, 2도 화상은 진피까지 손상된 것이고, 3도 화상은 모든 피부가 손상된 것을 뜻한다. 화상부위가 넓은 환자는 반드시 피부이식을 해야 했다.

1955년 국제성형외과학회가 설립되고 국제회의가 열렸다. 성형외과는 새로운 의학전문 분야가 발전하는 데 크게 기여했다. 각종 조직이식은 물론 임플란트(Implant), 유전자, 성장과 발육, 언어병리학 영역에서 광범위한 기초연구와 임상응용을 전개하고 현미외과(Microsurgery)와 두개안면외과(Craniofacial Surgery) 등 성형외과의 새로운 분야를 발전시켰다.

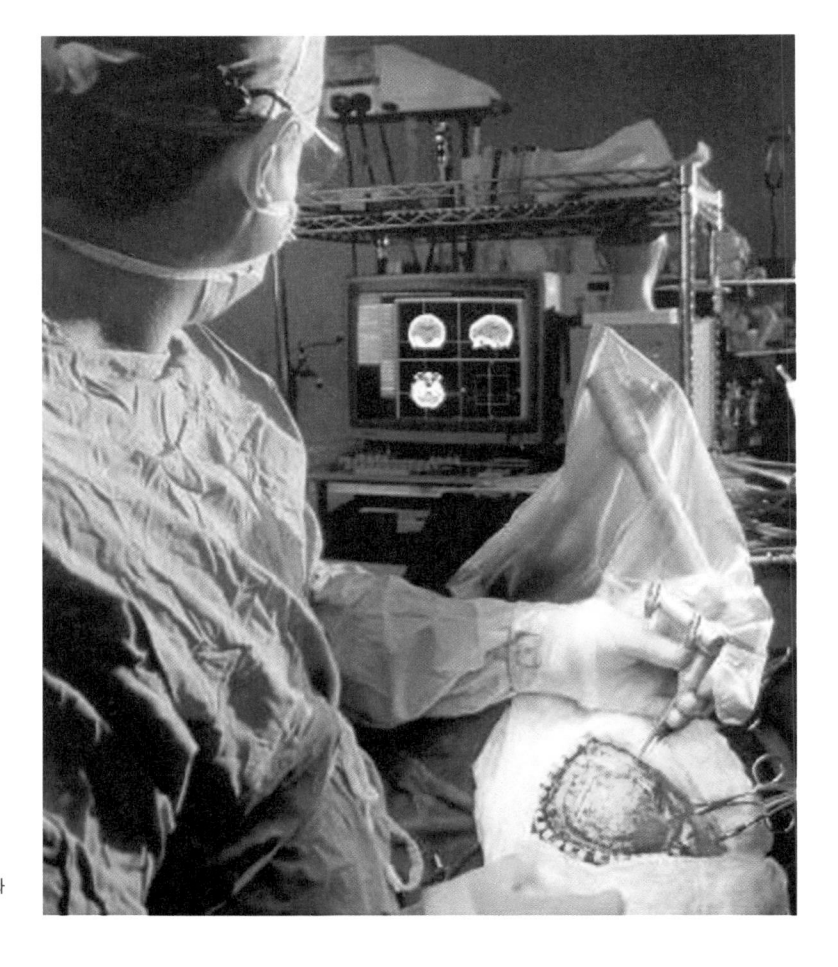

▶ 환자의 상처를 봉합하는 외과 의사

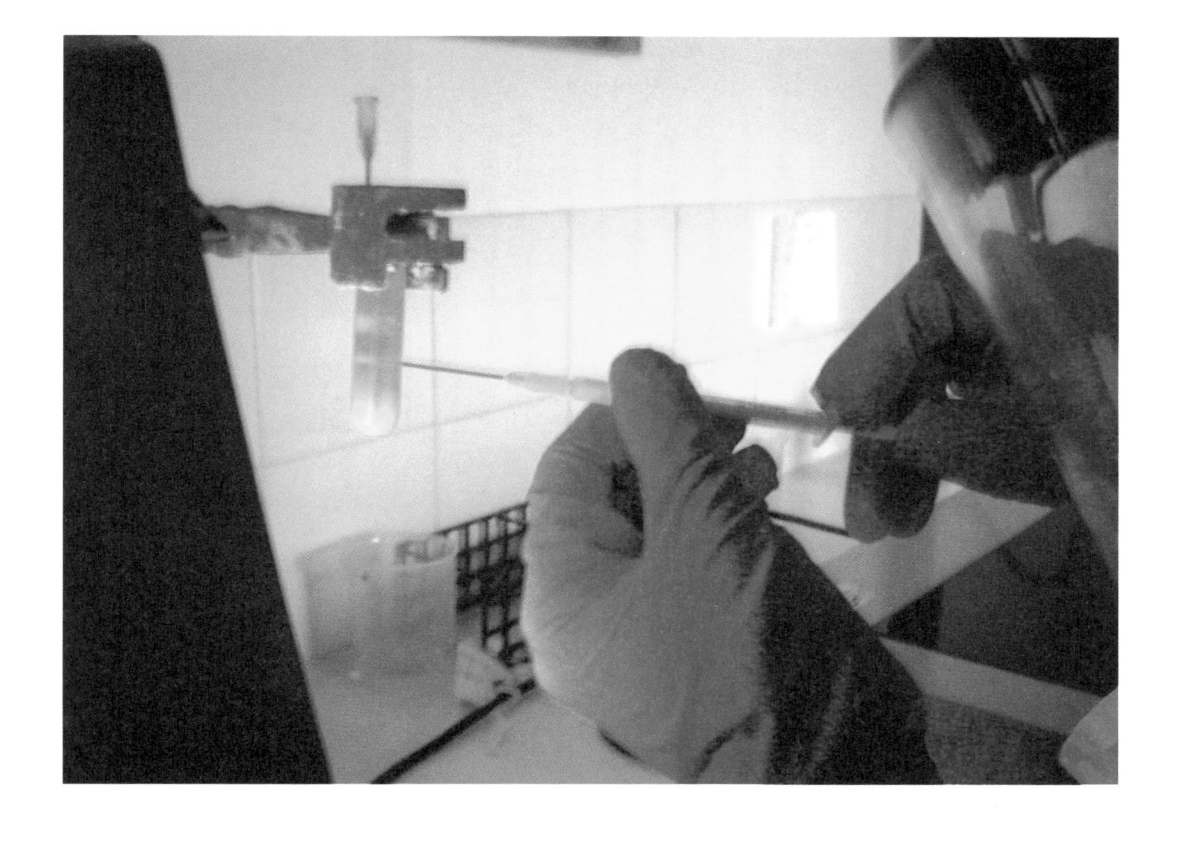

# 세포구조

　현미경이 발명되고 과학자들은 미시세계에 대한 연구를 시작했다. 세포벽에서부터 세포질과 세포핵이 발견되기까지 쉽지 않은 과정이었다.

　1930년대 인류는 세포에 대해 더 깊은 연구를 시작했다. 그 당시 학문에 문외한이었던 대장장이 클로드는 제1차 세계대전에 참여했다가 전쟁이 끝나고 광산학교에 입학했다. 학교에서 화학을 공부하면서 그는 학문에 대한 호기심을 품게 되었다. 23세에는 의과대학에 입학해서 5년 동안 의학공부에 매진했다.

　의대를 졸업한 클로드는 록펠러 연구소에 들어가서 라우스(Rous) 종양 바이러스를 분리하는 연구를 시작했다. 그는 바이러스의 화학

발견시기
1943년

발견자
알베르 클로드(Albert Claude 벨기에), 조지 펄레이드(George Emil Palade 미국)

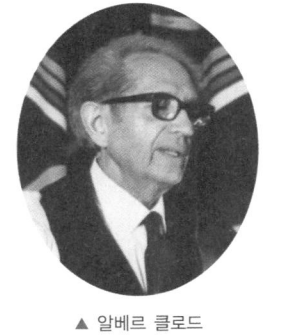

▲ 알베르 클로드

성분을 밝혀내는 데 무려 5년이라는 시간을 투자했다. 그리고 광산학교에서 배웠던 분석기술까지 응용해 라우스 종양 바이러스를 해석하기 위해 노력을 기울였다.

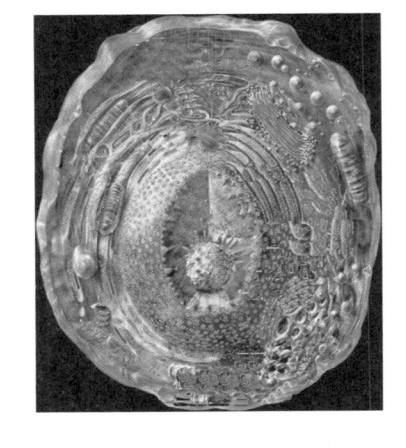

안타깝게도 클로드는 라우스 종양의 본질을 밝혀내지는 못했으나 오랫동안 실험하던 과정에서 우연히 시험관 아래에 침전된 세포추출물의 호염기성 성분을 발견했다. 그런데 그가 본 것은 구조가 없는(광학현미경만 있었기 때문에) 콜로이드뿐이었다.

그로부터 10년 뒤 그는 세포성분을 원심분리하여 아세포 성분을 연구했다. 그 과정에서 세포를 쪼개는 방법을 연구하고 세포성분을

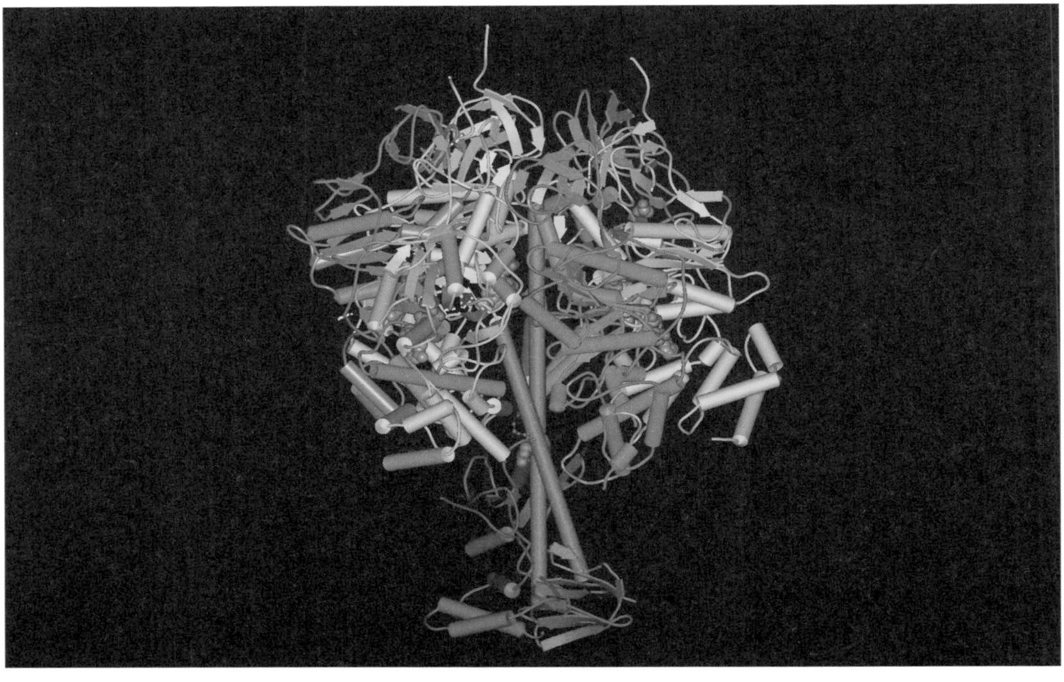

분리하는 원심법에 사용했다. 그는 자신이 발명한 방법으로 미토콘드리아, 마이크로솜, 소포체, 폴리리보솜 등을 분리했다. 그리고 미토콘드리아가 세포에서 발전기 역할을 하고, 폴리리보솜은 단백질 합성장소이자 세포 마이크로솜의 생리시스템임을 밝혀냈다. 그는 시토크롬옥시다아제, 호박산 옥시다아제, 시토크롬C의 호흡

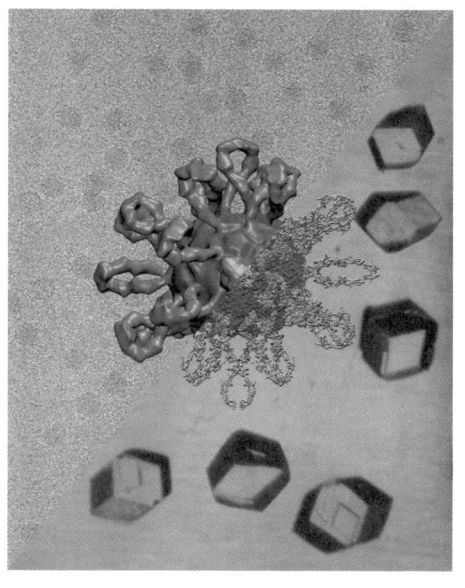

◀ 세포구조 모형

시스템에서 중요한 구성성분이 되는 대부분 세포가 미토콘드리아에 분포되어 있다는 결론을 내렸다. 그리고 미토콘드리아를 '세포의 진정한 에너지 공장' 이라고 불렀다.

조지 펄레이드는 루마니아 출생의 미국 세포생물학자이자 클로드의 제자였다. 그는 전자현미경 시료고정기술을 개량하고, 동물세포구조에 대해 연구하던 중 리보솜과 미토콘드리아 구조를 발견했다. 그 밖에도 펄레이드는 세포구조와 기능에 대한 정태적 묘사를 동태적 연구로 전환했다. 그는 대담한 가설을 세우고 동위원소추적 기술로 그의 실험을 증명했다. 이는 생물학사상 가장 정교한 실험으로 손꼽히고 있다.

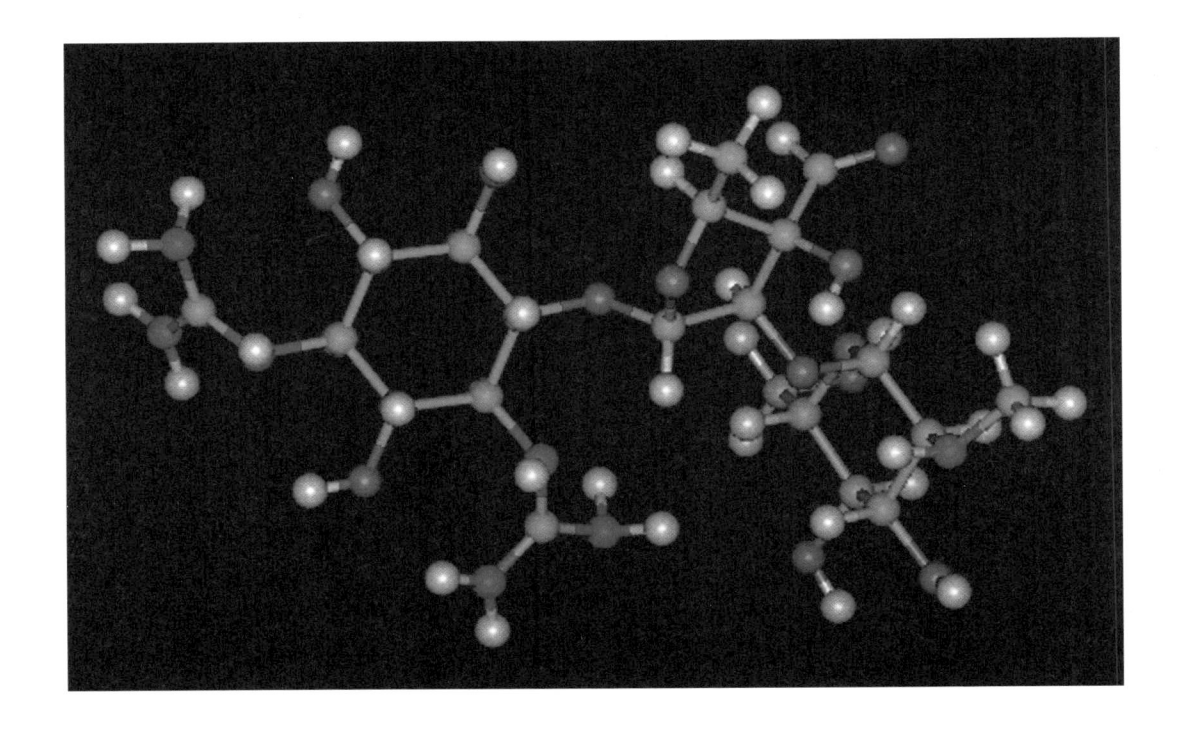

# 스트렙토마이신

발견시기
1943년

발견자
셀먼 왁스먼(Selman Waksman 미국), 앨버트 슈츠(Albert Schutz 미국), 엘리자베스 버치(Elizabeth Birch 미국)

오늘날 암은 가장 두려운 존재이다. 하지만 과거에는 암보다 더 무서운 병이 사람들을 공포에 떨게 했다. 20세기 초 의사들은 이 질병을 최고의 난제로 여겼다. 1882년 병원체가 발견된 이래로 이 병은 셀 수 없이 많은 사람의 생명을 빼앗아갔다.

이 병에 걸린 환자들은 미열, 기침, 가래 등의 증상을 보이고, 나중에는 가래에서 피가 묻어나왔다. 질병의 원인이 폐 부위 이상으로 밝혀져서 폐결핵이라고 불렀다.

결핵은 오랫동안 존재해온 질병이다. 이집트 미라와 중국 마왕퇴서한 귀부인의 폐에서도 인류의 건강을 위협했던 이 질병의 흔적을 찾을 수 있다.

역사상 결핵은 아주 두려운 존재였다. 18세기 말 영국의 수도 런던에서는 10만 명 중 700명이 결핵으로 사망했다. 19세기 중반에는 유럽 인구의 4분의 1이 결핵으로 목숨을 잃었다. 루쉰, 프레데리크

쇼팽(Fryderyk Chopin ), 비사리온 벨린스키(Vissarion Belinsky), 도브로류보프(Dobrolyubov) 등 저명한 문학가, 예술가들이 결핵으로 사망했다. 결핵은 인류에게 엄청난 재앙이었다! 사람들은 홍수나 맹수처럼 치명적인 결핵을 '백색 페스트' 라고 불렀다.

인류는 결핵의 원인을 발견한 뒤부터 이를 제거하기 위해 끊임없이 투쟁해왔으나 20세기 중반에 이르러서야 효과적인 치료법을 찾았다. 결핵환자의 가래에는 전염성 물질이 포함되어 있었다. 하지만 가래가 흙으로 흡수되면 전염성이 사라진다는 사실을 발견하고 토양에 결핵균을 죽이는 미생물이 있을 거라고 생각했다.

1924년 미국 결핵협회는 셀먼 왁스먼에게 결핵에 관한 연구를 해달라고 의뢰했다. 토양에 흡수된 결핵균은 어디로 사라진 걸까? 왁스먼은 3년간의 연구를 통해 결핵균이 일단 토양에 흡수된 뒤에는 다시 생겨나지 않는다는 사실을 확인했다. 그렇다면 결핵균을 사라지게 한 물질은 무엇일까?

토양에는 독이 없으면서도 살균능력을 가진 미생물이 들어 있었다. 하지만 미생물은 수십만 개의 미생물이 함께 모여 있는 미시세계에 살았다. 10만 종 이상의 '주민' 중에서 결핵균을 죽인 미생물을 찾는 일은 백사장에서 바늘 찾기처럼 어려웠고 복잡하고 섬세한 작업이었다. 토양에는 수천 종의 세균이 살고 있었고, 세균마다 생활습성이 다 달랐다. 연구원들은 그것들을 일일이 분리하여 습성에 따라 각기 다른 배지에 넣고 배양한 뒤 분비물을 얻어냈다. 그리고 병원균이나 기타 세균에서 살균 효과 테스트를 진행했다.

1939년 부터 1942년 까지 약 7~8,000종의 세균을 실험한 끝에 스트렙토스리

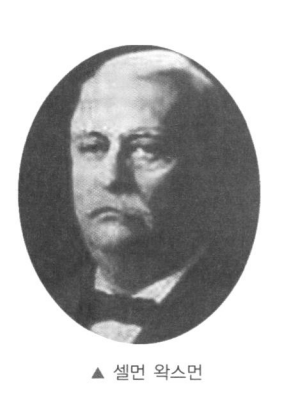

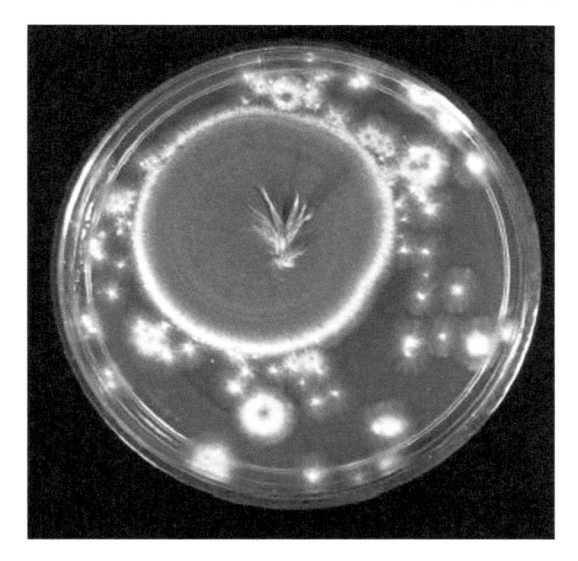

◀ 왁스먼이 사용한 배지에서 발견한 스트렙토스리신이 주변의 결핵간균을 죽이는 모습

신(streptothricin)을 발견했다. 선형 미생물인 스트렙토스리신은 일부 세포(결핵간균을 포함한)를 죽이지만, 독성이 너무 강해서 실험 중 많은 동물이 목숨을 잃었다. 사람에게 사용하기에는 불가능해 보였다.

1943년 왁스먼 연구팀은 1만여 종류에 달하는 세포를 실험했다. 그리고 1년간의 연구 끝에 결핵균의 생성을 억제하는 스트렙토마이세스 그리세우스(Streptomyces griseus)를 발견했다. 제련과정을 거쳐 만들어진 항생물질은 동물 실험을 순조롭게 통과했고, 오랜 관찰 끝에 결핵을 치료할 수 있다는 사실이 발견되었다. 그리고 임상시험을 통해 신약의 의학적 가치를 증명했다. 또한 실험범위를 확장하여 결핵성 수막염 치료에도 큰 효과가 있음을 확인했다.

왁스먼과 그의 조수였던 앨버트 슈츠, 엘리자베스 버치는 1944년 1월 새로운 항생물질인 스트렙토마이신(streptomycin)의 탄생을 세상에 공개했다. 스트렙토마이신은 결핵에 대한 공포를 성공적으로 몰아냈다. 마침내 인류는 지혜를 발휘해 수천 년 동안 인류를 위협하던 전염병인 결핵과의 싸움에서 승리를 거둔 것이다.

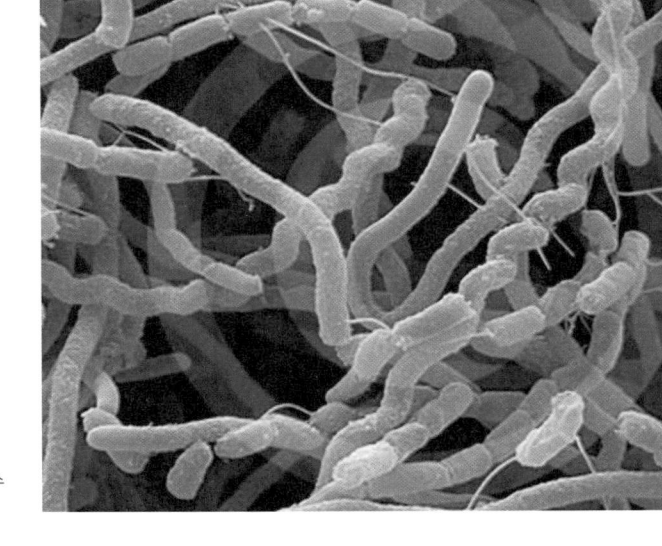

▶ 현미경으로 관찰한 스트렙토스리신

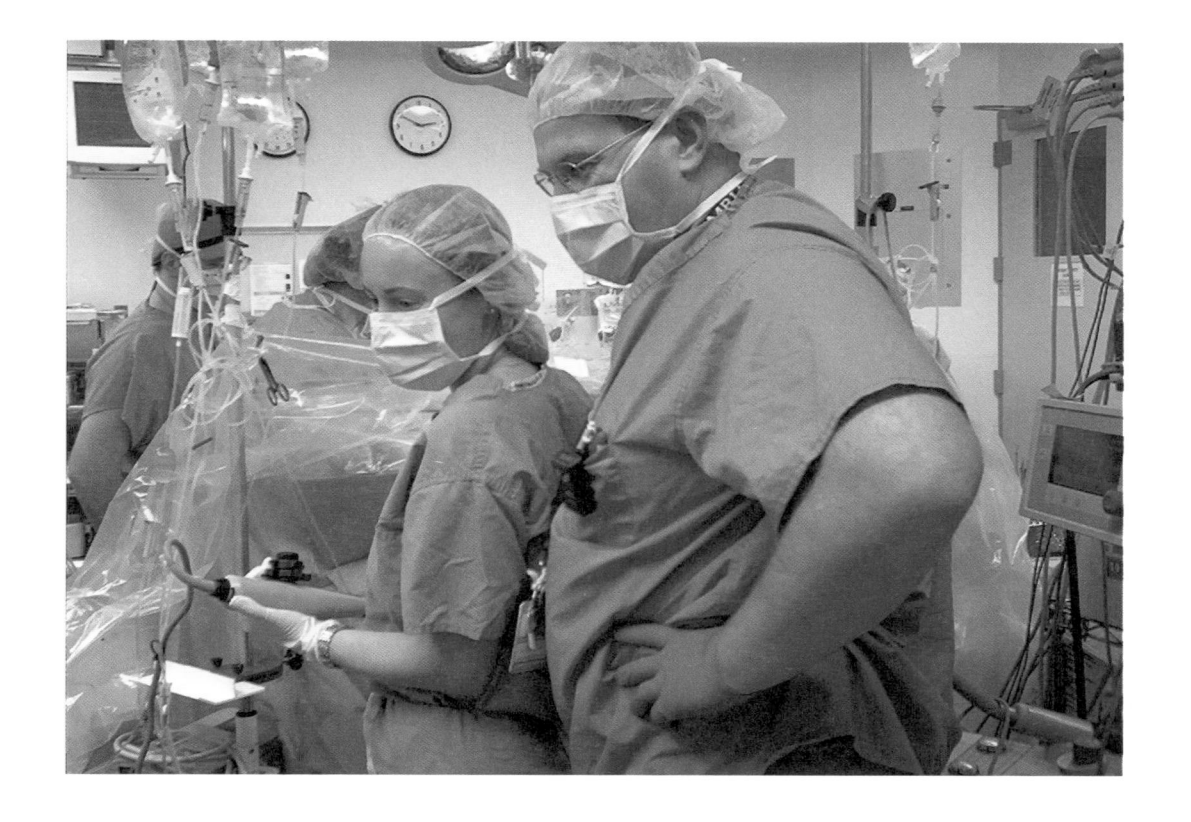

# 체외순환 심장수술

　20세기에 진입하면서 외과수술 분야는 장족의 발전을 했다. 그럼
에도 수술은 쉬운 일이 아니었으며 심장수술은 더욱 그랬다.

　심장은 대량의 혈액이 필요한 기관이며, 관상동맥 혈액량은 심장
을 왕래하는 양의 5%이고, 심근이 받는 혈액량은 신체 다른 근육의
10배에 달한다. 심근이 동맥혈에서 섭취하는 산소의 비율은 70%로
기타 조직이 22%인 것에 비하면 훨씬 크다. 심근의 산소 소모량은
매우 높은 반면에 산소 저장량은 매우 적었다. 산소가 부족하면 무
산소 대사로 전환되고 매우 적은 양의 ATP만 생성하게 된다. 에너
지가 부족하면 심근의 구조와 기능에 영향을 미쳤다.

　상온에서 심근의 혈액 결핍이 20~30분 정도 지속되면 일부 심근
이 손상되며, 40~60분이 지나면 심장은 회복할 수 없는 상태에 이

발명시기
1944년

발명자
알프레드 블레이락
(Alfred Blalock 미국)

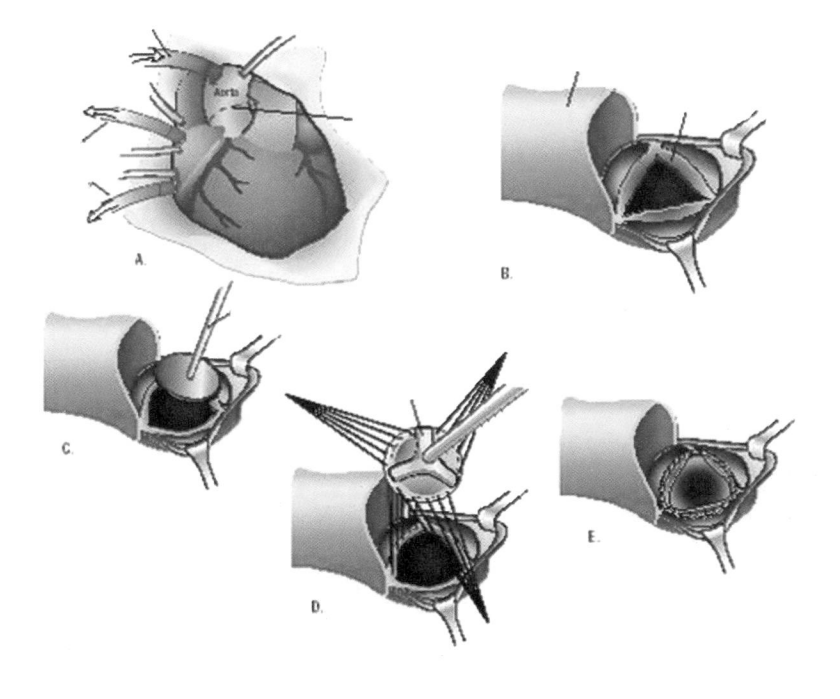

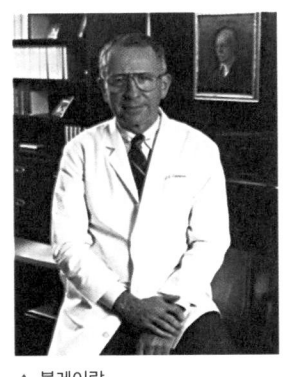

▲ 블레이락

르고 만다. 그렇지만 일부 신생아는 선천적으로 동맥이 좁게 태어나 심장과 폐가 연결되어 있다. 그들의 혈액은 산소를 충분히 얻지 못해서 청색으로 변한다. 과거에는 이를 치료할 방법을 찾지 못해서 많은 환자가 목숨을 잃었다. 수술을 통해 체외순환에서 횡격막을 절제하고 심방중격결손증(Atrial Septal Defect)을 치료하고 심장기형을 바로잡는 것이 유일한 치료법이었다.

체외순환은 인공회로로 혈관과 인공 심장기를 연결하고 정맥계에서 정맥혈을 끌어내어 체외에서 산소를 공급받아 다시 펌프를 통해 동맥계로 보내는 것이다. 즉, 심폐바이패스(cadiopulmonary bypass)에서와 같이 몸의 순환이 정상적인 체내 순환계를 떠나 체외에 존재하는 인공회로를 따라 이루어지는 것으로 주로 심장 수술이나 대혈관 수술에 사용된다.

심장수술을 하려면 '안정된 심장'과 '무혈無血수술 시야'를 확보해야 하며 체외순환을 통해 심장에 들어온 혈액과 심근에 공급되는 혈액을 막아야 한다. 그리고 심근 보호 조치를 취하여 수술로 인한 심근 손상을 막아야 한다. 심근 보호가 제대로 이루어지지 않으면

초기 심장수술 사망률이 높을 뿐만 아니라 오랫동안 순환을 저지해야 하는 복잡한 수술을 할 수 없다.

1866년 아르망 트루소(Armand Trousseau)는 근골을 절제하여 심장에 접촉할 수 있다는 가설을 내놓았고 훗날 잉글랜드(England, 스코틀랜드·웨일스와 함께 그레이트브리튼 섬을 이루는 지방-옮긴이)에서 이 가설이 옳았음을 증명했다. 그로부터 70년 뒤 수술 성공률이 크게 높아졌다.

1944년 블레이락은 15개월 된 어린 청색병 환자의 심장에서 인공튜브를 연결하여 체외순환 심장수술을 성공적으로 마쳤고, 시간이 흐르면서 수술 성공률은 더욱 높아졌다.

오늘날 보편적으로 시행되고 있는 심장수술은 미온, 저온, 극저온 체외순환법을 사용한다. 심장 일부분의 온도를 낮추고 심근 보호액(심근마비액 혹은 심정지용액이라고도 불리며, 칼륨, 포도당, 황산화제로 이루어진다)을 주입한다. 주입방법으로는 관상동맥 순행주입법과 역행주입법이 있다. 넓은 의미의 심근보호는 수술 전, 수술 중, 수술 후 심근의 부하와 산소 소모를 낮추고, 산소와 에너지 공급을 늘리며, 관상동맥 순환과 심근 에너지 대사를 개선하는 다양한 조치를 포함한다. 오늘날에도 심근보호는 여전히 이상적으로 이루어지지 않기 때문에 이에 대한 연구가 지속되고 있다.

▼ 인간의 심장

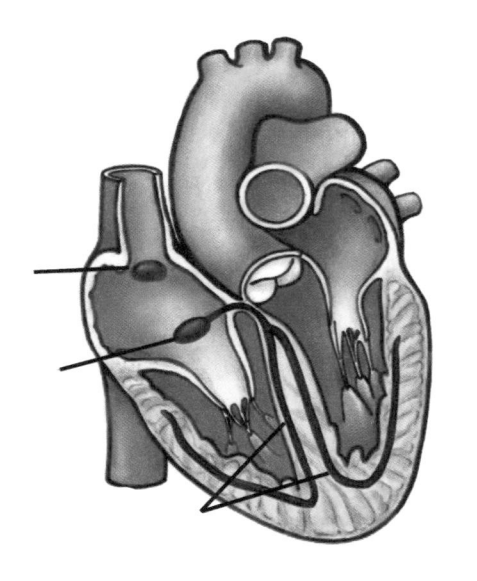

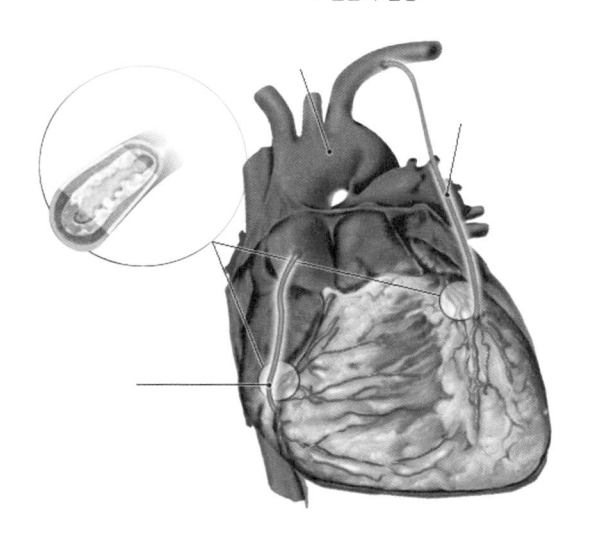

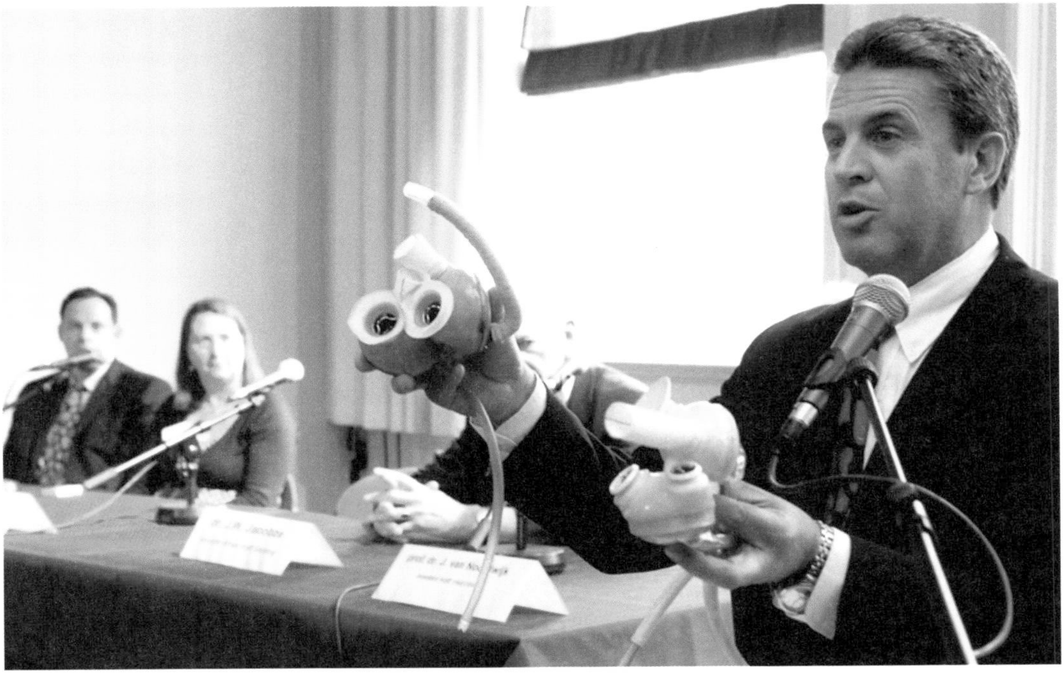

# 신장투석기

발명시기
1944년

발명자
윌렘 콜프(Willem Kolff 네덜란드)

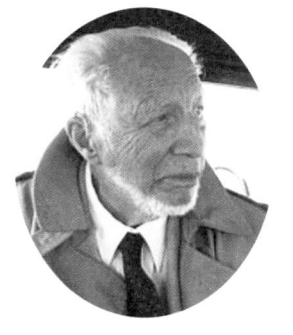

▲ 윌렘 콜프

　해부학이 발전하면서 인류는 신체기관의 기능에 대해 정확하게 이해하게 되었다. 신장은 혈액에서 불필요한 물질을 여과하여 소변으로 배출시킨다. 신장의 기능이 멈추면 노폐물이 쌓이는데 노폐물이 제때에 배출되지 않으면 요독증이 찾아온다. 요독증 환자는 메스꺼움, 구토, 부종, 고혈압, 의식불명 등의 증세를 보이다가 신장이 쇠약해져 사망하게 된다.

　요독증을 치료하려면 어떻게 해야 할까? 일반적으로 신장의 기능을 회복시키면 되지 않느냐고 생각하겠지만, 신장은 한 번 손상되고 나면 다시 회복하기 어렵다. 이때는 인공적인 방법을 통해 신장의 기능을 대체해야 한다. 다시 말해 인공투석을 통해 혈액 내의 노폐물을 밖으로 배출해야 한다.

　20세기 초 네덜란드의 의학자 콜프는 체내 혈액의 구조와 기능을 연구하는 데 장장 30년을 투자했다. 1931년 그는 신장 기능 분야에

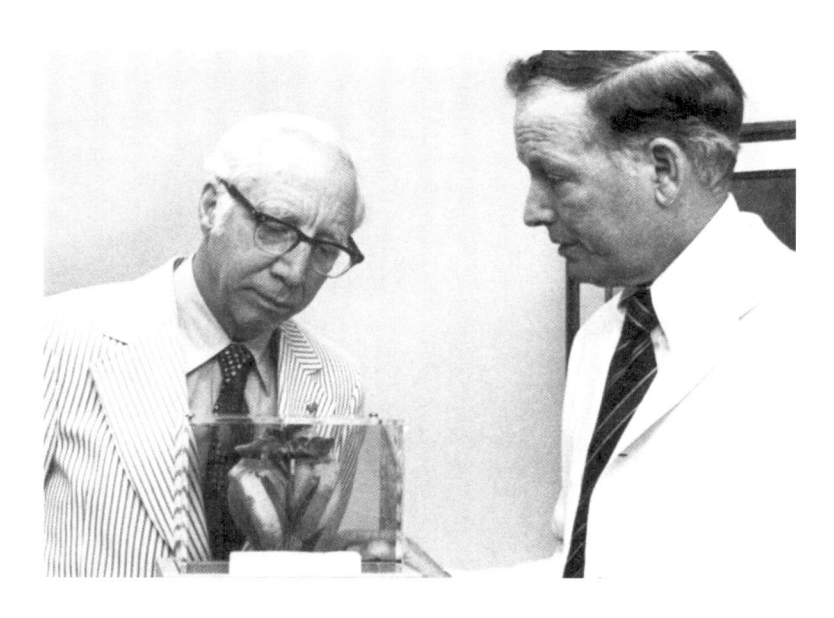

서 독보적인 영향력을 구축했다. 그는 연구를 통해 인공신장이 손상된 신장을 치료하는 데 가장 좋은 방법임을 입증했다.

1944년 그는 튜브나 박막으로 환자의 혈액을 통과시키면 튜브 표면이나 박막 아랫부분에 액체가 침전되도록 했다. 튜브나 박막은 소금이나 물 같은 작은 분자가 투과할 수 있다. 튜브의 내외, 박막 양면에 닿은 물체의 농도가 다르면 이것을 통과하여 밖으로 빠져나간다. 예를 들어 혈액에 함유된 요소 화합물은 단백질에서 빠져나온 것이다. 인공신장을 이루고 있는 액체에는 요소가 없는데 혈액이 인공신장을 통과할 때 혈액에 있던 요소가 액체 속으로 들어가게 된다. 치료 과정에서 인공신장의 액체 구성요소를 개량하고, 기타 조절방식으로 정상적인 신장이 제어하는 여러 물질을 환자의 신체로 출입하게 해 준다.

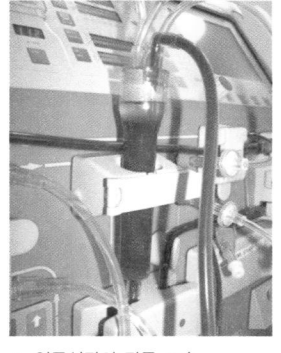

▲ 인공신장의 작동 모습

그렇지만 인공신장을 이용하기 위해서는 크기가 큰 튜브를 동맥과 정맥에 삽입하고, 인체에서 혈액을 추출하여 인공신장에 통과시킨 뒤 다시 환자의 혈액으로 되돌려야 한다. 인공신장을 연결하는 과정은 복잡할 뿐만 아니라 매우 불편하다. 하지만 인공신장은 환자의 목숨을 구하는 중요한 수단이 되었다.

1960년 시애틀의 스크라이브너(Scribner) 박사는 튜브를 대동맥과

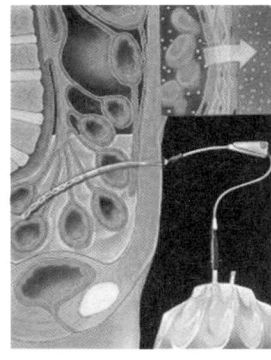

▲ 신장투석법의 수술 평면도

정맥에 삽입하여 수개월 혹은 수년간 유지하는 방법에 대해 연구했다. 그리고 마침내 인공신장으로 손상된 신체기관을 치료할 수 있다는 사실을 증명했다.

콜프는 십여 년간 연구한 끝에 오늘날 신장투석법이라고 부르는 치료법을 발명했다. 신장투석법은 현재 신장병 환자들의 목숨을 구하는 데 사용하는 보편적인 치료법으로 자리 잡았다.

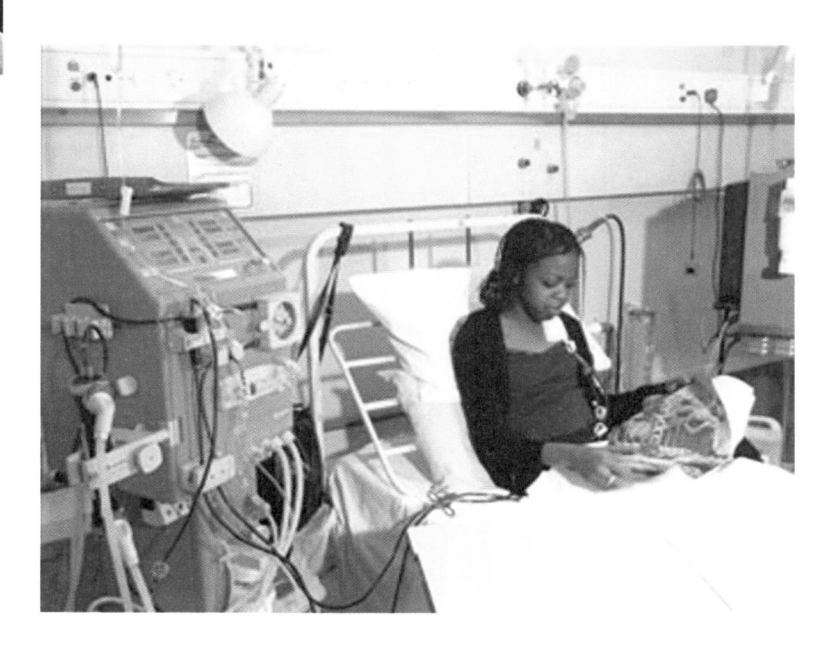

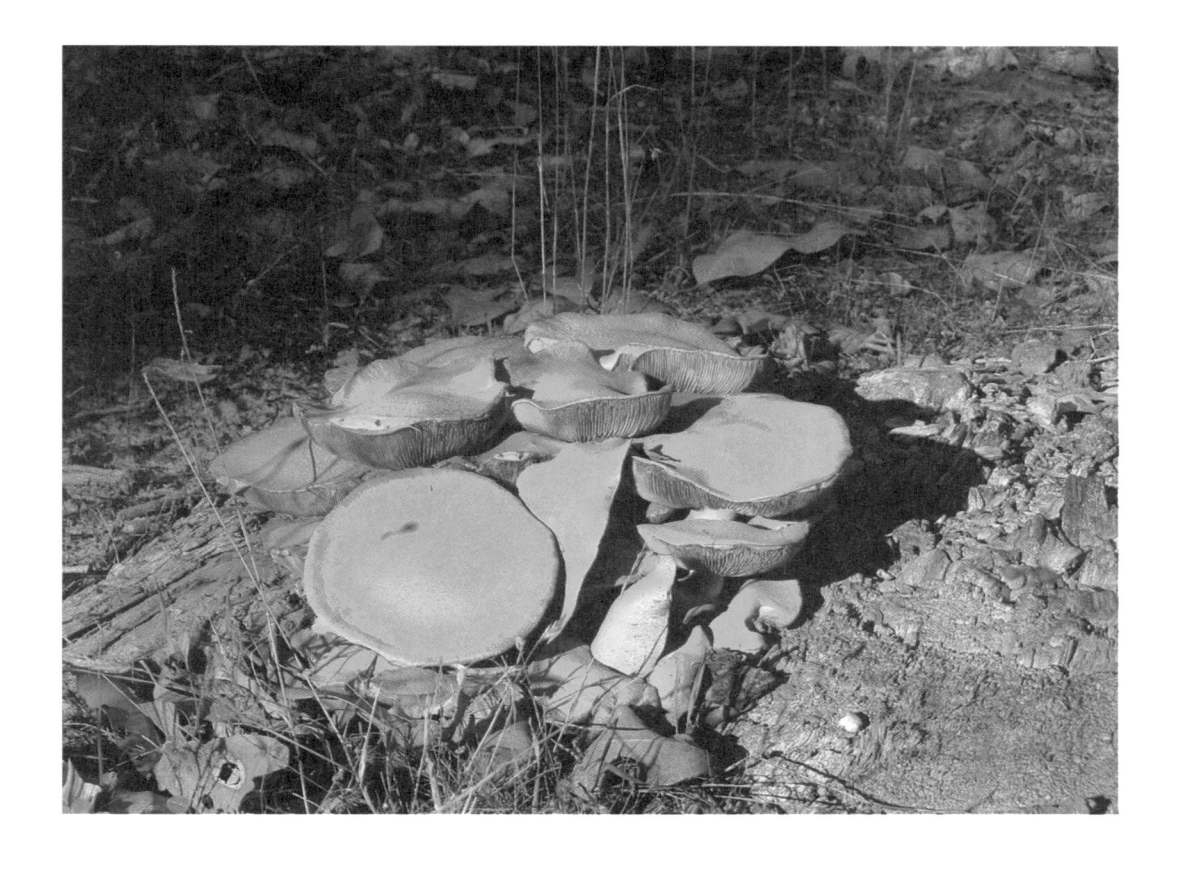

# 나이스타틴

1940년 항생물질이 발견되자 세균으로 인한 질병을 치료할 수 있게 되었다. 하지만 항생물질을 대량으로 사용하면 세균은 죽여도 진균류는 죽이지 못했다. 그리고 체내에서 곰팡이를 억제하는 세균도 함께 죽인다는 문제점이 지적되었다. 곰팡이는 대량 번식하면서 질병을 유발했는데 이 병을 칸디다증(Candidiasis)이라 불렀다. 칸디다증에 걸린 환자는 입에 큰 통증을 호소했고 음식물을 섭취하는 것도 매우 힘겨워했다.

곰팡이는 체내에 엽록소 결핍으로 스스로 광합성 작용을 못 해서 양분을 만들어낼 수 없는 미생물을 말한다. 버섯이나 독버섯을 대표로 하는 대다수 곰팡이는 인체에 무해했지만, 일부는 심각한 질병을

발명시기
1948년

발명자
레이첼 브라운(Rachel Brown 미국),
엘리자베스 헤이스(Elizabeth Hayes
미국)

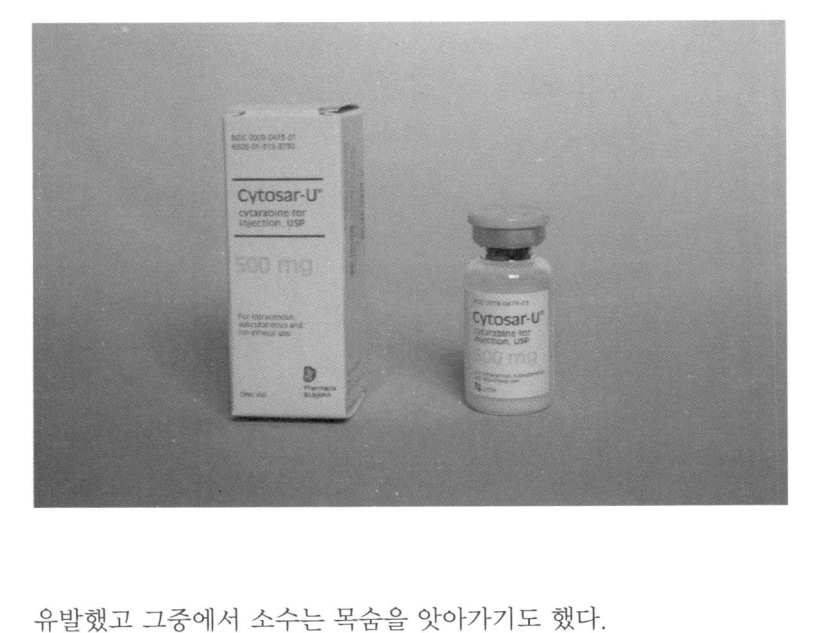

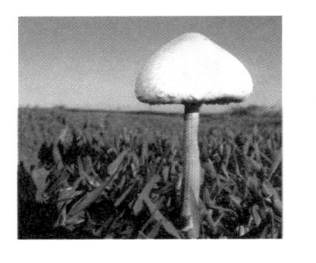

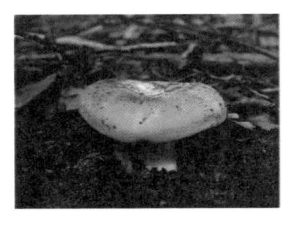

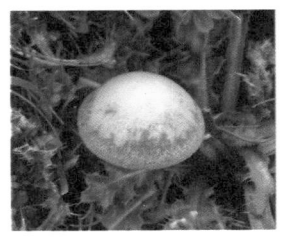

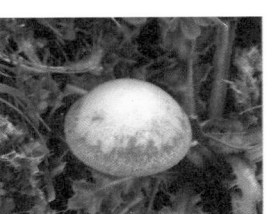

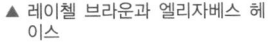

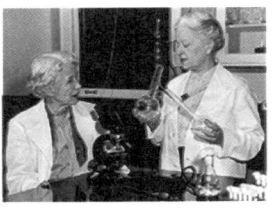

▲ 레이첼 브라운과 엘리자베스 헤이스

유발했고 그중에서 소수는 목숨을 앗아가기도 했다.

　제2차 세계대전이 끝나고 곰팡이에 관한 연구가 본격적으로 시작되었다. 연구는 여성 화학자 레이첼 브라운 박사와 여성 곰팡이학자 엘리자베스 헤이스 박사에 의해 진행되었다. 헤이스 박사는 항균물질에서부터 연구를 시작했다. 이 물질은 질병을 유발하는 곰팡이에 효과적으로 대응하면서도 인체에 안전했다.

　항균물질 50종류가 어떤 곰팡이에 작용하는지를 일일이 알아보는 실험을 하기 위해서 그들은 한 번에 곰팡이 50종을 배양했다. 첫 번째 실험에서 300종류의 곰팡이를 배양한 뒤 각각 다른 접시에 나누어 배양했다. 브라운 팀은 농부가 작물을 돌보듯이 실험실의 1만 5,000접시의 곰팡이를 자세히 살폈다. 일주일 뒤 그들은 마스크와 고무장갑을 착용하고 보호복을 입고 안약 넣는 병을 이용해 각각의 접시에 항균물질 용액을 떨어뜨렸다. 그리고 다음날에도 곰팡이 200종 중 30종에 항균물질 테스트를 진행했지만 아무런 성과도 얻지 못했다. 그들은 2년의 연구 기간 동안에 300차례 이상의 크고 작은 실험을 진행했고, 150만 개 이상의 곰팡이 배양 접시를 사용했으며, 총 6만 시간을 투자했다. 그리고 마침내 곰팡이를 죽이면서도 인체에 무해한 스트렙토마이세스 그리세우스를 발견하고, 곰팡이 세포벽을 파괴하는 단백질을 성공적으로 추출해냈다. 또한 이 단백

질을 인공적으로 합성하는
방법을 연구했다. 그들의
노력으로 만들어진 합성
단백질은 쥐와 원숭이를
대상으로 실험을 거쳐 자
연적으로 생성된 스트렙토
마이세스 그리세우스와 같
은 효과를 가지고 있다는
사실이 증명되었다. 뉴욕
의 실험실에서 발견한 이
약을 나이스타틴(nystatin)
이라고 불렀다.

1948년 두 사람은 나이스
타틴에 대한 보고서를 발
표했다. 나이스타틴의 물
리, 화학, 생물학적 특성은

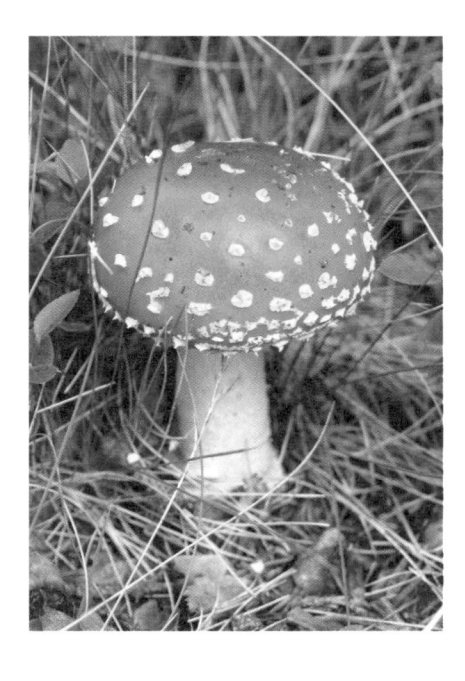

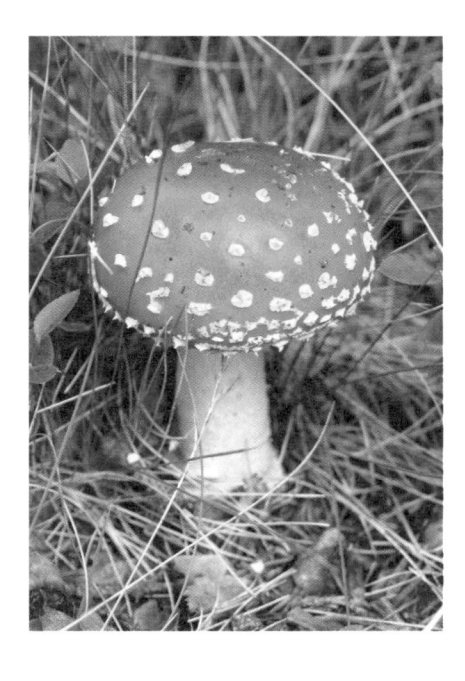◀ 진균류에 속하는 머리가 큰 버섯

기존의 어떤 항균물질과도 달랐다. 나이스타틴의 발견으로 칸디다
증은 치료 가능해졌고, 환자들은 입에 고통을 느끼는 일 없이 맛있
는 음식을 먹을 수 있게 되었다.

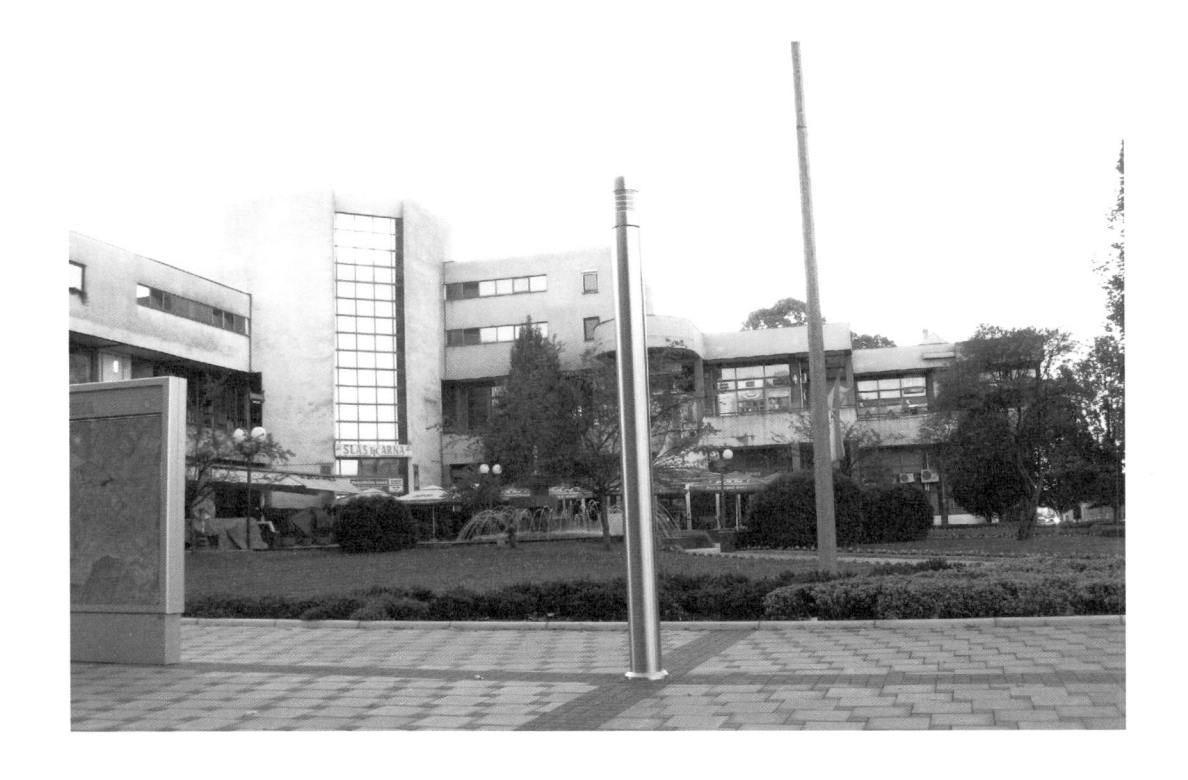

# 코르티손

발견시기
1948년

발견자
필립 헨치(Philip Hench 미국), 에드
워드 켄들(Edward Kendall 미국)

　　20세기 초 세균이 발견되면서 인류는 모든 질병이 세균 때문에 발생한다고 생각했다. 류마티스 관절염은 염증과 근육 경직 증상을 동반하며, 심한 경우에는 걷거나 움직이는 데 큰 어려움을 겪게 된다. 류마티스 관절염을 유발하는 세균은 무엇일까? 의학계는 이 세균을 찾기 위해 고심했으나 아무도 찾아내지 못했다.

　　1928년 미국 미네소타(Minnesota) 대학 병원 메이요 클리닉(Mayo Clinic)의 필립 헨치의 환자 중에 독특한 병력을 가진 사람이 있었다. 원래 같은 대학병원 의사였던 65세의 이 환자는 자신이 겪은 특이한 일을 말해주었다. 그가 황달에 걸려 고생을 하던 중 원래 앓고 있던 류마티스 관절염 증상이 갑자기 사라졌다는 것이다. 그러고 나서 한 달 후 황달이 치료되자 7개월 뒤 류마티스 관절염이 재발했다는 것이다.

이야기를 들은 헨치는 희한한 일이라고 생각했지만, 의사였던 환자의 말인지라 일단 믿어 보기로 했다. 그리고 황달과 류마티스 관절염의 관계를 연구하기 시작했다. 그는 비슷한 증상을 겪은 환자들을 더 찾아보던 중 관절염에 걸렸다가 임신을 한 후 증상이 완화되었다는 여성을 만났다. 헨치는 여러 환자들을 만나본 결과 관절염을 치료한 것은 항감염물질이 아니라 내분비와 관련된 어떤 물질이라는 사실을 확인하고 그것을 'X 물질'이라고 불렀다. 그는 X 물질이 황달 환자의 쓸개즙에 포함되어 있으며, 호르몬과 성질이 비슷하여 임신하면 증가한다는 가설을 세웠다. 그러나 이 가설은 당시 의학계의 생각에 위배되었고 아무도 그를 인정해주지 않았다.

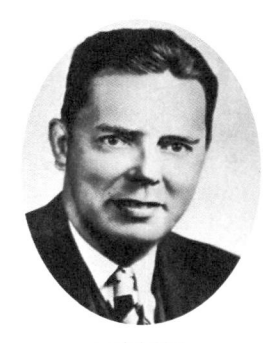

▲ 필립 헨치

하지만 그는 20년 이상을 X 물질을 찾기 위한 연구를 쉬지 않았다. 그는 관절염 환자에게 X 물질이 포함된 쓸개즙, 담즙산염, 간장 추출물을 복용하게 하거나 황달환자의 피를 그들에게 수혈해봤지만, 병세는 조금도 호전되지 않았다.

당시 헨치의 동료 에드워드 켄들은 호르몬에 대한 연구를 진행하던 중 티록신(Thyroxine)을 얻었다. 헨치를 알게 되었을 때 그는 마침 부신(Adrenal)을 연구하다가 부신 분비물질 4종류를 정제하고 각각 화합물 A, B, E, F라 불렀다. 그는 헨치에게 함께 연구할 것을 제

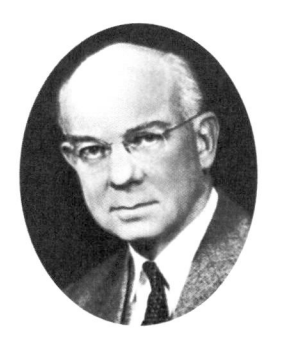

▲ 에드워드 켄들

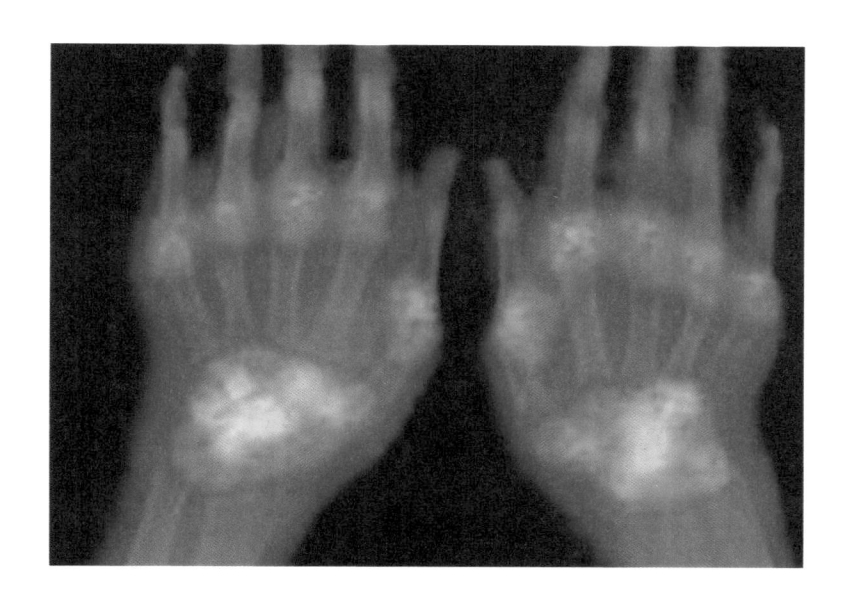

안했다. 당시에는 정제기술이 발달하지 않아 임상시험을 할 만큼 충분히 화합물을 정제시키기가 매우 어려웠다.

1948년 7월 26일 헨치는 100밀리그램의 화합물 E를 중증 류마티스 관절염 환자에게 주사했다. 이틀 뒤 증세는 크게 호전되어 휠체어에 의지해 지내던 환자가 갑자기 일어나 걷기 시작했다. 헨치가 상식을 뒤엎고 대량의 화합물 E를 사용하지 않았다면 그처럼 명확한 효과를 보지 못했을 것이다.

헨치는 환자의 경과를 필름에 담아 이듬해 과학회의에서 상연했다. 상연이 끝나자 모든 사람이 자리에서 일어나 기립박수를 쳤고 그가 발견한 새로운 물질의 효과로 눈이 휘둥그레졌다. 이것은 불치병을 치료한 최초의 내원성 화학물질이었다. 이는 외부의 살균제(항생물질)로 병을 치료하는 것 외에도 인체 내부적으로 가지고 있는 저항력으로도 병을 물리칠 수 있다는 사실을 뜻한다.

훗날 화합물 E는 코르티손이라고 불렸다. 헨치와 켄들은 코르티손 치료법을 발견한 공을 인정받아 1950년 노벨 의학상을 수상했다.

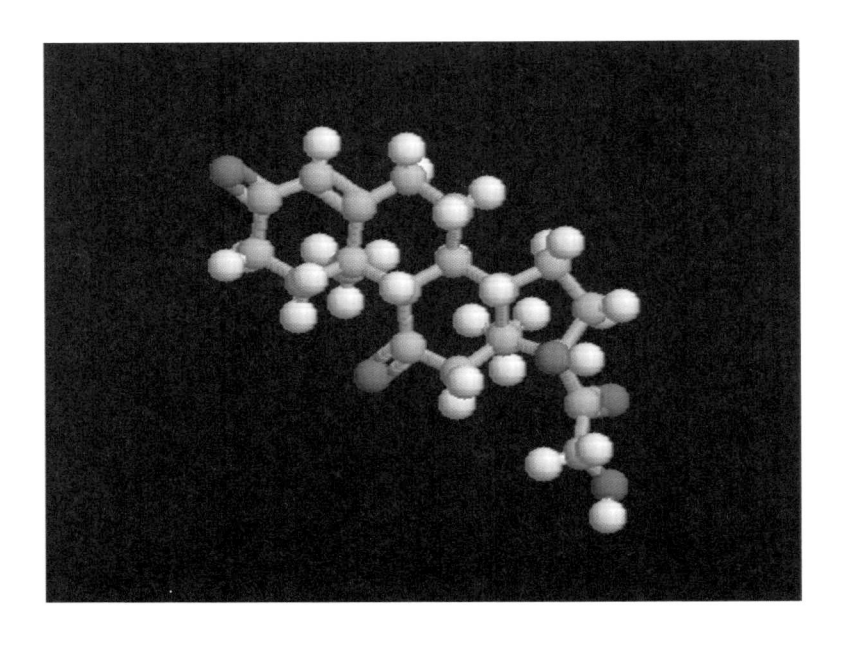

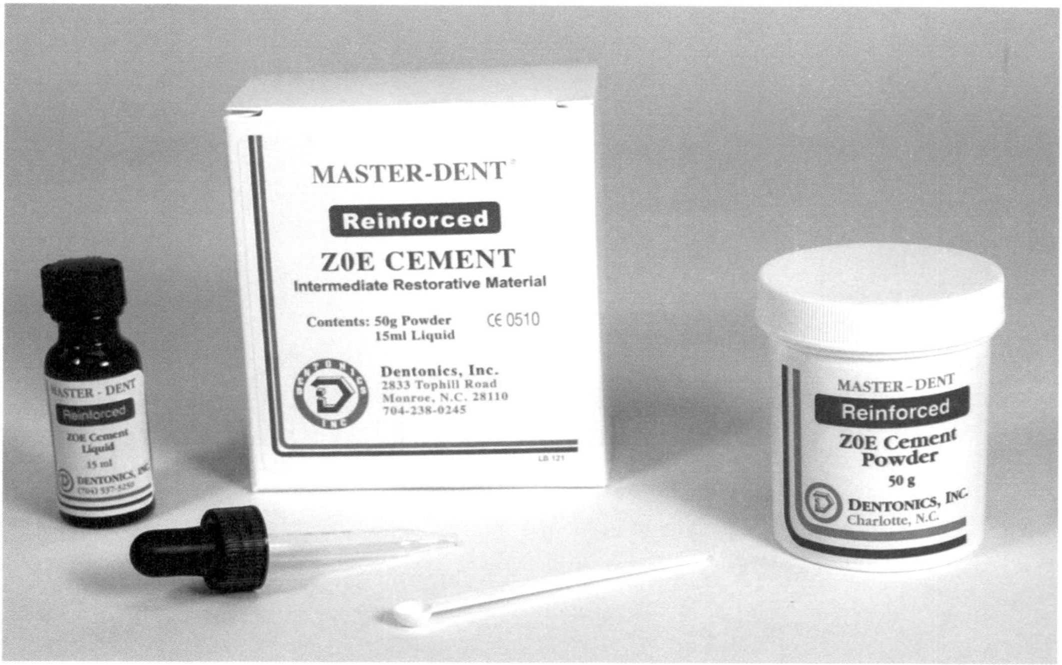

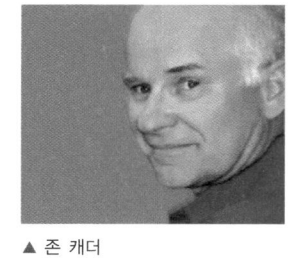

# 진정제

과거에는 정신질환에 걸린 환자는 정신분석법을 사용해 치료했다. 하지만 정신분석법은 우울증 환자에게는 큰 효과가 있었지만, 정신장애 환자에게는 별다른 효과가 없었다.

1949년 오스트리아 과학자 존 캐더는 정신병이 환자 체내의 화학 요소 불균형으로 유발되는 질병이라고 생각하고 연구를 시작했다. 그는 정신병 환자의 요액을 기니피그에게 주입하고 실험하던 중에 우연히 요산 희석액에서 얻은 리튬이 흥분한 동물을 진정시키는 효과가 있다는 사실을 발견했다.

새로운 발견에 흥분한 캐더는 인체에서도 같은 효과를 발휘하는지 궁금해졌다. 자신을 대상으로 실험을 한 그는 리튬이 진정작용 효과가 뛰어나고 인체에 부작용도 일으키지 않는다는 사실을 확인했다. 그리고 조울증 환자에게 리튬을 사용한 결과, 환자의 흥분을 크게 가라앉히는 동시에 우울증을 완화시켜준다는 사실을 증명했다.

발명시기
1949년

발명자
존 캐더(John Cather 오스트리아)

▲ 존 캐더

213

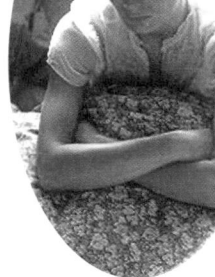

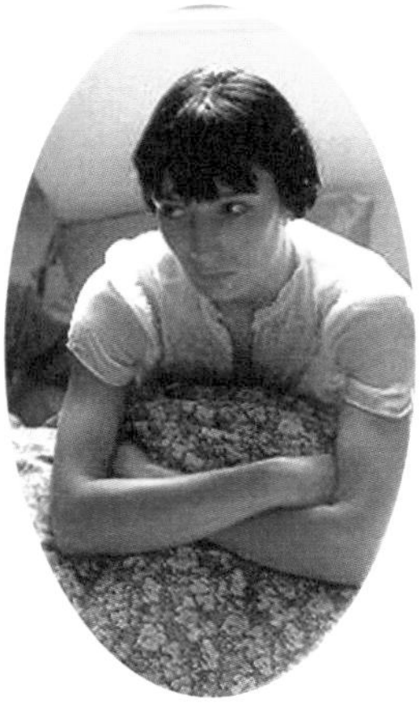

▲ 조울증 환자

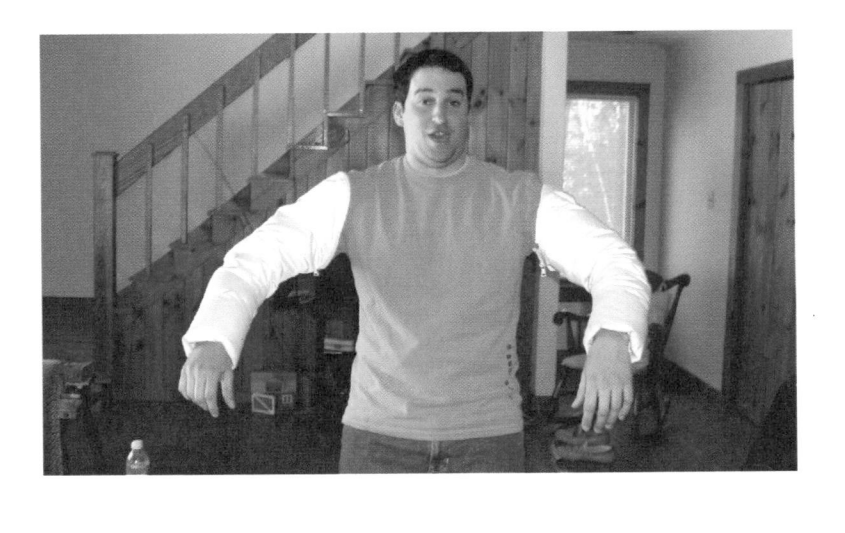

　1949년 캐더는 리튬에 대한 연구결과를 공식으로 발표하고 이를 진정제라고 불렀다. 진정제는 우울증과 초조함을 크게 완화시켜주었고 정신병 환자의 증세를 개선하는 데 큰 효과를 보이면서도 일상생활에는 영향을 미치지 않았다.

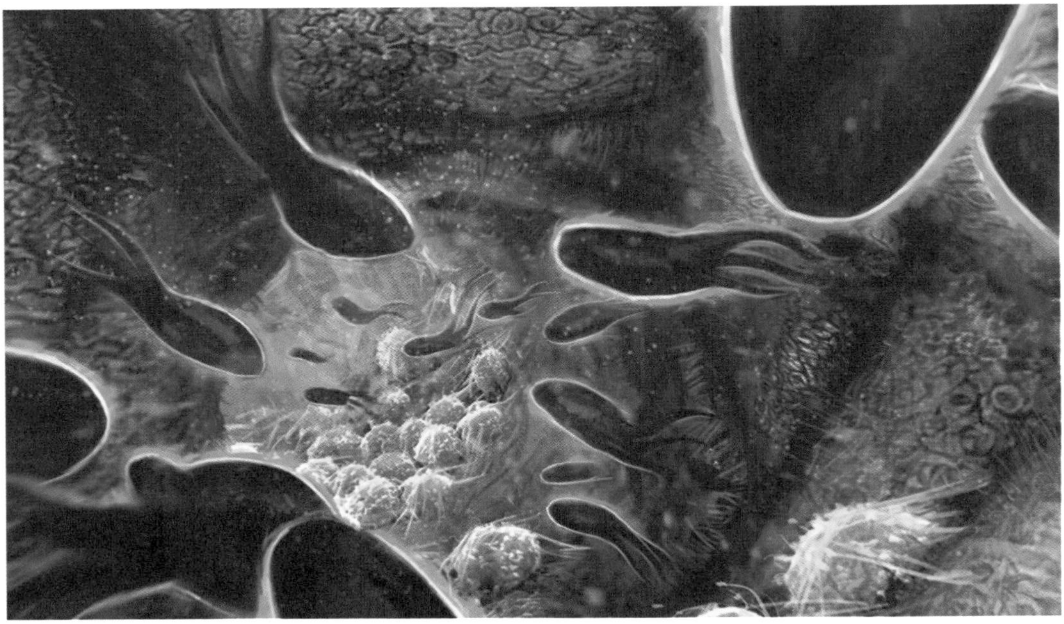

캐더가 오스트리아에서 진정제에 대해 연구할 때, 프랑스 과학자들은 신체가 쇠약해지는 것을 막는 약물을 찾고 있었다. 외과 의사들은 이 약물이 수술을 마친 환자가 쇼크를 받지 않도록 도와줄 것이라 생각했다.

1950년 딜레이와 데니커가 클로르프로마진을 만들어냈다. 클로르프로마진은 직접 신경세포에 사용된 최초의 약물이자 최초의 진정제이다. 클로르프로마진의 뛰어난 효과가 증명되자 세계 각국의 제약회사에서 이 약물을 대량으로 생산하기 시작했다. 클로르프로마진은 수술을 마친 정신병 환자를 안정시켰다. 이 약물은 정신장애 환자뿐 아니라 불안장애에 시달리는 환자들에게도 효과가 있다. 현재 클로르프로마진은 매우 광범위하게 사용되고 있으며, 일반 병원에서도 처방전의 12%를 차지하는 등 정신과와 신경과에서 많이 쓰이고 있다.

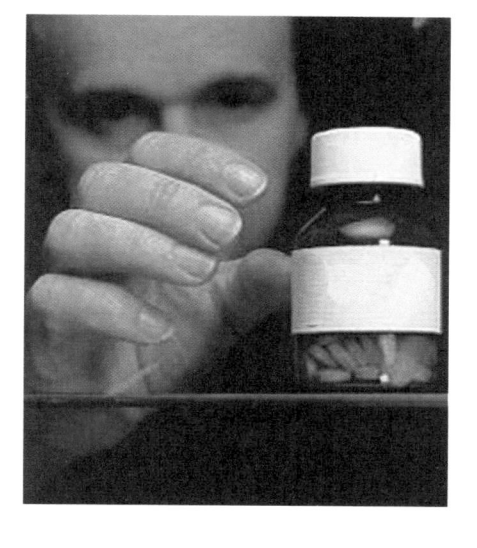

◀ 오늘날의 진정제

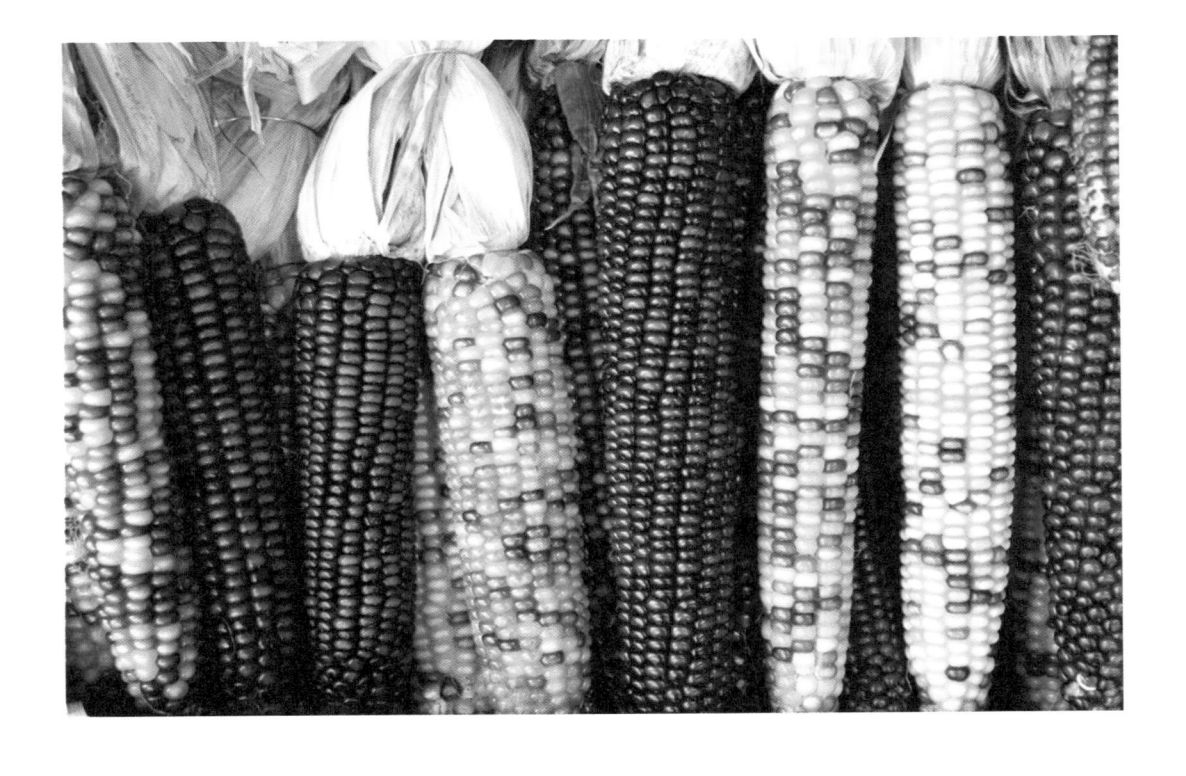

# 점핑유전자

발견시기
1951년

발견자
바버라 매클린턱
(Barbara McClintock 영국)

20세기에 진입하면서 과학자들은 인류의 유전과 유전인자와의 관계를 연구하기 시작했다. 멘델은 초파리 실험을 통해 초파리 유전자가 특정한 염색체 위에 존재한다는 사실을 증명했다. 그 뒤로 유전자에 관한 광범위한 연구가 시작되었다.

1925년 미국 유전학자 매클린턱은 옥수수의 유전자에 관한 연구를 통해 성과를 얻었다. 그리고 1931년 미국 최고의 세포 유전학자로 등극했다. 그녀는 옥수수의 유전자 연구를 계속했고 1945년 여성으로서는 최초로 미국 유전학회 의장의 자리에 올랐다. 당시 여성을 경시하던 미국과학계가 매클린턱의 뛰어난 역량을 인정한 것이다.

1944년 겨울 그녀는 옥수수 모종의 아홉 번째 염색체 하나 혹은 두 개가 갈라져 있다는 것을 발견했다. 그리고 돌연변이 옥수수 모종의 얼룩색 나뭇잎에서 담황색 혹은 녹색 반점을, 연녹색 나뭇잎과

황색 나뭇잎에서는 녹색 반점을 관찰했다. 그녀는 유전 '시간표'를 조사하고 모든 반점에서 독특한 돌연변이 비율이 나타난다는 것을 발견했다. 그렇다면 돌연변이 비율을 결정하는 것은 무엇일까? 그녀는 연구 중 우연히 반점 조직의 특수 부위에 나타나는 돌연변이 비율이 다른 것과 다르다는 것을 발견했다. 특수 부위는 독특한 세포로 생겨난 것이며 많은 상황에 대한 반대 작용으로 생겨난다. 이에 착안한 매클린턱은 심층적인 연구를 진행했다.

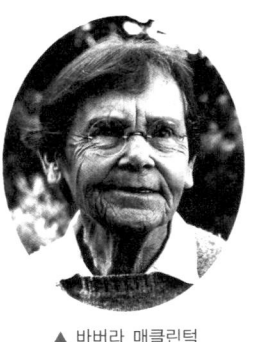

▲ 바버라 매클린턱

그녀는 다음과 같은 사실을 발견했다. 옥수수 모종이 발육할 때 가까운 두 개의 부위에서 자매 세포가 생성되었을 때, 한 세포에 출현하는 어떤 유전자 패턴의 비율이 증가하면, 또 다른 세포에 출현할 비율은 낮아졌다. 그리고 유사분열 초기에 어떤 물질이 출현하여 서로 다른 패턴을 만들어냈는데 이는 스스로 다른 세포에서 사라진 것을 발견할 수 있다는 사실을 의미한다. 매클린턱은 그 해답을 찾을 수 있을 거라 믿고 실험을 계속했다. 그녀는 염색체의 단열을 제어하는 구조를 관찰하고 2년 동안의 연구 끝에 이를 해리(dissociation)라 명명했다.

매클린턱은 1948년 처음으로 '자리이동'이라는 용어를 사용했다. 자리이동은 염색체 인자가 원래의 위치에서 벗어나 새로운 위치로 들어간다는 것을 의미한다. 유전자는 염색체에서 자리이동을 할 수 있었다. 옥수수의 염색체에는 점핑유전자가 포함되어 있어서 염색체에서 이동할 수 있으며 유전자에 영향을 미쳤다. 그러나 당시 유전학계는 그녀의 이야기를 그저 허무맹랑한 이야기로 받아들였다.

1976년 콜드 스프링 하버(Cold Spring Harbor)에서 개최한 'DNA

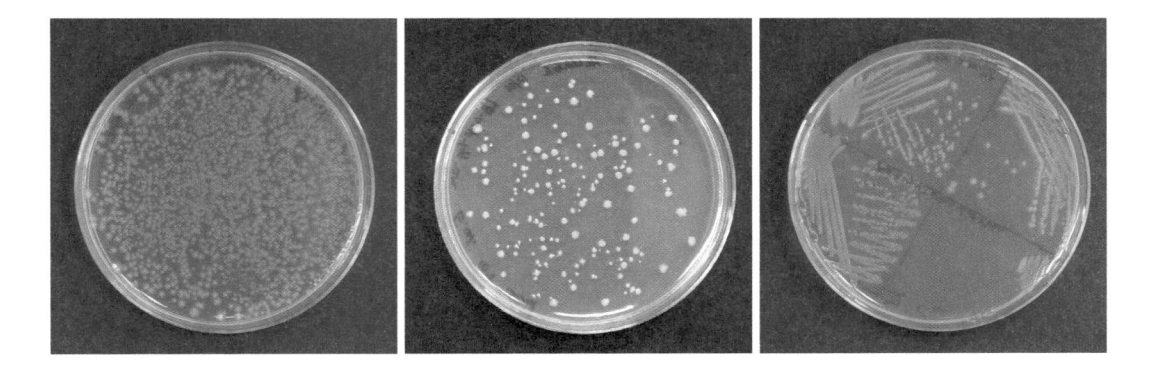

삽입, 플라스미드(plasmid)와 유전자 유리'에 관한 심포지엄에서 과학계는 매클린턱의 '자리이동' 이야말로 모든 문제를 설명해주는 열쇠라고 입을 모으며 매클린턱을 '오페론 작동유전자이론'의 선구자로 인정했다. 그리고 40년대 초 전통 유전학과 세포학으로 '자리이동' 이라는 개념을 세우고 분자생물학과 분자유전학으로 골치 아픈 문제를 해결한 그녀의 열정을 높이 평가했다.

1983년 스웨덴 왕립 과학아카데미(The Royal Swedish Academy of Sciences) 노벨상 위원회는 81세 고령의 과학자 매클린턱에게 노벨상을 수여했다. 그녀는 유전학 연구 사상 최초로 여성 노벨상 수상자가 되었다.

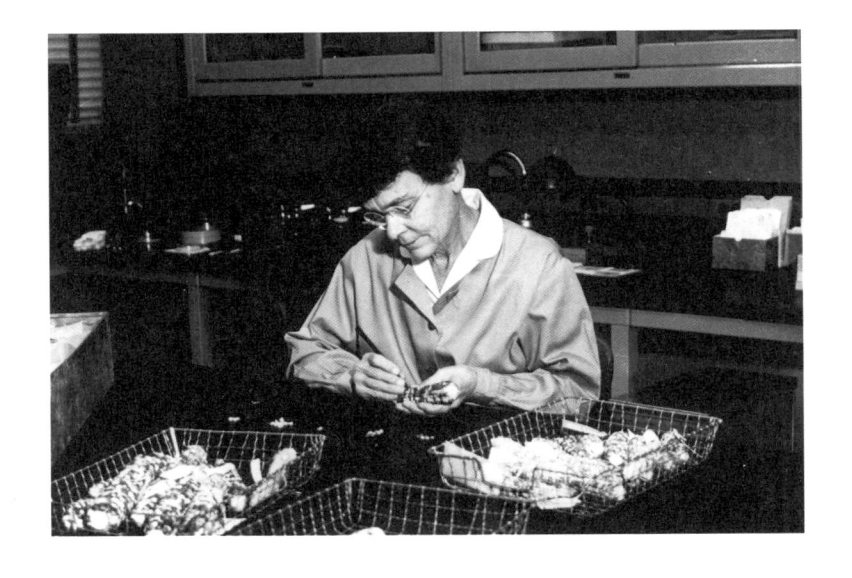

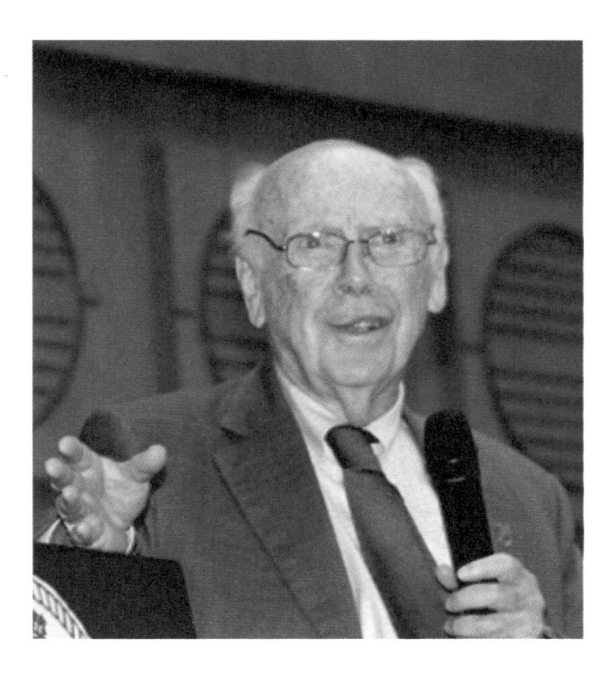

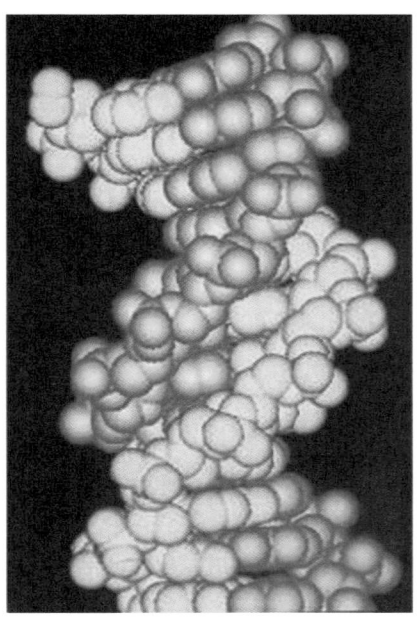

# DNA 구조

1869년 스위스 과학자 프리드리히 미셔(Johan Friedrich Miescher)는 세포핵에서 백색 가루 핵산(당시에는 핵종이라고 불렀다)을 추출해 냈다. 훗날 사람들은 핵산을 계속 연구하면서 좀 더 복잡한 이름을 붙여주었는데 이것이 바로 디옥시리보핵산(deoxyribonucleic acid), 줄여서 DNA이다. DNA는 매우 큰 분자로 복잡한 과정을 거쳐 만들어진다. 과학자들은 80년 동안의 실험을 통해 DNA가 유전물질의 기초, 다시 말해 유전자 정보를 가진 물질이라는 사실을 밝혔다.

그렇다면 생명은 어떻게 탄생하는 것일까? DNA는 어떤 방식으로 생명체에 유전자 정보를 전하는 걸까? DNA의 구조는 어떻게 이루어져 있을까? 세계 각국의 실험실에서 이에 대한 연구가 쉬지 않고 이어졌다.

케임브리지(Cambridge) 대학 캐번디시 연구소(Cavendish Laboratory)의 영국인 프란시스 크릭과 미국인 제임스 왓슨도 DNA 연구에 참여했다. 1951년 저명한 화학자 폴링(Pauling)은 구조화학

발견시기
1953년

발견자
프란시스 크릭(Francis Crick 영국), 제임스 왓슨(James Watson 미국), 모리스 윌킨스(Maurice Wilkins), 로잘린드 프랭클린(Rosalind Franklin 영국)

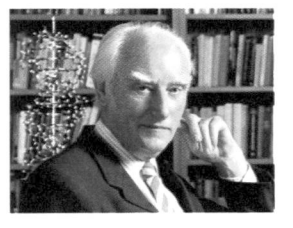

▲ 제임스 왓슨

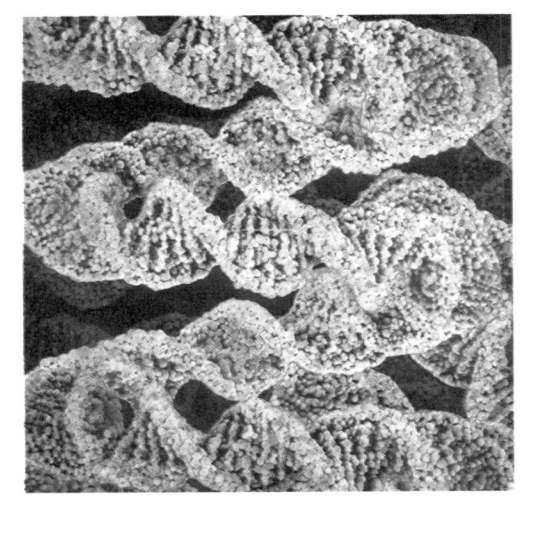

▲ 프란시스 크릭

의 법칙에 따라 단백질의 알파 나선모형을 성공적으로 만들었다. 이 실험은 크릭과 왓슨에게 큰 영감을 불어넣어 주었다. 그들은 이전의 연구결과를 바탕으로 X 레이 회질방법을 이용해 DNA 분자구조모형을 만드는 데 착수했다. 크릭과 왓슨은 런던의 윌킨스와 프랭클린과 함께 즐겨 토론을 벌였다. 윌킨스와 프랭클린은 배수가 높은 현미경을 가지고 있어서 DNA 분자를 X 레이로 촬영하는 일을 도와주었다. 그들의 현미경은 당시 케임브리지 대학에서 가장 좋은 것으로, 물체를 20～30만 배까지 확대할 수 있었다. 그들은 DNA 구조가 나선형으로 되어 있다고 생각하고 X 레이 촬영을 통해 어떤 모양을 하고 있는지 알아내고자 했다.

어느 6월 저녁, 왓슨은 X 레이 촬영기를 열고 25도에서 찍은 사진을 인화하고 있었다. 그는 물이 뚝뚝 떨어지는 사진을 불빛 아래로 가져간 순간 자신의 실험이 성공했음을 알았다. 그들은 DNA 구조가 나선형임을 알아냈지만, 몇 개의 선으로 이루어졌는지는 알지 못했다. 그들은 당시의 자료를 바탕으로 DNA 분자가 하나 혹은 네 개의 선으로 이루어지지는 않았을 거라고 생각했다. 하지만 이중 혹은 삼중 구조로 되어 있다고 하기엔 근거가 부족했다. 그들은 삼중 나선구조모형을 만들고 이것이 DNA의 X 레이 재료가 반영하는 사실과 맞아떨어질 것이라는 가설을 세우고 실험에 들어갔다. 그리고 데이터가 서로 일치하지 않는다는 사실을 확인하고 자신들의 가설이 틀렸음을 증명했다. 그렇다면 이중구조는 어떨까?

얼마 후 프랭클린은 DNA 섬유의 B형 사진을 촬영하고 DNA 구조가 나선형으로 되어 있다는 사실을 단정했다. 왓슨은 자연계의 모든 사물, 모든 유기체 내부기관 혹은 세포 내의 염색체가 쌍으로 구성

되어 있고 DNA 분자 역시 이중으로 되어 있을 것이라고 여겼다.

그들은 프랭클린이 촬영한 사진을 이용해 이중 나선 모형을 제작했다. 로렌스 브래그(Lawrence Bragg)경은 모형을 보고 크릭과 왓슨처럼 흥분했다. 윌킨스 역시 매우 기뻐했다. 윌킨스와 프랭클린은 실험실로 돌아와 이 모형과 그들이 촬영한 X 레이 사진을 비교해보고 완전히 일치한다는 사실에 놀라워했다. 과학 발전사에서 그들의 발견은 생물과학의 분자연구 발전에 매우 중요한 역할을 했다.

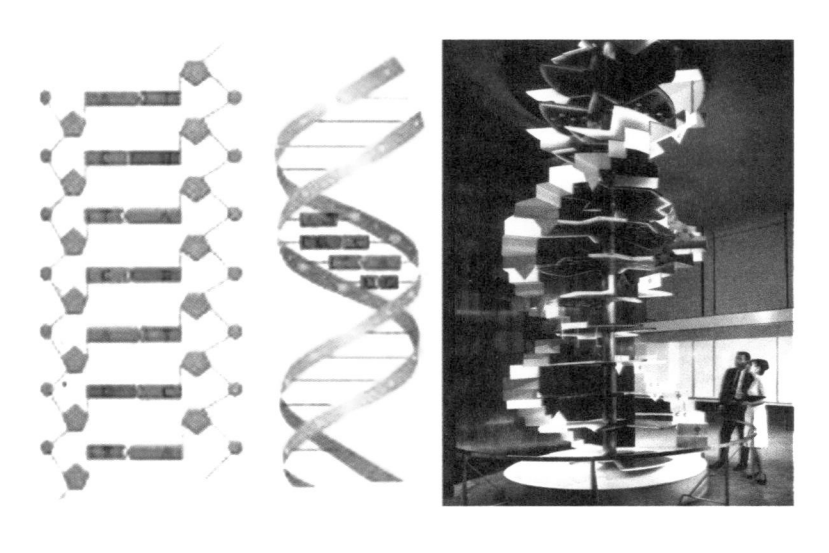

◀ DNA 모형도

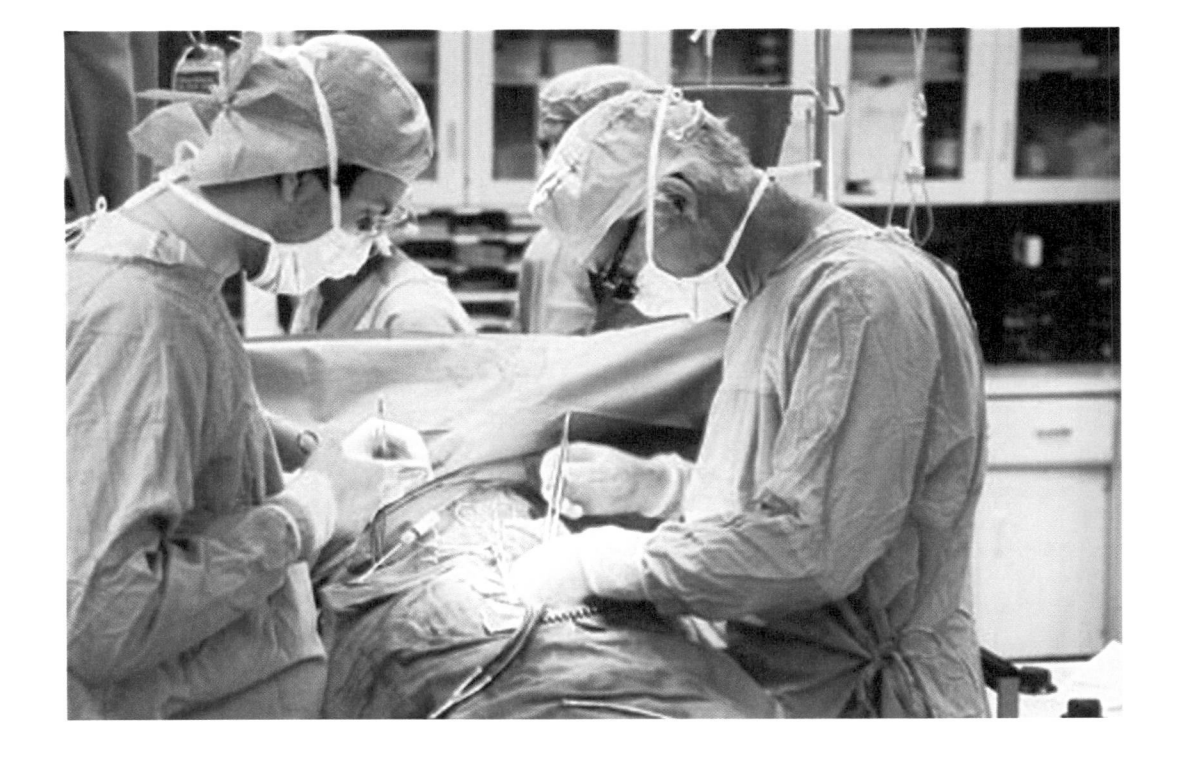

# 인공심폐기

발명시기
1953년

발명자
존 기번(John Gibbon 미국)

　　20세기 초 외과수술은 보편적으로 행해지고 있었지만 동맥 수술은 성공률이 매우 저조했다. 1930년 10월 3일 미국 매사추세츠 종합병원에서 폐동맥 색전증 환자를 수술했는데, 의사들의 노력에도 불구하고 환자의 목숨을 구하지 못했다.

　　당시 제퍼슨(Jefferson) 대학병원을 졸업한 기번은 진료과정을 지켜보고 큰 충격을 받았다. 그는 병마와 외롭게 싸우는 환자 곁에서 밤을 새우며 의사로서 아무런 도움도 줄 수 없다는 사실에 깊은 회의감에 빠졌다. 그는 정맥혈을 동맥혈로 돌리고 다시 환자의 동맥에 주입하면 환자를 살릴 가능성이 크다고 생각했다. 안전하게 폐동맥 색전 적출술을 시행하기 위해 심장과 폐의 기능을 완전히 대체할 수 있는 기계를 만드는 것이다. 기번은 바로 실험에 착수했지만, 동료의 지지는 물론이고 어디에서도 경제적인 지원을 받지 못했다. 훗날

매사추세츠 주는 그를 위해 실험실을 제공했다.

그는 중고 상점에서 공기압축기를 사서 혈액펌프를 만들어 심장과 폐의 기능을 대신할 수 있는 기계를 만들고 고양이를 대상으로 실험에 들어갔다. 기번의 아내 매리가 그의 충실한 조수가 되어 주었다.

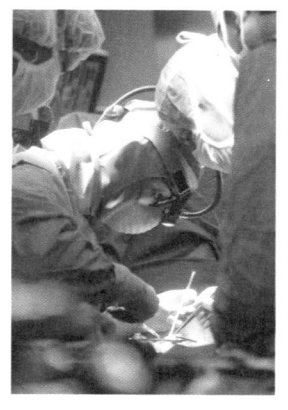

▲ 존 기번

1935년 기번 부부는 필라델피아(Philadelphia)로 가서 체외순환 실험을 진행하며 기술을 개량했다. 1939년 기번은 미국 흉부외과학회(AATS)에서 심폐바이패스(cardiopulmonary bypass) 실험을 거친 고양이가 오래 살아남았다는 보고서를 발표했다.

제2차 세계대전이 발발하자 기번의 실험은 중단되었고 그는 전쟁에 참전했다. 1945년 전쟁이 종식되자 기번은 그의 실험실로 돌아갔다. IBM 회사의 이사장은 기번의 실험정신에 감동하여 그의 실험에 전폭적인 지원을 해주었다. 고양이는 30분 동안의 심폐바이패스를 거치고도 오랫동안 살아남았다.

기번은 최초의 혈액산화 장치를 만들었다. 혈액을 회전하는 원기둥 위에서 접선방향 내벽으로 보내면 원심력과 중력의 작용으로 얇은 혈막이 형성되어 아래로 흐르면서 산화되었다.

고양이를 대상으로 한 실험은 성공했지만, 사람을 대상으로 임상에 사용되려면 넘어야 할 벽이 높기만 했다. 이때 기번의 연구팀은 소용돌이를 만드는 혈액이 산화 효과를 8배나 높여주며, 혈액이 망상구조 표면에 흐를 때 소용돌이를 일으킨다는 사실을 발견했다. 그들은 기존의 산화기를 개량하여 새로운 산화기를 설계했다. 새로운 산화기는 동물실험에서 큰 효과를 보였다. 실험용 개는 4시간의 심폐바이패스를 거쳐 상태가 크게 호전되었다. 이어서 여러 겹의 산화망을 만들고 산화 능력을 제고했다. 그들은 새로운 산화기에 의지해 개의 심방중격, 심실중격을 절개한 뒤 다시 봉합하는 수술을 했다. 수술 뒤 개는 죽지 않고 오랫동안 살아남았다.

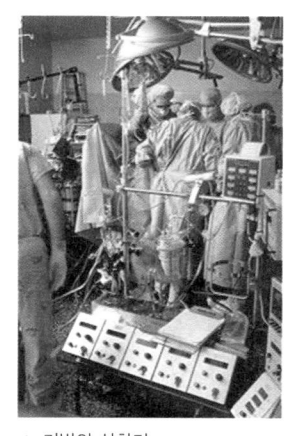

▲ 기번의 산화기

1951년 많은 병원에서 체외순환의 임상시험을 진행했지만, 아무도 성공하지 못했다. 1951년 3월에서 1953년 5월까지 기번은 체외순환기술로 환자 4명의 심장수술을 했지만 결국 실패하고 말았다.

1953년 5월 6일 기번은 심방중격결손증에 걸린 18세 여성 환자의 수술을 위해 체외순환기술을 45분간 사용했고 심폐바이패스를 26분간 사용했다. 수술 후 환자는 건강을 회복했고 체외순환을 이용해

223

성공한 최초의 심장 수술로 기록되었다.

기번은 23년 동안 노력을 기울여 실험을 성공시켰다. 그는 자신이 사용한 산화기를 인공심폐기라고 불렀다. 기번의 산화기는 체외순환기술의 응용범위를 넓혔다. 하지만 기체교환 기능과 예비혈액량이 낮았고, 조작이 복잡했다.

의학계는 오랜 노력을 통해 인공심폐기를 여러 차례 개량하는 데 성공했다. 오늘날 인공심폐기로 심장수술을 한 환자들의 생명은 평균 28년 이상 연장되었다.

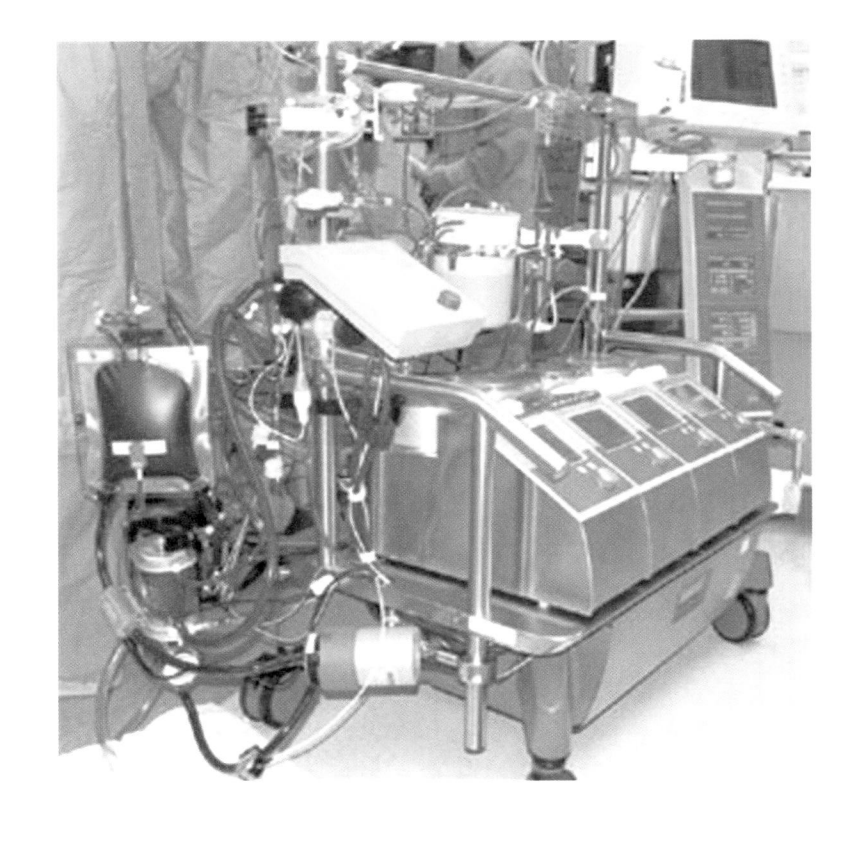

▶ 오늘날 사용하는 인공심폐기

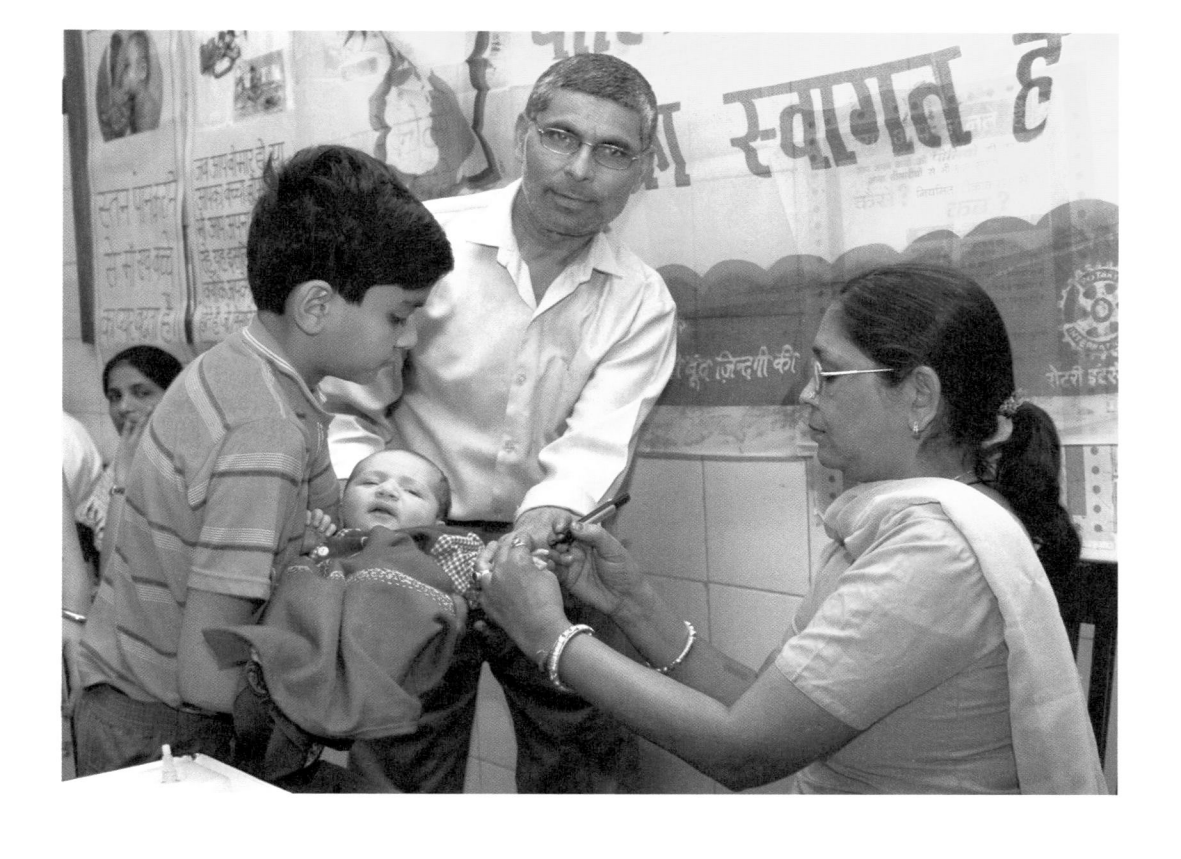

# 소아마비 백신

천연두 외에 인류를 위협했던 오래된 바이러스가 하나 더 있었다. 바로 소아마비 바이러스이다. 주로 5세 이하의 어린이가 감염되었고 발병 후 발열, 경부 경직, 구토 등의 증상을 동반했는데 200분의 1에 해당하는 환자는 사지가 마비되고, 심하면 호흡기가 마비되어 목숨을 잃었다.

기원전 1500년~1300년 사이에 조각된 이집트 조각상에서 소아마비에 관한 최초의 기록을 살펴볼 수 있다. 제사를 지내는 모습의 조각상인데, 다리 한쪽이 크게 수축되어 있는 모습이 소아마비 증세와 일치했다.

인류가 소아마비의 존재를 알게 된 것은 18세기 이후이다. 1789년

발명시기
1954년

발명자
조너스 소크(Jonas Edward Salk 미국), 앨버트 세이빈(Albert Sabin 러시아)

225

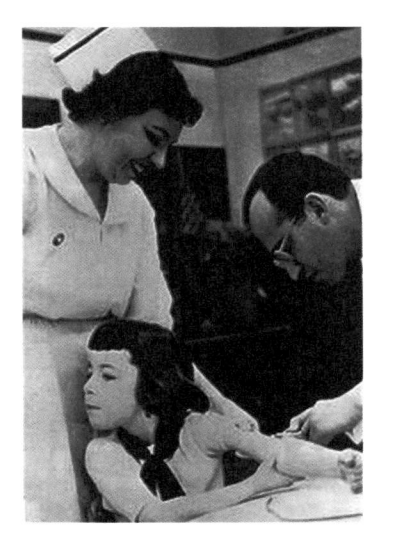

▶ 주사용 소아마비 백신을 주사하는 모습

영국인 의사 언더우드(Underwood)는 최초로 소아마비 환자의 임상시험을 기록했다. 1840년 독일 의사 하이네(Heine)는 체계적으로 소아마비를 연구하기 시작했다. 하지만 당시의 열악한 조건 탓에 병의 본질에 대해서는 밝혀내지 못했다.

1909년 오스트리아계 의사 란트슈타이너(Landsteiner)와 포퍼(Erwin Popper)는 소아마비를 일으키는 소아마비 바이러스를 찾아냈다. 하지만 소아마비 백신은 발견하지 못했다. 1916년 뉴욕에서 소아마비 바이러스는 수천 명의 목숨을 빼앗아갔다. 20세기 초 소아마비 환자를 치료하기 위해 '철폐' 라고 불리는 호흡 보조장치가 발명되었다. 지금의 젊은이들에게는 생소한 설비인 '철폐' 는 당시 북아메리카 어디에서나 찾아볼 수 있었다.

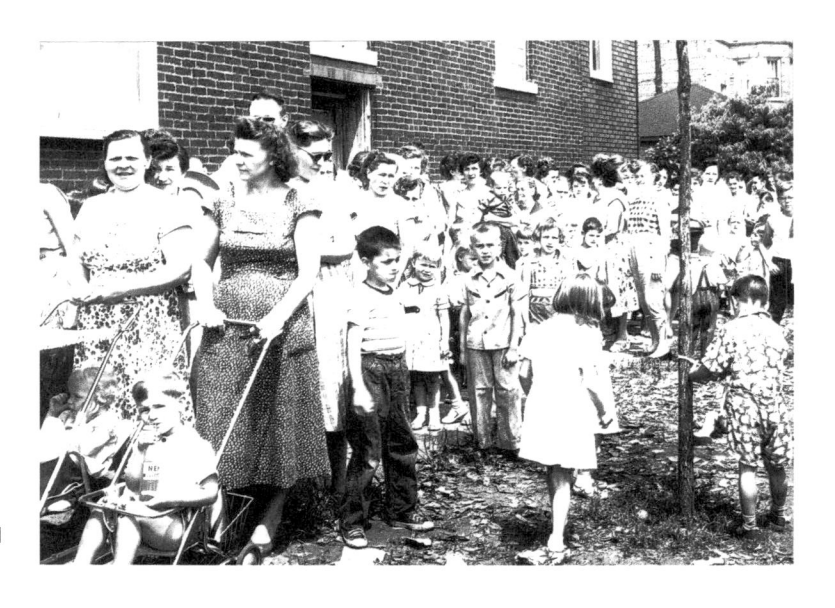

▶ 소아마비 백신을 접종하기 위해 줄을 선 사람들

최초의 소아마비 백신은 1953년에야 비로소 발명되었다. 소크는 전미국소아마비재단의 지원을 받아 세 가지 소아마비 백신을 만드는 데 성공했다. 1952년 소아마비 환자를 대상으로 임상시험을 한 결과 환자의 혈액에서 늘어난 소아마비 항체를 확인했다. 이어서 소크는 자신과 아내, 자녀들을 대상으로 실험했고 성공적으로 항체가 생성된 것을 관찰했다.

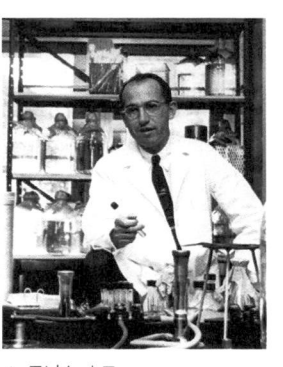

▲ 조너스 소크

1953년 소크는 연구 성과를 공식으로 발표했다. 1954년에는 미국 아동 200만 명을 대상으로 백신 실험을 했고, 소아마비 바이러스 침투를 80 ~ 90% 이상 막아낸다는 사실을 증명했다. 그리고 주사용 소아마비 백신(IPV)을 개발하여 소아마비를 예방할 수 있게 되었다.

소크의 백신은 효과가 뛰어났지만, 바이러스의 전파를 막기에는 역부족이었다. 당시 신시내티(Cincinnati) 대학의 세이빈 역시 전미국소아마비재단의 지원을 받아 백신 연구를 진행하고 있었다. 그는 소크와 달리 소아마비 백신을 원숭이의 신장 세포에 배양시키는 방법으로 병을 일으키지 않는 변종을 골라냈다. 그렇게 얻은 백신을 경구용 소아마비 백신(OPV)이라고 불렀다.

1960년 세이빈의 백신은 허가증을 얻었다. 주사용 백신에 비해 사용법도 간단하고, 효과도 좋았던 경구용 백신은 점차 소크의 백신을 대신하여 소아마비 예방의 주요 수단으로 사용되었다. 오늘날 경구용 소아마비 백신은 캔디로 바뀌어 2 ~ 5개월 된 신생아에게 매월 한 알씩 세 달간 복용하도록 하고 있다.

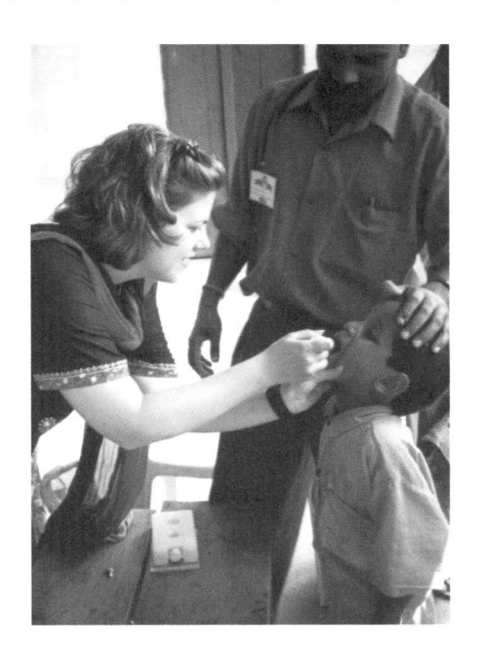

◀ 경구용 소아마비 백신을 복용하는 모습

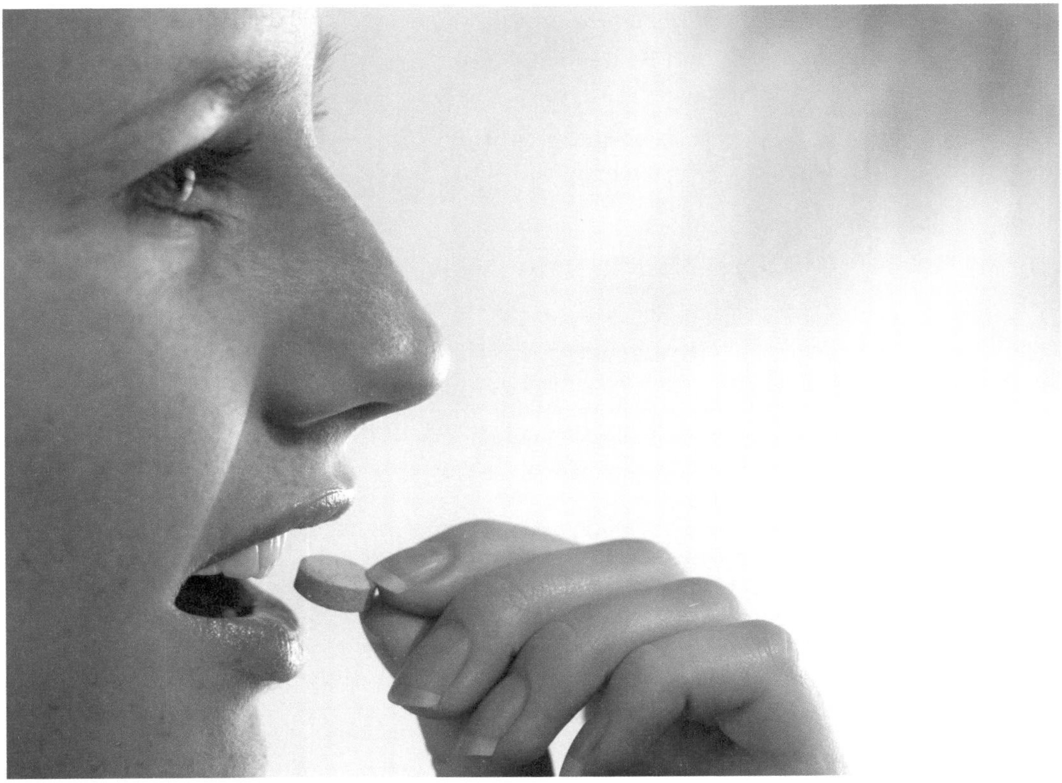

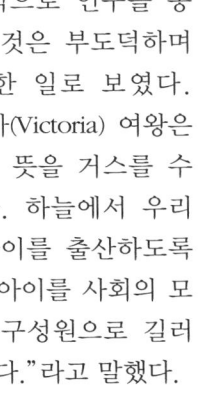

# 경구피임약

발명시기
1954년

발명자
러셀 마크(Russell Mark 멕시코), 그
레고리 핀커스(Gregory Pincus 미국)

역사적으로 인구를 통제하는 것은 부도덕하며 불가능한 일로 보였다. 빅토리아(Victoria) 여왕은 "하늘의 뜻을 거스를 수는 없다. 하늘에서 우리에게 아이를 출산하도록 했다면 아이를 사회의 모범적인 구성원으로 길러내야 한다."라고 말했다.

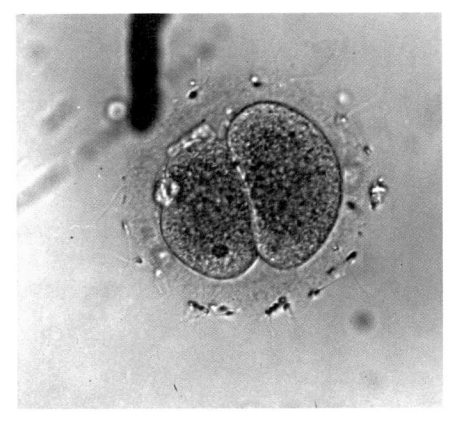

인류사회가 발전하면서 인구를 억제하고 출산을 계획하는 문제가 각국의 중요한 현안으로 떠올랐다. 각국에서는 다양한 가족계획정책을 내놓았지만 큰 효과를 보지 못했다. 그렇다면 안전하면서도 효과적인 피임법은 없는걸까? 과학자들은 이 문제를 해결하기 위해 모든 역량을 기울였다.

1938년 미국 펜실베이니아(Pennsylvania) 주립대학 교수이자 화학자인 러셀 마크는 멕시코 고구마가 프로게스테론(progesterone)을 함유하고 있다는 사실을 발견했다. 1940년 그는 인공 프로게스테론을 만들기 위해 교직을 그만두고 고구마 연구에 몰두했으나 아무런 성과도 얻지 못했다. 결국 1947년에 연구를 포기했다.

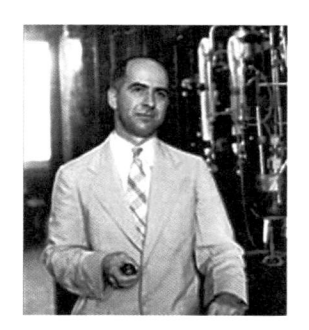

▲ 러셀 마크

1940년대 말 매사추세츠 슈루즈버리(Shrewsbury) 시의 실험생물학 우스터(Worcester) 재단의 연구원 그레고리 핀커스는 프로게스테론을 임산부의 프로게스테론 함량만큼 주사하면 배란이 되지 않는다는 사실을 발견했다. 핀커스는 프로게스테론이 난자의 배출을 막아 효과적인 피임을 할 수 있다는 것을 확인하고 주사약으로 만들었다. 그리고 프로게스테론을 경구용으로 만들어 판매하면 큰 수익을 얻을 수 있을 거라고 여기고 알약 피임약을 만들었다.

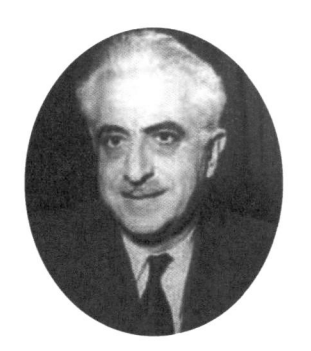

▲ 그레고리 핀커스

1954년 핀커스는 푸에르토리코(Puerto Rico)에서 실험을 시작했다. 그는 동료들과 호르몬의 피임작용에 대해 연구했다. 그들은 많

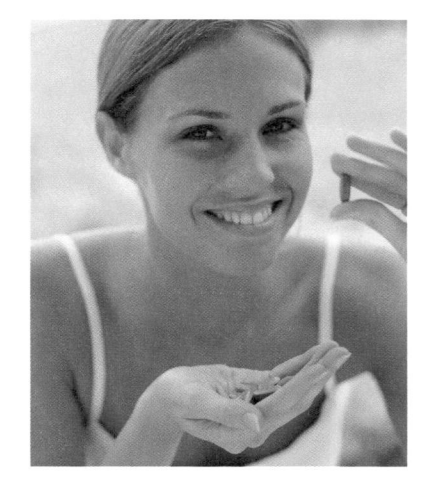

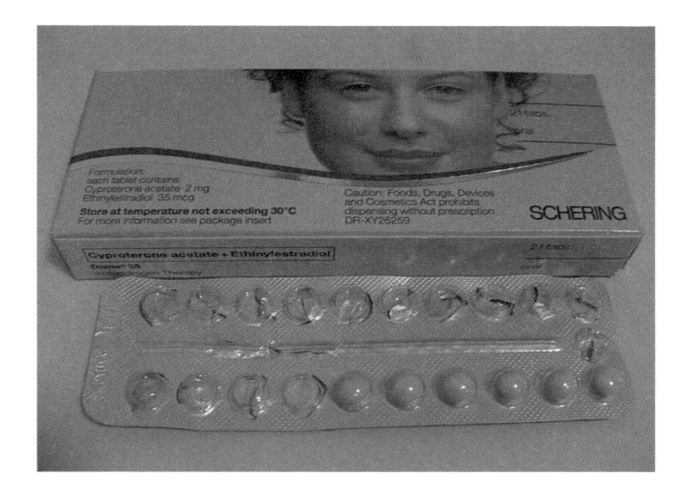

229

은 좌절과 실패 끝에 연구를 완성했지만 질 출혈이라는 부작용이 뒤따랐다. 그들은 부작용을 해결하기 위해 피임약에 에스트로겐(Estrogen)을 첨가했고 5년의 실험을 통해 부작용 없는 피임약을 개발하는 데 성공했다. 1960년 핀커스가 발명한 피임약은 연방정부 감독위원회의 조사를 통과했다. 미국 실(Searle) 제약회사는 이를 메스트라놀(mestranol)이라고 불렀다.

오늘날 경구피임약은 핀커스의 피임약과 큰 차이가 있다. 프로게스테론 외에도 다른 호르몬이 첨가되었으며 약제의 함량도 기존의 5%로 크게 줄었다. 피임약은 임신에 필요한 호르몬을 억제시켰다. 조사에 따르면 피임약을 사용하는 여성 1,000명 중에 1명꼴로 임신한다고 한다.

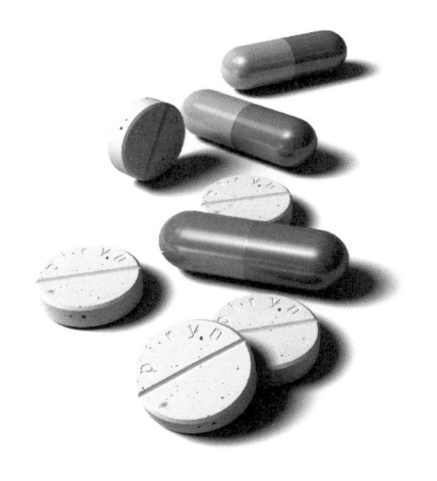

▶ 오늘날의 경구피임약

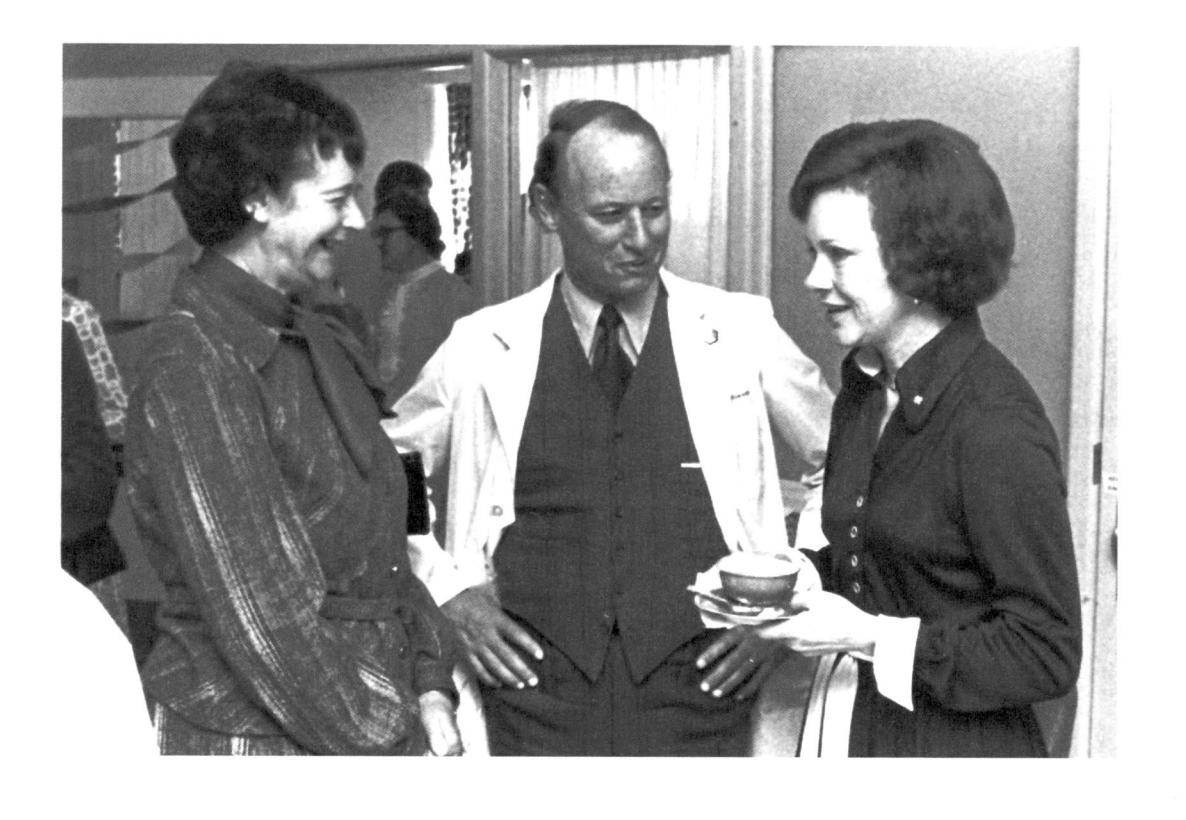

# 방사면역측정법

20세기 중반 의사들은 질병을 정확히 진단할 방법을 찾았으나 여전히 간접 진단으로 얻은 정보와 단서에 의존해야 할 때가 많았다. 환자를 정확하게 진단할 수 있는 방법은 없을까?

인류는 방사선 동위원소를 발견한 뒤로 핵의학 연구를 시작했고 그 안에서 돌파구를 찾고자 했다.

1947년 미국 핵물리학 박사 로절린도 이에 대해 연구하기 시작했다. 그녀는 심실부정맥 환자를 대상으로 방사선동위 연구를 시작했다. 그녀는 벽장을 임시 실험실(미국 최초의 방사선동위원소 실험실)로 개조했다. 당시 방사선동위원소 전용기는 판매하지 않았기 때문에 그녀는 스스로 필요한 실험기구를 설계해 만들어야 했다.

얼마 후 로절린 박사는 물리학자 솔로몬 아벨슨이라는 파트너를

발견시기
1955년

발견자
로절린 얄로우(Rosalyn Yalow 미국),
솔로몬 아벨슨(Solomon Abelson
독일)

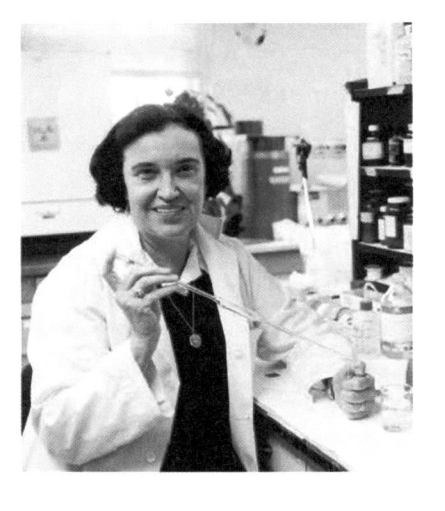

▲ 로절린 얄로우

만나 장장 22년을 함께 연구했다. 그들은 연구의 중점을 인슐린에 두고 환자에게 방사선 표기가 된 인슐린을 주사한 뒤 샘플을 추출해 체내에서 인슐린이 소실되는 속도를 기록했다. 그들은 당뇨병 환자 체내에서 표기된 인슐린이 소실되는 속도가 건강한 사람에 비해 빠를 거라고 생각했다. 당뇨병 환자는 인슐린이 체내에서 배출되는 속도가 매우 빨라 새로운 인슐린을 생성할 시간이 없기 때문에 이론적으로는 표기된 인슐린이 빠르게 소실되어 오랫동안 머물지 못할 거라고 예상한 것이다. 그들은 반복적인 실험을 통해 당뇨병 환자가 인슐린에 항체를 형성하며, 항체는 방사성 표기가 된 인슐린에 붙어서 인슐린이 혈액에 오래 머물도록 돕는다는 사실을 발견했다.

그들은 문득 실험 과정을 반대로 하면 인체 내의 호르몬을 측정할 수 있을 거라는 데 생각이 미쳤다. 결과는 역시 예상대로였다. 그들

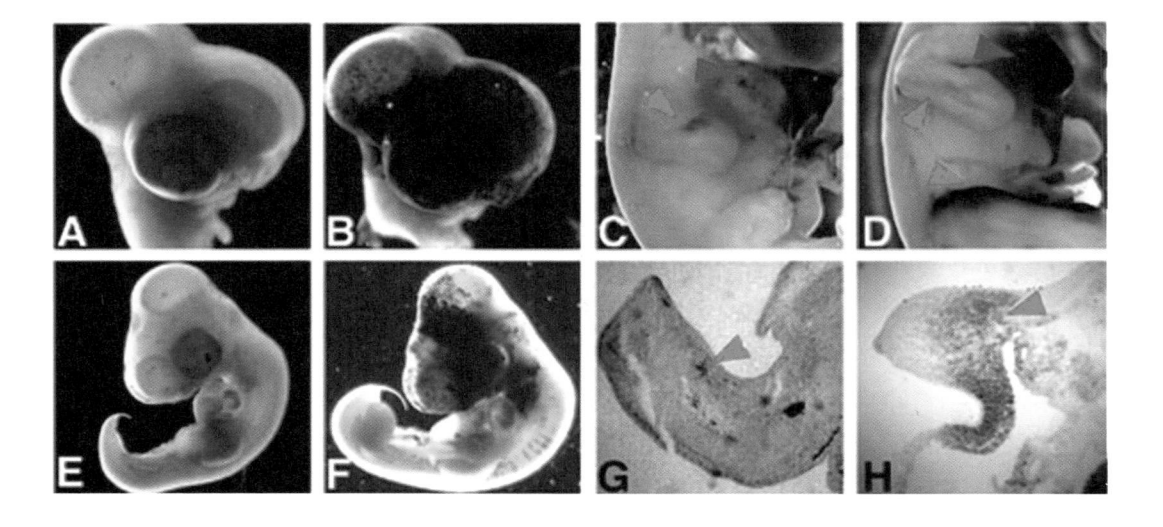

은 방사선 물질을 이
용해 면역계가 생성한
항체를 분석하는 이
방법을 일컬어 방사면
역분석법(Radioimmu-
noassay)이라 불렀다.
이 방법을 사용하기
위해서는 환자의 혈액
샘플(측정하고자 하는

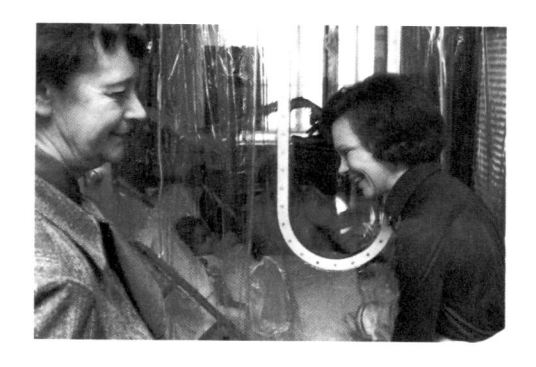

호르몬을 포함하여)을 시험관에 넣어야 했다.

그들은 시험관에 호르몬 항체를 넣고 소량의 방사성 호르몬과 혼
합하고 반응을 지켜보았다. 이 일에는 몇 시간 혹은 며칠의 시간이
필요했다. 최후의 방사성 호르몬과 일반 호르몬 혼합물은 항체 분자
와 결합할 때 방사성 호르몬이 항체와 결합하면 환자의 일반 호르몬
을 측정할 수 있었다. 방사면역분석법은 모든 호르몬을 측정할 수
있으며 동시에 여러 가지 측정을 할 수도 있다.

방사면역분석법은 다른 방법으로는 측정할 수 없는 호르몬, 비타
민, 효소, 독소 등을 포함한 미량원소를 측정할 수 있다. 의사들은
처음으로 호르몬, 암, 고혈압, 당뇨병, 갑상선질환, 불임 등의 미세
한 변화를 관찰할 수 있게 되었다. 하지만 방사면역분석법은 발견된
지 10년이 흐른 뒤에야 의학계의 인정을 받기 시작했다. 오늘날 방
사면역분석법은 대표적인 진단방법으로 자리 잡았다.

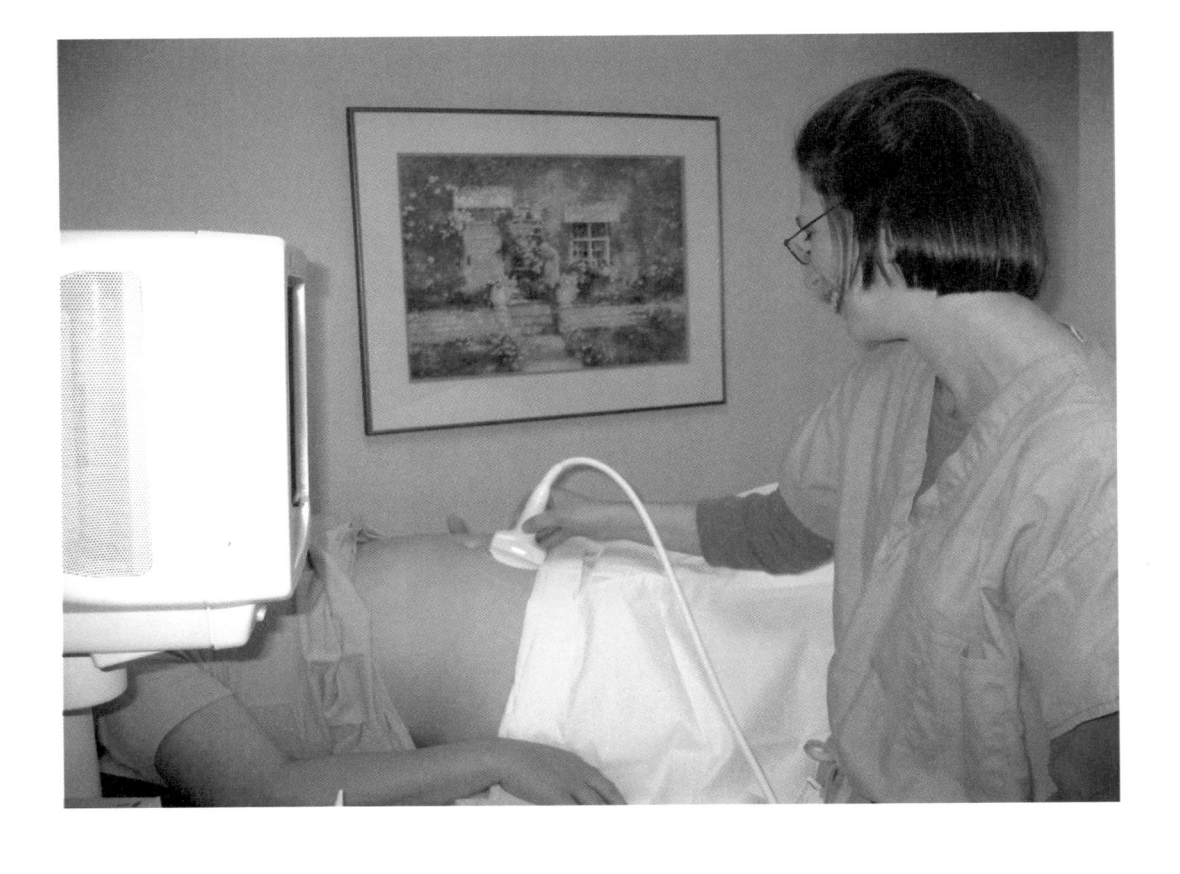

# 초음파 검사

발명시기
1957년

발명자
라 짜 로  스 팔 라 차 니 (Lazzaro
Spallanzani 이탈리아), 두셰크
(Dussek 오스트리아), 아이언 도널드
(Ian Donald 영국)

물체는 진동하면서 소리를 낸다. 과학자들은 물체의 시간당 진동
수를 주파수라고 부르며 헤르츠를 단위로 사용한다. 사람의 귀로 들
을 수 있는 주파수는 16~20,000헤르츠이다. 인간의 귀로 들을 수
있는 주파수에는 한계가 있으며 일정 주파수 이상의 소리는 들을 수
없다. 이것이 바로 '초음파'이다. 일반적으로 의료 진단에 사용하는
주파수는 1~5메가헤르츠이다.

인간은 초음파를 들을 수는 없지만 초음파를 들을 수 있는 동물이
있다. 이 동물들은 초음파 '내비게이션'을 이용해 먹이를 잡거나 위
험에서 벗어난다. 박쥐를 예를 들어보자. 박쥐는 낮이면 어두운 곳
에 숨어 있다가 저녁이 되면 날아다니면서 먹이를 사냥한다. 박쥐의

이런 독특한 생활방식은 이탈리아 과학자 스팔라차니의 흥미를 끌었다. 박쥐가 어둠 속에서 자유롭게 날아다닐 수 있는 것은 예민한 시각을 가지고 있어서일까?

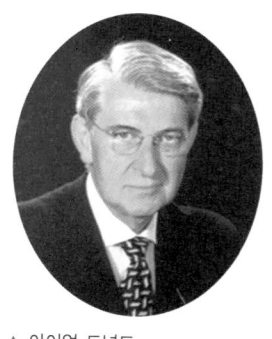

▲ 아이언 도널드

어느 여름, 스팔라차니는 암실에 실명한 박쥐를 풀어놓고 상황을 지켜보았다. 그런데 놀랍게도 앞을 볼 수 없는 박쥐들이 자유롭게 날아다니는 게 아닌가? 그는 박쥐가 날아다니며 '찍찍' 하는 소리를 내는 모습을 발견했다. 스팔라차니는 박쥐의 후각을 사용하지 못하게 조치한 뒤 상황을 지켜보았다. 하지만 박쥐는 여전히 여러 장애물을 피해 날아다니며 곤충을 잡아먹었다. 스팔라차니는 박쥐의 기이한 습성에 더욱 관심을 가지게 되었고, 박쥐가 어둠 속에서도 주변의 물체를 볼 수 있는 이유를 밝히고자 했다. 스팔라차니는 마지막으로 박쥐의 귀를 막아보았다. 그런데 이게 웬일인가? 박쥐는 술에 취한 사람처럼 비틀거리며 날았고, 이리저리 부딪치기 시작했다. 스팔라차니는 마침내 박쥐가 청각으로 방향을 잡는다는 사실을 알아냈다. 박쥐는 어떻게 소리로 물체의 위치를 알 수 있을까?

훗날 과학자들은 박쥐의 후두에서는 인간이 들을 수 없는 초고주파가 나오는데 물체에 부딪힌 초고주파가 반사되어 돌아오는 원리로 위치를 파악한다는 사실을 밝혀냈다. 박쥐에서 나오는 초고주파가 바로 초음파이다.

스팔라차니가 박쥐의 비밀을 밝혀내고부터 사람들은 초음파에 대해 본격적으로 연구하기 시작했다. 초음파가 의학에 응용된 것은 1942년 오스트리아 의사 두셰크가 초음파를 이용해 뇌 구조를 검사한 데서 시작된다. 하지만 초음파가 본격적으로 의학에 응용된 것은 1957년 영국 과학자 아이언 도널드가 초음파로 위종양을 검사한 것이다. 훗날 그는 초음파로 임산부의 태아를 볼 수 있다는 사실을 발견했다. 초음파가 발명되기 전 사람들은 X 레이로 태아를 관찰했지만, X 레이가 암을 유발한다는 사실이 밝혀지자 중지되었다.

초음파는 아직까지 아무런 부작용이 발견되지 않았다. 오늘날 초음파검사는 태아의 발육상태를 관찰하는 데 사용되고 있다. 초음파 신호는 컴퓨터를 통해 화면으로 전환되고 태아의 성별을 포함한 미세한 이상 여부까지도 살펴볼 수 있다.

오늘날 초음파 검사기술은 현대의학진단에 매우 중요한 위치를 차지하고 있다. 초음파 진단방법은 크게 A형, B형, M형, D형으로

▶ 초음파검사기로 본 태아형성 과정

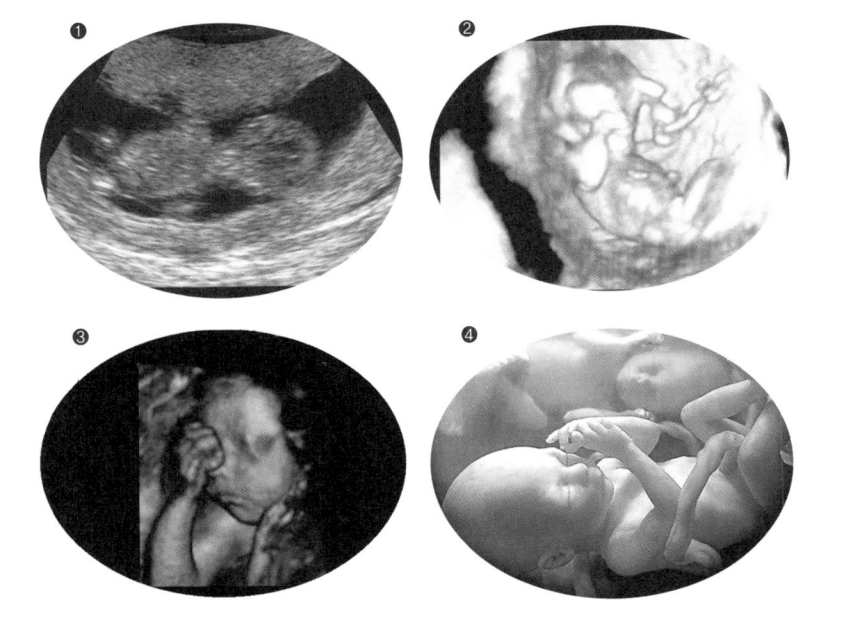

나뉘며, 입체 초음파 촬영, 초음파 CT, 초음파 내시경 등 새로운 초음파 기술이 많이 등장하여 환자를 더욱 정확하게 진단할 수 있게 되었다. 초음파 기술은 의학발전에 중요한 역할을 했으며, 과학이 발전함에 따라 여러 차례의 개량작업을 거쳐 인류의 건강과 안녕을 위해 사용되고 있다.

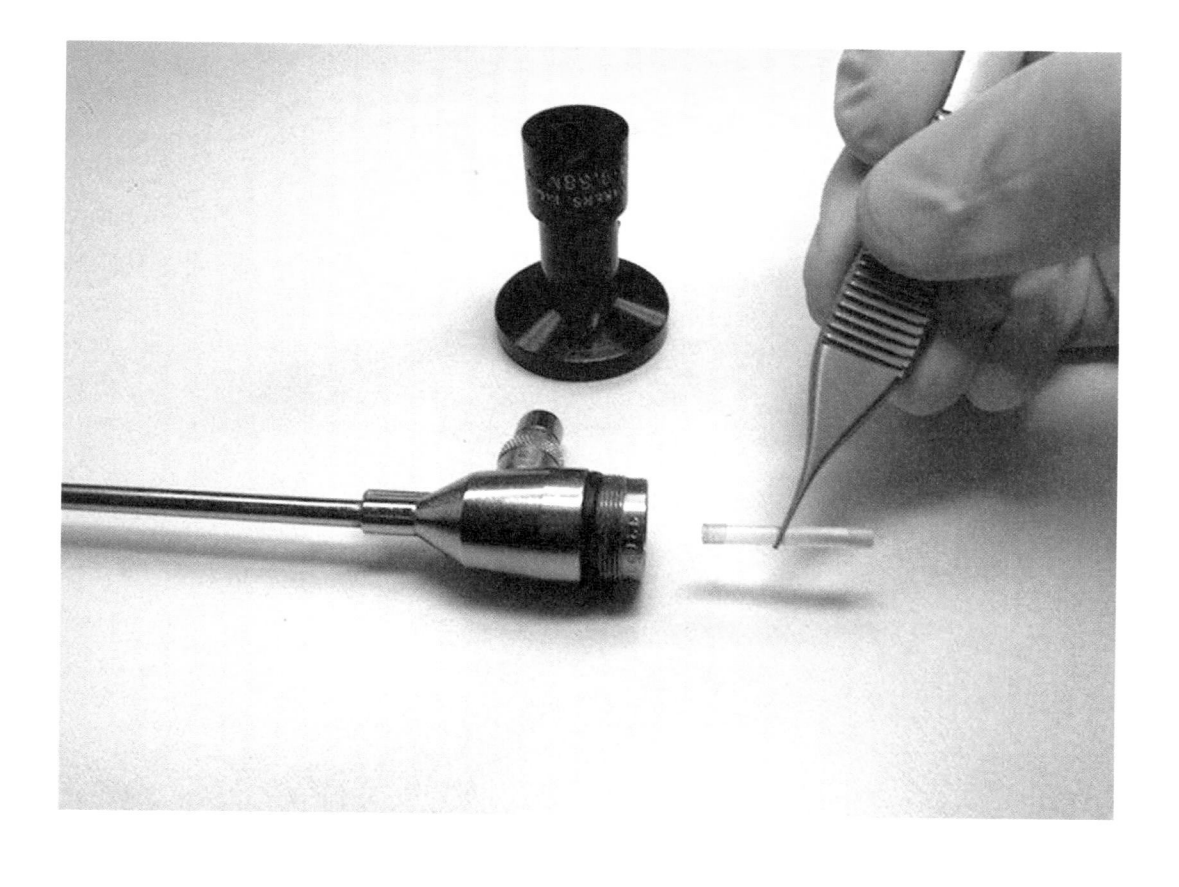

# 내시경

1950년대 이전에는 의사가 환자의 내부를 검사하기 위해 환자의 몸을 절제하는 수술을 해야 했다. 그러나 환자가 수술에서 회복되려면 수개월간 커다란 고통이 뒤따르는 것을 감수해야 했다. 환자의 몸을 절제하지 않고 직접 볼 수 있는 방법이 없을까?

사람들은 현미경과 망원경을 이용해 신체 내부를 관찰하고자 했지만, 딱딱하고 크기가 큰 기계로는 체내를 관찰하는 게 근본적으로 불가능했다. 게다가 현미경이나 망원경에는 조명이 없어서 인체 내부에 들어간다 해도 자세히 볼 수 없었다.

1953년 조명기가 달린 관찰기계가 처음 세상에 나왔지만 크기가 크고 무거워서 일반적인 수술에 사용하기에는 적당하지 않았다.

발명시기
1957년

발명자
바질 허쇼위츠
(Basil Hirshowitz 영국)

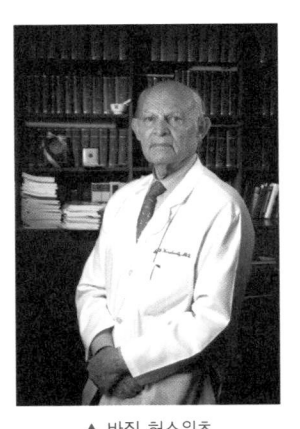
▲ 바질 허쇼위츠

1954년 허쇼위츠는 44세가 되던 해에 벨기에에서 미국으로 건너가 미시간(Michigan) 주 앤아버(Ann Arbor)의 미시간 대학병원에서 교수 겸 연구원으로 일하기 시작했다. 그는 신체 내부를 관찰할 수 없어서 정확한 진찰을 할 수 없다는 사실 때문에 괴로워했다. 1955년 영국으로 건너간 허쇼위츠는 유리섬유 다발의 광신호 발산에 관한 실험을 보고 영감이 떠올랐다. 그리고 광신호가 부드러운 유리섬유에서 전도되는 원리를 이용해 관찰기계를 만들었다. 관찰기계는 광선을 신체 내부에 삽입되어 상세한 신체 내부를 모니터로 전송했다.

하지만 유리관이 깨지면 환자 신체 내부에 유리조각이 남는다는 단점과, 촬영기 크기가 너무 커서 환자 내부에 삽입하는 탐침을 장착할 수 없다는 문제를 해결해야 했다.

그는 커티스(Curtis)라는 연구생을 고용해 자신의 연구를 돕게 했다. 커티스는 6개월의 연구 끝에 유리가 전하는 광선이 너무 강렬하기 때문에 유리막대 하나만으로도 연구를 진행할 수 있을 거라는 결론을 내렸다. 커티스는 각종 유리섬유에 관한 실험을 통해 유리섬유

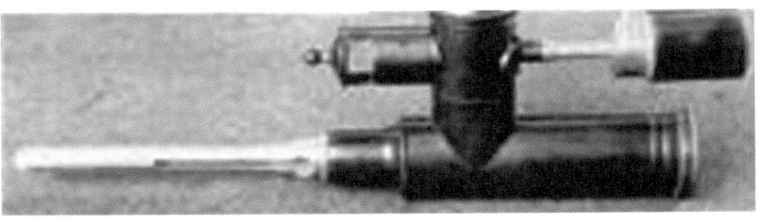

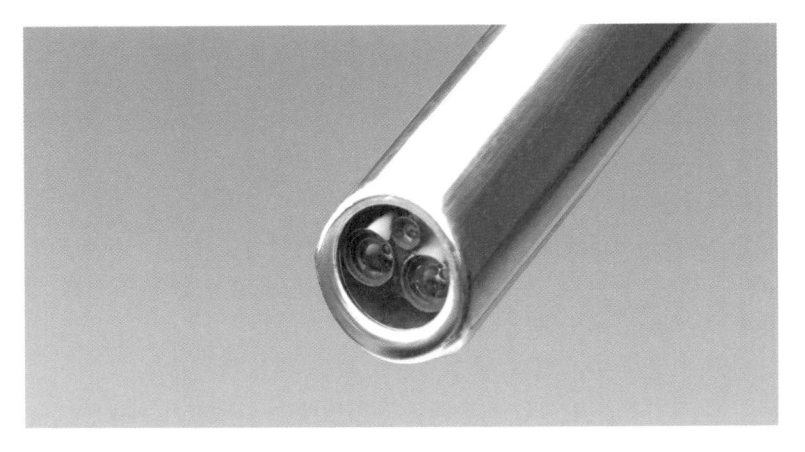

를 질이 좋은 유리막대 표면에 칠하면 광선을 보호할 수 있을 거라고 허쇼위츠에게 건의했다.

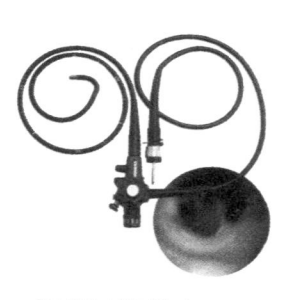

▲ 허쇼위츠가 발명한 최초의 내시경

1956년 말 허쇼위츠는 커티스의 제안대로 실험을 진행했다. 그 결과 유리 막대가 손전등 밝기의 강한 빛을 형성했고 외부 표면의 광신호도 내부 유리섬유에 채워주었다. 그리고 얼마 후 이산화규소를 발견하고 유리 대신 사용했더니 효과가 더 좋아졌다. 허쇼위츠는 이것을 내시경이라고 불렀다.

1957년 2월 내시경으로 최초의 임상시험에 성공했다. 내시경이 발명되자 의사들은 인체 기관 내부를 관찰할 수 있게 되었다. 1980년대 전자학의 발전에 따라 최첨단 기술상품인 전자내시경이 발명되었다. 그리고 섬유로 영상을 전달하지 않고 광전도를 이용해 광신호를 전기 장치로 바꾸었다. 전자내시경은 화질이 뛰어나고, 빛이 강하며, 영상이 커서 미세한 변화까지 관찰할 수 있었다.

내시경의 발견으로 환자 내부기관의 변화를 직접 관찰할 수 있게 되었고 질병의 조기 발견율이 크게 높아졌다. 특히 암을 조기에 발견할 수 있게 되어 사망률을 낮추었다. 이 밖에도 내시경은 위, 십이지장, 궤양 등의 소화기질환을 진단하는 데 큰 역할을 담당했다.

오늘날 내시경 기술은 초음파 기술과 결합하여 소화관의 종양 침투 정도와 종양의 양성, 음성 판별 및 기타 질병의 정확한 진단에 중요한 역할을 하고 있다.

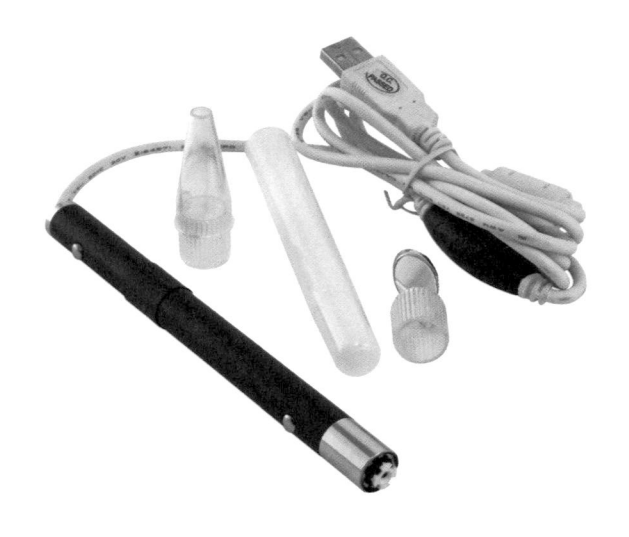

◀ 오늘날 사용하는 전자내시경

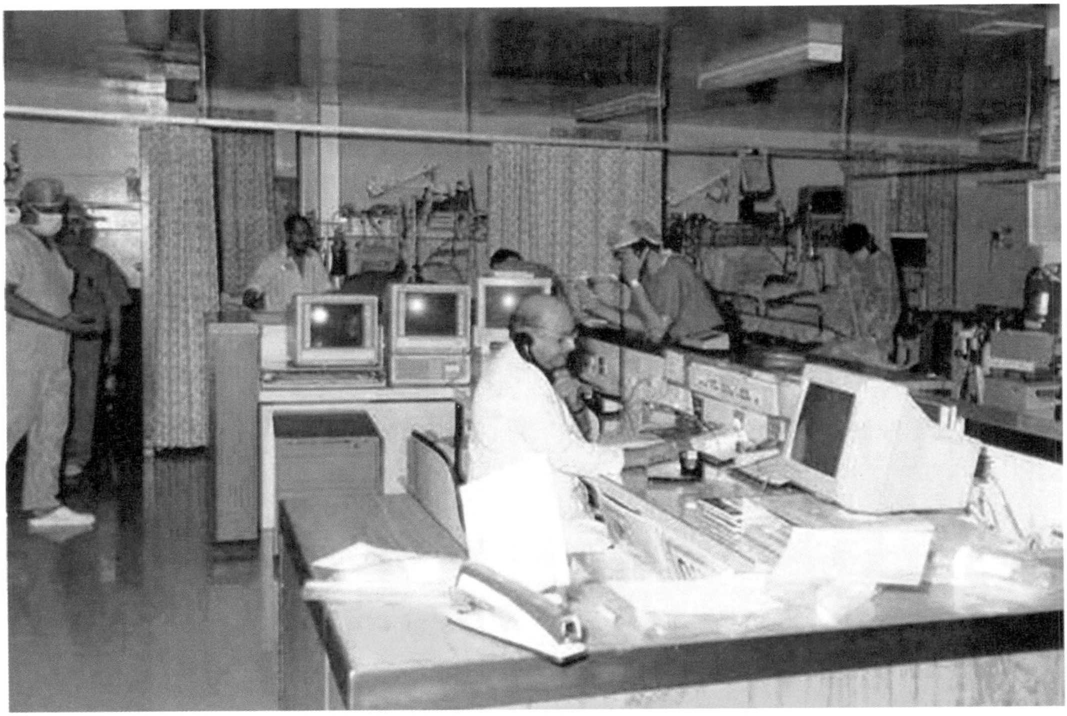

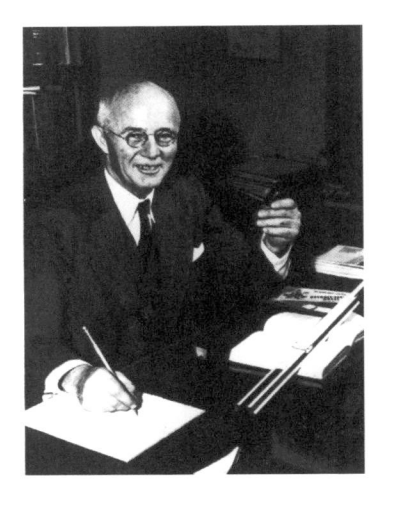

# 개흉심장압박법

발명시기
1959년

발명자
코우웬호벤(Kouwenhoven 미국)

인간에게 심장은 매우 중요한 부위이다. 심장의 작동 여부는 심장이 뛰는지로 판단할 수 있다. 심장이 뛰지 않는 사람은 죽는다. 심장이 뛰지 않는 사람을 살릴 방법은 없을까? 외부의 압력으로 심장을 정상적으로 뛰게 할 수 있을까?

20세기 초에는 심장병, 익사, 질식 등 돌발적인 사건으로 기절하여 심장이 멈춘 환자에게 심폐

소생술을 실시했다. 의사들은 흉강을 열어 직접 심장을 마사지하거나 전류를 심장에 흐르게 하여 정상적으로 심장이 뛰게 하는 방법을 주로 사용했다. 하지만 이는 의사만이 사용할 수 있었고 대수술을 해야 했기에 수술할 시기를 놓치는 바람에 환자를 살릴 기회가 많지 않았다.

심장이 멈춰진 시간이 길어질수록 혈액 중의 산소는 고갈되었고 대뇌는 심각한 손상을 입었다. 심할 때는 생명을 잃기도 했다. 환자를 살릴 다른 방법은 없는 걸까?

1928년 미국 의학자 코우웬호벤은 심장 박동이 멈췄을 때 정상으로 회복할 방법에 대해 연구하기 시작했다. 그는 당시 의사들이 하는 심폐소생술을 관찰하고 심장에 전류를 통과시키면 흉부에 충격

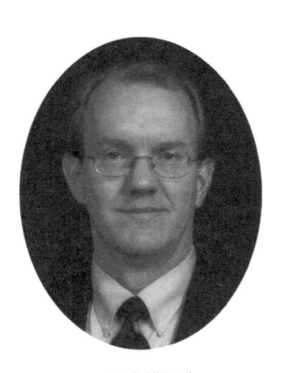

▲ 코우웬호벤

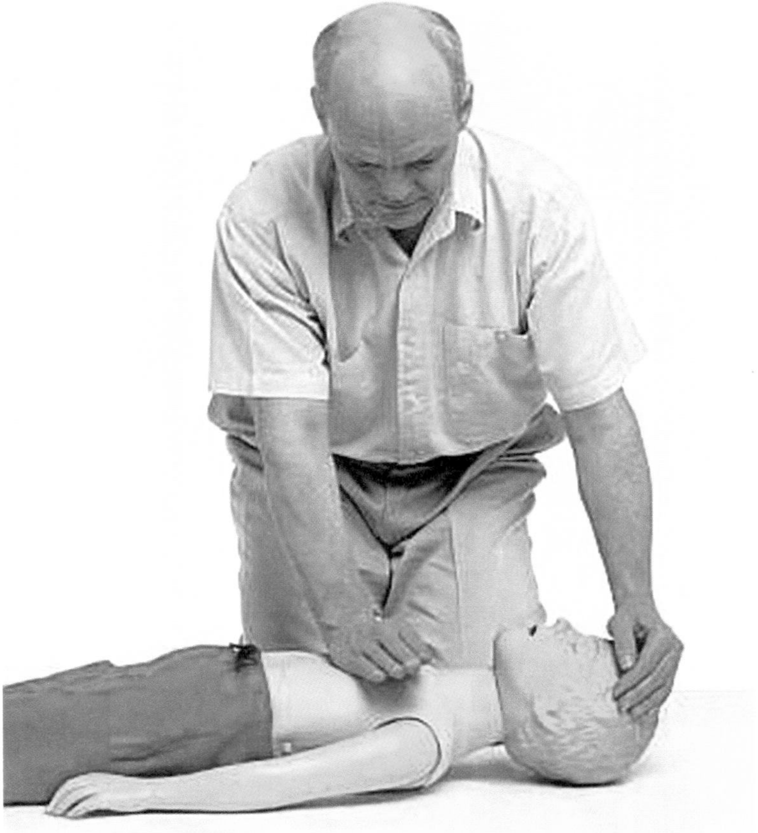

◀ 개흉 심장압박법을 시연하는 의대 교수

241

을 받은 것처럼 반응한다는 사실을 발견했다. 그리고 흉부에 규칙적으로 압력을 가하면 심장이 정상적인 상태로 돌아갈 거라고 생각하고 실험을 진행했다. 우선 동물을 대상으로 실험을 해보았다. 심장박동이 멈춘 고양이의 가슴에 압력을 가하자 놀랍게도 얼마 후 다시 숨을 쉬기 시작했다. 이에 코우웬호벤은 다른 동물들에게도 실험을 계속했고 모두 좋은 결과를 얻었다. 그는 동물실험이 성공하자 환자들에게도 개흉심장압박법(Chest cardiac massage)을 사용하기 시작했다.

　1958년 코우웬호벤은 개흉심장압박법으로 두 살짜리 여자아이의 생명을 살렸다. 그 후로 의사, 구급요원 및 많은 사람이 개흉심장압박법으로 수천 명의 목숨을 살렸다.

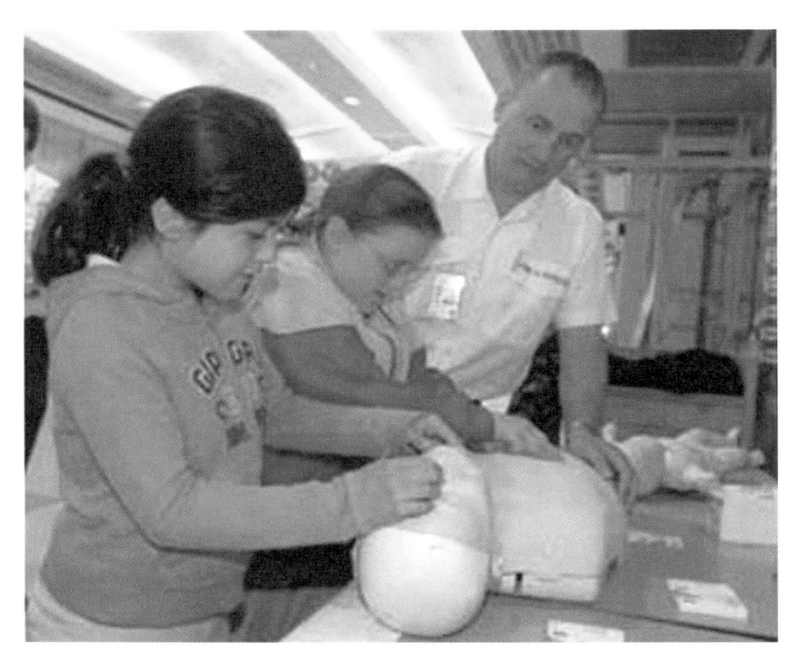

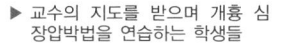
▶ 교수의 지도를 받으며 개흉 심장압박법을 연습하는 학생들

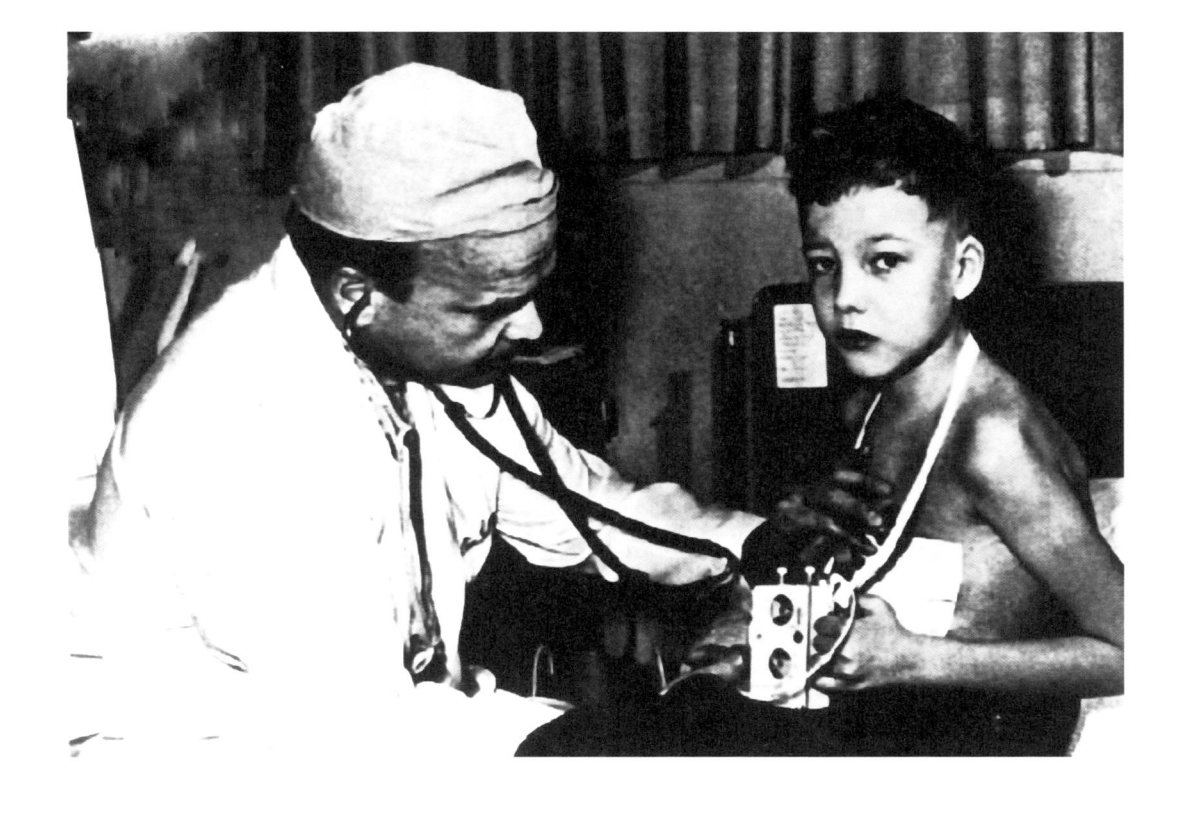

# 심장박동조절장치

심장은 규칙적인 전자 펄스 시스템을 통해 혈액을 밖으로 내보낸다. 전자 펄스가 신경을 통해 심장에 전해지면 신경과 근육 섬유가 연결되어 수축된다. 두 개의 주요 신경은 펌프질을 통해 혈액을 심실로 보낸다. 신경이 하나라도 제대로 작동을 하지 않으면 심장박동은 불안정해진다. 그리고 신경 두 개가 몇 분이라도 작동하지 않으면 대뇌에 혈액이 부족하여 환자가 쇼크에 빠지게 된다. 그러면 신경 시스템은 다시 작동하겠지만, 대뇌에 혈액이 몇 분간 공급되지 않으면 영구적인 손상을 가져와 심각한 경우에는 사망에 이른다.

심장에는 예비 펄스 시스템이 있어서 위급한 상황에서 펄스 시스템 동작을 이어받아 작동한다. 하지만 그동안 작동하는 심장 박동수

발명시기
1960년

발명자
스티브킹 하이먼(Steve King Hyman
미국), 윌슨 그레이트배치(Wilson
Greatbatch 미국)

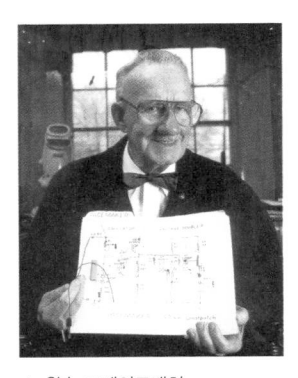

▲ 윌슨 그레이트배치

는 필요한 수준의 절반밖에 되지 않아 원활한 신체활동이 불가능해진다. 그렇다면 인공적인 방법으로 심장박동을 정상적으로 돌려놓을 수는 없을까? 수많은 의학자가 이에 대한 연구에 몰두했다. 미국 해군에 복무 중인 심장병전문가 하이먼은 1932년 임상시험용 심장박동조절장치를 만들었다. 7.2킬로그램에 달하는 '인공심장 박동조절장치'가 세상의 빛을 보게 된 것이다. 하지만 이 기계에 의존해 생명을 부지하려면 자유를 그 대가로 치러야 했다. 기계에 의존해 숨을 쉬는 한 자유롭게 움직이기가 불가능했기 때문이다.

1956년 미국인 그레이트배치는 인공심장 박동조절장치에 대한 연구를 시작했다. 그는 스스로 작동하며 동물의 심장 소리를 기록할 수 있는 장치를 만들고자 했다. 하지만 기록장치의 발진기(전지의 직류전기를 교류전기로 바꿔주는 기계)를 만드는 중 색깔을 잘못 보는 바람에 서랍에서 다른 모델의 저항기(전류의 작용을 막는 소형 전기장치)를 꺼내고 말았다. 그는 회로를 다 설치하고 나서야 부품을 잘못 연결했다는 사실을 알았다. 하지만 그 상태에서 전기가 흐르면 어떻게

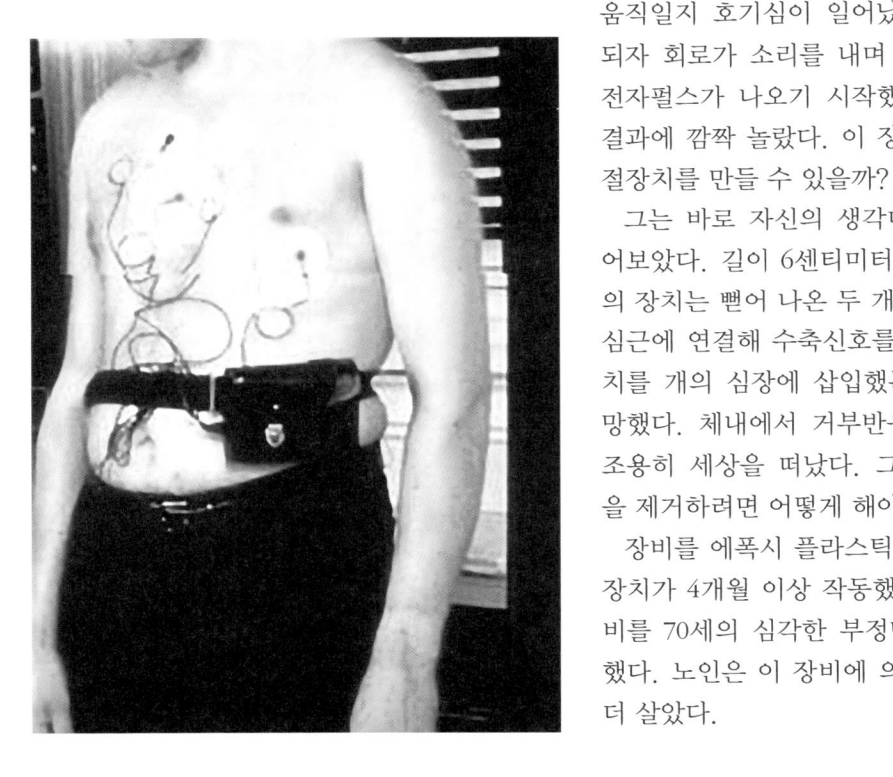

움직일지 호기심이 일어났다. 전원이 연결되자 회로가 소리를 내며 몇 초에 한 번씩 전자펄스가 나오기 시작했다. 그는 뜻밖의 결과에 깜짝 놀랐다. 이 장치로 심장박동조절장치를 만들 수 있을까?

그는 바로 자신의 생각대로 기계를 만들어보았다. 길이 6센티미터, 너비 1센티미터의 장치는 뻗어 나온 두 개의 전선으로 직접 심근에 연결해 수축신호를 보냈다. 그는 장치를 개의 심장에 삽입했는데 4시간 후 사망했다. 체내에서 거부반응이 일어난 개는 조용히 세상을 떠났다. 그렇다면 거부반응을 제거하려면 어떻게 해야 할까?

장비를 에폭시 플라스틱막에 넣으니 조절장치가 4개월 이상 작동했다. 훗날 그는 장비를 70세의 심각한 부정맥 환자에게 이식했다. 노인은 이 장비에 의존해 20개월이나 더 살았다.

최근에는 핵 전지 조절장치를 만들기 위한 연구를 진행하고 있다. 전지 안에는 방사성 동위원소 플루토늄 238로 만든 구슬이 들어 있다. 구슬에서 방출하는 열은 전류를 생성한다. 전지의 수명은 10년이나 된다.

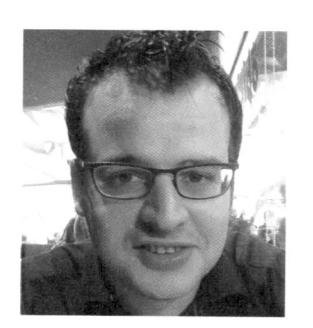

▲ 스티브킹 하이먼

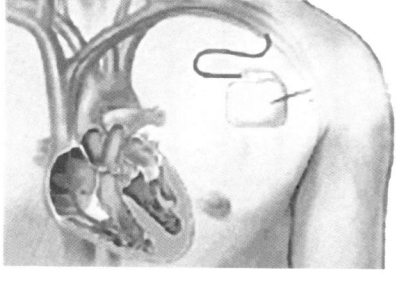

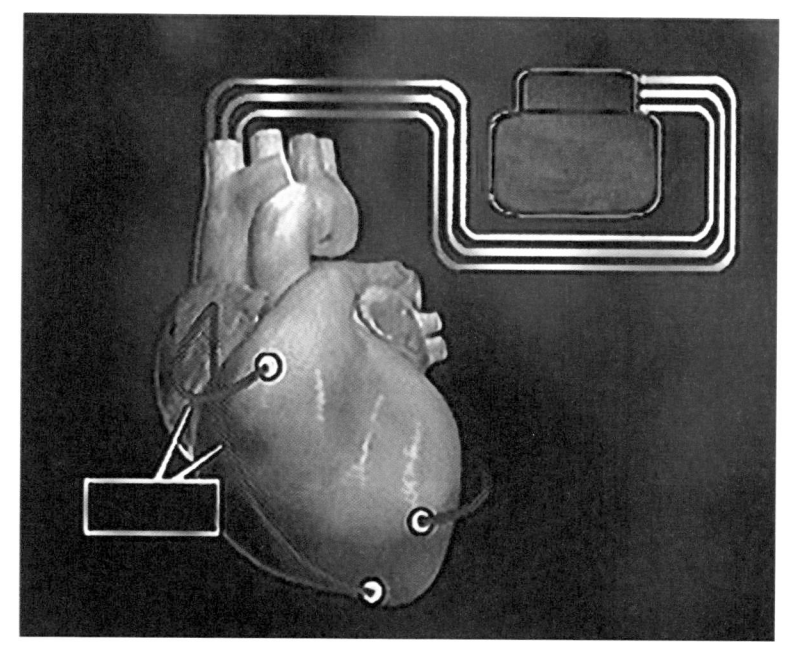

◀ 인체의 심장박동조절장치

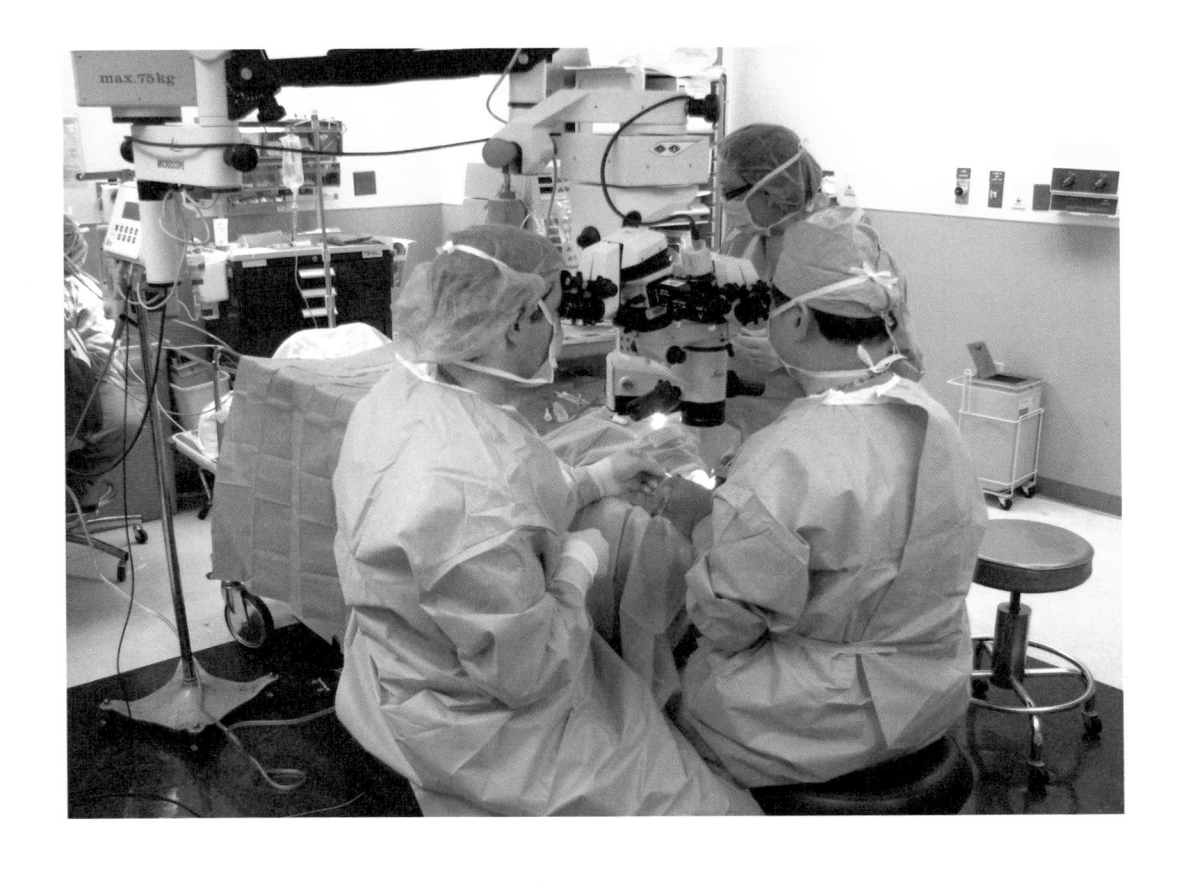

# 현미외과

발명시기
1963년

발명자
린(Neelene 스위스), 진중위(陳中偉
중국)

　현미경이 발명된 후 외과수술 영역은 장족의 발전을 거듭했다. 혈관외과의 경우에는 혈관이 너무 미세하여 육안으로 볼 수 없는데다 혈관이 인체의 각 조직에 조밀하게 분포되어 있다. 그리고 혈관의 크기가 각각 달라서 지름이 1,000분의 1밀리미터인 모세혈관도 있다. 따라서 현미경이 큰 도움이 되었다.

　수술을 할 때 혈관을 이으려면 현미경이 반드시 필요하다. 현미경을 외과수술에 최초로 사용한 경우는 1921년 스위스 닐린이 귀경화증(Otosclerosis) 환자에게 한 간단한 수술이다. 이 수술로 현미외과는 성공적인 첫걸음을 내딛게 되었다. 그 후로 각국 외과전문가들이 현미경으로 더 세밀한 수술을 시행했다. 현미경은 다양한 영역에 응

용되었지만 성공률은 그다지 높지 않았다.

1963년 중국 상하이 제6인민병원의 의사 진중위가 환자 왕존백玉存柏의 절단된 팔을 성공적으로 이식하면서 중국에서 현미외과 영역의 문을 활짝 열었다. 1980년 국제수술외과연합대회 의장 구백란歐柏蘭은 진중위를 '사지 절단 이식술의 아버지'라고 불렀다.

1981년 미국의 과학 잡지〈내과학 회보(Annals of Internal Medicine)〉에서는 현미외과에 관해 다음과 같이 서술했다.

"손가락이나 사지가 절단되었을 때 이식수술에 성공할 확률이 가장 높은 지역은 중국이다. 중국의 현미외과 의사는 1963년 최초로 잘린 손 이식술에 성공했다. 잘린 손가락 4개를 이식하는 수술을 최초로 성공한 나라도 중국이다… 최근 중국을 방문한 미국의학학회 전 의장은 '그들의 능력은 우리 미국보다 훨씬 높다.'고 평가했다. 그들의 기술이 정교한 이유는 중국이 전국에 현미외과 센터를 세우

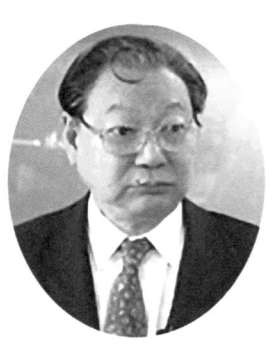

▲ 진중위

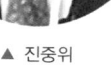

▼ 현미외과 전문의가 현미경으로
　눈 수술을 하고 있다.

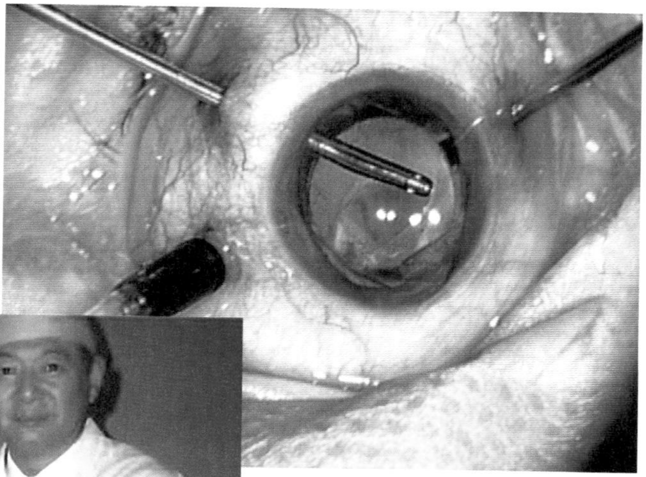

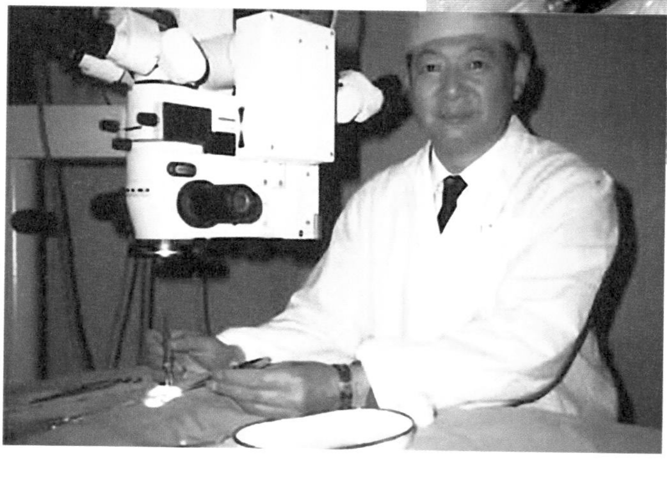

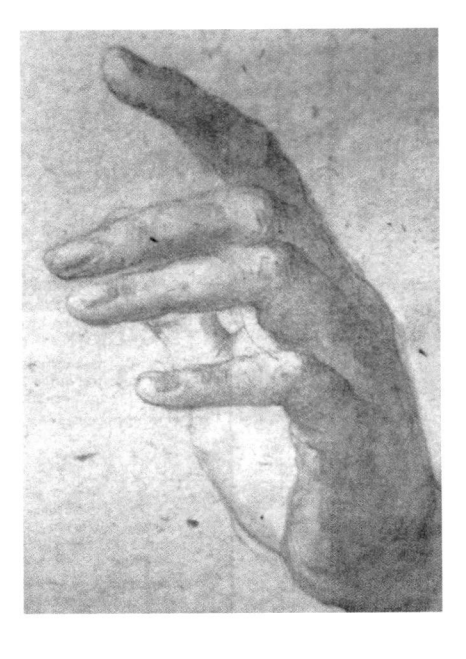

고 수천 명의 의사가 서비스를 준비하고 있기 때문이다. 세계에서 가장 큰 센터는 상하이 제6인민병원이다. 중국 최초의 현미외과 의사 진중위는 1963년 이후 절단된 손가락 이식수술을 300회 이상 실시했다."

오늘날 현미경은 부인과 현미경외과, 비뇨현미경외과, 신경현미경외과 등 다양한 외과수술에 응용되고 있다. 수부외과(Hand Surgery), 안과, 이비인후과 등의 일부 학과에서는 수술 확대경을 해부하거나, 봉합 수술 시에 자주 사용하고 있다. 외과수술의 성공률은 현미경의 등장으로 나날이 높아져 가고 있다. 외과수술 성공률은 100%에 가까우며, 머지않은 장래에는 외과수술이 더욱 간편해져 환자들의 부담이 많이 줄어들 것으로 전망하고 있다.

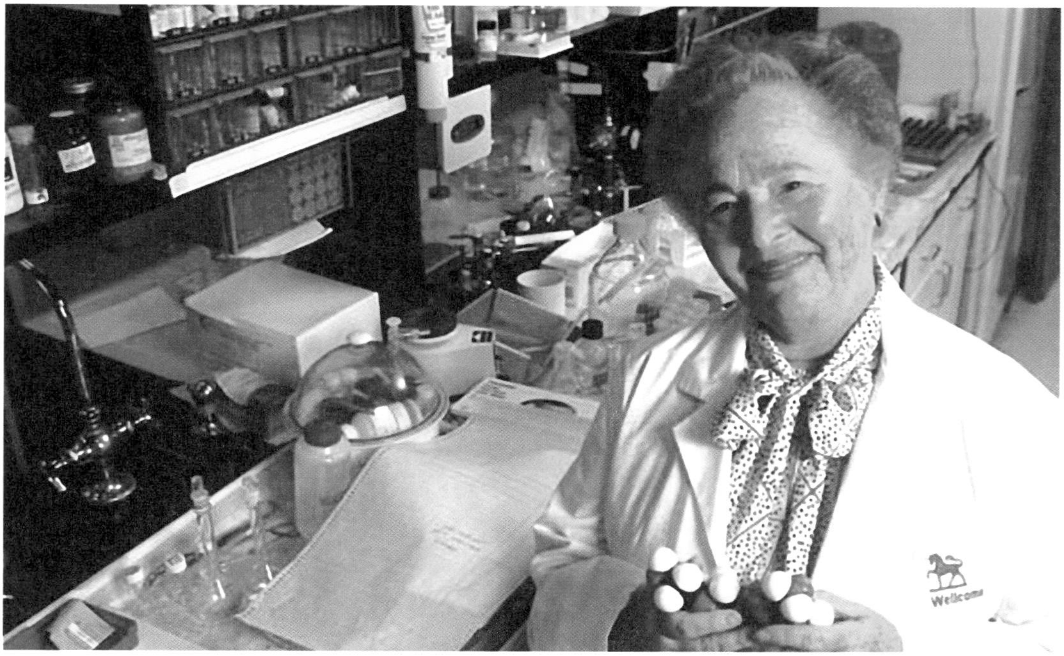

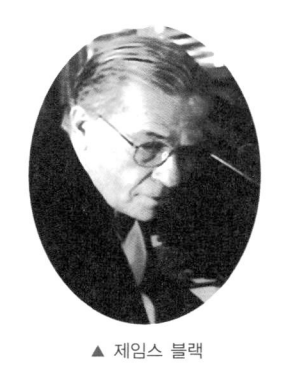

# 베타차단제

1950년대 전에는 협심증을 치료하려면 관상동맥을 확장시키는 약물을 투여해서 심근에 부족한 혈액을 공급해주어야 했다. 당시 협심증을 완화시켜줄 약물은 질산글리세린밖에 없었다. 질산글리세린은 경련으로 수축된 관상동맥을 확장시켜 주고 관상동맥의 혈류량을 증가시켜 산소공급량을 늘려주었다.

훗날 사람들은 어떤 약물은 동물 체내에서 관상동맥을 확장시켜주는 역할을 하지만 협심증을 완화시켜주지는 못한다는 사실을 발견했다. 관상동맥을 확장시켜주는 약은 심근의 산소공급을 증가시켜 주지 못하기 때문에 고농축 산소호흡이나 심근에 인공동맥을 장착하는 등 다른 치료법을 사용해야 했다. 하지만 이런 방법들은 조건이 까다롭고, 불편하며, 기대만큼 좋은 효과도 보지 못했다. 고통을 느끼지 않게 하면서 관심병(관상동맥 경화성 심장병) 환자의 협심증을 완화시켜줄 수 있는 안전한 방법은 없을까?

발명시기
1964년

발명가
제임스 블랙(James W. Black 영국)

▲ 제임스 블랙

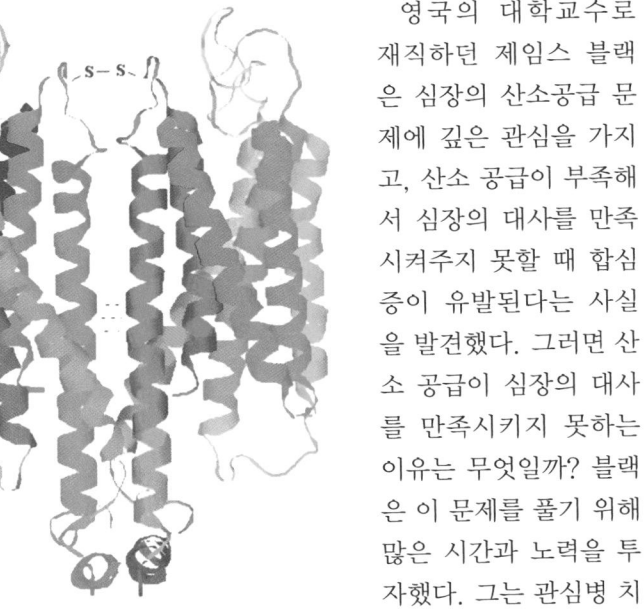

영국의 대학교수로 재직하던 제임스 블랙은 심장의 산소공급 문제에 깊은 관심을 가지고, 산소 공급이 부족해서 심장의 대사를 만족시켜주지 못할 때 협심증이 유발된다는 사실을 발견했다. 그러면 산소 공급이 심장의 대사를 만족시키지 못하는 이유는 무엇일까? 블랙은 이 문제를 풀기 위해 많은 시간과 노력을 투자했다. 그는 관심병 치료를 마친 소의 심근에서 추출한 물질을 2주 동안 토끼에게 복용시키고 경과를 지켜보았다. 그랬더니 추출물이 바소프레신에 대항하여 토끼의 관상동맥을 수축시켰다. 추출물에는 항아드레날린이 함유되어 있어서 심근에는 작용하지만, 혈관에서는 작용하지 않았다.

1959년 블랙은 이미 축적한 실험 결과에 근거해 심장의 아드레날린 분비를 막으면 관심병을 치료할 수 있을 거라는 가설을 세웠다. 그가 가설을 세우는 사이에 이미 이소프로테레놀과 아드레날린으로 흥분된 심장에 대항할 수 있는 강력한 베타차단제를 함유한 디클로로이소프로테레놀(dichloroisoprenaline)이 발견되었다. 블랙은 이 소식을 듣고 아무도 생각하지 못하고 있던 임상시험을 감행하기로 했다.

블랙은 심장 박동률을 측량의 핵심지표로 삼고, 기니피그의 심장을 기준으로 삼았다. 실험 결과 디클로로이소프로테레놀에 이소프로테레놀과 유사한 심장을 흥분시키는 물질이 들어 있음이 밝혀졌다. 이후 여러 차례의 실험을 통해 약에 베타수용기의 차단기능이 있으며, 내인성 교감신경 자극작용을 한다는 것을 증명했다. 그는 새로운 실험으로 베타차단제가 다양하게 응용될 수 있음을 확인했다.

1960년 디클로로이소프로테레놀을 대신 벤젠고리로 새로운 화합

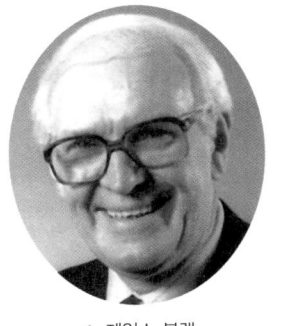

▲ 제임스 블랙

물 프로네타롤(pronethalol)을 만들어냈다. 그리고 임상시험을 거쳐 협심증을 예방하고, 환자의 운동내성(Exercise Tolerance)을 증가시킨다는 사실을 발견했다. 하지만 약의 부작용으로 갑상선암을 유발하는 등 환자에게 사용하기에는 부적절했다. 다음에 프로네타롤을 개량하여 나온 것이 프로프라놀롤(propranolol)이다.

1964년 초 블랙은 프로프라놀롤의 임상조사를 통해 발표한 논문에서 베타차단제 프로프라놀롤은 프로네탈롤보다 치료율이 10배 이상 높다고 밝혔다. 그 후부터 세계 각국의 전문가들은 프로프라놀롤의 임상연구를 시작했다. 그리고 프로프라놀롤이 안전하고 효과적인 합심증 약물치료제이며, 베타수용체 차단으로 부작용이 나타나긴 하지만 매우 낮은 편이라는 것을 증명했다. 프로프라놀롤의 성공적인 연구결과는 차단제 연구에 새로운 전기를 마련했고, 사회적으로도 큰 이득을 안겨다 주었다. 오늘날 프로프라놀롤의 잠재적 가치는 엄청나다.

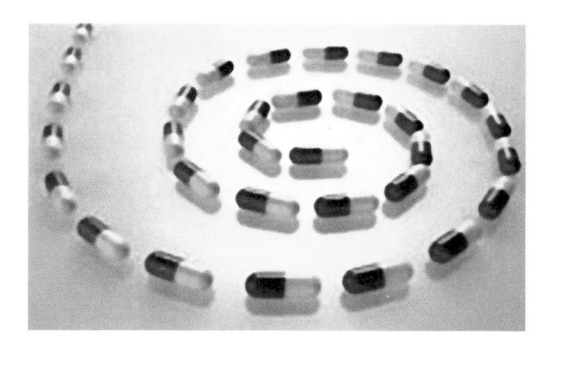

▼ 프로프라놀롤 약품

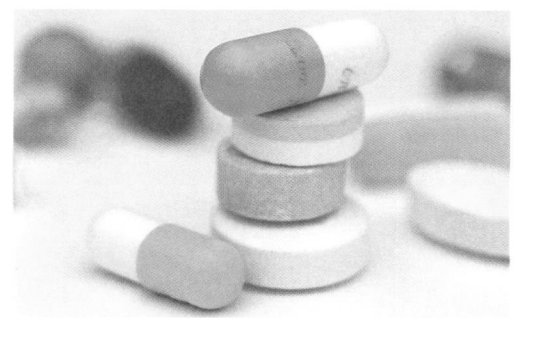

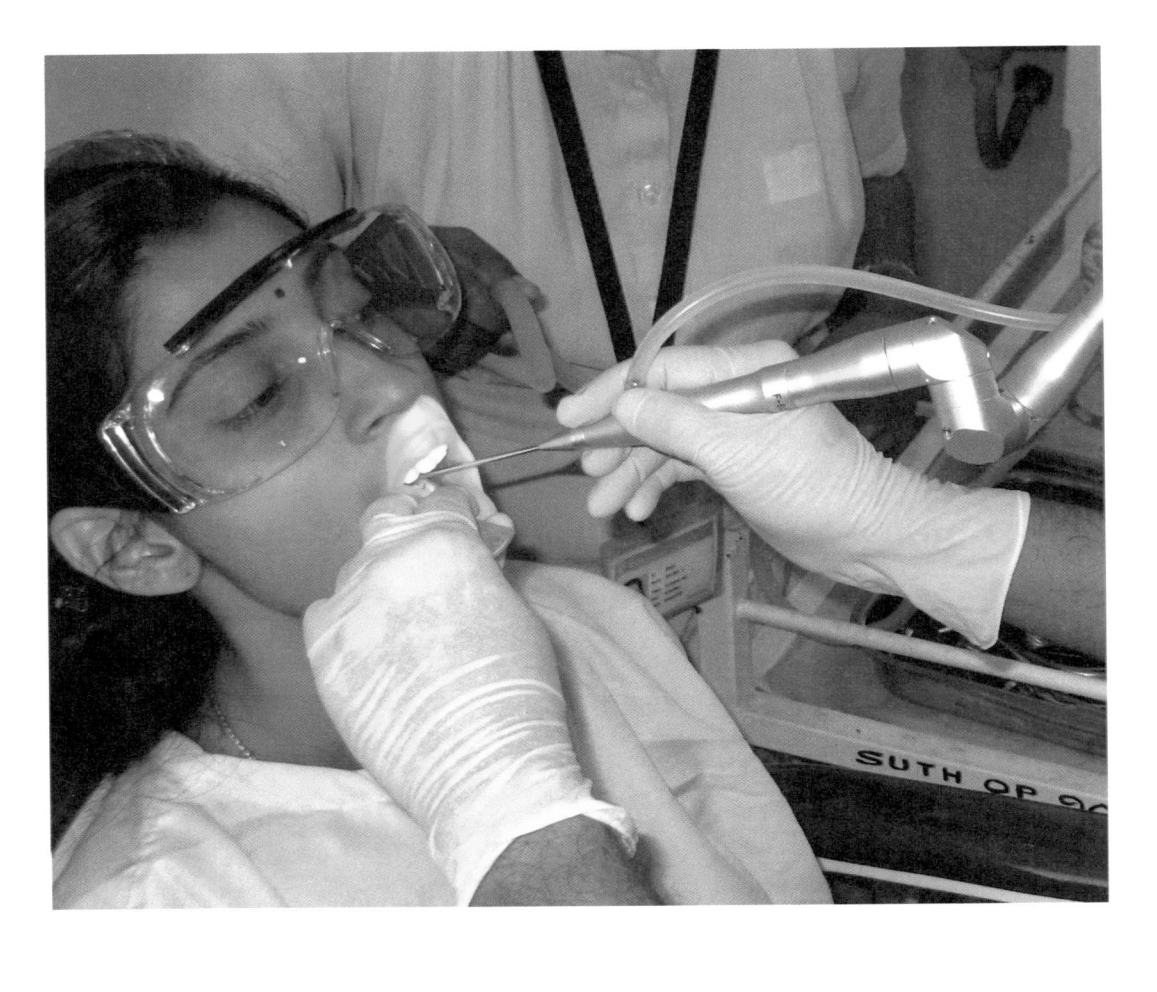

# 레이저외과

발명시기
1964년

발명자
버넌 잉그램(Vernon Ingram 미국)

　　역사적으로 볼 때 과학의 발전은 의학 발전을 가져왔다. 1960년 미국 과학자 테오도르 메이먼(Theodore Maiman)이 최초의 레이저를 발명하면서 의학계에는 커다란 변화의 바람이 불었다. 레이저는 빛의 증폭으로 생기는 복사현상이다. 따라서 레이저는 빛의 세기가 크고 정확한 방향성을 가지고 있어서 의료계에서 다양하게 응용되었다.

　　1964년 미국 안과의사 버넌 잉그램은 레이저의 우수성을 발견하고 안과수술에 응용하기 시작했다. 당시에는 망막박리 환자가 많았

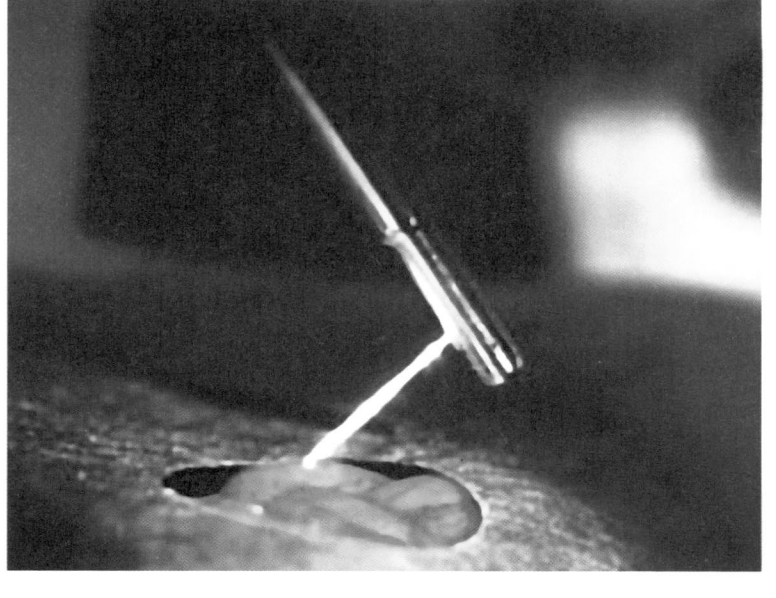

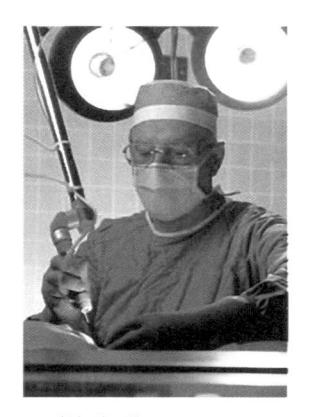

다. 망막에 작은 구멍이 생겨 눈 속의 액체가 흘러나올 때 제때에 메워 주지 않으면 망막이 박리되어 환자가 실명하는 경우가 많았다. 망막의 말초신경은 작은 손상만 입어도 바로 실명으로 이어질 수 있기 때문에, 망막 수술은 환자나 의사에게 위험 부담이 컸으며 성공

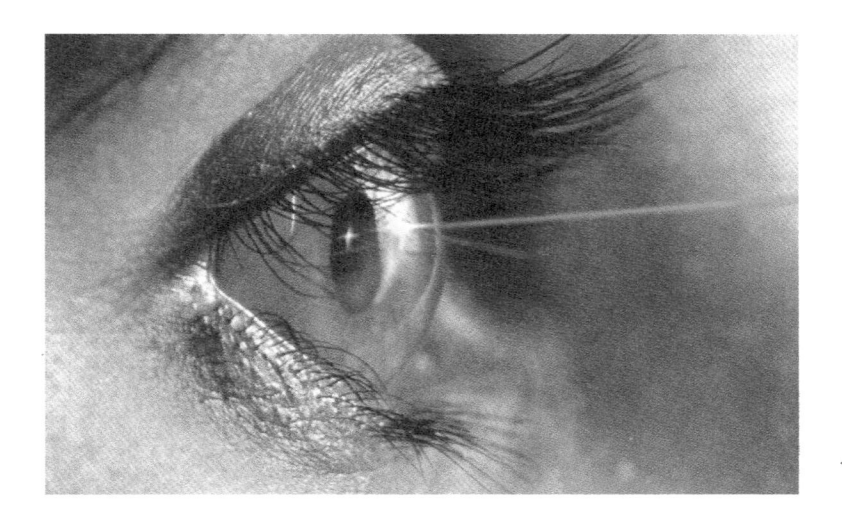

◀ 레이저로 안과 질환을 치료하는
모습

253

률도 저조했다.

1964년 잉그램은 최초로 레이저를 임상에 이용했다. 그는 펄스레이저를 1,000분의 1초간 유지하여 환자 망막에 난 작은 구멍을 치료했다. 잉그램이 수술에 성공하자 의학계는 레이저를 광범위하게 응용하기 시작했다.

오늘날 레이저는 심혈관, 종양, 치과, 피부과 등 다양한 영역에서 사용되고 있다. 레이저는 외과수술을 더 빠르고 안전하게 할 수 있도록 도와주었으며, 앞으로도 무한한 발전 가능성을 가지고 있다.

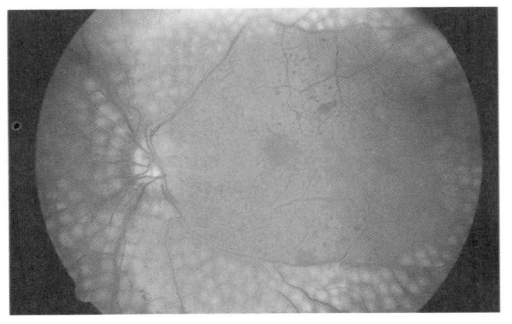

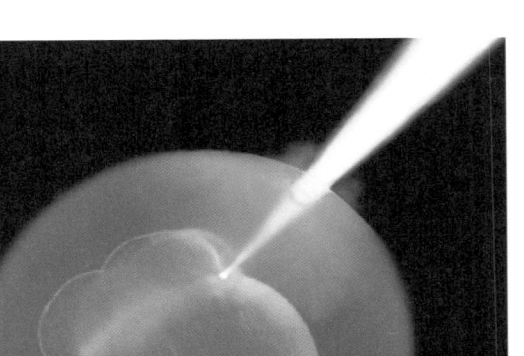

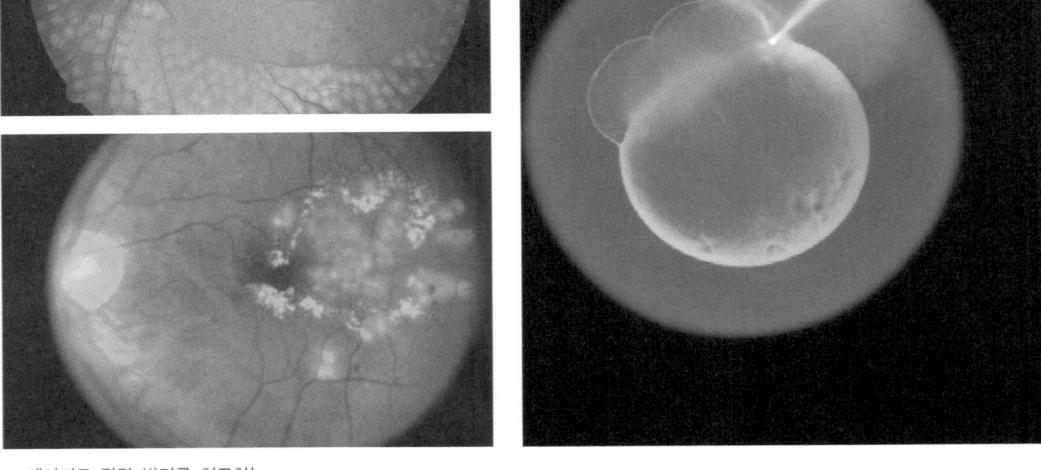

▲ 레이저로 망막 박리를 치료하는 모습

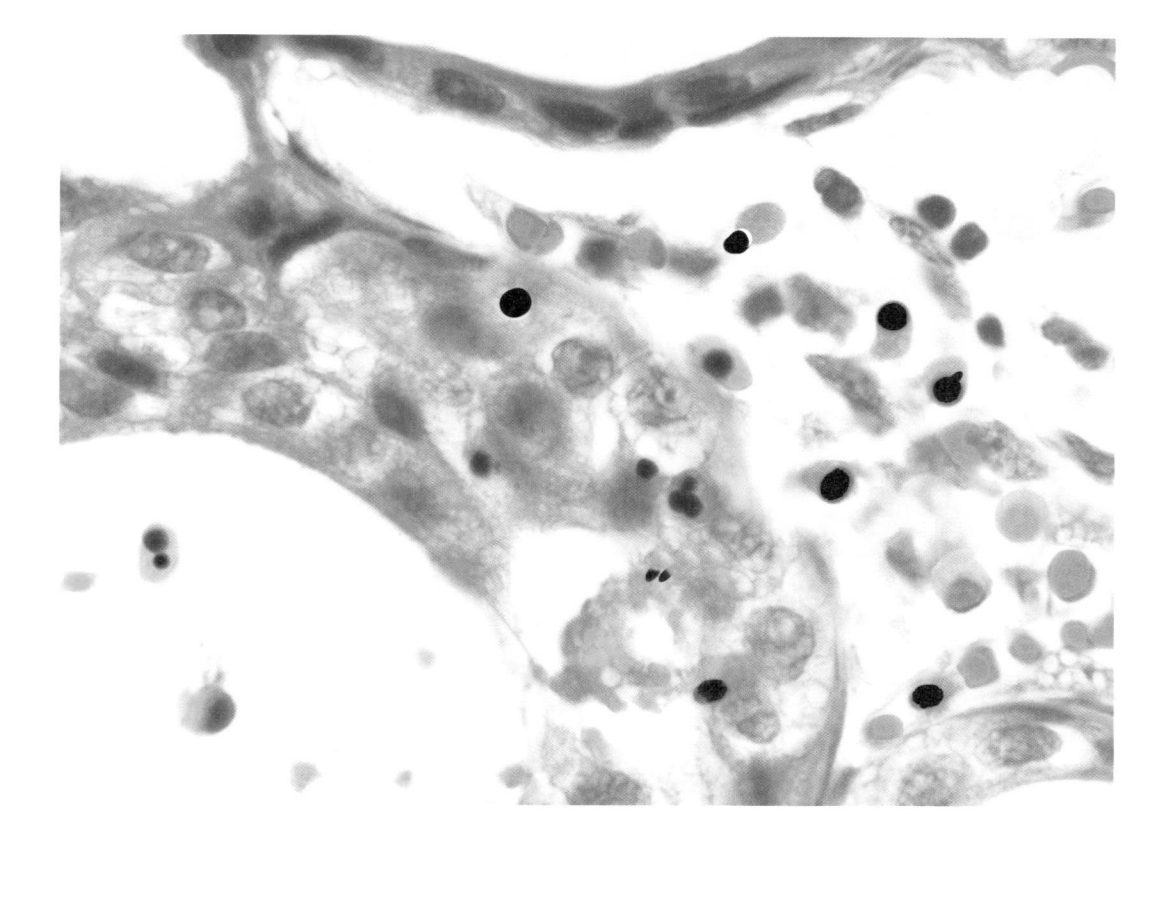

# 인공혈액

혈액은 인간에게 매우 중요하다. 사람들이 질병에 걸리거나 수술을 할 때 과다출혈을 일으키면 생명을 잃게 된다. 수혈이 발명되고 사람들은 주로 건강한 사람의 피를 수혈 받았다. 하지만 혈액은행이 부족한 혈액을 모두 제공해 줄 수 있는 것은 아니다. 그렇다면 어떻게 해야 할까? 인공적으로 만든 액체로 혈액 대신 사용할 수는 없을까?

부족한 혈액문제를 해결하기 위해 과학자들은 밤낮으로 연구에 몰두했지만 아무런 성과도 얻지 못했다. 20세기 중반에 이르러 드디어 희망의 빛을 발견되었다.

발명시기
1966년

발명가
리랜드 클라크(Leland Clark 미국),
료이치 나이토(內藤良一 일본)

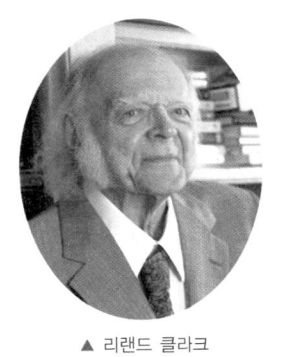

▲ 리랜드 클라크

1966년 미국의 과학자 리랜드 클라크는 탄화플루오르 용액으로 실험하고 있었다. 그러던 중 실험용 쥐를 실수로 용액에 빠트렸는데, 죽은 줄 알았던 쥐를 꺼냈더니 팔딱거리며 뛰어다니는 모습을 보았다. 깜짝 놀란 그는 다른 쥐를 다시 한 번 용액에 빠트려보았다. 2시간 뒤 쥐는 여전히 살아있었고 신체에 아무런 이상도 발견되지 않았다. 탄화플루오르 용액이 쥐를 살린 걸까? 클라크는 여러 차례의 실험 끝에 탄화플루오르가 물의 20배에 달하는 산소를 함유하고 있다는 사실을 발견했다. 그렇다면 용액을 혈액 대신 환자에게 사용하는 것은 어떨까?

클라크는 바로 실험에 들어갔다. 하지만 실험을 아무리 반복해 보아도 예상했던 만큼의 성과는 얻지 못했다. 혈관에 들어간 용액 입자가 너무 커서 바로 혈관을 막아버렸고, 환자의 생명을 앗아갔던 것이다. 그럼에도 클라크의 발견은 인공혈액 연구에 새로운 전기를 마련해 주었다.

1970년 일본의 과학자 료이치 나이토가 인공혈액 연구 대열에 합류했다. 그는 탄화플루오르에 소량의 퍼플루오로트리프로필아민(perfluorotripropylamine)을 첨가하여 인공 유화하여 현탁 용액을 만들었다. 이 현탁 용액을 인체에 주입했더니 혈액처럼 자유롭게 순환했고 혈관이 막히지도 않았다. 1978년 료이치 나이토는 용액을 자신의 몸에 주입하고 경과를 지켜보았는데 아무런 이상도 발견되지 않았다. 얼마 후 그는 인공혈액 연구가 성공했음을 세상에 발표했다.

인공혈액은 수많은 환자들에게 가뭄에 단비 같은 희소식이었다. 인공혈액의 저장기간은 3년으로 인간의 혈액보다 훨씬 길었으며, 혈액형에 상관없이 수혈을 할 수 있다는 장점이 있었다. 하지만 인공혈액은 많은 양을 한 번에

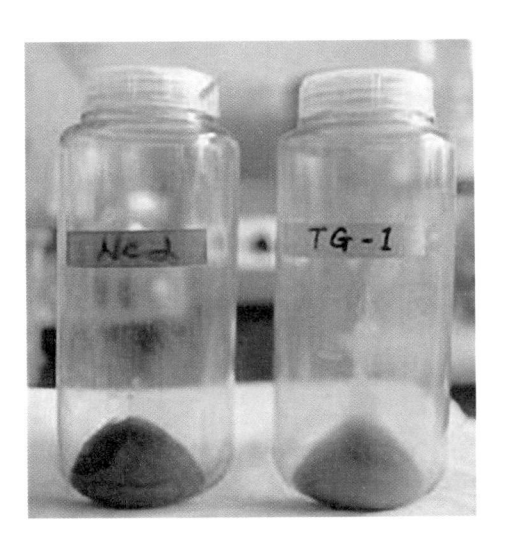

▶ 인공혈액 샘플

사용할 수 없었다. 인공혈액은 백혈구가 없어서 질병에 대한 면역력이 없었고, 혈소판이 없어서 상처가 나면 혈액이 응고되지 않았기 때문이다. 인공혈액은 인간의 혈액과 함께 사용하며 전체 수혈량의 3분의 1을 초과해서는 안 된다.

오늘날 사람들은 머지않아 의학 발전으로 인간의 혈액을 완전히 대체할 수 있는 인공혈액을 만들 수 있을 거라고 믿는다.

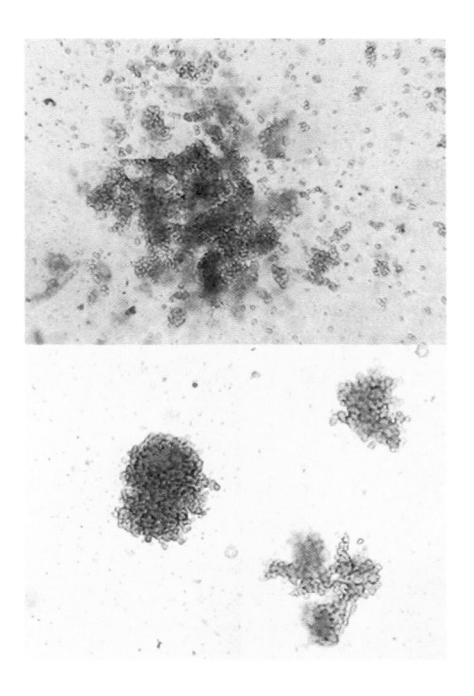

◀ 현미경으로 관찰한 료이치 나이토의 인공혈액과 클라크의 인공혈액

▼ 현미경으로 관찰한 인공혈액의 혈세포도

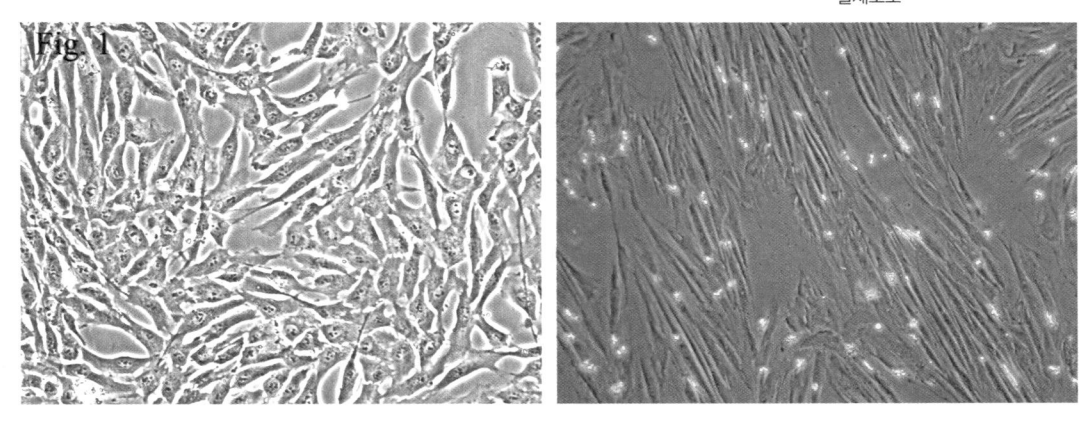

Fig 1

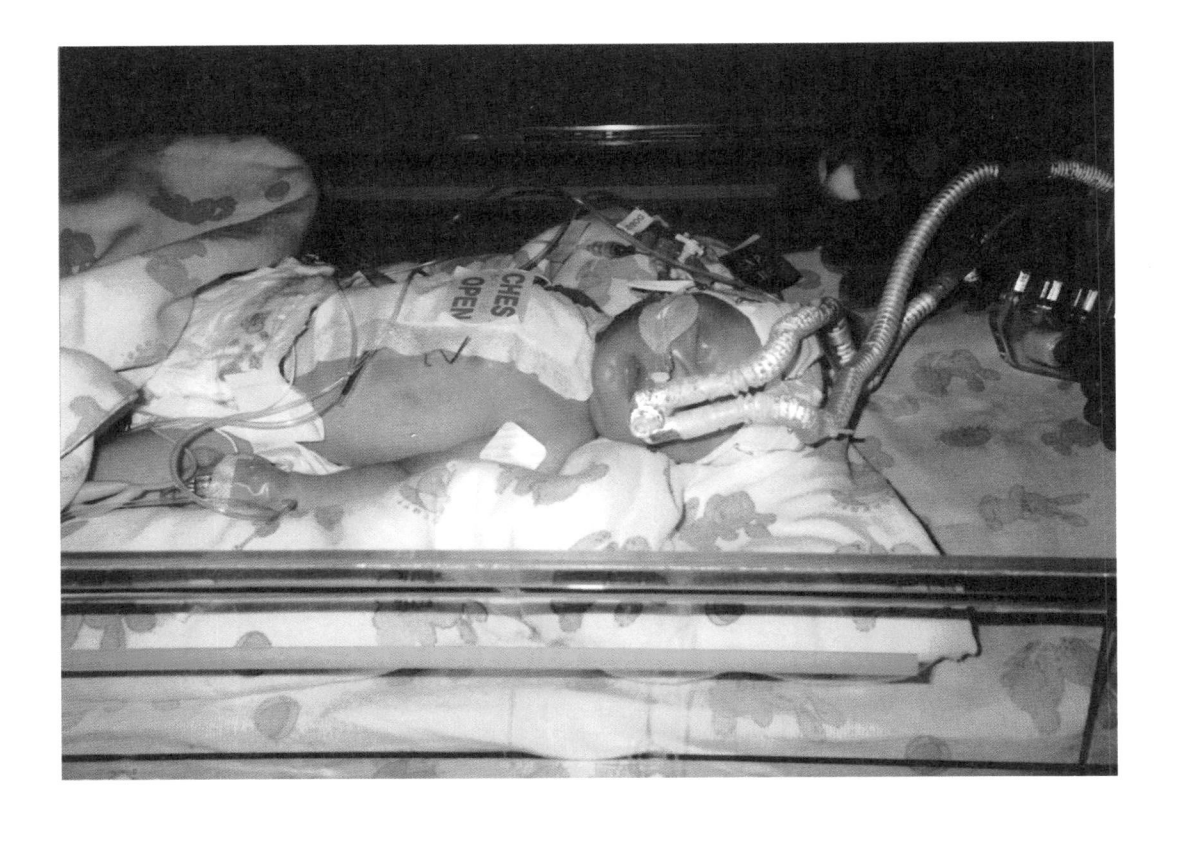

# 심장이식

발명시기
1967년

발명가
크리스티안 바너드(Christiaan
Barnard 남아프리카공화국)

신장이식이 성공하자 의학계에서는 인체의 다른 장기도 이식할
수 있을 거라 믿고 연구에 착수했다. 인체에서 가장 중요한 부위인
심장도 이식할 수 있을까? 이미 2,400년 전 인류가 심장이식을 생각
했다는 사실은 많은 전설에서 찾아볼 수 있다. 하지만 그것을 현실
로 실현한 것은 20세기 중반에 이르러서이다.

1967년 남아프리카공화국의 한 병원에 교통사고를 당한 어린 여
자아이가 실려 왔는데 수술실에 들어간 지 얼마 되지 않아 뇌사판정
을 받았다. 그때 의사인 바너드가 여전히 힘차게 뛰는 여자아이의
심장을 다른 환자에게 이식해주면 어떨까 하는 제안을 했다. 바너드
는 가족의 동의를 얻어 환자의 심장을 척출해 생리 식염수에 보관

하고 수술 준비를 했다. 마침 그 병원에는 심각한 심장병으로 생명이 위태로운 환자가 있어서 여자아이의 심장을 그에게 이식하기로 했다.

수술이 시작되자 바너드는 환자를 마취하고 흉부를 갈라 인공심폐기 체외순환을 시작했다. 그리고 민첩하게 환자의 심장을 도려낸 뒤 차가운 생리 식염수에서 여자아이의 심장을 꺼내 봉합했다. 봉합을 마친 의사들은 무영등 아래서 두근거리는 마음으로 조용히 경과를 지켜보았다. 모두가 기적의 순간을 손꼽아 기다렸다. 바너드가 두 손으로 가볍게 환자의 심장을 마사지하자 심장근육이 경미하게 움직이는 듯했으나 아직 뛰고 있지는 않았다.

"심장박동조절장치를 가동시켜!" 바너드가 조수에게 소리쳤다. 얼마 후 환자에게 전기 충격을 가하자 심장이 조금씩 뛰기 시작하더니 점차 규칙적인 박동이 느껴졌다. 수술 후 환자의 심장은 정상적으로 작동하기 시작했다. 소식이 알려지자 병원은 물론이고 남아프리카공화국 전체가 흥분의 도가니에 빠져들었다. 그러나 보름 뒤 환

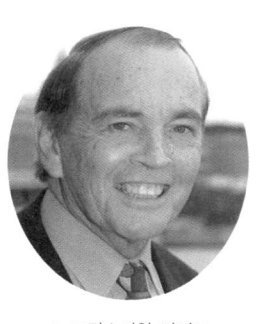

▲ 크리스티안 바너드

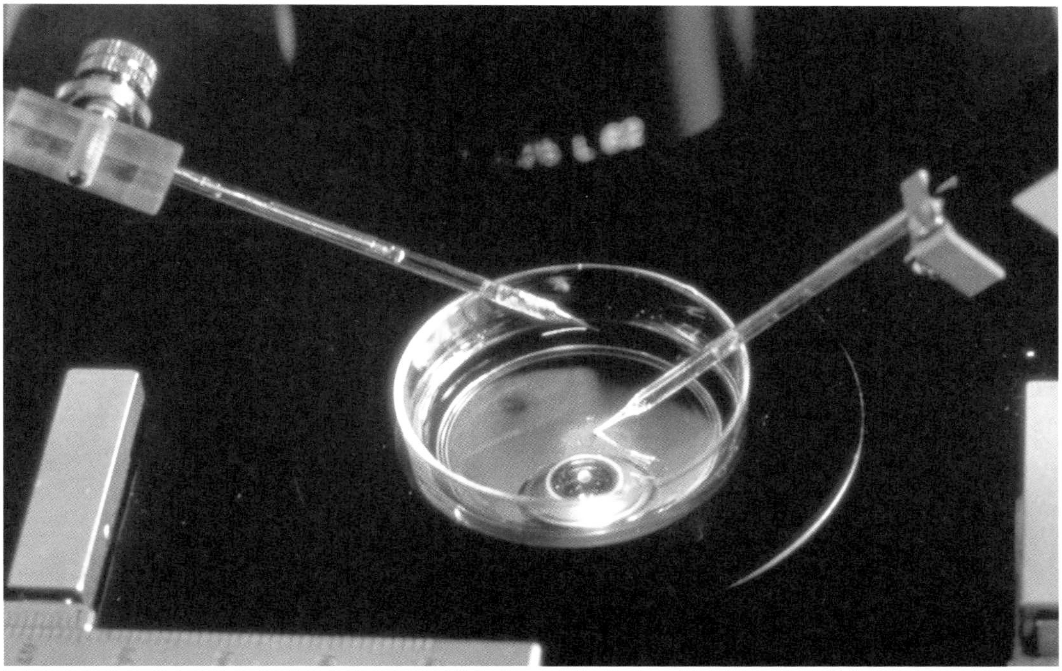

자는 수술 후 상처 감염으로 심각한 폐렴에 걸려 3일 만에 목숨을 잃고 말았다. 바너드는 의외의 요소까지 고려하지 못한 자신 때문에 환자가 사망했다고 생각하며 심한 자책감에 빠졌다.

그러나 바너드의 심장이식 수술 성공은 의학계에 커다란 희망의 메시지를 전해주었다. 그 후로 심장이식술은 나날이 발전을 거듭했다. 오늘날 심장이식 수술은 환자의 생명을 20년 이상 연장해주고 있다.

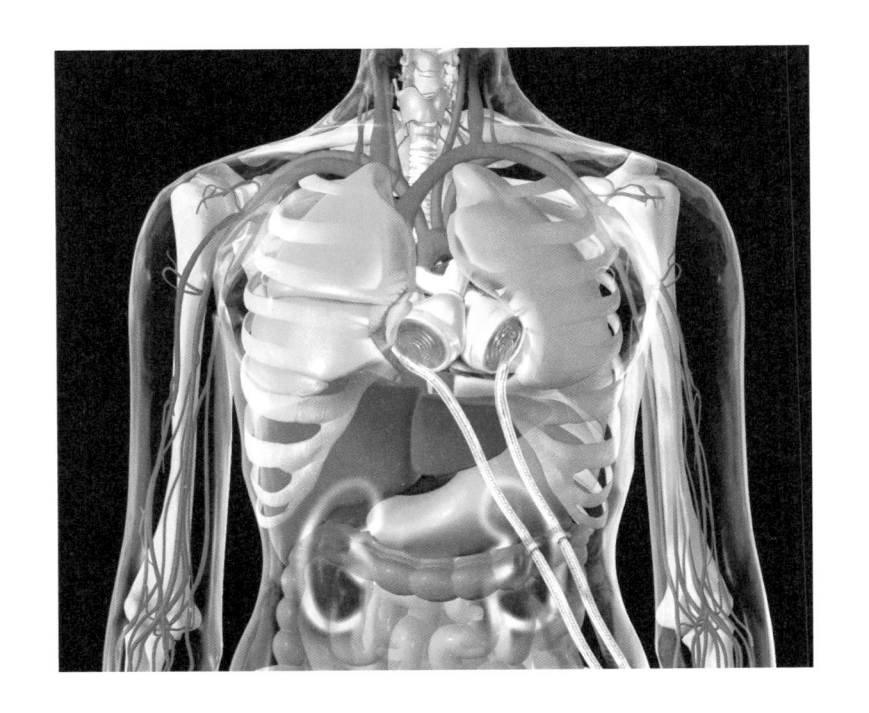

▶ 인공심장을 이식한 인체도

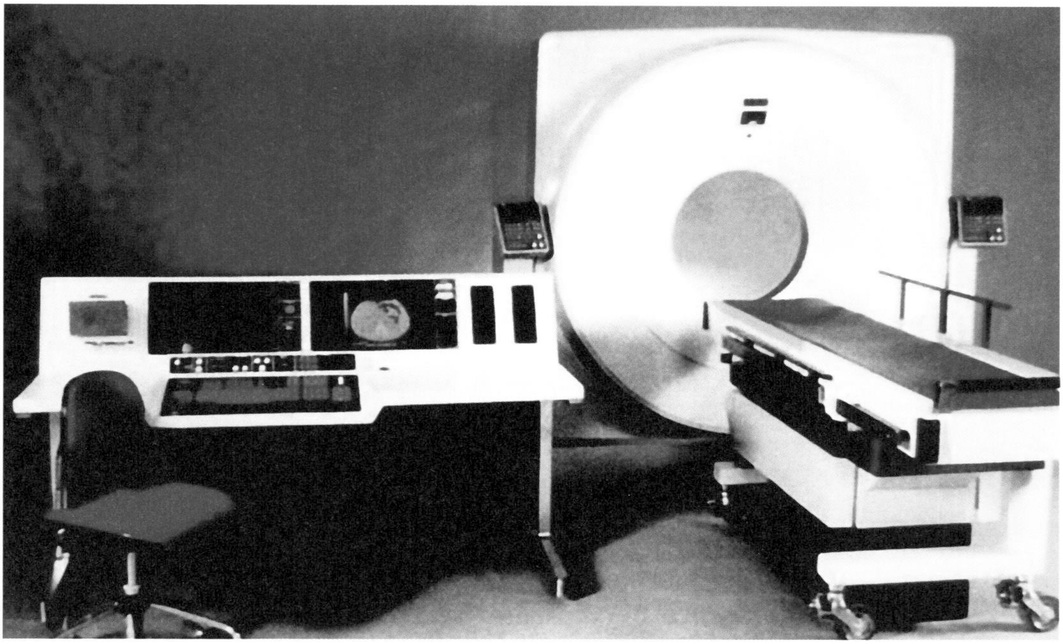

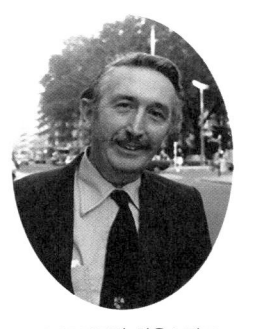

# CT 스캔

　뢴트겐(Roentgen)이 X 레이를 발견한 뒤로 내과 영역은 빠르게 발전하기 시작했다. 특히 폐질환 진단에서는 정확도가 매우 높았다. 하지만 종양 진단만큼은 역부족이었다. 인체의 모든 질환을 정확하게 관찰할 방법은 없는 걸까? 20세기 중반 인류는 인체를 관찰할 수 있는 기계를 만들고자 했지만 번번이 실패의 쓴맛을 봐야만 했다.

　1951년 영국 전기공학학교를 졸업한 하운스필드는 컴퓨터 전문가로 인쇄 폰트를 식별할 수 있는 컴퓨터를 발명해 사회적인 센세이션을 일으켰다. 하지만 그는 거기에 만족하지 않고 전자 악기공업회사에 들어가 컴퓨터, 탐측기, 스캐너 등 다양한 전자기계를 개발했다. 그의 목표는 이런 기계를 종합적으로 운용할 수 있는 실용적인 기계를 만드는 것이었다. 미국 물리학자 아매커(Amacker)는 영상을 재구성을 실현할 수 있는 수학식으로 X 레이 투영 데이터 모형을 만들었다. 하지만 임상에 사용할 수 없었다.

발명시기
1967년

발명자
고드프리 하운스필드
(Godfrey Newbold Hounsfield 영국)

▲ 고드프리 하운스필드

▶ CT 스캐너로 촬영한 뇌 사진

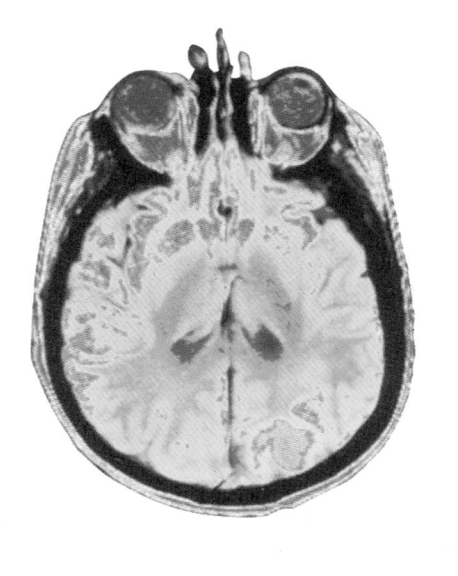

하운스필드는 이전의 연구결과를 바탕으로 CT기를 만들기로 하고 연구를 시작했다. 그는 자신에게 익숙한 컴퓨터 기술과 CT 영상 재구성 데이터 처리방법을 결합했다. 하지만 많은 장애물이 그를 기다리고 있었다. 1967년 그는 드디어 임상에 사용할 수 있는 단층촬영장비를 설계했다. 단층촬영장비는 인간의 두뇌 촬영을 시작하면 X 레이관이 환자의 머리에서 회전하다가 수신기가 머리 아래부분으로 이동한다. 그러면 X 레이가 여러 각도에서 투영을 시작하는데 많이 투영할수록 인체정보를 많이 수집할 수 있었다. 수집된 정보는 컴퓨터로 전송되어 저장되고 분석과 계산과정을 거쳐 인체 내부의 단층 영상이 화면에 나타난다. 장비는 X 레이로 촬영할 때보다 100배나 선명한 영상을 제공하며 지름이 몇 밀리미터인 미세한 종양까지도 관찰할 수 있었다.

1971년 9월 런던의 한 병원에서 공식적으로 CT기를 사용하기 시작했다. 하운스필드는 신경방사선학자의 도움을 받아 최초로 영국 여성의 뇌종양 사진을 촬영하는 데 성공했다. CT 스캔 기술은 세계 각국의 인정을 받게 되었다. 일부 사람들은 CT 스캐너가 없었다면 현대 신경내과와 신경외과는 아무것도 이루지 못했을 거라고 이야기하기도 했다.

1979년 하운스필드와 아매커는 그 공을 인정받아 노벨 생리학상과 의학상을

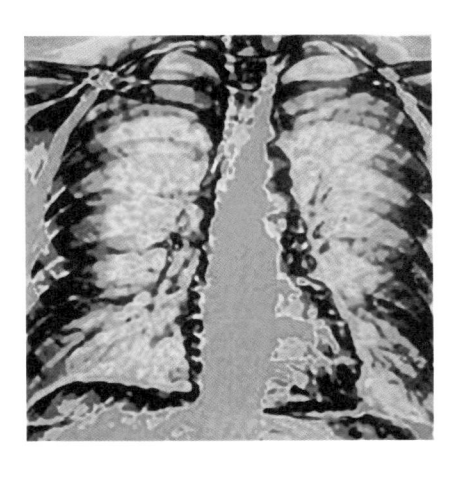

▶ CT 스캐너로 촬영한 흉부 사진

공동 수상했다. 1976년 이후 CT 스캐너는 광범위하게 응용되었다. 그리고 설비가 빠르게 발전하면서 다양한 CT 촬영기가 등장하기 시작했다.

1980년대 초 CT 스캐너는 이미 5세대까지 개발되어 임상진단뿐만 아니라 방사선치료에도 널리 사용되고 있었다. 오늘날 전립선 수술, 골절 수술 등을 할 수 있는 로봇이 개발되었고, 머지않아 신경외과 수술을 할 수 있는 로봇도 개발되리라고 본다.

▼ CT 촬영 모습

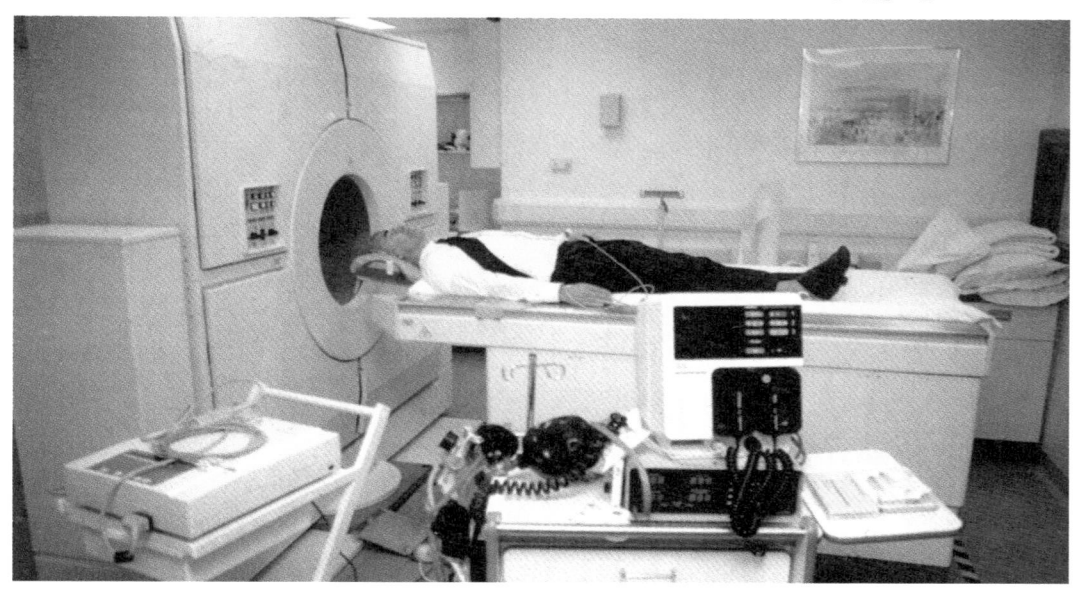

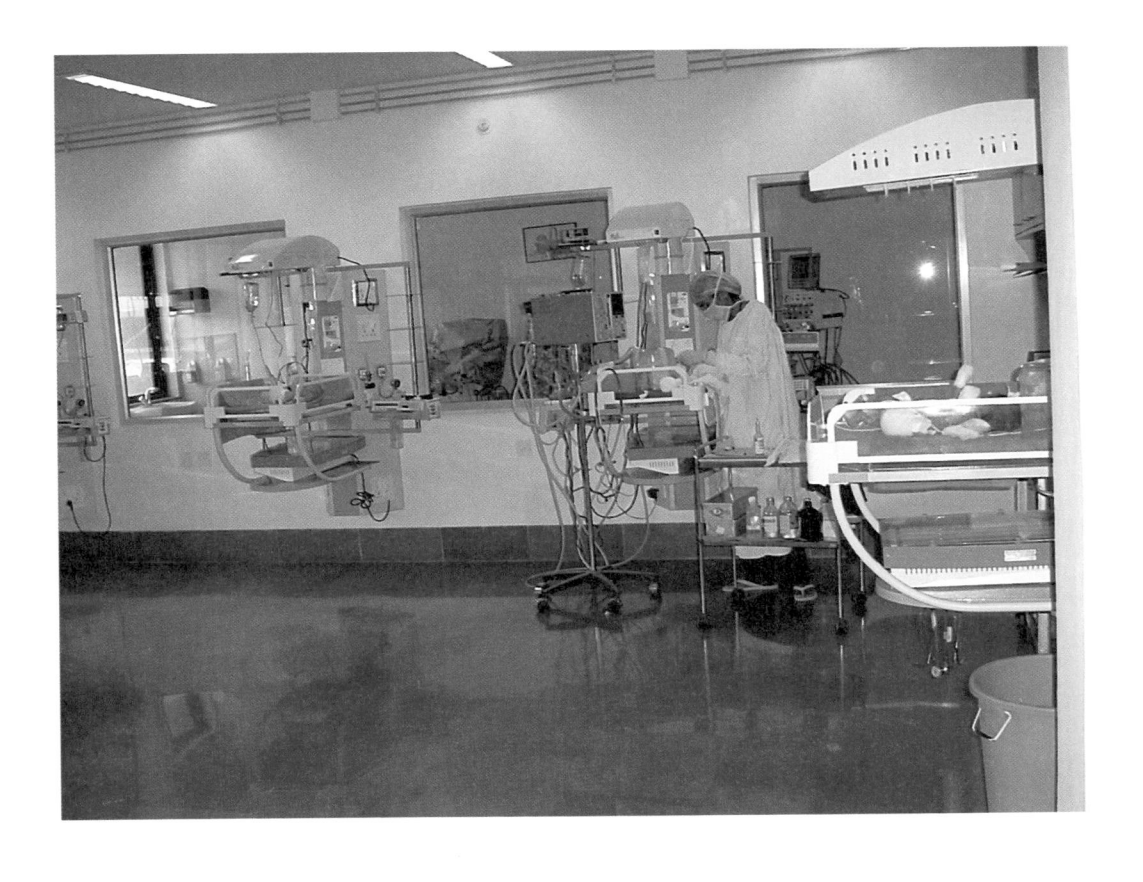

# 총정맥영양공급법

발명시기
1968년

발명자
스탠리 더드릭(Stanley Dudrick 미국)

　인체 소화기관은 인간에게 매우 중요하다. 우리 신체에 필요한 영양이 소화기관을 통해 들어오기 때문이다. 만약 소화기관에 문제가 생겨 영양분을 섭취하지 못하면 인간은 어떻게 살 수 있을까? 20세기 초 의학계는 인체가 스스로 소화흡수를 하지 못할 경우 필요한 영양소를 얻는 방법이 무엇인지에 대한 연구를 시작했다.

　의학자 윌모어(Wilmore)와 로테(Rothe)는 정맥 영양과 에너지대사에 대한 기초연구를 통해 인간이 생존하기 위해 필요한 에너지대사를 조사하고 여러 차례의 실험과 이전의 데이터를 참고해 다음과 같은 결론을 내렸다. 인간의 소화기관은 영양을 흡수하는 매우 중요한 장소이며, 영양물질이 직접 혈액순환에 진입하면 소화시스템의 각

부분을 거쳐 인간의 생명을 연장시킨다. 생명을 유지하기 위해서는 기본적인 에너지단위대사와 필수적인 무기물, 미량원소, 비타민을 섭취해야 한다. 하지만 이런 물질을 인체에 주입할 방법을 찾는 것은 매우 어려웠다.

1952년 프랑스 의사 아보니는 정맥주사기를 이용하는 방법을 제시했다. 쇄골하 정맥에 수액을 주사하는 것이다. 이는 심장과 가까운 부위라서 빠르게 인체로 퍼져 나가면서도 혈관을 막지 않았다.

1961년 미국 펜실베이니아 대학병원 의사 더드릭은 이전의 이론을 기초로 자신만의 방법으로 문제를 풀어나가고 싶었다. 그는 건강한 사냥개를 대상으로 실험을 시작했다. 모든 실험은 그의 생각대로 순조롭게 진행되고 있었다. 개에게 음식물을 주는 대신 영양액 주사만으로 36주 동안 생명을 유지하는 데 성공했다. 더드릭은 이를 총정맥영양공급(TPN)요법이라고 불렀다.

1965년 그는 선천성 장폐쇄증에 걸린 신생아를 만났다. 아기는 산모 뱃속에서 나올 때부터 장폐쇄증에 걸려 있어서 음식을 전혀 섭취하지 못했다. 더드릭은 즉시 아기의 쇄골하 정맥에 수액을 주사하는 총정맥영양공급요법을 사용했다. 아기는 아무것도 먹지 못하는 상황에서 22주 동안 생명을 유지했으나 가족들의 요구로 치료를 중단하자 곧 사망했다.

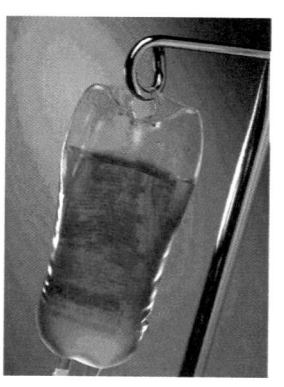

▲ 총정맥영양공급법에 사용되는 영양액

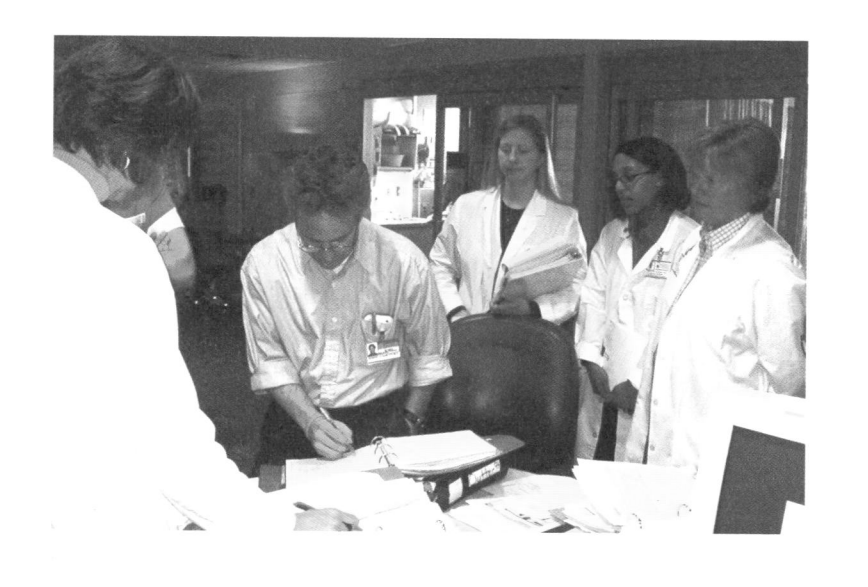

▶ 총정맥영양공급법 치료를 받는
　환자

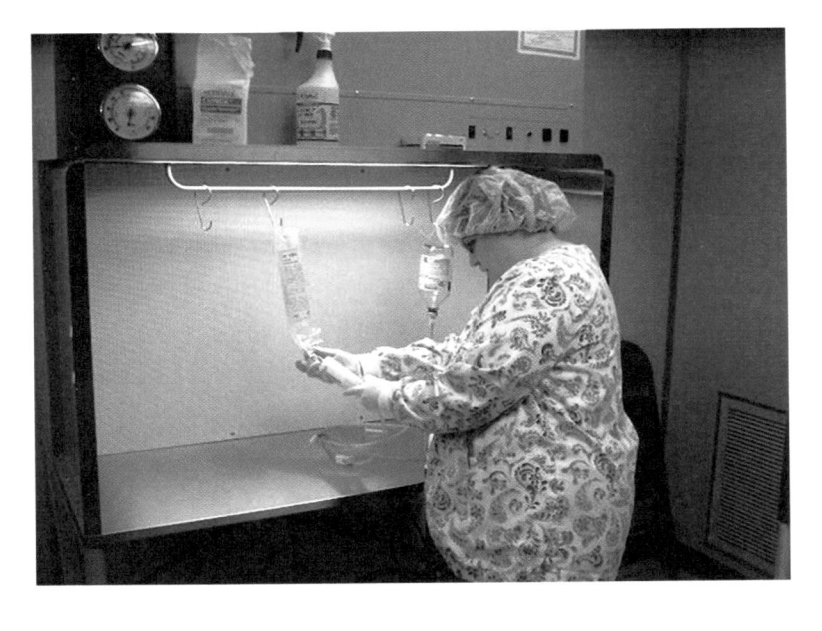

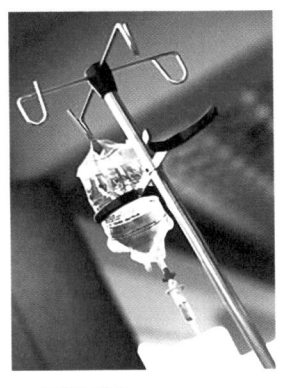

▲ 수액용 약물

　1968년 더드릭은 10년 동안의 연구를 마치고 당당히 의학계에 연구결과를 발표했다. 그는 월모어, 로테의 이론과 아보니의 정맥실험을 결합하여 마침내 총정맥영양공급법을 완성한 것이다. 물론 총정맥영양공급법은 링거를 맞는 것처럼 간단한 방법은 아니다. 영양액의 배합과 정맥액관의 청결에도 신경 써야 할 뿐만 아니라 함께 나타날 수 있는 염증, 색전증, 정맥염 등의 질병 예방에도 주의를 기울여야 한다. 하지만 총정맥영양공급법이 환자를 살리는 중요한 방법임에는 의심할 여지가 없다.

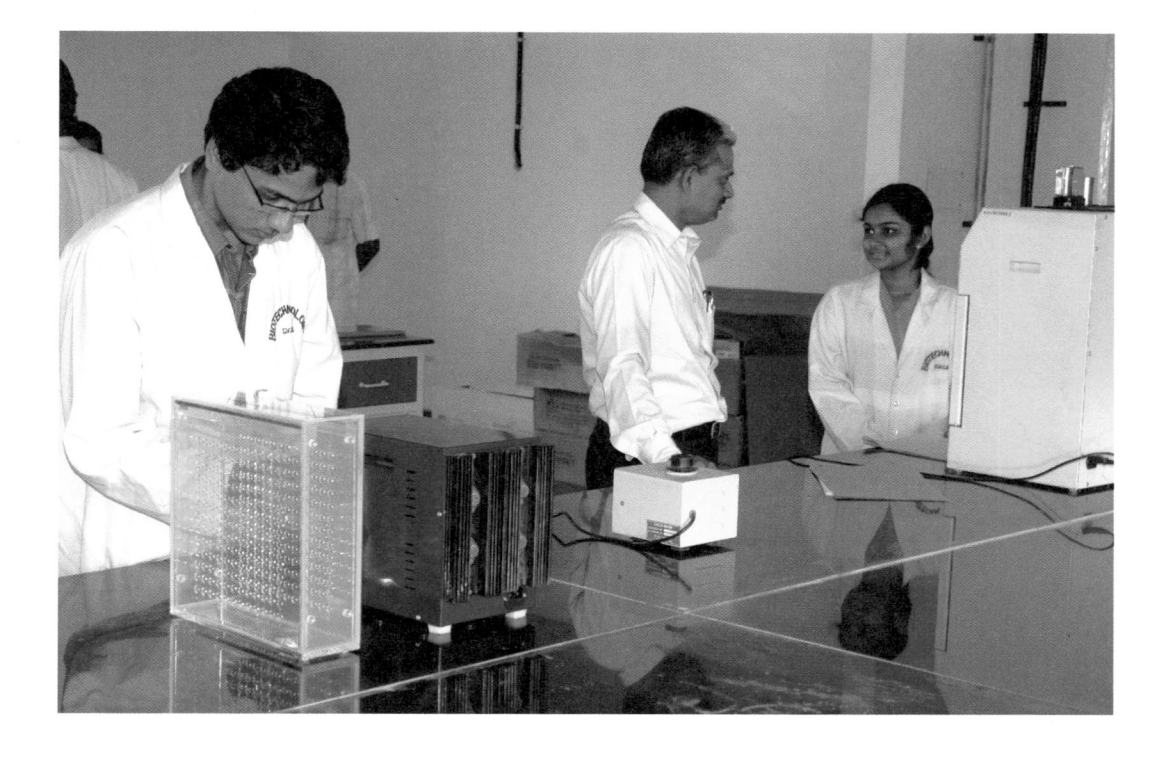

# 유전자공학

　인체에 대한 지식은 전혀 없는 채로 샤머니즘을 숭배하던 고대 중국 사람들은 선천적인 맹인이나 벙어리, 정신지체 등의 유전병 환자를 악행을 저질러 천벌을 받은 죄인이라고 여겼다. 유전자학이 출현하면서 이런 선천성 질병이 비로소 과학적으로 해석되었다.

　사람의 건강상태는 유전자의 건강상태와 매우 밀접한 연관이 있었다. 과학자들은 유전자이식을 통해 건강한 유전자로 불량한 유전자를 교체하여 유전병을 치료하고자 했다. 하지만 인체에는 약 60조～200조의 세포가 있으며, 20옹스트롬(1Å＝10억분의 1m)의 유전자 사슬이 있기 때문에 넘어야 할 산이 많았다. 어떻게 건강한 유전자를 배양할 것인지 역시 어려운 문제였다.

　1969년 미국 하버드 대학의 과학자 벡위드, 앨런, 샤피로는 최초로 순수한 단일 유전자를 분리하고 유전자 배양의 비밀을 밝혀 과학

발명시기
1969년

발명자
존 벡위드(Jon Beckwith 미국), 앨런(Ellen 역자 미국), 샤피로(Shapiro 미국), 커티스(Curtis 미국)

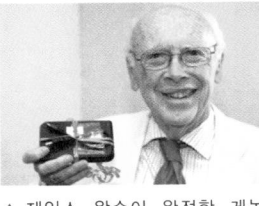

▲ 제임스 왓슨이 완전한 게놈
(Genome) 데이터가 들어 있는
장치를 들고 있다.

계를 뒤흔들었다. 유전자공학의 서막이 열리는 순간이었다! 하지만 좋은 일에는 항상 나쁜 일도 따르는 법, 건강한 유전자는 찾았지만 적당한 운반체를 찾지 못했다. 새로운 장애물을 넘기 위해 많은 의학자가 연구에 뛰어들었다.

1970년 오랜 연구 끝에 과학자들은 Ti 플라스미드(Plasmid)를 통해 유전자 운반체를 발명하고 유전자 이식수술을 시작했다. 그들은 유전자를 포도균에서 대장간균으로 이식하는 데 성공하고 얼마 후에는 남아프리카 두꺼비 유전자를 대장간균으로 이식했다. 과학계는 그들의 성과에 다시 한 번 갈채를 보냈다.

당시 유전자이식 성공은 희소식이기도 했지만 사람들을 공포로 몰아넣기도 했다. 1971년 여름 미국 매사추세츠의 바이러스 연구소에서는 계획 중인 실험을 폐기처분했다. 원숭이병의 DNA를 람다 박테리오파지의 DNA와 결합하는 실험에서 SV가 일부 동물에게 종양을 유발한다는 사실을 발견했기 때문이다. 만에 하나라도 SV유전

▼ 유전자 추출액을 들고 있는 연구원

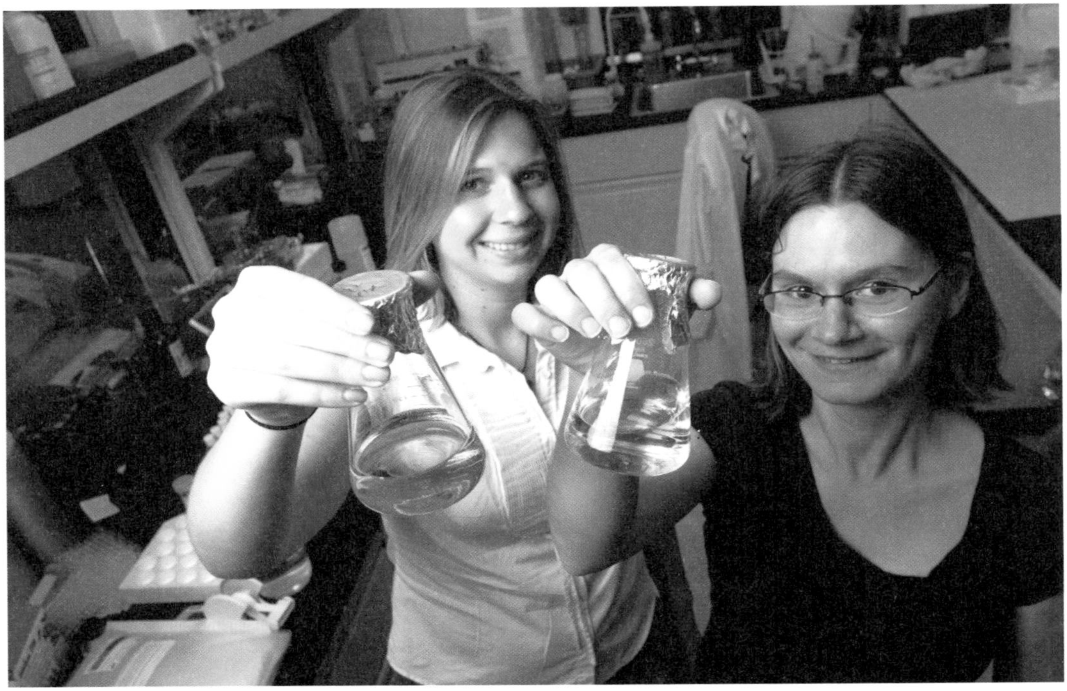

자의 대장간균이 실험실 밖으로 유출된다면 인체에 침입해 감염시킬 수 있었다. 혹은 연구원들의 소홀함으로 이식된 대장간균이 들어 있는 영양액을 떨어트릴 가능성도 배제할 수 없었다. 그 밖에 여러 가지 위험요소를 가지고 있던 실험은 어쩔 수 없이 폐기해야 했다.

생물학자의 '모험'은 여론을 들끓게 했다. 유전자실험을 중지하라는 목소리가 거세져 갔고, "유전자공학은 공포 그 자체이다!", "유전자공학은 시험관의 악마인가?", "생물학자들은 위험한 종자들이다!"라는 등의 비난은 유전자공학을 진퇴양난에 빠트렸다.

유전자공학은 미국의 유전학자 커티스가 1년 동안의 연구 끝에 어떤 조건에서도 죽지 않는 대장간균을 찾아냄으로써 발전의 계기를 마련했다. 1970년대 후반 많은 어려움을 이겨내고 새롭게 태어난 유전자공학은 다시 한 번 우리 일상생활로 들어왔고, 현대의학 연구의 새로운 방향을 제시했다.

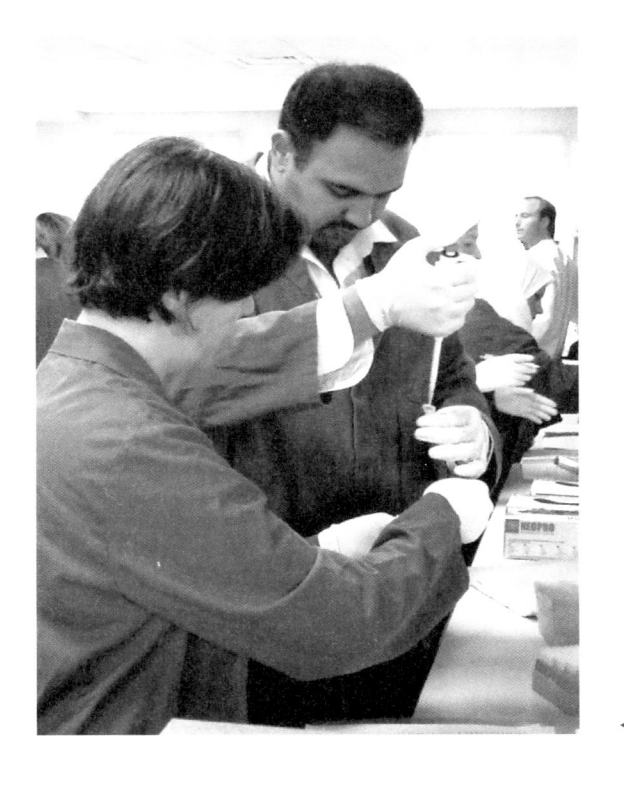

◀ 유전자 실험 중인 유전자공학자

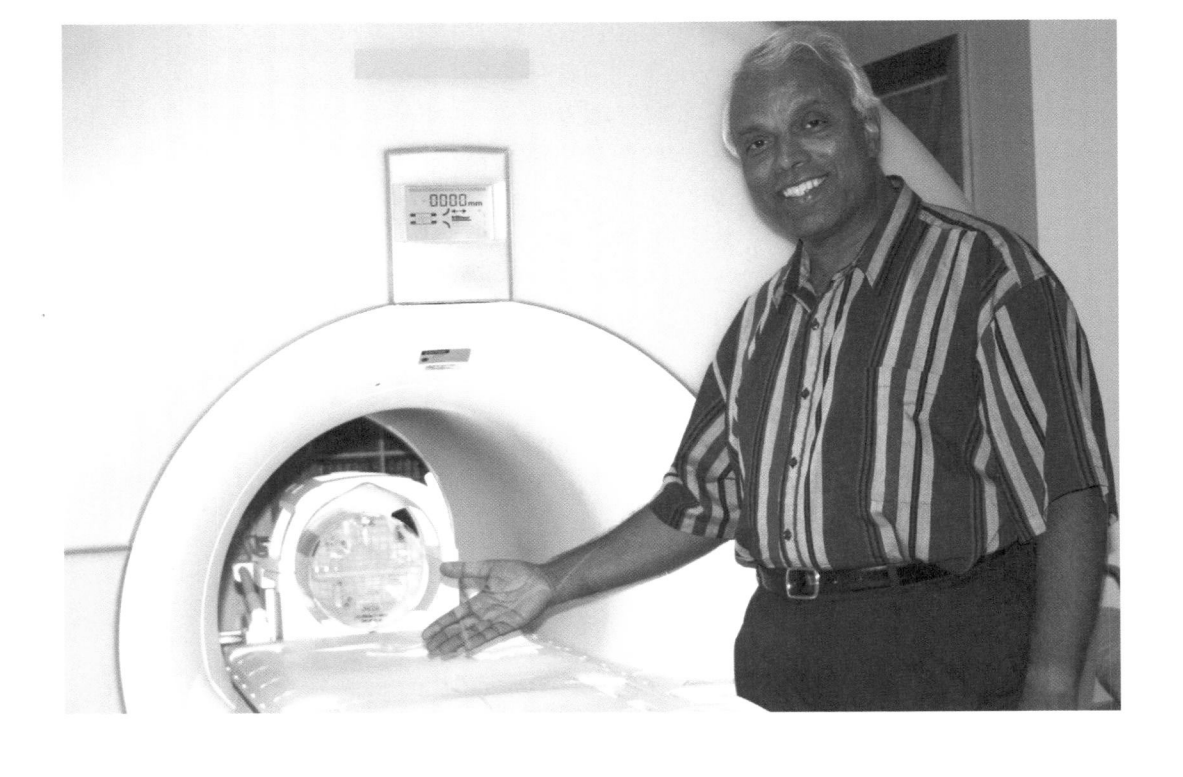

## 자기공명촬영장치

발명시기
1977년

발명자
레이몬드 다마디안
(Raymond Damadian 영국)

1970년대 전 의사들은 X 레이와 CT 스캐너로 인체를 조사했지만, 이는 대략적인 결과만 살펴볼 수 있을 뿐이었다. 더 세밀하게 질병을 조사할 방법은 없을까?

1970년 미국 의학자 다마디안은 암 조직 샘플을 촬영하다가 문득 암세포의 위치를 정확하게 알아내는 기계가 있다면 좋겠다고 생각했다. 당시 물리학계는 핵자기공명(MNR)장치를 발명하여 분자의 구조와 원자, 아원자의 구조를 관찰할 수 있었다. 물체를 투영하여 미시적인 관찰을 할 수 있다면 인체 내부의 암세포도 관찰할 수 있지 않을까? 거기까지 생각한 그는 바로 실험을 시작했다.

그는 암 조직 샘플과 건강한 세포 조직 샘플을 강력한 자기장에 넣고 무선전파로 레이저를 쏘았다. 그랬더니 암세포가 정상으로 돌아오는 시간이 건강한 세포보다 훨씬 오래 걸렸다. 다마디안은 다음

으로 쥐를 대상으로 실험해보았다. 쥐의 암 조직과 건강한 조직을 놓고 핵자기공명 실험을 했는데 같은 결론을 얻었다. 하지만 핵자기공명장치는 매우 작아서 슬라이드만 담을 수 있었다. 사람의 신체를 모두 담을 수 있는 핵자기공명 장치를 만들 수 있을까?

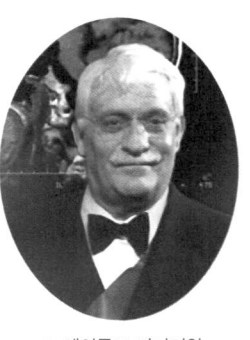

1977년 그는 5년 동안의 연구 끝에 마침내 혁신적인 의료기기를 발명하는 데 성공했다. 플라스틱 덮개로 둘러싸인 자석과 소형 무선 트랜스미터로 이루어진 이 장치는 인체를 따라 나선형으로 이동하며 원자핵을 쏘는 동시에 원자핵의 에너지 흡수와 방출상태를 기록했다. 다마디안은 부정적인 의미인 '핵'이라는 단어를 삭제하고 이를 자기공명촬영장치(MRI)라고 불렀다.

▲ 레이몬드 다마디안

자기공명촬영을 하기 위해서는 4~5시간이라는 오랜 시간이 소요되었다. 하지만 훗날 여러 차례 개량작업을 통해 촬영시간을 십여 분으로 크게 단축했다. 오늘날 자기공명촬영장치는 질병 진단과 수술 전 조사에 꼭 필요한 대표적인 의료기기로 자리 잡았다.

▼ 수술 전 자기공명촬영을 하는 환자

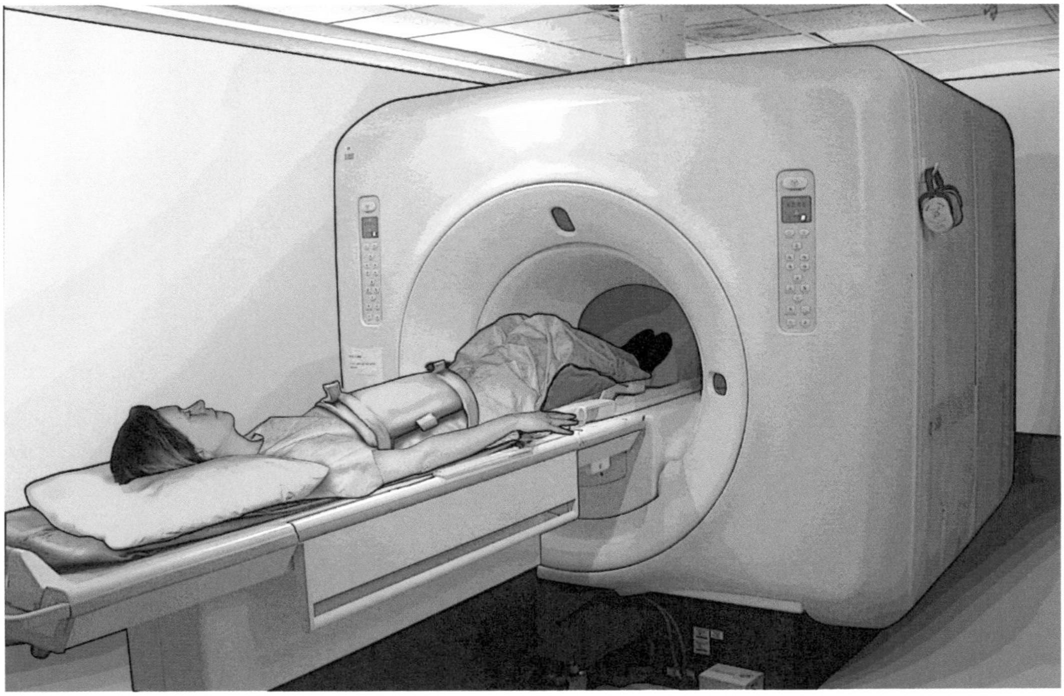

▶ 오늘날의 자기공명촬영장치

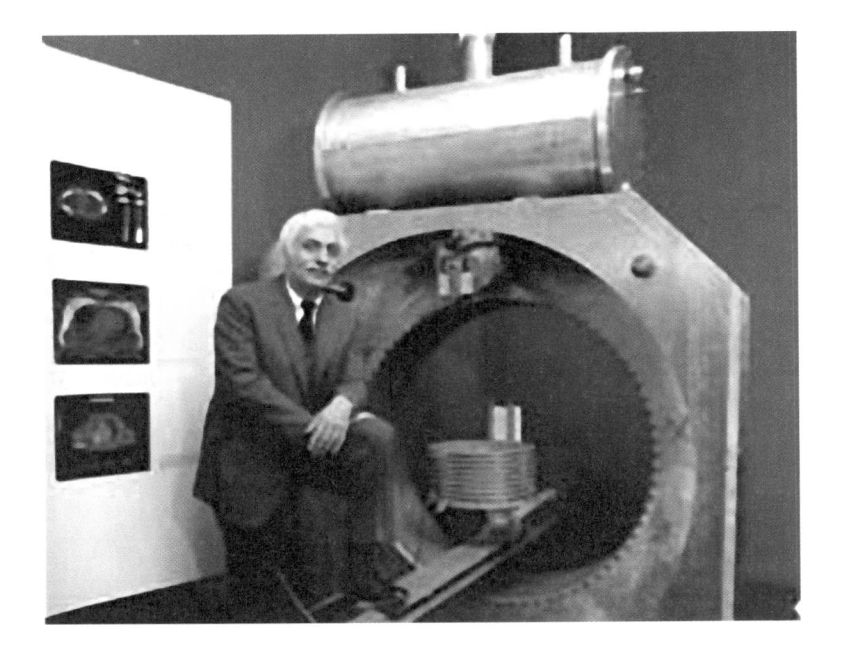

# 시험관 아기

인류가 탄생한 이래로 새로운 생명이 계속 태어났다. 하지만 일부 사람들은 여러 가지 질병으로 아이를 낳을 수 없었다. 인간은 핏줄에 대한 집착이 강해서 다른 핏줄의 아기를 입양하는 경우가 그다지 많지 않았다.

의학계는 오랜 연구 끝에 수정은 남성의 정자와 여성의 난자가 결합하여 이루어지기 때문에 정자와 난자만 있으면 인위적인 방법으로 수정시킬 수 있다는 사실을 밝혀냈다. 이를 체외수정이라 부른다.

20세기 후반 영국 과학자 스텝토는 난세포의 성숙과 수정에 관한 연구에 몰두했다. 그는 고등 영장류에 속하는 원숭이 25마리의 배아 이식 실험에 성공했다. 그는 불임부부에게 시선을 돌렸다. 어느 날 브라운이라는 불임 여성이 그를 찾아왔다. 부인은 난관폐쇄증으로 결혼 후 십여 년 동안 아이를 갖지 못했는데 1976년 다시 난관 절제술을 받아 더는 임신을 할 수 없는 상태였다. 브라운 부부를 안타깝게 여긴 스텝토는 어떻게든 인간의 배아를 자궁에 이식해 아이를 낳을 수 있도록 도와주고 싶었다.

그는 우선 소, 양, 쥐, 원숭이를 대상으로 실험하고 각 동물의 난세포가 성숙되기까지 걸리는 시간이 서로 다르다는 사실을 발견했다. 그리고 모든 동물의 난세포가 배양액에서의 성숙과정과 난소에서의 자연 성숙과정이 같다는 사실을 확인했다. 이는 인간의 난세포 역시 같은 과정으로 성숙하기 때문에 인간의 난세포를 체외에서 수정할 수만 있다면 시험관에서 수정할 수 있다는 의미였다. 스텝토는 즉시 실험을 시작했다. 하지만 정자를 성숙한 난세포에 넣는 단계에서 번번이 실패의 쓴맛을 보아야 했다.

발명시기
1978년

발명자
패트릭 스텝토(Patrick Steptoe 영국)

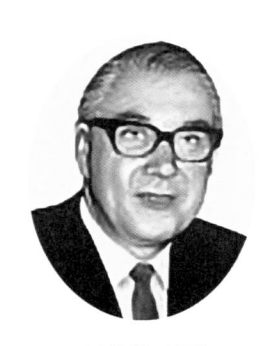

▲ 패트릭 스텝토

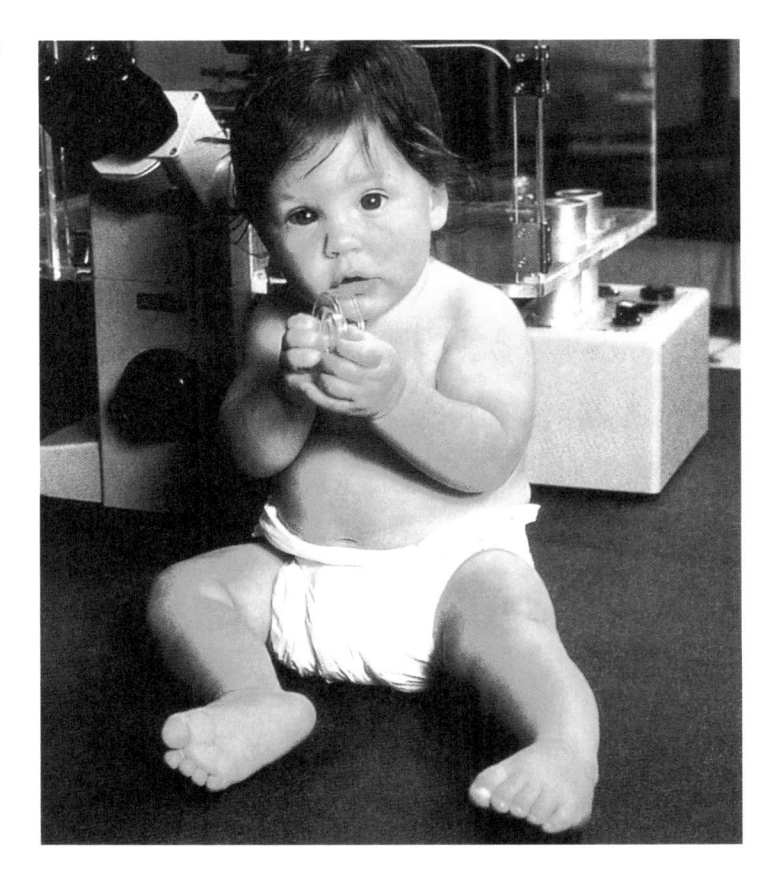

어느 날 환자의 몸에서 잘라낸 난소조직을 구해 온 스텝토는 성숙한 난세포 12개를 배양하고 배양액에 정자를 넣은 뒤 난세포 3개를 꺼내 살펴보았다. 현미경 렌즈에 정자가 난세포에 붙어 있는 모습이 보였다. 마침내 기적이 일어난 것이다.

이 소식이 알려지자 영국 전역의 관심이 집중되었다. 신문에서도 "시험관에서 만들어진 생명"이라며 대서특필하고 수많은 사람의 이목을 끌었다. 수정된 세포는 최적의 환경에서 배양되어 하나가 둘이 되고, 둘이 넷이 되고…분열된 세포는 보는 사람들을 흥분의 도가니로 몰아넣었다.

스텝토는 브라운 부인의 난소에서 난세포를 추출하고 브라운 선생의 정자를 체외수정 시키고 수정란이 배양액에서 배아로 배양되었을 때 브라운 부인의 자궁에 다시 이식했다. 1978년 7월 25일 브

라운 부인은 건강하고 귀여운 여자아이를 출산했다. 바로 최초의 시험관 아기 루이스 브라운(Louis Brown)이다. 훗날 브라운 부인은 다시 체외수정을 통해 건강한 쌍둥이를 출산했다.

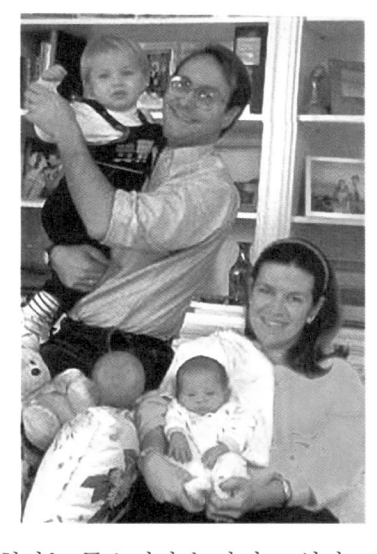

◀ 브라운 부인과 '시험관 아기'

체외수정은 일종의 보조생식기술로써 전 세계로 빠르게 보급되었다. 하지만 이는 또 다른 사회적 문제를 낳았다. 전통적으로 인간의 생식은 남성과 여성을 통해 이루어졌는데, 인공수정은 양성의 관계와 수정을 분리시켜서 사회, 가정, 부부관계에 큰 영향을 미친다는 목소리가 높아지고 있다.

많은 사람들이 맹목적인 인공수정을 반대하며, 도덕적인 악영향을 피하기 위해 불가피한 상황일 때 관련 법규에 따라서만 인공수정을 허가해야 한다고 주장하고 있다.

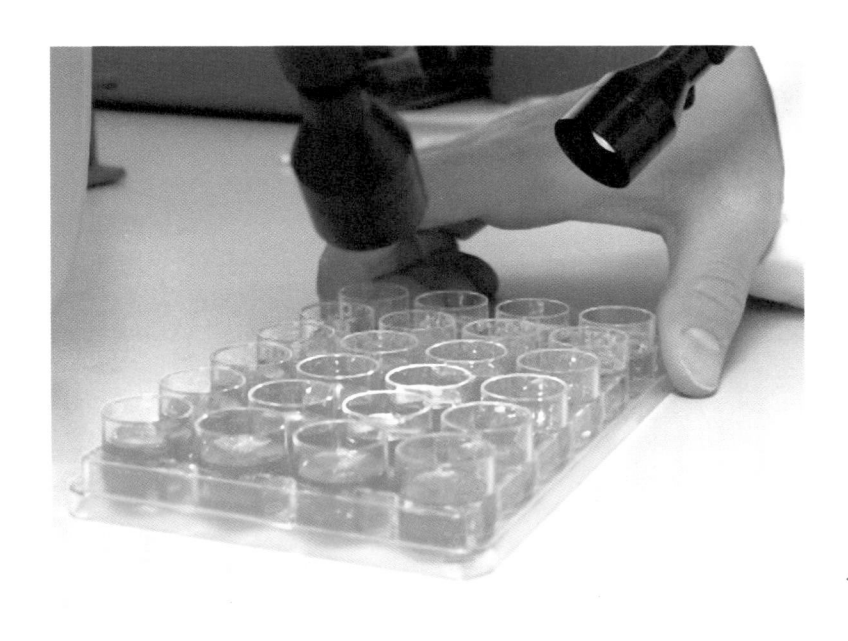

◀ 실험실에서 시험관의 정자와 난자의 결합과정을 관찰하는 과학자

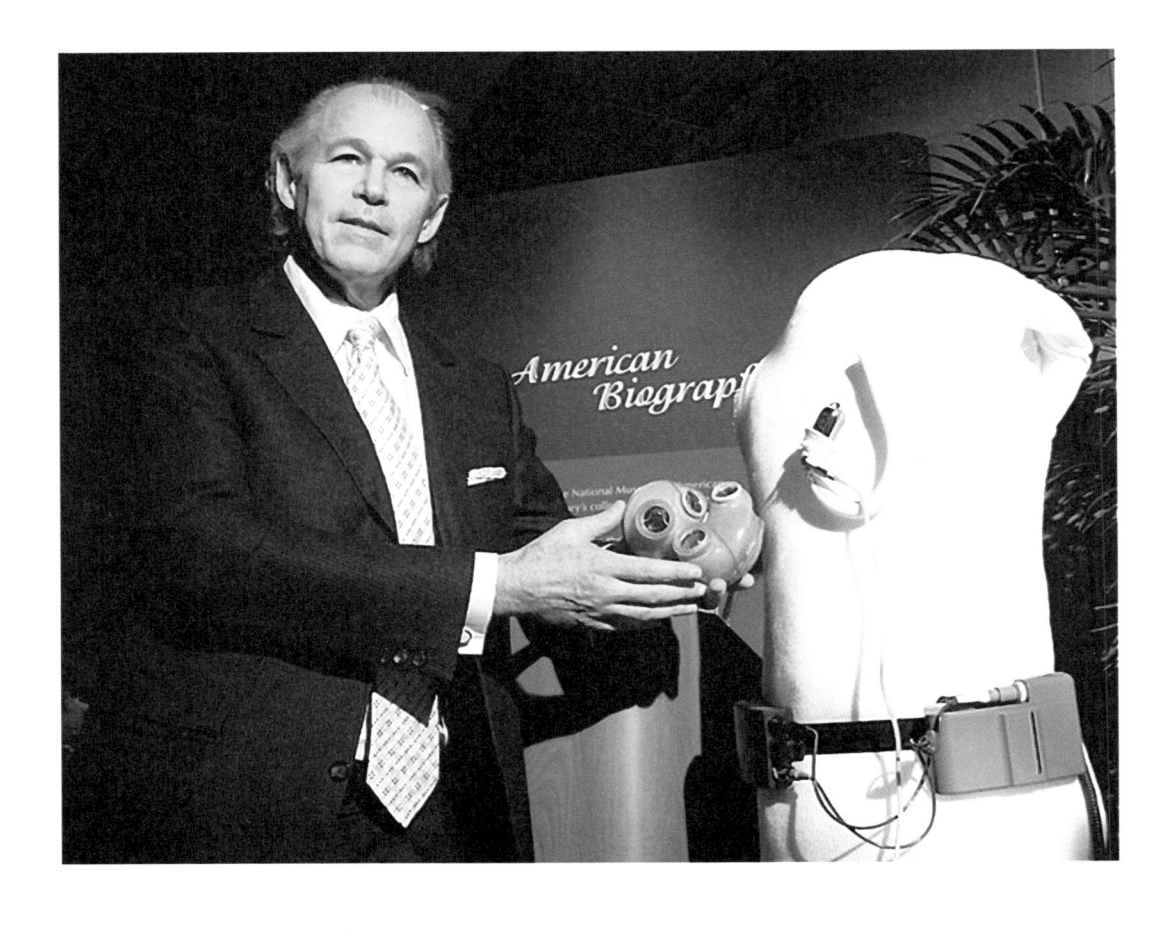

# 인공심장

발명시기
1981년

발명자
로버트 자빅(Robert Jarvik 미국)

20세기에 접어들면서 의학계는 다양한 심장수술을 할 수 있게 되었다. 1960년대에는 심장이식까지도 가능해졌다. 그럼에도 심장이식을 원하는 심장병환자들은 나날이 늘어갔고, 심장 기증자는 상대적으로 매우 부족했다. 많은 환자가 심장 기증자를 기다리다 숨을 거두었다. 그러면 심장을 대신할 인공심장을 만들 수는 없을까? 각국의 의학자들은 인공심장에 대한 연구에 심혈을 기울였다.

1952년 구소련의 의사들이 개에게 플라스틱 심장을 이식했으나 개는 45분 뒤에 죽고 말았다. 1958년 윌리엄 콜프는 개에게 폴리염화비닐(PVC)로 만든 심장을 이식했으나 개는 90분 뒤에 죽었다.

1965년에는 규소와 고무로 만든 심장을 송아지에게 이식했으나 송아지는 6시간 뒤에 죽었다. 1969년 미국의 외과 의사 덴튼 쿨리(Denton Cooley)는 플라스틱 심장을 환자에게 이식했는데 환자는 그 후로 3일을 버텨냈다.

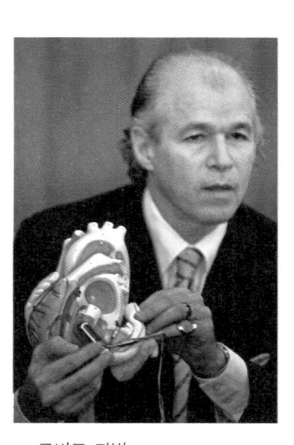

▲ 로버트 자빅

1975년 미국 유타대학 로버트 자빅은 인공심장에 관한 연구를 시작했다. 그는 인공심장은 다음과 같은 기능을 해야 한다고 생각했다.

첫째, 1분에 5리터의 혈액을 흡입해야 한다.

둘째, 안정적인 환경을 유지해야 한다.

셋째, 산열량이 적어야 한다.

넷째, 인체에 거부반응이 일어나서는 안 된다.

다섯째, 10년 이상 작동해야 한다.

여섯째, 환자가 목욕하거나 외부 전원이 차단된 상황에서도 박동이 멈춰서는 안 된다.

자빅은 6가지 기능을 갖춘 인공심장을 송아지에게 이식하는 실험

▼ 외과 의사가 심장병 환자에게 인공심장을 이식하고 있다

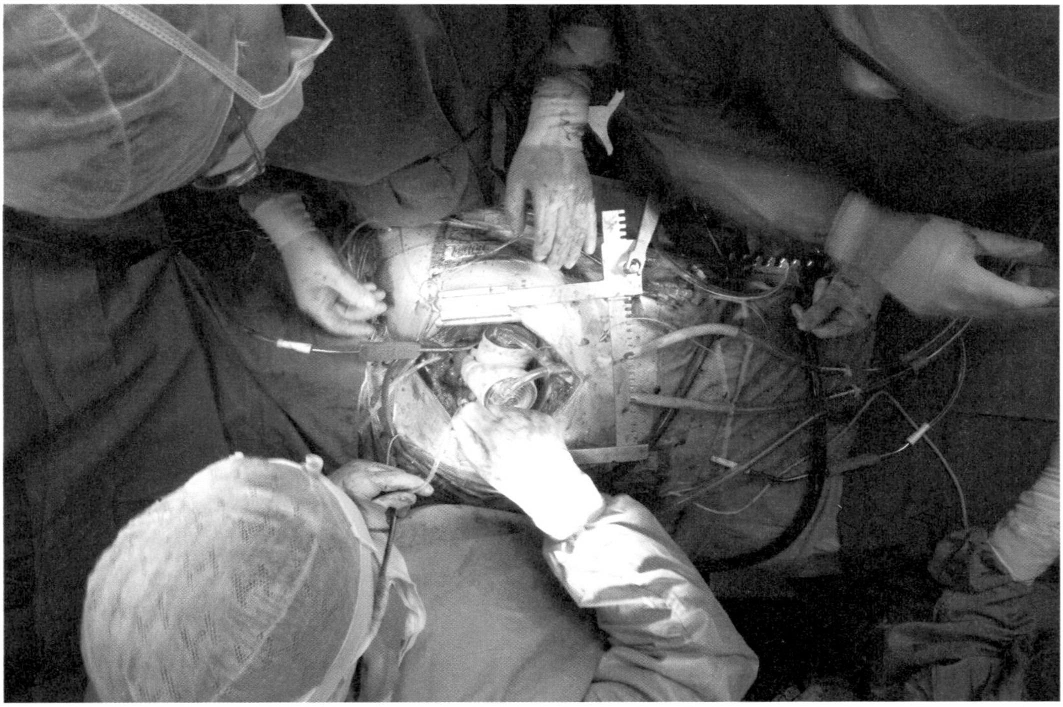

▶ 자빅이 발명한 인공심장

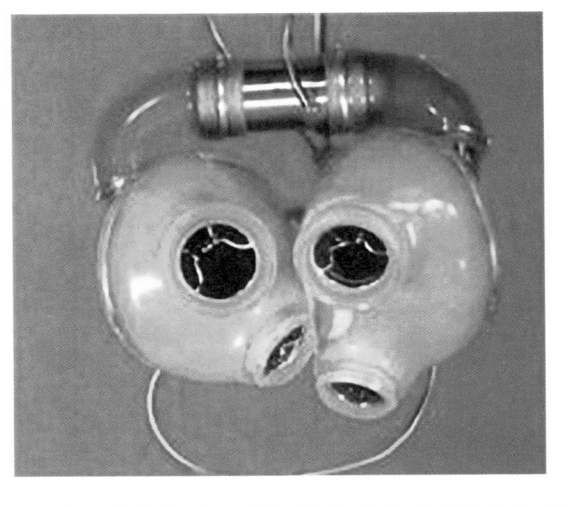

을 했다. 그는 인체에 거부반응을 일으키지 않는 신형 플라스틱 재료로 인공심장을 제작하고 가볍고 안정적인 에어펌프를 장착했다. 에어펌프는 공기를 인공심실로 보내면 두 개의 인공심실의 부드러운 횡격막이 기체압력을 받아 팽창되었고, 혈액을 심장으로 보냈다. 심장으로 간 혈액은 다시 폐와 신체 전체로 퍼져 나갔다. 장치는 멀티 테프론으로 둘러싸인 플라스틱 판막과 환자의 두 심방 및 주 동맥을 연결하고 혈액을 신체에 흐르게 했다. 자빅은 송아지 6마리의 인공심장 이식 수술을 성공적으로 해냈다.

1981년 인공심장이 인체에 응용되기 시작했다. 자빅과 외과 의사 디프리츠는 8시간 동안 수술한 끝에 인공심장을 클라크라는 환자에게 이식하는 데 성공했다. 그는 인공심장에 의지해 4개월을 더 살았다. 21세기 자빅은 엄지손가락 크기의 인공심장 '자빅 2000'을 제작해 인체에 이식했다. 오늘날 인공심장의 발전 가능성은 무궁무진하다.

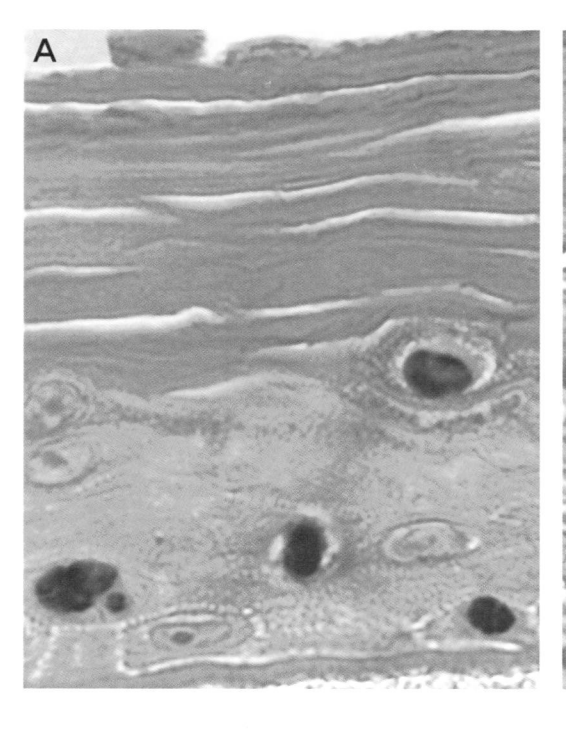

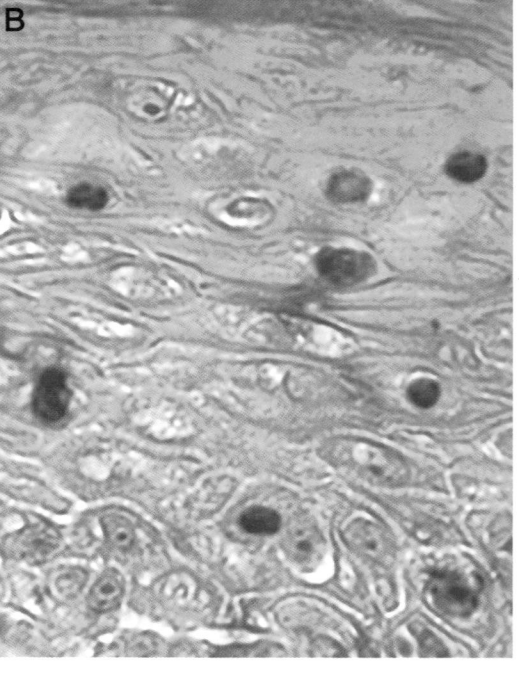

# 인조피부

1980년대 중증 화상 환자는 치유가 거의 불가능했으며 생존율은 10분의 1에 지나지 않았다. 화상면적이 너무 넓어 관리가 힘들었고 감염의 위험에 노출되어 있었기 때문이다. 그렇게 많은 화상 환자들이 목숨을 잃었다. 피부이식 수술을 하려면 환자의 신체에서 완전한 피부를 떼어내어 화상 입은 피부에 이식해야 했다. 따라서 환자는 화상의 고통에 새로운 고통까지 감당해야 했다. 그런데다가 환자의 화상부위가 넓으면 피부이식을 하지 못했고, 다른 사람의 피부를 이식하면 거부반응을 일으켰다.

피부의 구성과 역할을 파악한 사람들은 인공피부를 만들 수 있을지 고민하기 시작했다. 각국의 과학자들이 인조피부 연구에 심혈을 기울여 지금까지 20여 종의 인조피부를 만들었다. 고분자 생물재료나 합성고분자 재료로 미세구멍을 가진 피부 조각을 만들고 얇은

발명시기
1981년

발명가
이오안니스 야니스
(Ioannis Yannis 미국)

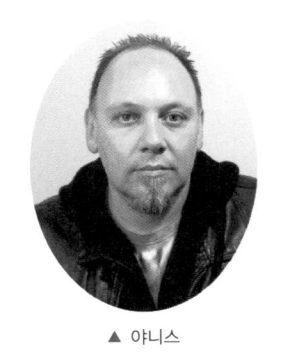

▲ 야니스

▶ 의사가 현미경으로 무세포성 진피 기질을 관찰하고 있다.

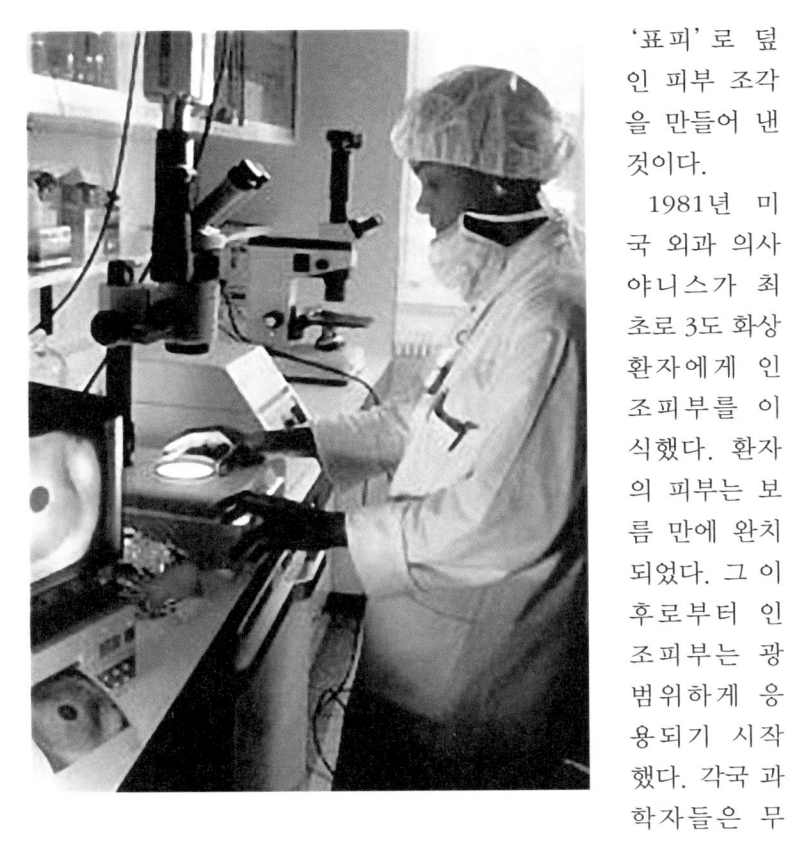

'표피'로 덮인 피부 조각을 만들어 낸 것이다.

1981년 미국 외과 의사 야니스가 최초로 3도 화상 환자에게 인조피부를 이식했다. 환자의 피부는 보름 만에 완치되었다. 그 이후로부터 인조피부는 광범위하게 응용되기 시작했다. 각국 과학자들은 무세포성 진피 기질과 콜라겐을 냉동건조 시켜 만든 폴리유산막, 히알루론산막, 폴리유산막 등 다양한 인조진피를 만들어냈다. 인조피부는 자체 조직세포를 윤기 있게 해주었고, 새로운 구조를 가진 진피 조직을 형성하여 진피층을 재구성했다.

1990년대 의학계는 인조피부를 화상환자에게 이식하는 데 성공했고 완치율은 크게 향상되었다. 오늘날 인조피부는 겉으로 보이는 것은 물론 기능도 진피와 거의 가깝다. 하지만 인조피부는 가격이 비싸서 경제적인 부담이 컸다.

최근 중국에서도 인조피부 연구가 활발히 진행되고 있다. 정부의 지원으로 표피세포를 빨리 자라게 하는 기술을 발명했고, 가격이 저렴한 고분자폴리머막 등의 인조진피를 개발하는 데 성공하여 화상환자의 생존율이 크게 높아졌다.

인조피부 연구는 아직도 계속 진행되고 있다. 오늘날에는 인간복

제기술이 응용되어 환자의 피부에서 살아있는 세포를 떼어내어 체외배양 시키면 인체와 똑같은 피부를 만들어 낼 수 있다. 앞으로 인조피부 이식수술의 성공률은 훨씬 높아질 것으로 예상된다.

▼ 인조피부의 유전자를 추출하는 모습

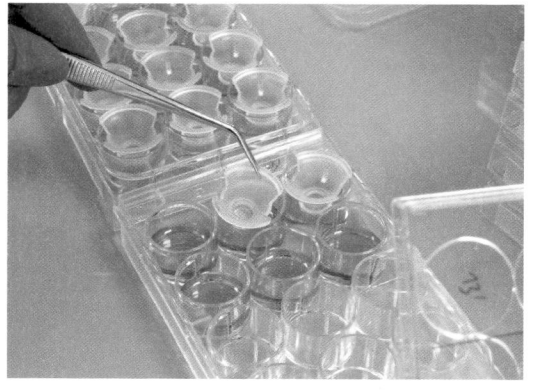
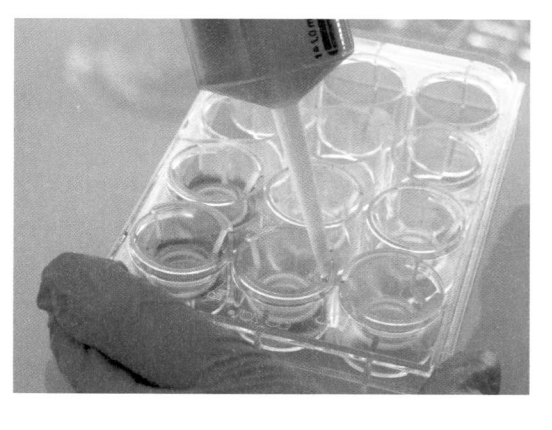

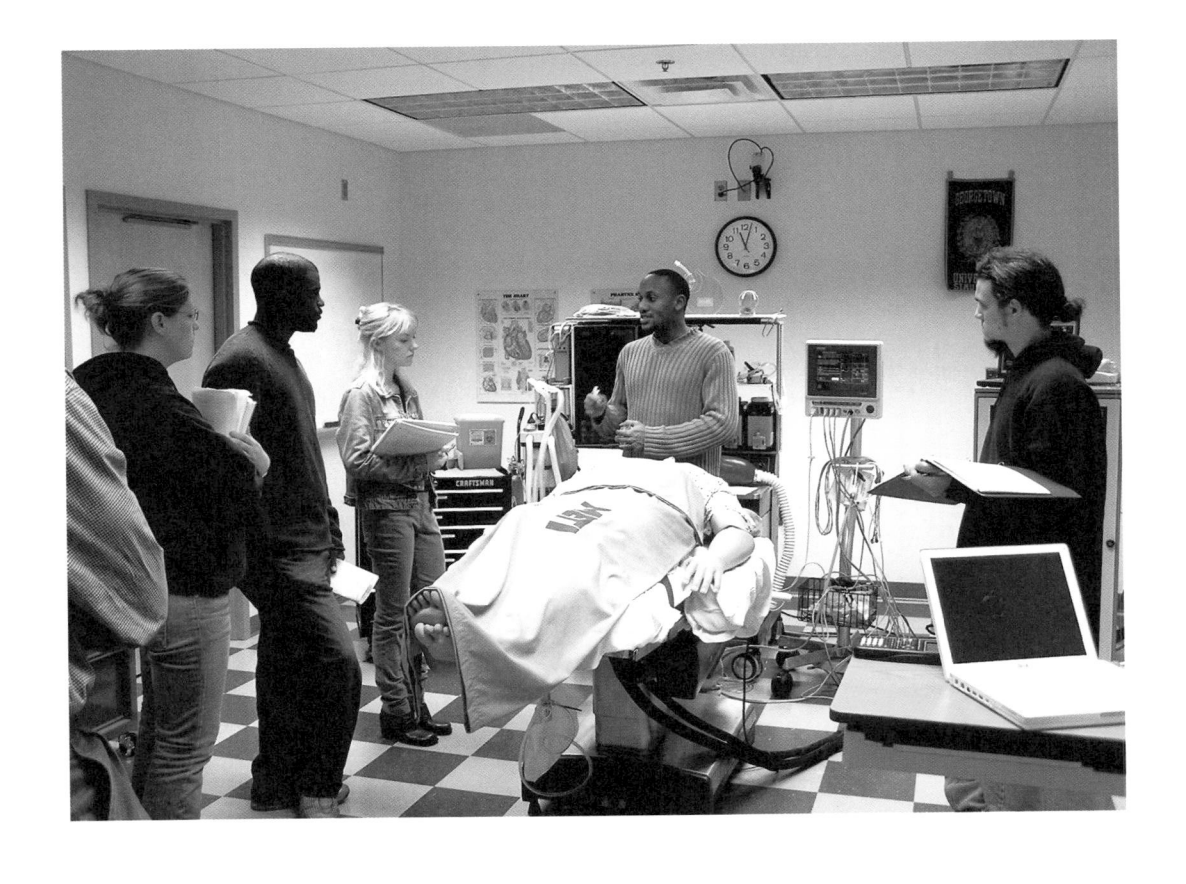

# 에이즈

발견시기
1984년

발견자
뤼크 몽타니에
(Luc Montagnier 프랑스)

　세균이 인체에 침입하면 면역시스템이 작동하여 방어하게 된다. 따라서 일반적인 세균은 인체에 위협이 되지 못한다. 하지만 인체의 면역시스템이 무너져 방어 기능을 상실한다면 어떻게 될까?

　1981년 6월 미국 의사 게이트는 이상한 질병을 발견했다. 질병은 주폐포자충(Pneumocystis carinii)에 의한 폐렴과 광범위한 매독 증상과 바이러스 감염을 동반했다. 세포면역 결핍은 선천적인 원인 때문이 아니라 바이러스 감염에 의한 후천적인 원인에 의해 나타났다. 따라서 이를 '후천성면역결핍증', Acquired Immuno Deficiency Syndrome의 영어 약자를 따서 에이즈(AIDS)라고 명명했다.

　1980년대 초에는 세계적으로 에이즈 감염환자가 2,800만 명에 이

르렀고, 그중 580만 명이 목숨을 잃었다. 에이즈는 이미 아프리카, 미주를 거쳐 아시아에 유행하고 있으며, 특히 태국 등 동남아시아 지역이 심각하다. 중국은 1985년 최초의 에이즈 환자가 발생한 이후 지금까지 약 5~10만 명이 에이즈에 걸렸다. 통계는 에이즈에 대한 인류의 관심이 부족하다는 증거로, 우리에게 경각심을 준다.

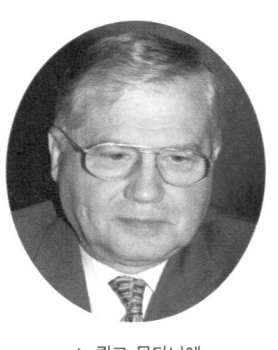

▲ 뤼크 몽타니에

1981년 에이즈가 발견된 뒤 각국의 과학자들은 에이즈에 대한 연구를 시작했다. 1984년 프랑스 과학자 뤼크 몽타니에는 처음으로 에이즈 바이러스를 분리하고 인간면역결핍성 바이러스(HIV)라고 명명했다. 이 바이러스에 감염되면 림프선이 붓고, 원인불명의 발열, 식은땀, 식욕부진, 두통 등의 증상이 나타나고 이어서 폐와 비장이 비대해지고, 체중감소, 설사, 호흡곤란, 심장쇠약, 중추 신경계통 마비, 악성종양을 유발하여 사망에 이른다.

HIV는 주로 다음과 같은 루트로 감염된다.

1. 성 접촉에 의한 감염. 주로 남성동성연애자 간의 성 접촉으로 감

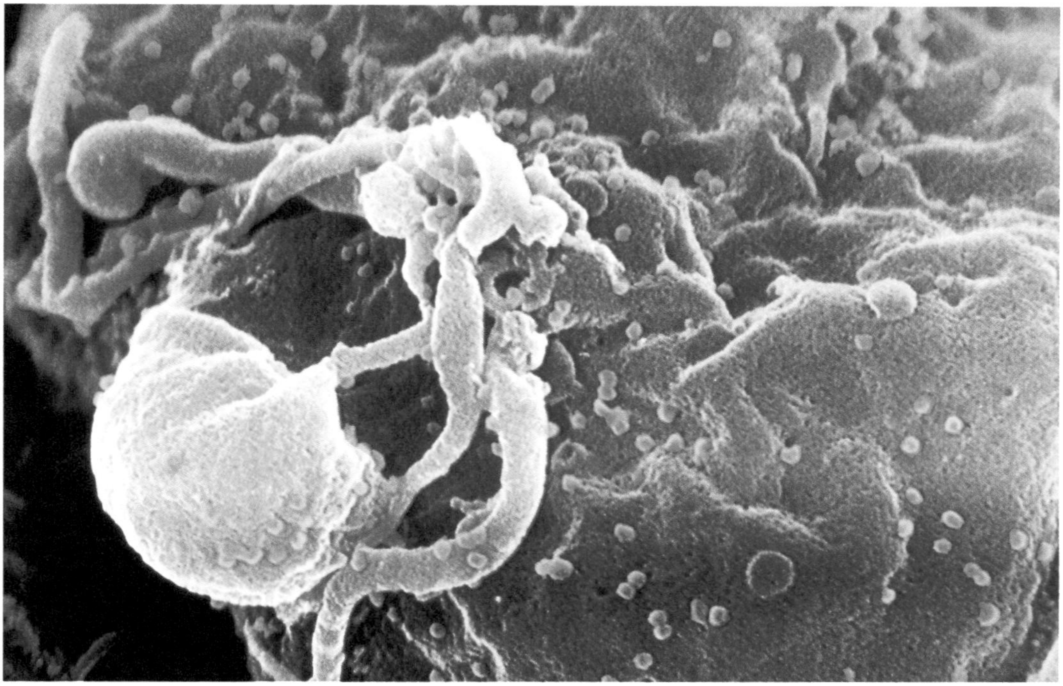

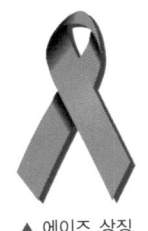

▲ 에이즈 상징

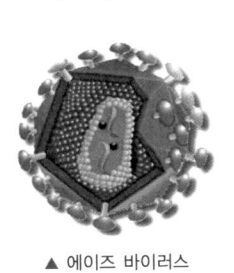

▲ 에이즈 바이러스

염되며, 여성동성연애자의 감염은 드문 편이다. 오늘날에는 주로 남녀 간의 성 접촉으로 감염되며, 여성 감염률이 남성보다 4배나 높다.

2. 수혈에 의한 감염. HIV에 감염된 주사기나 혈액에 의한 감염이다.

3. 산모에 의한 신생아 감염. 분만 과정에서 혹은 출산 후에 감염되는 경우다. 미국 질병통제예방센터(CDC)는 HIV에 감염된 13세 이하의 아동 중 70% 이상이 출산 전후 산모를 통해 감염되었다고 밝혔다.

인류는 HIV가 발견되자 바이러스 백신을 만드는 한편, 바이러스를 치료할 약을 만드는 데 많은 시간과 노력을 투자했다. 지금까지 에이즈의 약물치료는 어느 정도 진전을 보이고 있다. 오늘날 아지도티미딘(AZT)이라는 항 HIV 약물이 발명되었지만, 에이즈를 완벽하게 예방할 방법은 아직 찾지 못한 실정이다. 그렇지만 머지않은 장래에 HIV백신이 반드시 완성될 것이라 믿는다.

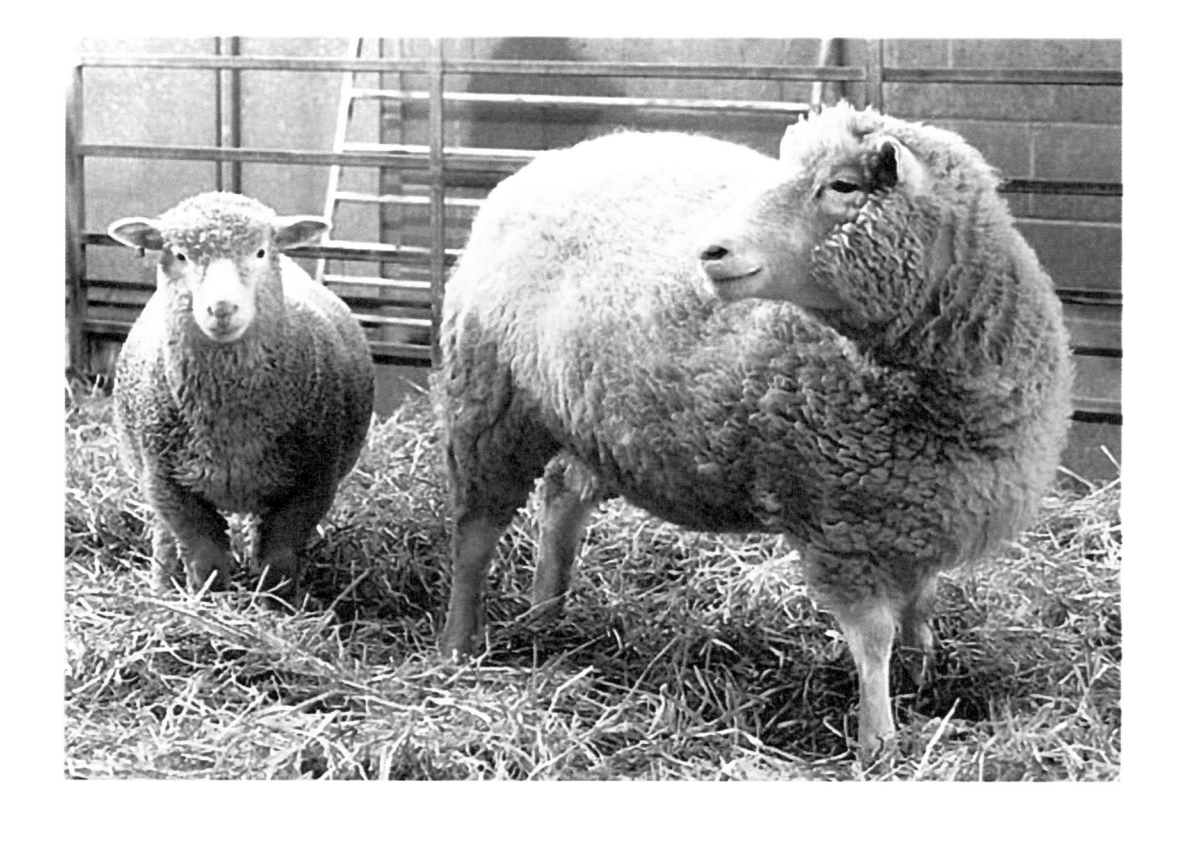

# 클론

만약 70세 노인이 아기로 돌아가 인생을 다시 한 번 살 수 있다면 어떨까? 정신병자의 말처럼 들리는 이 말을 믿는 사람이 있을까? 인류는 생명의 비밀에 대해 끊임없이 탐색해 왔다. 기독교의 성경 속 아담과 이브에서 시작된 이야기는 다윈의 《종의 기원(The Origin of Species)》에 이르러서야 해답이 풀렸다. 원시인류는 다른 동물과 마찬가지로 남성과 여성의 결합으로 탄생했고, 수천 년 동안 번식을 거듭해왔다.

1938년 독일 발생학자 슈페만은 전혀 새로운 방식으로 생명을 창조해보기로 했다. 그 과정을 이해하기 위해서는 생물학 지식을 먼저 알아야 한다. 인간을 포함한 동물은 하나의 세포, 수정란의 끊임없

발명시기
1996년

발명자
이언 윌머트(Ian Wilmut 영국)

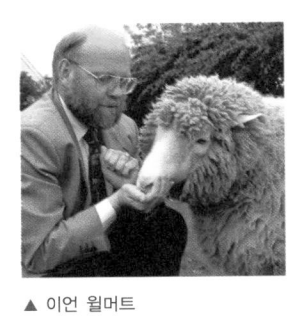

▲ 이언 윌머트

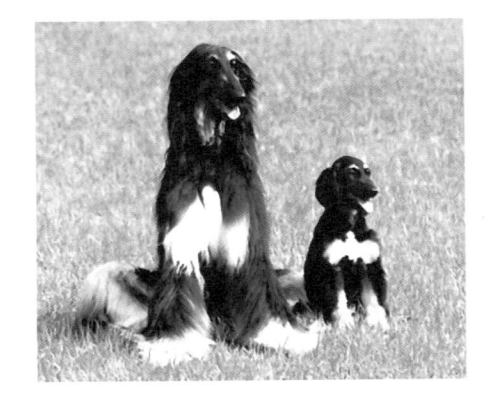

는 분열로 만들어졌다. 동물 체내의 모든 세포에는 세포핵이 들어 있고, 모든 세포핵은 모든 유전자 정보를 가지고 있다. 슈페만은 세포핵을 성숙한 핵난세포에 이식하여 복제하면 같은 유전자를 가지게 되리라 추측했다. 이것이 바로 동물복제이다. 복제를 뜻하는 클론(Clone)은 무성증식을 뜻하는 그리스어 Klon 에서 유래한다. 오늘날 클론은 무성증식이라는 뜻과 함께 무성증식에 의하여 생긴 유전적으로 동일한 세포군 또는 개체군까지 포함한다. 당시 하나의 수정란으로 여러 개의 포태를 얻고자 한 슈페만의 연구는 큰 이목을 끌지 못했다.

1950년대 과학자들은 양서류 아프리카 발톱개구리(Xenopus)를 무성증식하는 데 성공했다. 1980년대 영국, 중국 등의 나라는 배아세포를 도너로 포유동물을 복제하는 연구를 시작했다. 1990년대에 중국은 쥐, 토끼, 산양, 소, 돼지 5종류의 포유동물을 복제하는 데 성

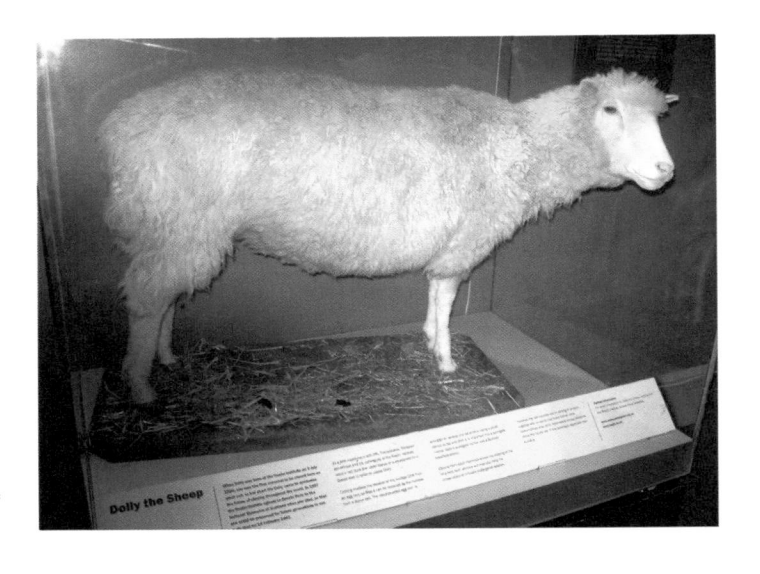

▶ 세계를 깜짝 놀라게 한 복제 양 '돌리'

공했다.

　1996년 영국 에든버러 로슬린 연구소의 발달학자 이언 윌머트가 이끄는 연구팀은 '돌리(Dolly)'라는 복제 양을 탄생시켰다. 성체 세포를 복제한 최초의 포유동물이 탄생했다는 소식은 전 세계를 깜짝 놀라게 했다. 진정한 복제기술이 탄생한 것이다. 그렇다면 돌리는 어떤 과정을 거쳐 탄생했을까?

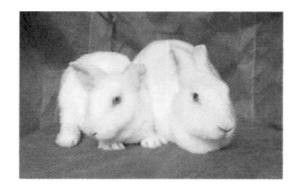

▲ 복제 토끼

　월머트는 흰 얼굴의 핀란드 도싯(Finn Dorset) 암양의 유방 세포(Udder Cell)를 채취하여 영양액에 담그고 '도너 세포'라고 불렀다. 그리고 스코틀랜드 검은 얼굴의 암양에서 수정되지 않은 난세포를 채취하고 세포핵(DNA 운반체)을 제거한 뒤 '대리모 세포'라고 불렀다. 월머트는 도너 세포와 대리모 세포를 결합시켜 융합세포를 만들었다. 그리고 융합세포를 또 다른 스코틀랜드 검은 얼굴 암양의 자궁에 이식했고, 배아세포가 분화, 발육되었다. 그로부터 4개월 뒤 세계를 뒤흔든 복제 양 돌리가 드디어 세상의 빛을 보게 되었다. 이제 다시 처음 질문으로 돌아가 보자! 70세 노인이 아기로 돌아갈 수 있을까? 대답은 '예스'이다.

　복제기술의 발전 가능성은 무궁무진하다. 원예업과 축산업에서는 복제기술을 이용해 우수한 품질의 과일과 축산물을 얻을 수 있게 되었다. 의학계에서는 미국, 스위스 등의 나라에서 이미 복제기술을 이용해 피부이식 수술을 하고 있다. 그리고 복제기술은 당뇨병을 치료할 수 있는 인슐린과 소인증 환자가 다시 자랄 수 있는 호르몬, 질병의 감염에 저항할 수 있는 인터페론 등 우수한 유전자를 대량 증식시키는 데 응용되고 있다. 하지만 복제기술은 인간복제에 대한 논쟁거리가 되고 있다. 인간복제에 대한 찬반의견은 지금까지도 끊이지 않고 있다. 과연 거리를 지나다가 나와 똑같이 생긴 복제인간을 보게 된다면 어떤 느낌일까?

▼ 최초의 복제 말

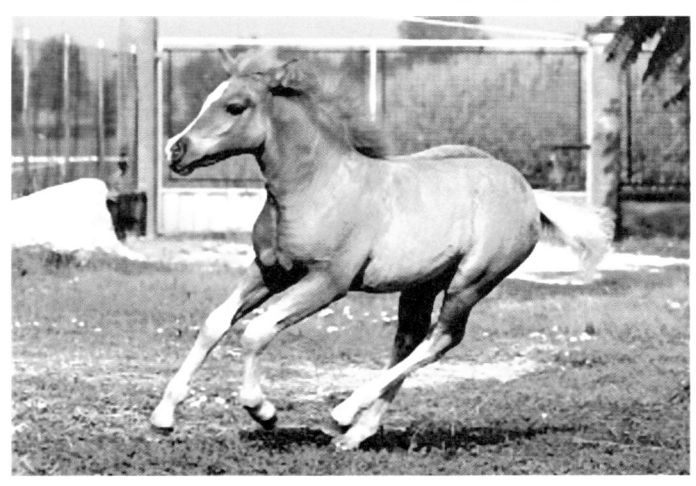

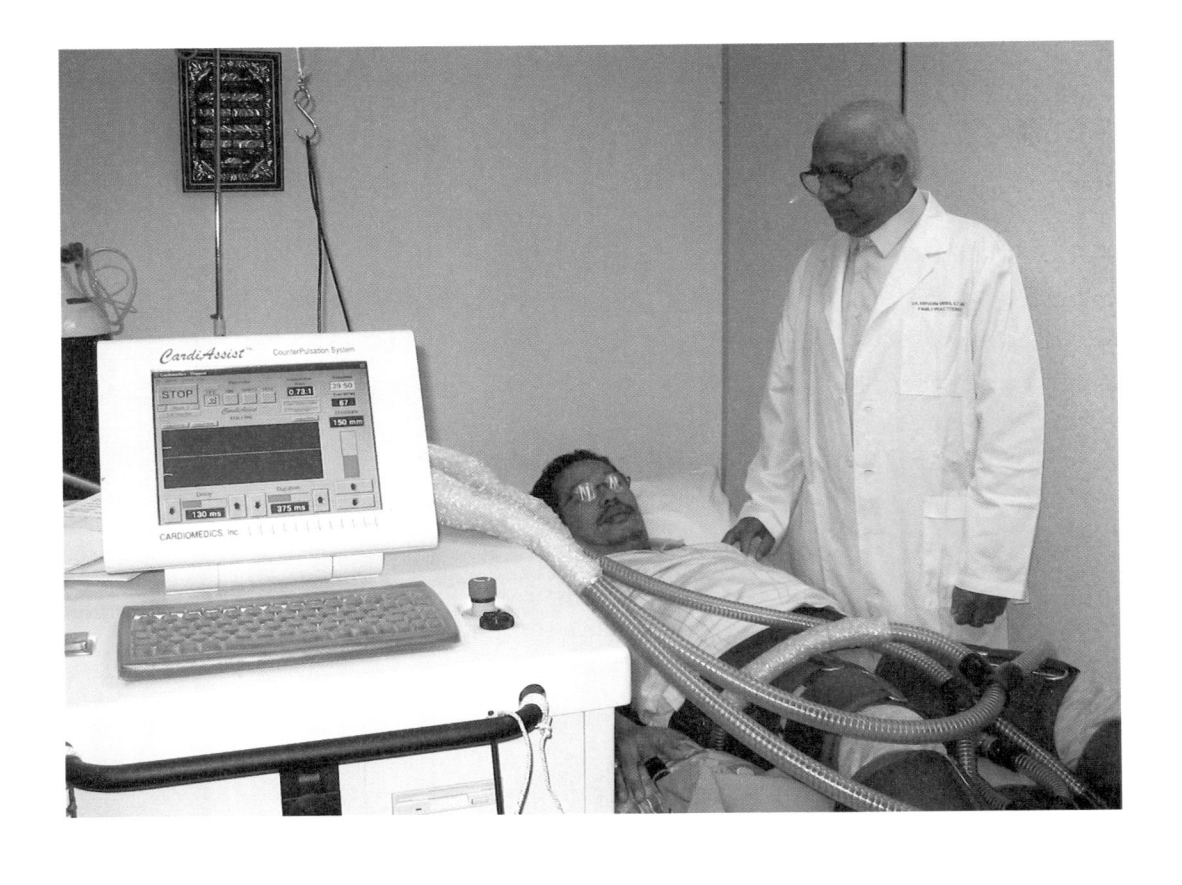

# 심장병 약

발명시기
1996년

발명자
드하니람 바르하

오랜 역사에서 인류는 온갖 질병에 맞서 싸워왔지만 심장병만큼은 도무지 해결점을 찾지 못했다. 중세 이전에 혈액순환이 뭔지도 몰랐던 사람들에게 심장병은 거대한 벽이나 다름없었다.

17세기 들어와서야 사람들은 심장과 혈액순환에 대한 초보적인 지식을 쌓게 되었다. 하지만 19세기 이전까지 의사들은 전염병 연구만 중시할 뿐 심장병에 관심을 두지 않았다. 당시에는 인간의 수명이 짧아서 심장병 발병률이 아주 낮았기 때문이다. 그러나 수명이 늘어나면서 심장병 환자의 수도 급격히 증가했고, 점차 사람들의 관심을 받게 되었다.

1903년 네덜란드 생리학자 빌럼 에인트호번이 심전도를 발명하면

서부터 의학계는 심장질환에 대해 심층적으로 연구하기 시작했다.

1963년 마이클 드베이키(Michael Ellis DeBakey)가 보조심장장치를 심장에 이식하는 데 성공했고 환자는 4일을 더 살았다. 드베이키는 외과 치료법으로 순환시스템 장애와 질병을 치료한 최초의 인물이었다. 60년대에 그가 발명한 바이패스 수술(Bypass Surgery)과 혈관성형술(Angioplasty)은 막혔던 심장 동맥을 소통시켜주는 대표적인 치료법으로 자리 잡았다.

1970년대 심장병 약물연구가 활발히 진행됨에 따라 곤충과 식물 심지어 유전자연구까지 심장연구에 응용되기 시작했다. 1996년 심장외과수술연구에 심혈을 기울인 인도의 유명한 심장외과 전문의 드하니람 바르하는 아삼(Assam)의 서부도시 가우하티(Guwahati)에 1,000에이커 면적의 연구소를 세우고 300여 마리의 동물을 대상으로 실험을 진행했다. 하지만 이미 발달한 심장외과 영역에서 새로운 것을 발견하기란 생각만큼 쉬운 일이 아니었다.

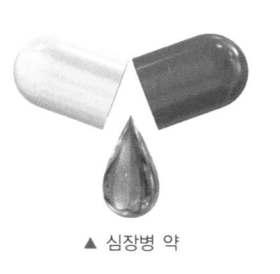

▲ 심장병 약

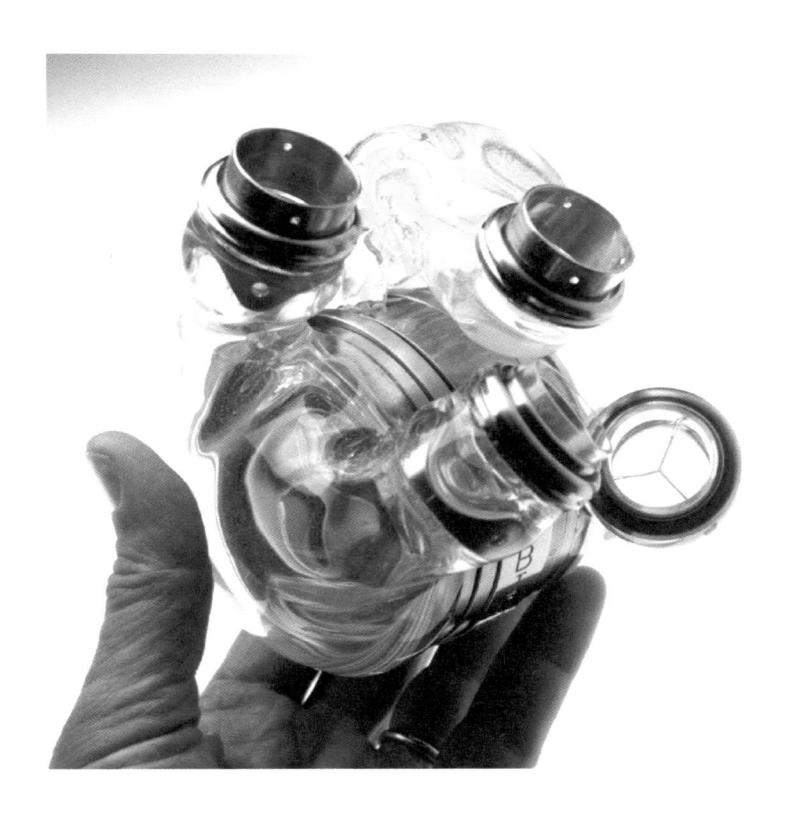

◀ 인공심장

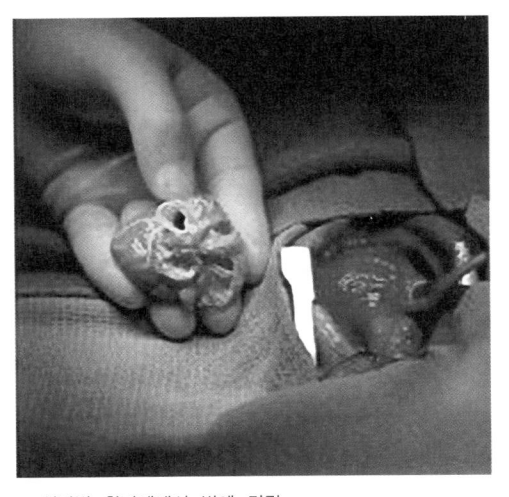

▲ 심장병 환자에게서 병에 걸린 심장을 꺼내고 있다.

바르하는 여러 해 동안의 탐색과 연구 끝에 물소에게서 새로운 돌파구를 찾았다. 이제 약물 실험을 도와줄 심장병 환자만 있으면 되었다. 하지만 근처 마을을 샅샅이 헤집고 다녔는데도 심장병 환자는 그림자도 보이지 않았다. 이 근처에 심장병 환자가 아무도 없다는 것일까? 이상하게 생각한 바르하는 이것이 마을 사람들의 식습관과 관련이 있을 거라고 추측하고 자세히 관찰해 보았다. 그리고 마침내 그들이 먹는 야채와 식물에서 해답을 찾아냈다. 바르하는 마을 사람들이 자주 먹는 식물에서 약성분을 추출하는 데 성공했다. 2002년에 개발된 신약은 그때부터 지금까지 수많은 심장병 환자가 완치하도록 돕고 있다.

오늘날 심장병은 인류의 건강을 위협하는 무서운 질병이지만, 심장병 치료법 또한 쉬지 않고 개발되고 있다. 다양한 항응고제와 히루딘(Hirudin)으로 심장병을 효과적으로 치료하고 있다. 머지않은 장래에는 심장병도 감기나 두통처럼 쉽게 치료할 수 있는 질병이 되기를 기대해 본다.

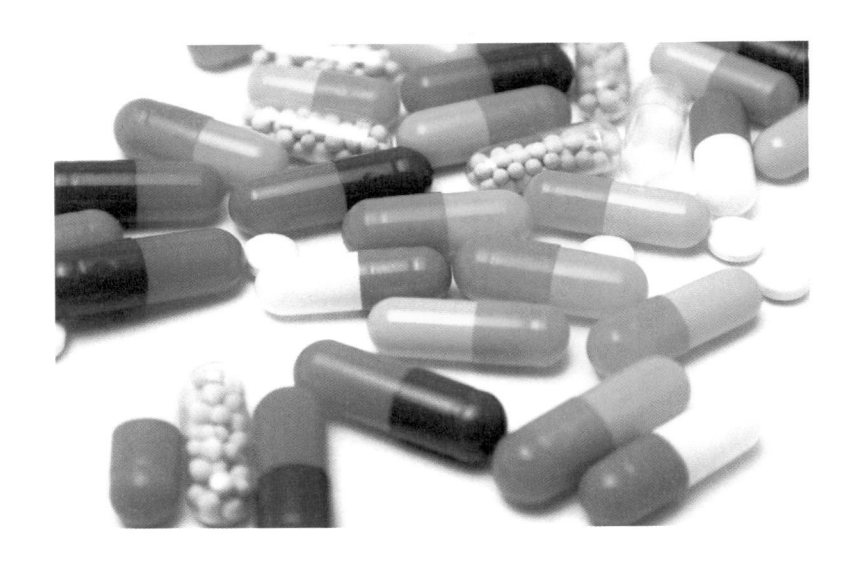

▶ 각종 심장병 약

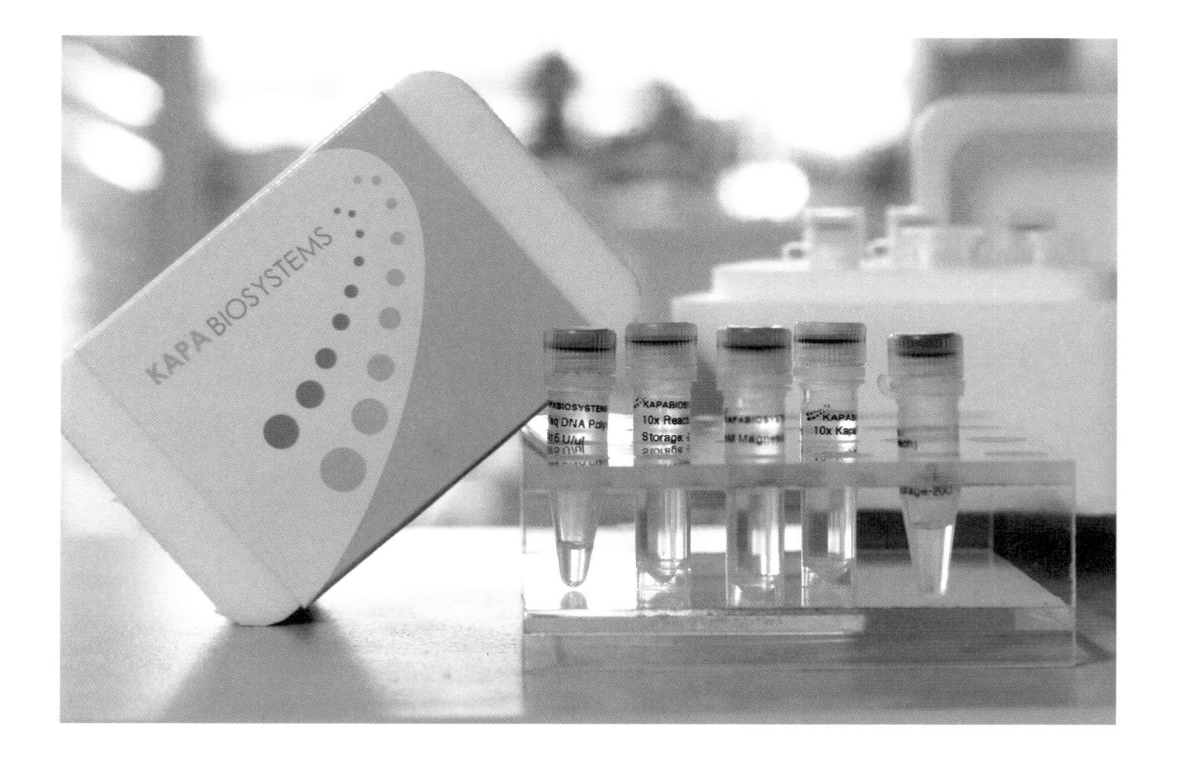

# RNA 간섭

암과 에이즈는 현대 의학이 풀어야 할 가장 어려운 과제이다. 만약 누군가 당신에게 머지않은 미래에 두 가지 불치병이 간단하게 완치된다고 한다면 믿을 수 있을까? 대답하기에 앞서 유전자에 관한 역사부터 살펴보도록 하자.

인류는 출현한 이후부터 줄곧 생명의 비밀을 풀기 위해 끊임없이 탐구해왔다. 1865년 그레고르 멘델(Gregor Mendel)은 그의 완두콩 교배실험에 관한 결과를 발표했다. 황색 완두와 녹색 완두를 교배했더니 후대에서 모두 황색인 완두가 나왔다. 황색이 녹색에 대해 우성이기 때문이다. 그리고 그 후대에서는 황색 완두와 녹색 완두가 함께 나왔다. 완두 교배실험은 유전자의 개념을 제시했고 두 개의 유전학 법칙을 만들었다. 멘델이 유전자의 개념을 제시한 이후로 인류는 생명에 대한 비밀에 한 걸음 더 가까이 다가갈 수 있게 되었다.

발견시기
1998년

발견자
앤드루 파이어(Andrew Fire 미국),
크레이그 멜로(Craig Cameron Mello
미국)

1910년 멘델은 초파리 실험을 하던 중에 일부 유전자가 다른 성별을 가진 초파리에게 다른 방식으로 유전되는 것을 확인하고, 염색체가 성별을 결정한다는 사실을 증명하고 또 유전자 변이 현상을 발견했다.

20세기 말 과학자들은 유전자학에 대해 더 많이 알게 되면서 유전자가 생물의 특성을 바꿀 수 있는지에 대한 실험을 시작했다.

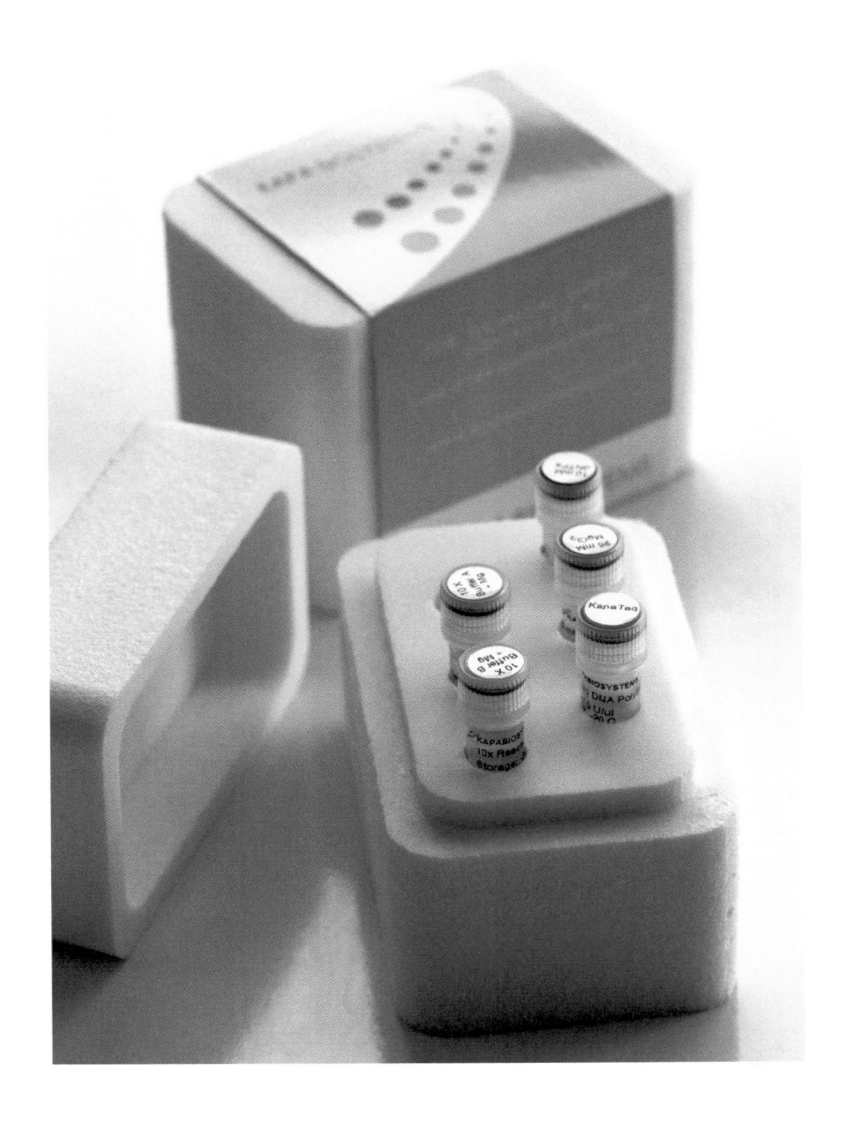

▶ 추출한 RNA 샘플

1990년 미국의 한 과학자가 유전자변형기술을 이용해 붉은색 유전자를 나팔꽃에 이식하고 선홍색 꽃이 피기를 기다렸다. 그런데 놀랍게도 선홍색이 아닌 흰색 나팔꽃이 피는 것이 아닌가? 여러 과학자가 이 비밀을 풀기 위해 많은 시간과 노력을 기울였다.

1998년 미국의 앤드루 파이어와 크레이그 멜로는 나팔꽃을 흰색으로 변하게 하는 유전자를 발견했다. 그리고 나팔꽃의 유전자변형 실험을 통해 유전자 침묵(Gene Silencing)과 RNA(리보핵산) 간섭이 나팔꽃의 색깔을 흰색으로 바꿔놓았다는 사실을 입증했다.

RNA 간섭은 이중나선 RNA가 동원 RNA 분해를 활성화하고 특정 유전자를 억제하여 침묵 유전자로 만드는 것이다. 앤드루 파이어와 크레이그 멜로가 RNA 간섭을 발견하자 세계 각국의 과학자들은 이를 다양한 질병연구에 응용해 질병을 유발하는 유전자를 찾고자 했다. 또한 기초과학 연구에서 새로운 치료법을 찾는 데 응용되고 있다. 머지않은 장래에는 RNA 간섭이 질병을 유발하는 유전자를 원천적으로 침묵하게 하여 암과 에이즈를 비롯한 불치병을 치료하게 될 것이다.

스웨덴 카로린스카 의학연구소(The Karolinska Institute)에서는 앤드루 파이어와 크레이그 멜로가 발견한 RNA 간섭이 인류에게 새로운 희망을 불어넣어 주었으며 신약연구 개발을 촉진했다고 평가했다. 2006년 카로린스카 연구소는 두 과학자의 공로를 인정해 노벨 생리의학상을 수여했다.

▼ RNA 모형

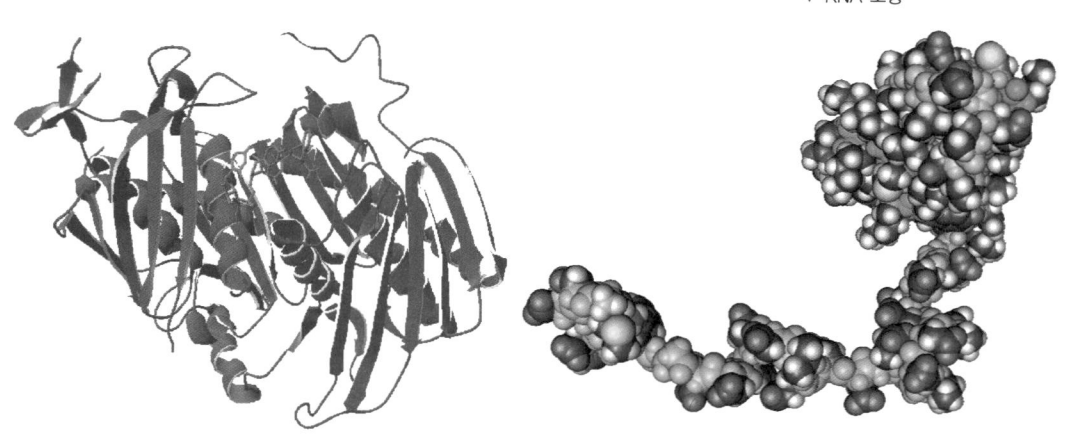

역사가 기억하는 세계 100대 의학

발행일 / 2판1쇄 2015년 11월 20일
발행인 / 이 병 덕
편저자 / 왕 문 샤
옮긴이 / 김 정 자
발행처 / 도서출판 꾸벅
등록날짜 / 2001년 11월 20일
등록번호 / 제 8-349호
주소 / 경기도 고양시 일산서구 강선로 49
        일산비스타 913호
전화 / 031) 908-9152
팩스 / 031) 908-9153

isbn / 978-89-90636-78-2
잘못된 책은 구입하신 서점이나 본사에서 교환해 드립니다.

《改变世界的100大医学发现》
作者：王文侠
copyright © 2008 by 武汉出版社
All rights reserved.
Korean Translation Copyright © 2010 by Coobug Publishing Co.
Korean edition is published by arrangement with 武汉出版社
through EntersKorea Co., LTD, Seoul.

이 책의 한국어판 저작권은 (주)엔터스코리아를 통한 중국의 武汉出版社와의 계약으로 도서출판 꾸벅이 소유
합니다. 신 저작권법에 의하여 한국 내에서 보호를 받는 저작물이므로 무단전제와 무단복제를 금합니다.